Digitaler Puls

Digitaler Puls

Nils Seebach, Luisa Wasilewski

Nils Seebach
Luisa Wasilewski

Digitaler Puls

Warum der Gesundheitsmarkt
jetzt digital handeln muss!

hogrefe

Nils Seebach
Etribes Connect GmbH
Valentinskamp 70
20355 Hamburg
E-Mail: nils.seebach@pondbrook.de

Luisa Wasilewski
Etribes Connect GmbH
Valentinskamp 70
20355 Hamburg
E-Mail: luisa.wasilewski@gmail.com

Bibliografische Information der Deutschen Nationalbibliothek
Die Deutsche Nationalbibliothek verzeichnet diese Publikation in der Deutschen Nationalbibliografie; detaillierte bibliografische Daten sind im Internet über http://www.dnb.de abrufbar.

Anregungen und Zuschriften bitte an:
Hogrefe AG
Lektorat Gesundheit
Länggass-Strasse 76
3012 Bern
Schweiz
Tel. +41 31 300 45 00
info@hogrefe.ch
www.hogrefe.ch

Lektorat: Susanne Ristea
Bearbeitung: Thomas Koch-Albrecht, Münchwald
Herstellung: Daniel Berger
Umschlagabbildung: Etribes Connect GmbH
Umschlag: Claude Borer, Riehen
Illustration/Fotos (Innenteil): Esther Kühne, Santa Cruz, Kalifornien
Satz: Claudia Wild, Konstanz
Druck und buchbinderische Verarbeitung: Finidr s.r.o., Český Těšín
Printed in Czech Republic

1. Auflage 2021

(E-Book-ISBN_PDF 978-3-456-96080-7)
(E-Book-ISBN_EPUB 978-3-456-76080-3)
ISBN 978-3-456-86080-0
http://doi.org/10.1024/86080-000

Inhaltsverzeichnis

1 Einleitung

Sowohl für Autoren als auch für Leser wohnt jedem Anfang eine Frage inne: Warum ein Buch? Oder genauer: Warum *dieses* Buch? Warum wurde es geschrieben und was bietet es seinen Lesern? Diese Frage wollen wir direkt beantworten: Seit einigen Jahren erschließen wir Autoren, Nils und Luisa, beide den Gesundheitsmarkt von Grund auf – und schauen (auch von Berufs wegen) dabei immer mit digitalem Blick auf den Markt und seine Potenziale. Dafür werden wir nämlich von unseren Kunden und Partnern zurate gezogen. Mit diesem Buch wollen wir Dich als Leser auf den Entdeckungspfad mitnehmen. Lesern, die den Gesundheitsmarkt schon gut kennen, denen es aber an Erfahrung im Umgang mit digitalen Geschäftsmodellen fehlt, dürfte unsere digitale Sichtweise auf die ihnen wohlbekannte Branche neue, an mancher Stelle sicherlich überraschende Perspektiven öffnen. Für andere wiederum, die – wie wir vor einigen Jahren – sich noch nicht eingehend mit diesem spannenden, uns alle betreffenden Bereich unserer Wirtschaft auseinandergesetzt haben, wollen wir eine Einführung aus dem digitalen Blickwinkel anbieten.

Dabei wollen wir nicht nur die bestehenden Akteure beschreiben, sondern Lesern eine Möglichkeit zur Einordnung der in diesem Markt aufkommenden Innovationswellen geben. Das Buch schließen wir nicht zuletzt zu diesem Zwecke mit zahlreichen Case Studies ab, damit auch die neuesten Entwicklungen im Detail nachzuvollziehen sind. Nach der Lektüre des Buches sollten Leser also die Gesundheitsbranche heute von einem digitalen Standpunkt aus betrachtet und eine Reihe von spannenden neuen Unternehmen kennengelernt haben. Auf dieser Basis sollten sie sich ein eigenes Bild machen können, wer die Zukunft der digitalen Gesundheitsbranche vorantreiben wird – und wie.

Natürlich wollen wir nicht unsere persönliche Sicht auf den Gesundheitsmarkt und die digitale Transformation verbergen. Diese basiert zunächst auf der Feststellung, dass die Digitalisierung in Deutschland bereits viele Branchen nachhaltig verändert hat. Aus Gründen, auf die wir im Buch näher eingehen werden und in dieser Einleitung erst anreißen, konnte sich die Gesundheitsbranche bisher dieser Entwicklung gewissermaßen entziehen. Salopp auf einen Punkt gebracht: Der Deutsche bucht schon heute seine Reisen im Netz, bestellt bevorzugt bei Amazon und streamt Filme und Serien mit Netflix. Leidtragende sind die Touristikanbieter, Fachhändler und Videotheken, deren Verschwinden aus der Stadtlandschaft an kaum einem wachen Zeitgenossen vorbeigegangen sein wird. Bislang aber telefoniert unser Deutscher noch mit der Arztpraxis und geht noch persönlich zu Geschäftszeiten in die Apotheke, um seine Rezepte abzuholen – genau wie er das schon vor zwanzig, dreißig oder vierzig Jahren machte. Dass das aber so ewig weitergehen muss oder auch nur kann, behauptet mittlerweile kein Branchenkenner mehr ernsthaft.

Ganz im Gegenteil: Einige – uns inklusive – sind zum Schluss gelangt, dass 2020 im Rückblick als Schlüsseljahr der Digitalisierung in der Gesundheitsbranche in die Geschichte eingehen wird und das nicht nur wegen der Covid-19 Pandemie. Während andere Sektoren der Disruption reihenweise unvorbereitet zum Opfer gefallen sind – in letzter Zeit kratzen digitale Herausforderer sogar unüberhörbar an den Nimbus der deutschen Vorzeigebranche, der Autoindustrie – konnten Ärzte, Apotheker, Medizinhersteller und viele andere Akteure den Gesundheitsbereich von den Veränderungen abschirmen. Von Lobbyisten geschickt betriebene Besitzstandswahrung mischte sich hierbei mit berechtigten Überlegungen zur Patientensicherheit und Fürsorgepflicht, um potenziell für den Status quo gefährliche Neuerungen regulatorisch auszuschließen oder deren Wirkung zumindest stark einzuhegen. Dass Gesundheit dabei keinen üblichen Handelsmarkt darstellt und dessen Spielregeln seit jeher eng von der Politik vorgegeben werden, hat dazu geführt, dass dieses Vorgehen lange Zeit weitestgehend unkontrovers blieb.

Aber jetzt, im Jahr 2020, kommt einiges ins Rutschen: Der hohe Damm, der gegen die Änderungswellen errichtet worden ist, zeigt gerade erste Risse – und wird vielerorts nicht mehr verstärkt. An einigen Stellen wird er sogar aufgebrochen, weil er dem Druck einfach nicht mehr standhält und Widerstand zwecklos geworden ist.

Hinter der Kraft der aufbrechenden Wellen machen wir folgende vier Gründe aus:

1. Kundenwünsche: War die Smartphone-Nutzung noch vor 10 Jahren auf gut verdienende 30-Jährige mit einem Hang zu Technik begrenzt, verwenden mittlerweile über gut zwei Drittel aller Deutschen ein internetfähiges Mobiltelefon. Darunter sind auch zunehmend ältere Menschen, die ja durchschnittlich häufiger mit dem Gesundheitswesen zu tun haben. Bei einer Erkrankung wird also von einem nicht zu vernachlässigenden Teil der Patienten – und nicht nur von internetaffinen Millennials – zuallererst „Doktor Google" befragt. Zudem verstehen immer weniger Kunden, warum Amazon ihnen binnen Stunden gefühlt jedes erdenkliche Produkt nach Hause oder ins Büro liefern kann, sie aber mit laufender Nase und strömenden Augen in der Apotheke anstehen müssen, um ein rezeptpflichtiges Medikament zu holen. Das eigene iPad löst auch für ältere Patienten im Krankenhaus zunehmend die pixeligen, am Greifarm hängenden Fernsehgeräte ab – und würden es noch schneller tun, wäre die Versorgung mit WLAN besser, was mittlerweile einen häufigen Kritikpunkt in Online-Bewertungen von Kliniken darstellt. Auch Ärzte bekommen Unzufriedenheit inzwischen in Google-Rezensionen oder auf Jameda zu lesen – und Menschen, die sich bei ihnen behandeln zu lassen gedenken, lesen mit. Bei Wahlleistungen vergleichen Patienten, die ja auch Kunden sind, schon jetzt vermehrt und stellen höhere Ansprüche an die Leistungserbringer im Gesundheitswesen. Denn sie übertragen ihre Konsumentengewohnheiten und -erwartungen aus anderen Bereichen ins Gesundheitswesen. Wer es gewohnt ist, beim Einkauf von Produkten und Dienstleistungen auf breite Sortimente und sofort verfügbare Optionen zurückgreifen zu können, vergleicht ebenfalls bei medizinischen Gütern und Leistungserbringern. Anbieter, die sich dieser unumkehrbaren Entwicklung widersetzen, werden es zunehmend schwierig haben, Patienten für sich zu gewinnen.

2. Politik: Bis vor Kurzem war allerdings auf die Politik Verlass, wenn es darum ging, Kundenansprüche aus der Konsumwelt im Gesundheitswesen wieder herunterzuschrauben. Denn Digitalisierung entsteht nie in einem Vakuum. Gesetzliche Rahmenbedingungen bestimmen maßgeblich, wie schnell eine Industrie digitalisiert wird. So sind hier Fernbehandlungsverbot und Verschreibungspflicht keine abstrakten Größen, sondern Barrieren, die digitalen Angeboten in Deutschland nach wie vor die Geschäftsgrundlage versperren. Doch die Politik hat erkannt, dass Konsumenten – die auch Bürger und somit natürlich ebenfalls Wähler sind – zunehmend wenig Verständnis für die Verteidigung des Status quo aufbringen. Zudem müssen Politiker auch mal selber zum Arzt, zur Apotheke oder ins Krankenhaus. Und unter Bundestagsabgeordneten darf man eine Smartphone-Penetration von 99 % und einen äußerst knappen Zeitplan annehmen. So wurde in einigen Bundesländern das Fernbehandlungsverbot für Nachfolgetermine gelockert. Und so trat Mai 2019 das Terminservice- und Versorgungsgesetz in Kraft. Darin enthalten war nicht nur eine Verpflichtung für Fachärzte, offene Sprechstunden anzubieten, sondern auch die Verpflichtung für Krankenkassen, die Kosten für bestimmte Gesundheits-Apps zu erstatten und perspektivisch eine elektronische Patientenakte auszustellen. Einzelne Gesetze führen zwar selten zu sofortigen und flächendeckenden Veränderungen, zeigen aber allen Akteuren im Gesundheitssystem unmissverständlich, dass der politische Wille zu einem Wechsel nach Jahren des Strukturkonservatismus nun besteht.

3. Plattformen: Vielen politischen Akteuren ist ohnehin zunehmend klar, dass sie proaktiv auf die Digitalisierung des Gesundheitswesens reagieren müssen, wenn sie nicht dessen Gestaltung den US-Tech-Giganten überlassen wollen. Jetzt, wo sich die Plattformspieler in die Lage versetzt haben, Konsumenten alles von Ratgeberliteratur und Entspannungsmusik bis hin zu Schwangerschaftskleidung in allen denkbaren Varianten innerhalb einer Stunde nach Hause zu liefern, haben sie eine ganze Menge Wissen über große Kohorten an Konsumenten gesammelt und deren Einkaufsgewohnheiten komplett neu ausgerichtet. Da ist es nur konsequent, dass sie – Amazon voran – jetzt überlegen, auf welchen neuen Wegen sie diese starke Kundenbindung monetarisieren können. Und was könnte da näherliegen als das Wohlbefinden, ja die Gesundheit der Kunden? So kauft Amazon fleißig Unternehmen wie Online-Apotheker PillPack, stattet Krankenhauszimmer über Amazon Business aus und gründet mit Partnern sogar eine Krankenversicherung, um zuerst eigene Mitarbeiter zu versorgen. Wie „Newsweek" im März 2019 berichtete, sollen Amazon-Beschäftigte am Konzernsitz in Seattle ebenfalls Testnutzer einer neuen Gesundheitsapp namens „Amazon Care" werden, die für nichts Geringeres gedacht ist, als die Alles-in-Einem-Lösung für die persönliche Gesundheit zu werden, die Amazon bereits fürs Einkaufen darstellt. Die App soll Rat, Information und Fernbehandlungen anbieten sowie Termine in Arztpraxen und Krankenhäuser vermitteln. Leiter des Vorteil- und Zusatzleistungsprogramms bei Amazon, Dene Sparrman, sagte der Zeitschrift: „Wir wollen nicht, dass sich unsere Mitarbeiter Gedanken darüber machen, wo sie hinmüssen. Das Ganze soll nahtlos sein." „Nahtlos" heißt hier natürlich: nicht ohne Amazon. Und nicht nur Amazon will mit solchen Angeboten in diesen lukrativen Markt hinein. So können sich alle Wertschöpfungsketten im Gesundheitswesen darauf einstellen, dass in nicht allzu ferner Zukunft die Vermittlung von Kunden, die Auswahl von Dienstleistungen und der Kauf von Produkten in der Regel über Plattformen laufen werden. Denn Unternehmen wie Amazon, Google und Facebook haben nicht nur nahezu unbegrenzte finanzielle Mittel und die Fähigkeit, herkömmliche Geschäftsmodelle neu zu denken, sondern auch noch etwas viel Wichtigeres: den Zugang zum Endkunden.

4. Kapital: Damit ist allerdings nicht gesagt, dass das Fell schon von vornherein verteilt ist. Startplätze sind noch vorhanden und neue Teilnehmer bereiten sich schon aufs Rennen vor. Nachdem junge Gründer und Gründerinnen aus der Hauptstadt in den letzten Jahren verstaubte Branchen wie den Werkzeughandel (Contorion), Reifenhandel (Tirendo) oder Banken (N26) neues Leben eingehaucht haben, war letztes Jahr im Berliner Buschfunk deutlich herauszuhören, dass neue Start-ups zunehmend auf den Gesundheitsbereich schielen. Wittern doch auch sie hier die verlockende Größe und die noch vorhandenen Potenziale. Mit von der (und unabdingbar für die) Partie: Wagniskapitalgeber, von denen einige in der deutschen Hauptstadt mittlerweile einen ausgeprägten Healthcare-Schwerpunkt entwickelt haben und im Gesundheitsmarkt bereits sehr aktiv investieren. Das besagt erstens, dass Venture-Capital-Experten die Chancen auf eine nachhaltige Veränderung im Gesundheitswesen und den erfolgreichen Eintritt von neuen Unternehmen in den Markt als sehr interessant bewerten und zweitens, dass – rein rechnerisch – mit jedem finanzierten Health-Start-up die Chancen eines solchen disruptiven Durchbruchs steigen.

Angesichts dieser Gründe denken wir bereits jetzt, dass – aus digitaler Sicht – 2020 das Jahr der Gesundheitsbranche ist. Wohlgemerkt wurden diese Zeilen vor der Covid-19 Pandemie geschrieben und man kann bereits jetzt absehen, dass diese Krise noch ein weiterer starker Katalysator für die längst überfällige Digitalisierung der Gesundheitsbranche ist. Und damit meinen wir nicht: „Das Jahr, in dem Amazon alle anderen vom Markt jagte" oder „Das Jahr, in dem alle Apotheken auf dem Land zumachen mussten". Denn wir werten die Entwicklung insgesamt als äußerst positiv. Es ist ein hoffnungsvoller Moment, in dem man sich eher freuen sollte, als in landestypische Angst vor amerikanischen Angreifern/menschenfeindlichen Datenkraken/allem Neuem zu verfallen. Warum wir so große Hoffnungen haben, wo andere nur den Untergang sehen? Weil es grundsätzlich einfach keinen wichtigeren Bereich für die Menschen gibt als Gesundheit – und es ist höchste Zeit, dass wir die Chancen der Digitalisierung in genau diesem Bereich realisieren.

Um das mal auf einfache Fragestellungen herunterzubrechen: Warum sind einige der weltweit wirksamsten Algorithmen schon rund um die Uhr im Einsatz, um mir eine zigste Jeanshose zu verkaufen, aber noch nicht ansatzweise, um mir dabei zu helfen, Krankheiten vorzubeugen und zu überwinden? Warum weiß Google die Adresse von nahezu allen Arztpraxen in Deutschland und kann mich unter Angabe der zu erwartenden Fahrzeit dahin lotsen, ja warum kann es meine Sätze mit hoher Trefferquote zu Ende schreiben, bevor ich sie auch nur zu Ende gedacht habe, während es keine ähnlich mächtige Software gibt, die mir im selben Vorschau- und Vorschlagmodus helfen könnte, Krankheiten erst nicht entstehen zu lassen? Tourismus, Musik, Modehandel: Das sind sicherlich alles wichtige Branchen, die digitalisiert wurden – und zwar zum Vorteil der Kunden, die vor 20 Jahren deutlich mehr bezahlten für eine schlechtere Auswahl, die nicht auf sie und ihre Präferenzen zugeschnitten war. Dabei verdienten die Firmen, die diese Transformation forcierten, gutes Geld. Gesundheit aber gibt Gründern, Investoren und Akteuren rund um die Digitalisierung mehr als nur die Möglichkeit, Geld zu verdienen: Hier besteht die Möglichkeit, das Leben vieler Menschen auf eine grundlegend positive Art und Weise zu beeinflussen.

Auch darum dieses Buch.

Danksagung

Wir möchten uns an dieser Stelle bei unseren vielen Unterstützern für ihre Meinungen, ihre Zeit und ihre konstruktive Kritik bedanken. Vielen Dank an unsere Partner, Familien und engen Freunde die mit viel Interesse und vielen Ratschlägen dieses Projekt begleitet haben. Auch für ihre tatkräftige Mitwirkung am Entstehen dieses Buches.

Daher vielen Dank an: Mareike Stobbe, Brian Melican, Oliver Green und das gesamte Team des Hogrefe Verlags und an die Etribes Connect GmbH.

2 Anamnese - Die Entwicklung von Digital Health in Deutschland

2.1 Innovationswellen

„Digital Health“ ist ein Neuzeitbegriff – der sogenannte digitale Gesundheitsmarkt. Diese aufstrebende Industrie ist erst seit wenigen Jahren ein gängiger Begriff und wird auch heute noch vorrangig von Innovatoren und Start-ups gebraucht. Das deutsche Gesundheitssystem hingegen ist das älteste soziale Krankenversicherungssystem der Welt. Zwei starke Gegensätze, aber sicher keine Ausschlusskriterien. Der traditionelle Gesundheitsmarkt wird mit Digital-Health-Lösungen in das Zeitalter von intelligenten Technologien, datengetriebener Entscheidungen und Transparenz gehoben und dadurch radikal transformiert werden.

Im diesem Kapitel wollen wir auf die letzten 20 Jahre zurückschauen und die Entwicklung des digitalen Gesundheitsmarktes aufzeigen. Wie spiegelt sich die Entwicklung des Internets im Gesundheitsmarkt wieder? Welchen Einfluss haben neue Technologien auf die Rollen der einzelnen Marktteilnehmer? Nur wenn man diese Fragen aus historischer Sicht beantworten kann, versteht man auch die größten Chancen, Krisen und Zukunftsausblicke der Marktteilnehmer im Ökosystem Gesundheitswesen.

Wir strukturieren die Entwicklung des Digital-Health-Marktes in vier Innovationswellen:

1. vor 2005: Ein Anfang voller Chancen
2. 2005–2009: Dr. Google
3. 2010–2015: Mobile Gesundheitsdaten
4. ab 2015: Neues digitales Angebot

Die vier Wellen grenzen den Einfluss technologischer Innovationen und die damit einhergehende Veränderung des Kundenverhaltens im Zeitverlauf ab. Dabei nehmen wir zuerst die Perspektive des Patienten ein. Zusätzlich werden wir einzelne Treiber, wie die Gesetzeslage, aber auch ausgewählte Marktteilnehmer wie die Ärzte, Apotheken, Krankenkassen und Innovatoren beleuchten (siehe Abbildung 2-1).

Innovationswellen

<2005 Ein Anfang voller Chancen	2005 – 2009 Dr. Google	2010 – 2015 Mobile Gesundheitsdaten	>2015 Neues digitales Angebot
Digitale Arztsuche & Gesundheitsinformationen	Selbstdiagnose & der „How to"-Google-Trend	Self-Tracking über Apps & Wearables	Mündiger & digitaler Gesundheitskunde
Regulatorische Grundsteinlegung	Start der gematik & Telematikinfrastruktur	Regulatorische Starre	Regulatorisches Erwachen: ePA, Fernbehandlung & „Apps auf Rezept"
Der Arzt als „Halbgott in Weiß"	Machtwandel vom Arzt zum Patienten beginnt	Zusammenarbeit zwischen informierten Patienten und Arzt	Der Arzt als Dienstleister & Datenauswerter
Start der Versandapotheken	Versandapotheken erklimmen den OTC-Markt	Online Apotheke 2.0	Online wächst immer schneller, stationär schrumpft spürbar
Starke Konsolidierung & erste Direktkrankenkassen	Ignorieren des digitalen Wandels	Digitales Erwachen & erste digitale Services	Wandel vom Kostenerstatter zum Gesundheitsdienstleister
DocMorris bringt die Versandapotheke nach Deutschland*	Jameda führt die 5-Sterne-Arzt-Bewertung ein**	Start der mHealth-Start-up-Welle mit frischem Kapital	Erste Unicorns (DoctoLib) & Millionen-Funding (KRY); Mehr MedTech Start-ups

* siehe Abschnitt „Apotheken" in „Einen Anfang voller Chancen"
** siehe Abschnitt „Ärzte" in „Dr. Google"

Abbildung 2-1: Überblick Innovationswellen.

2.1.1 Vorstellung der Marktteilnehmer und Ausblick

Ein **Patient** ist laut der traditionellen Definition eine Person, die sich in ärztlicher Behandlung befindet – also krank ist. Wir werden sehen, wie sich diese Definition erweitert und sich die Rolle des Patienten in den letzten 20 Jahren sukzessive verändert hat. Von Transparenz über Gesundheitsinformationen und ärztliche Dienstleistungen, über Selbstdiagnose und Selbstoptimierung hin zum digitalen und mündigen Gesundheitskunden.

Der **Gesetzgeber** repräsentiert neben der Bundesregierung auch verschiedene Institutionen, die Einfluss auf den gesetzlichen Rahmen des Gesundheitsmarktes haben. Zum Beispiel das Bundesministerium für Gesundheit, die gematik oder die Ärztekammer. In den letzten 17 Jahren hat der Gesetzgeber große Pläne geschmiedet, ist fast an der Implementierung gescheitert und startet nun die rasante Aufholjagd zum internationalen Wettbewerb.

Der **Arzt**, ob Hausarzt, Facharzt oder Chefarzt im Krankenhaus, genießt eine hohe Stellung als unfehlbare Autorität in Deutschland. Doch die Digitalisierung und die damit einhergehende Transparenz rütteln auch an diesem alten Rollenbild. Der Arzt wandelt sich vom „Halbgott in Weiß“ hin zum Datenanalysten und Dienstleister auf Abruf.

Apotheken sind neben den Ärzten oft die erste Anlaufstelle bei leichten Beschwerden und Krankheiten. Daher nehmen sie neben ihrer Rolle als Arzneimittel-Herausgeber auch die Rolle eines Gesundheitsberaters ein. Doch das Geschäftsmodell der stationären Apotheke und des persönlichen Beratungsgesprächs vor Ort wird durch Online-Apotheken, Gesundheitsportale und durch den Einfluss aus dem E-Commerce immer weiter aufgebrochen.

Krankenversicherungen nehmen als Kostenerstatter eine wichtige Rolle im Gesundheitsmarkt und im Ökosystem-Dreigespann mit Patient und Leistungserbringer ein. Lange steckten sie fest in einer Konsolidierungsphase, aber wir werden sehen, dass die Digitalisierung und ihr Wandel das Geschäftsmodell der Versicherer auf den Kopf stellt. Nach der Konsolidierung stehen nun die digitale Transformation und der Wandel zum Gesundheitsdienstleister an.

Innovation und disruptive Geschäftsmodelle werden von **Start-ups** getrieben, die mit neuen Denkansätzen, agilen Entwicklungsmethoden und innovativen Technologien den mündigen und digitalen Patienten der Zukunft erreichen wollen.

2.1.2 Vor 2005: ein Anfang voller Chancen

Das Internet boomt. Durch die Gründung von Google im Jahr 1998 und dem Dotcom-Boom Mitte der 1990er-Jahre ist das digitale Angebot an Informationen im Internet nicht nur gestiegen, sondern auch in den Privathaushalten angekommen. Neue Technologien, das Internet und der damit neu gewonnene Zugang zu Informationen führen zu einer vorher nicht dagewesenen Transparenz. Der Gesundheitsmarkt bleibt davon nicht unberührt: Viele Nutzer durchsuchen das weltweite Netz auch nach Medizin- und Gesundheitsinformationen.

Die Digitalisierung von Arztsuche und Gesundheitsinformationen

Suchte ein Patient im Jahr 1997 noch vergeblich nach einem Radiologen im Telefonbuch, kann dieser im Jahr 2001 nicht nur die Namen und Kontaktinformationen der Fachärzte der Radiologische Abteilung des Franziskus-Krankenhauses in Berlin auf deren Website finden, sondern auch Informationen über die medizinische Ausstattung und ärztlichen Leistungen der Abteilung (siehe Abbildung 2-2 und Abbildung 2-3). Noch nutzt der Patient das Internet im Prinzip wie ein Telefonbuch für die Suche nach Ärzten und Krankenhäusern (Google Trends, 2004). Doch das Internet bietet sehr viel mehr als nur ein digitales Telefonbuch. Der User hat nun Zugang zu einem nie da gewesenen Umfang an Gesundheitsinformationen (z.B. Krankheitsdefinitionen, Symptome und Behandlungsmethoden) und ist damit nicht mehr abhängig von der limitierten Auskunft des Arztes oder sogar von Familienmitgliedern oder Freunden. Zeitgleich wird das Internet aber auch mit Informationen von zweifelhafter Qualität überflutet. Im Prinzip kann sich plötzlich jeder über eine Website als Gesundheitsexperte ausgeben. So warnt z.B. die Apotheker Zeitung im Jahr 2000, dass 60 % der Gesundheitsinformationen im Netz unseriös sind (Deutsche Apotheker Zeitung, 2000). Unzählige Webforen entstehen, in denen Laien sich über Krankheiten und Medikamente austauschen. Dies lässt neue Gesundheitsportale wie NetDoktor.de (1999), Lifeline.de (1997) und MedicineWorldwide.de (1997, seit 2005 Onmeda) aus dem Boden sprießen, die den Usern seriöse und leicht verständliche Informationen und eine Plattform zum Austausch versprechen. Die Liberalisierung zum „mündigen Patienten“ beginnt (ebd.).

Franziskus-Krankenhaus Berlin	Telefon	(030) 2638-0
Budapester Straße 15-19, 10787 BERLIN	Bus	100, 119, 129, 146, 185, 187, 200, 219, 341, X9
(Nähe Kaiser Wilhelm Gedächtniskirche)	U- und S-Bahn	Zoologischer Garten, Wittenbergplatz

Gesundheit im Zentrum Berlins...

Rund 5000 Patienten werden pro Jahr im Franziskus-Krankenhaus betreut. Unsere 9 Stationen bieten Platz für 230 Betten. Durch diese überschaubare Größe können wir unseren Patienten eine individuelle und persönliche Betreuung ermöglichen.
Bundesweit machte sich unser Haus einen Namen als Spezialklinik für Angiologie, Gefäßchirurgie sowie Abdomial- und Harnwegchirurgie.

Hier folgt eine kurze Erläuterung der Links:

Urologische / Innere / Chirurgische / Radiologische ***Abteilung***
Beschreibung der einzelnen Abteilungen, d.h. Spezialgebiete, med. Ausstattung, Leistungen, Zimmer, allgemeine Informationen, Kontaktadressen, Telefonnummern und Ansprechpartner u.a.

Küche/Diät
Vorstellung der Küche und der Mahlzeiten. Besonderer Hinweis auf Diätmahlzeiten, Diabetikerschulungen bzw. Einzelschulung

Krankengymnastik / physikalische Therapie
Vorstellung der Arbeit der Krankengymnastik

Gefäßsport
In Zusammenarbeit mit einem Berliner Verein bieten wir eine "Gefäßsportgruppe" an

Bücherei
Vorstellung der krankenhauseigenen Bücherei

Sozialdienst
Vorstellung des Sozialdienstes mit seinem Aufgabenbereich

Stellenangebote
Aktuelle Stellenangebote des Krankenhauses aufgegliedert in Bereiche (z.Zt.: zwei)

Meinungsforum
Das Meinungsforum beinhaltet positive sowie negative Kritik ehemaliger Patienten über deren Aufenthalt im Franziskus Krankenhaus. Waren Sie Patient, so können Sie sich hier beteiligen.

Wegweiser
Beschreibung der Lage des Krankenhauses sowie aller Anfahrtsmöglichkeiten (*Stadtplan zum Download*)

Kontakt
Alle wichtigen Telefon-, Fax- und e-Mail Adressen sowie die Erreichbarkeit im Überblick

Abbildung 2-2: Franziskus Krankenhaus, Berlin (2001), Screenshot der Website, s. Linkverzeichnis [1].

Regulatorische Grundsteinlegung

Anfang der 2000er-Jahre legen die **Gesetzgeber** die rechtlichen Grundsteine für die Digitalisierung des Gesundheitswesens. Im Jahr 2001 erschütterte der Lipobay-Skandal Deutschland, als der Arzneimittelhersteller Bayer das cholesterinsenkende Medikament wegen tödlicher Wechselwirkungen vom Markt nehmen musste. Fehlende Informationen über die aktuelle und genaue Medikamenteneinnahme betroffener Patienten erschwerte die Aufklärung und zeigt die gefährlichen Folgen unzugänglicher Patienteninformationen und fehlenden Informationsaustauschs zwischen Ärzten (Borchers, 2011; CBGnetwork, n.d.). Die Regierung handelte – die Idee: Eine elektronische Gesundheitskarte (eGK) soll als zentrales Verbindungsstück für ein vernetztes, sicheres und effizientes Gesundheitssystem in Europa sorgen (Waltz, 2018). Der europäische Aktionsplan „eEurope 2002“ ent-

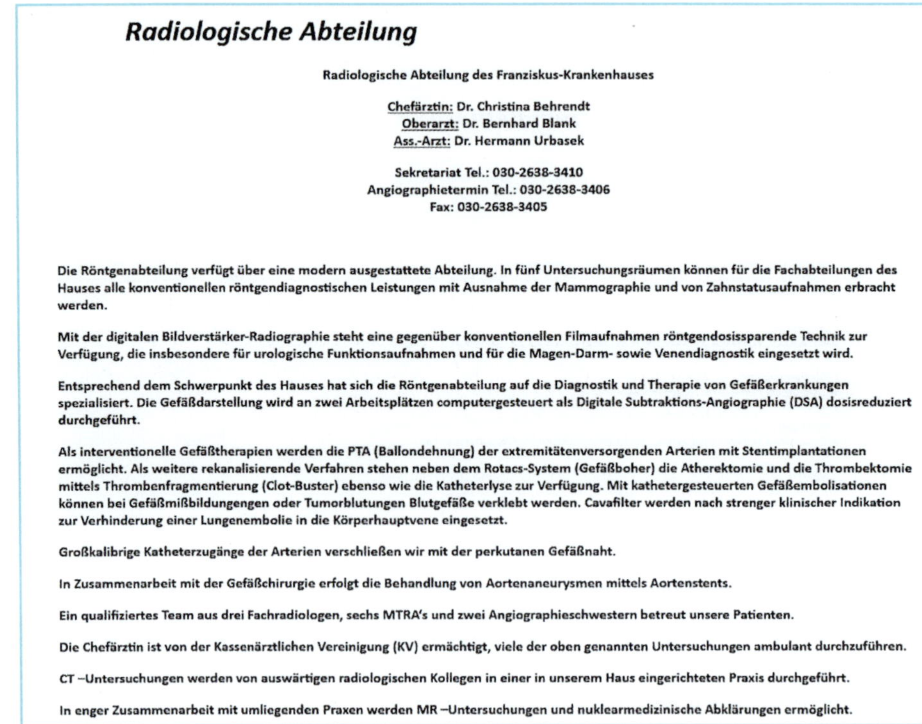

Radiologische Abteilung

Radiologische Abteilung des Franziskus-Krankenhauses

Chefärztin: Dr. Christina Behrendt
Oberarzt: Dr. Bernhard Blank
Ass.-Arzt: Dr. Hermann Urbasek

Sekretariat Tel.: 030-2638-3410
Angiographietermin Tel.: 030-2638-3406
Fax: 030-2638-3405

Die Röntgenabteilung verfügt über eine modern ausgestattete Abteilung. In fünf Untersuchungsräumen können für die Fachabteilungen des Hauses alle konventionellen röntgendiagnostischen Leistungen mit Ausnahme der Mammographie und von Zahnstatusaufnahmen erbracht werden.

Mit der digitalen Bildverstärker-Radiographie steht eine gegenüber konventionellen Filmaufnahmen röntgendosissparende Technik zur Verfügung, die insbesondere für urologische Funktionsaufnahmen und für die Magen-Darm- sowie Venendiagnostik eingesetzt wird.

Entsprechend dem Schwerpunkt des Hauses hat sich die Röntgenabteilung auf die Diagnostik und Therapie von Gefäßerkrankungen spezialisiert. Die Gefäßdarstellung wird an zwei Arbeitsplätzen computergesteuert als Digitale Subtraktions-Angiographie (DSA) dosisreduziert durchgeführt.

Als interventionelle Gefäßtherapien werden die PTA (Ballondehnung) der extremitätenversorgenden Arterien mit Stentimplantationen ermöglicht. Als weitere rekanalisierende Verfahren stehen neben dem Rotacs-System (Gefäßboher) die Atherektomie und die Thrombektomie mittels Thrombenfragmentierung (Clot-Buster) ebenso wie die Katheterlyse zur Verfügung. Mit kathetergesteuerten Gefäßembolisationen können bei Gefäßmißbildungengen oder Tumorblutungen Blutgefäße verklebt werden. Cavafilter werden nach strenger klinischer Indikation zur Verhinderung einer Lungenembolie in die Körperhauptvene eingesetzt.

Großkalibrige Katheterzugänge der Arterien verschließen wir mit der perkutanen Gefäßnaht.

In Zusammenarbeit mit der Gefäßchirurgie erfolgt die Behandlung von Aortenaneurysmen mittels Aortenstents.

Ein qualifiziertes Team aus drei Fachradiologen, sechs MTRA's und zwei Angiographieschwestern betreut unsere Patienten.

Die Chefärztin ist von der Kassenärztlichen Vereinigung (KV) ermächtigt, viele der oben genannten Untersuchungen ambulant durchzuführen.

CT –Untersuchungen werden von auswärtigen radiologischen Kollegen in einer in unserem Haus eingerichteten Praxis durchgeführt.

In enger Zusammenarbeit mit umliegenden Praxen werden MR –Untersuchungen und nuklearmedizinische Abklärungen ermöglicht.

Abbildung 2-3: Franziskus Krankenhaus, Berlin, Radiologische Abteilung (2001), Screenshot der Website, s. Linkverzeichnis [2].

steht und sieht den Aufbau eines Gesundheitsinformationsnetzes, das E-Rezept, digitale Gesundheitskarten) mit Chip sowie eine Telematikplattform vor (Dietzel, 2001). In Zukunft sollen alle Marktakteure über die Telematikinfrastruktur vernetzt werden und Daten sicher miteinander teilen. 2003 bringt das Gesetz zur Modernisierung der gesetzlichen Krankenversicherung dann die Einführung der eGK auf den Weg (gematik, n.d.a). Das Ziel: Die Chipkarte soll im Januar 2006 eingeführt werden und die „Wirtschaftlichkeit, Qualität und Transparenz der ärztlichen Behandlung“ verbessern, indem der Informationsaustausch zwischen allen Marktteilnehmern ermöglicht wird und Doppeluntersuchungen vermieden werden (Deter & Schanze, 2009). Auch die Telemedizin und ihre Potenziale rücken in diesem Zusammenhang auf die politische Agenda. Telemedizin beschreibt dabei den konkreten Einsatz von Telematikanwendungen, um eine Arzt-zu-Patient- und Arzt-zu-Arzt-Kommunikation über räumliche Distanz hinweg zu ermöglichen. Deutschland positioniert sich mit diesen Gesetzesentwürfen als Vorreiter des digitalen Gesundheitswesens in Europa. Doch eins haben alle Pläne gemeinsam: Unklarheit über die technische Umsetzung und den Aufbau der notwendigen Infrastruktur sowie offene Fragen zur Datensicherheit.

Der Arzt als „Halbgott in weiß"

Der **Arzt** feiert seit den 1960er-Jahren ein unangefochtenes Ansehen als meistgeachtetes Berufsbild in Deutschland. Im Jahr 2001 gaben 74% der Bevölkerung in der Allensbacher Berufsprestige-Skala an, dass sie vor Ärzten am meisten Achtung haben – im Jahr 1995 waren es sogar 81%. Als „Herrscher" über Leben und Tod genießt der Arzt seit jeher den Status als verantwortungsvoller, demütiger „Halbgott in weiß".

Doch das stetig wachsende digitale Gesundheitswissen hat auch einen signifikanten Einfluss auf das Rollenverständnis, die Machtposition und die Glaubhaftigkeit des Arztes. Ärzte spüren schon 2005 die wachsende Selbstverantwortung des informierten Patienten, der zunehmend Informationen und Ratschläge hinterfragt. Das stellt Ärzte vor neue Herausforderungen, aber bietet auch die Möglichkeit für eine aktive Partnerschaft zwischen Arzt und Patient. Die Ärzte stehen dem steigenden Angebot an Gesundheitsinformationen im Netz sehr kritisch gegenüber. Zum einen wird betont, dass die Informationen nicht objektiv und qualitätsgesichert sind, und zum anderen werden diese ausschließlich als Ergänzung zur ärztlichen Beratung empfohlen. Die Ärzte sind sich einig, dass das wichtigste Element der Arzt-Patienten-Beziehung das vertrauensvolle Beratungsgespräch ist, das „durch kein Medium ersetzt werden kann" (Deutsche Apotheker Zeitung, 2003). Ein Umdenken ist bei den meisten Ärzten noch nicht angekommen, aber beim Patienten schon: Das traditionelle Rollenverständnis des allwissenden Arztes fängt langsam an zu bröckeln.

Neben der Entwicklung zum „mündigen Patienten" hat die Digitalisierung einen weiteren einschneidenden Einfluss auf die Arzt-Patienten-Beziehung: durch die Telemedizin. Der sich seit 2001 anbahnende Ärztemangel in Kombination mit dem großen Potenzial elektronischer Kommunikation bringt das Thema vor allem in den ländlichen Regionen auf den Tisch. Die Umsetzung bleibt jedoch weiterhin Zukunftsmusik. Es existieren keine telemedizinischen Anwendungen im Alltag der Ärzte. Sie betreuen Ihre Patienten allein und tauschen sich wenig bis gar nicht in der Behandlung von einzelnen Patienten mit anderen Ärzten aus. Die eigens handgeschriebene Papierakte bleibt das Zentrum der Behandlung – trotz unvollständiger Krankengeschichte. Es scheitert an fehlender Technologie in der Praxis, aber auch an der fehlenden Bereitschaft der Ärzte. Die Sorgen zur Arzthaftung bei Fehlbefunden und die konstante Angst um den Datenschutz blockieren die Digitalisierung

(Stein, 2001). Zwar nutzen auch Ärzte das Internet als Informationsquelle, jedoch bleiben sie weit hinter dem Patienten zurück. Während 700 Kinderärzte im Jahr das Internet nach pädiatrischen Informationen durchsuchen, tun genau das 2000 Eltern jeden Monat (ebd.)[1].

Apotheker genießen ähnlich wie die Ärzte ein großes Vertrauen in Deutschland. Sie sind als ausgebildete Pharmazeuten zur Beratung und Information bei der Arzneimittelausgabe verpflichtet[2]. Als Gesundheitsberater tragen sie zur Sicherheit und Aufklärung zu Arzneimitteln bei und sind oft die erste Anlaufstelle für Betroffene mit leichteren Beschwerden und Krankheiten.

Der Dotcom-Boom und das damit verbundene E-Commerce-Wachstum schlagen sich auch im Arzneimittelhandel nieder. Zum einen in der Online-Präsenz der Apotheken und zum anderen im aufblühenden Arzneimittelversandhandel. Im Jahr 2001 hatten bereits 11 % der öffentlichen Apotheken eine eigene Homepage mit Informationen zu Öffnungszeiten und Notdienstkalendern sowie einem E-Mail-Beratungsservice. Jedoch sind einzelne Apotheken mit der eigenen Homepage oft überfordert und der Kundennutzen bleibt durch fehlende interaktive und informative Angebote gering. Doch der Mehrwert von digital zugänglichem pharmazeutisch-medizinischem Fachwissen durch Apotheker ist enorm und bleibt nicht unerschlossen: Die ersten Gesundheitsportale der Apotheken entstehen, wie z. B. Apotheken.de und Aponet.de.

Arzneimittel kaufte man schon immer persönlich in der örtlichen Apotheke. Die im Jahr 2000 gegründete niederländische Versandapotheke DocMorris wollte dies ändern. Mit Niedrigpreisen und grenzüberschreitendem Arzneimittelversand visiert DocMorris zielstrebig den deutschen Markt an. Trotz großer Kritik aus der etablierten Apothekerschaft ist die Nachfrage groß, im ersten Jahr bestellten 68 000 Kunden mit einem Umsatz von 5 Mio. Euro bei DocMorris (DocMorris, 2002). Nach drei Jahren hat sich die Kundenanzahl auf 300 000 vervierfacht und der Umsatz auf 51 Mio. Euro verzehnfacht (DocMorris, 2004). Im Jahr 2004 wird das Versandverbot von Arzneimitteln in Deutschland schließlich gekippt. Die Novelle des Arzneimittelgesetzes (AMG) und des Apothekengesetzes (ApoG) ermächtigt Apotheken, apothekenpflichtige und verschreibungspflichtige Medikamente bundesweit zu versenden. Zusätzlich wird die Preisbindung für rezeptfreie Arzneimittel aufgehoben – die Ampeln für Versandapotheken stehen auf grün.

1 Waegemann beim 25. Symposion für Juristen und Ärzte der Kaiserin-Friedrich-Stiftung für das ärztliche Fortbildungswesen Mitte Februar 2001 in Berlin. Zusammengefasst im Deutschen Ärzteblatt von Stein, 2001.

2 § 2 Abs. 3 BApO

Die gesetzlichen **Krankenversicherungen** (Krankenkassen) blicken auf bewegte Jahre der starken Konsolidierung und Prozessoptimierung zurück. Gab es im Jahr 1970 noch über 1800 Krankenkassen, gibt es im Jahr 2000 nur noch 420 Kassen – ein Viertel der vorherigen Anzahl[3]. Die immer älter werdende Gesellschaft und die steigenden Kosten der Versorgung treiben besonders die kleinen Krankenkassen in finanzielle Schwierigkeiten. Die kleinen Krankenkassen versuchen über Zusammenschlüsse mit größeren Krankenkassen ihre Mitgliederzahl zu erhöhen und damit eine bessere Balance zwischen kranken und gesunden Mitgliedern herzustellen. Denn nur so funktioniert das Solidaritätsprinzip (siehe Kap. 4.2).

Der Dotcom-Boom lässt die traditionellen Krankenkassen vorerst unberührt, jedoch kommen neue Player in den Markt, welche die neuen Kommunikationskanäle nutzen, um ein kosteneffizientes Geschäftsmodell an den Markt zu bringen. 1996 wird die erste Direktkrankenkasse, die Bundesinnungskrankenkasse Gesundheit (BIG), gegründet. Im Gegensatz zu den traditionellen Krankenkassen besitzt die BIG keine eigenen Filialen und kommuniziert mit ihren Kunden über das Telefon und Internet. Die Einsparung des kostenintensiven Filialnetzes wird in Form von günstigeren Produkten und modernen Services an den Kunden weitergegeben.

Zusammenfassung
Abschließend kann man sagen, dass die frühen Jahre des digitalen Gesundheitswesens vorrangig durch die politische Diskussion um die elektronische Gesundheitskarte und die dafür notwendige Telematik-Infrastruktur geprägt sind. Das Auge Europas ist auf Deutschland gerichtet und wartet gespannt auf die aufbauenden Gesetzgebungen. Die genaue Umsetzung der visionären Pläne bleibt jedoch ein großes Fragezeichen. Aus Patientensicht treiben die professionellen Gesundheitsportale sowie die Versandapotheken die größten Veränderungen voran. Jedoch ist die qualitative Absicherung von Gesundheitsdaten im Netz ein kritisches Thema beim Patienten und Arzt.

2.1.3 2005–2009: Dr. Google

Google etabliert sich als führende Suchmaschine und digitale Anlaufstelle bei jeglichen Lebensfragen. Mit 90 % aller Suchanfragen dominiert sie den deutschen Markt (Behme, 2006). Neu ist die hohe Anzahl von „How-to"- und "Do-it-yourself"-Anfragen (Google Trends, 2008), die sich nun unter den Top-Suchanfragen befinden. Gleichzeitig steigt die Anzahl an qualifizierten Gesundheitsinformationen stetig an. Gesundheitsportale, digitale Ratgeber und Foren wachsen und pro-

3 –77 % in 30 Jahren

fessionalisieren sich. Der Patient lernt, sich mithilfe des Internets selbst zu helfen und nutzt das Netz aktiv, um sich zu informieren und auszutauschen. Dr. Google etabliert sich mehr und mehr als Selbstdiagnose-Tool für die Masse.

Selbstdiagnose: „Herr Doktor, habe ich Krebs?“

Der **Patient** nutzt das Internet immer häufiger als erste Anlaufstelle, bevor er zum Arzt geht. Eine gängige Google-Suche ist „Symptome Hausmittel Bronchitis“. Die online erhältlichen Gesundheitsinformationen werden allgegenwärtiger und qualitativ hochwertiger (Hägele, 2010) und ermöglichen eine schnelle selbstgeführte Symptomerkennung. Erstmals hat der Patient vor dem Arztbesuch bereits eine eigene Meinung zu seinen Symptomen und kann aktiv in den Austausch mit dem behandelnden Arzt gehen. Ein Meilenstein in der wachsenden Mündigkeit des Patienten, der erst durch den einfachen Zugang zu Informationen und durch die zunehmende Digitalisierung des Alltags ermöglicht wurde. Google mausert sich zum Gesundheitsberater dank der fortlaufenden Professionalisierung der Gesundheitsinformationen im Netz. Die digitale Selbstdiagnose etabliert sich und trotzdem herrscht gleichzeitig eine Unübersichtlichkeit über die Informationsqualität im Netz. Trotz aller Bemühungen der Gesundheitsportale schwirren neben qualifizierten auch unzählige nicht validierte Informationen durchs World Wide Web. Ärzte und Experten warnen vor Angstmacherei und berichten von vielen Fehldiagnosen. Schwindel und Kopfschmerzen bringen plötzlich die Möglichkeit eines Hirntumors auf die Agenda des Patienten. Dadurch stößt der Patient mit seiner eigens recherchierten Symptomanalyse oft auf Unverständnis und Kritik beim Arzt. Jedoch nutzen Patienten das Internet auch, um sich untereinander zu vernetzen. Webforen ermöglichen es Patienten, andere Betroffene von seltenen Krankheiten zu finden sowie sich über Diagnosen, Behandlungsverläufe, Nebenwirkungen und Medikamentenauswahl auszutauschen.

Ein weiterer Meilenstein wird erreicht, als Jameda 2007 die Bewertungslogik von Amazon in den Gesundheitsmarkt überträgt (Jameda, n.d.). Patienten können erstmals gebündelt nach Ärzten suchen, diese vergleichen und qualitativ bewerten. Lange Wartezeiten, unfreundliche Arzthelferinnen und eine unpersönliche, gar fehlerhafte Beratung sind nun transparent im Netz live einsehbar. Der Patient erhält die Macht, den Arzt als Dienstleister zu bewerten und darauf basierend eine Arztwahl zu treffen. Das Machtverhältnis zwischen Arzt und Patient befindet sich nun voll im Wandel.

Google wagt 2008 mit der digitalen Patientenakte Google Health einen Schritt in die Zukunft von Digital Health. Jedoch ist der Markt noch nicht bereit dafür. Dem Patienten reicht es, sich Informationen aus dem Netz zu ziehen und für sich zu interpretieren. Eine Anreicherung mit seinen eigenen Daten findet nicht statt. 2012 wird die Lösung aufgrund geringer Nutzung wieder eingestellt.

Das Kind braucht einen Namen: Gründung der gematik und Betitelung der Telematik

Die 2003 vom **Gesetzgeber** auf den Weg gebrachten Regularien zur Modernisierung des Gesundheitssystems müssen nun umgesetzt werden. Um das zu erreichen, wird die Gesellschaft für Telematikanwendungen der Gesundheitskarte, kurz gematik, im Jahr 2005 gegründet (gematik, n.d.a). Die Gesellschaft bringt Spitzenorganisationen des deutschen Gesundheitswesens wie das Bundesministerium für Gesundheitswesen sowie Kostenträger und Leistungserbringer an einen Tisch. Damit wird die Voraussetzung geschafft, dass alle im Gesundheitswesen agierenden Parteien nahtlos zusammenarbeiten können. Ihr ambitioniertes Ziel ist, die operative Umsetzung der elektronischen Gesundheitskarte und die Entwicklung der Telematikinfrastruktur sicherzustellen. Die Euphorie ist groß, jedoch zeichnet sich schon jetzt die Komplexität des Unterfangens ab: die verschiedenen Interessen von Kostenträger und Leistungserbringer zu vereinen. Die nötigen Gesetzesentwürfe, ein detaillierter Umsetzungsfahrplan oder schlichtweg ein „einig sein" bleibt aus. Die 2006 geplante Einführung der elektronischen Gesundheitskarte verzögert sich auf unbestimmte Zeit.

5-Sterne-Bewertung für den Hausarztbesuch

Die Rolle des **Arztes** befindet sich im starken Wandel. Der mündige Patient hinterfragt und informiert sich nicht nur vor, sondern auch nach einem Arztbesuch. Der Arzt muss lernen, mit diesen neuen Anforderungen im Patientengespräch umzugehen. Noch empfindet die Mehrheit der Ärzte die wachsende Anzahl an Gesundheitsinformationen aufgrund der fehlenden medizinischen Verifizierung als Bedrohung und wehrt sich gegen diese (nicht mehr aufzuhaltende) Bewegung.

Mit der Gründung des Arztbewertungsportals Jameda wird das Rollenbild des Arztes über Nacht neu definiert. Ähnlich wie einen Händler auf Amazon, können Patienten ihren Arzt nun online bewerten und mit anderen Ärzten vergleichen. Plötzlich stehen Ärzte im Wettbewerb zueinander und müssen sich um die Gunst der Patienten bemühen. Eine schlechte Bewertung auf Jameda kann weniger neue Patienten und Rufschädigung bedeuten. Der Patient bewertet auf der Plattform die Erfahrung des ganzheitlichen Praxisbesuchs. Das hat zur Folge, dass neben der ärztlichen Leistung auch die Freundlichkeit des gesamten Praxisteams sowie Erreichbarkeit und Wartezeiten bewertet werden können. Der Mediziner rutscht ungewollt in die Rolle des Marketer. Neben den Standardinformationen wie Sprechzeiten und Telefonnummern kann der Arzt nun Bilder hochladen und einen Begrüßungstext schreiben. Ein vollständig ausgefülltes Arztprofil signalisiert Professionalität und spricht vor allem die digital-affinen Kunden an. Der Startschuss für die Transformation vom „Halbgott in Weiß“ zum Dienstleister ist gefallen.

Vormarsch der Versandapotheken

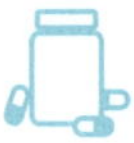

Die durch Fernsehwerbung (DocMorris, n.d.a) allseits bekannte niederländische **Versandapotheke** DocMorris verbucht rasante Wachstumsraten. In den ersten fünf Jahren seit der Gründung verbuchte DocMorris einen Gesamtumsatz von 260 Mio. Euro und verkaufte über 8 Millionen Arzneimittelpackungen (DocMorris, 2005). Der Hauptanteil dieses Wachstums wird aus dem Online-Verkauf von rezeptfreien Medikamenten gewonnen. Die sogenannten Over-the-Counter-Produkte (OTCs) schnell und bequem online zu kaufen, mit Rabatten bis zu 30 % sowie die Lieferung nach Hause, kommt beim Kunden gut an. Von den E-Commerce-Erfolgen angeheizt, schaut der Markt gespannt auf das Potenzial der Online-Apothekenshops. Die stationären Apotheken bekommen den Versandhandel-Boom von rezeptfreien Medikamenten zu spüren und verbuchen 2006 erstmals Mengeneinbußen. Gleichzeitig feiert DocMorris 2007 seinen einmillionsten Kunden.

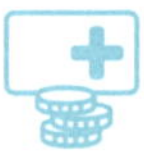

Die gesetzlichen **Krankenversicherer** müssen weiter stark auf ihre Kostendeckung achten und kürzen Erstattungsbeträge. Dies lässt die privaten Zusatzversicherungen, z. B. für Zahnersatz, boomen und macht den Weg frei für modulare Geschäftsmodelle in der Krankenversicherung. Der Gesetzgeber ist mit Gründung der gematik mit einem Knall gestartet, aber geht auf der Stelle. Die gesetzte Deadline zur Einführung der elektronischen Gesundheitskarte wird nicht gehalten. Damit können sich die Krankenkassen einer Digitalisierung oder dem Angebot von digitalen Dienstleistungen weiterhin entziehen. Es wird kaum in innovative Technologien investiert, dies hat den Anfang eines Investitionsstaus zur Folge.

2.1.4 2010–2015: mobile Gesundheitsdaten

Das Internet wächst zum Teenager heran und wird „mobil". Smartphones sind omnipräsent und das angekündigte iPhone 5 hat bereits 2 Millionen Vorbestellungen (Börse Stuttgart, 2012). Der Hype um Apple und Co. verändert das soziale Gefüge nicht nur im gegenseitigen Miteinander, sondern auch im Umgang mit den eigenen Daten und der Gesundheit.

Während ältere **Patienten** sich noch in Foren (Hübner, 2016) austauschen, setzt die neue Generation auf Apps und Wearables, um ein besseres Verständnis für ihre Gesundheit zu bekommen, und prägt damit den Begriff der „Selbstoptimierung" (Nuremberg Institute for Market Decisions, 2014). Als 2014 dann Apple Health bei allen iPhones und Google Fit (Sievers, 2017) bei Android-Geräten fest installiert ist, kann sich dem Tracking-Hype kaum jemand entziehen – sei es dem Schrittzähler, den Kalorien-Tracker-Apps oder dem Sport-Tracking. Mit zusätzlich über 30 000 Fitness- und Health-Apps weltweit (1760 in Deutschland) ist der Markt zur Selbstoptimierung auf dem besten Weg, sich in der breiten Masse zu etablieren, und schafft es, Nutzern ihre Daten zu entlocken im Austausch für die Sammlung und Auswertung der Daten. Das m-Health-Zeitalter ist eingeläutet.

Durch den mittlerweile sehr gut informierten und in der Behandlungsgestaltung involvierten Patienten kann der **Arzt** die Machtverschiebung nicht mehr leugnen. Das neue Miteinander gleicht einer partnerschaftlichen Arzt-Patienten-Beziehung auf Augenhöhe. Viele Ärzte verschließen sich nicht mehr vor der Situation, dass ihre Patienten informiert in die Praxis kommen. Nichtsdestoweniger stellt dieses neue Miteinander die behandelnden Ärzte weiterhin vor neue Anforderungen. So zeigte eine Bertelsmann-Studie in Kooperation mit der Barmer GEK in 2015, dass nur 40 % der Ärzte das digitale Interesse der Patienten befürworten. Zehn Prozent ärgerten sich darüber, dass sie nicht zuerst konsultiert wurden und 7 % glauben sogar, dass der Patient ihnen nicht vertraut (Bittner, 2016). Die Herausforderungen für die Ärzte sind dabei vielfältig: Zum einen ist die gemeinsame Entscheidungsfindung für viele Ärzte eine ungewohnte Situation. Zum anderen benötigt es eine neue Form des empathischen Umgangs, wenn Patienten aufgelöst mit falschen Selbstdiagnosen in der Praxis erscheinen.

Es ist ruhig geworden um den **Gesetzgeber**. Die Umsetzung der geplanten Digitalisierungsschritte geht schleppend voran. Mit fünf Jahren Verspätung und einer zähen Implementierung kommt 2011 die elektronische Gesundheitskarte endlich an die Versicherten. Die Innovation? Sie enthält nun auch ein Lichtbild, sonst keine weiteren neuen Funktionen. Der gefüllte Tisch mit Leistungserbringern und Kostenträgern blockiert sich durch unterschiedliche Interessen gegenseitig.

Die damals innovativen Ideen zur Telematikinfrastruktur werden rapide von neuester Technologie überholt. Die Digitalisierung des deutschen Gesundheitssystems scheint erstarrt zu sein. Die Folge daraus wurde durch die Ende 2018 veröffentlichte Bertelsmann-Studie dramatisch sichtbar (siehe Box „Deep Dive“) – Deutschland platzierte sich als vorletzter Platz in Sachen Digitalstrategie für das Gesundheitssystem im europäischen Vergleich.

Deep Dive

#SmartHealthSystem-Studie der Bertelsmann Stiftung und empirica

Die im November 2018 veröffentlichte Bertelsmann-Studie bewertet und vergleicht Digitalisierungsstrategien von Gesundheitssystemen aus 17 Ländern anhand eines eigens definierten Digital-Health-Index. Unter den beleuchteten Staaten befinden sich vorrangig europäische Länder (Deutschland, Belgien, Dänemark, Estland, Frankreich, Italien, England, Niederlande, Österreich, Polen, Portugal, Schweden, Schweiz und Spanien), aber auch Kanada, Australien und Israel.

Die höchsten digitalen Indizes weisen Estland, Kanada, Dänemark, Israel und Spanien auf. Digitale Lösungen, wie beispielsweise digitale Rezepte oder die elektronische Gesundheitsakte, sind hier im Alltag der Praxen und Kliniken angekommen. In Estland können zusätzlich alle Bürger die Ergebnisse ihrer Untersuchungen, Medikationspläne sowie Impfdaten online einsehen und verwalten. Für Patienten in Israel und Kanada ist es mittlerweile selbstverständlich, Ferndiagnosen und -behandlungen mit ihrem Arzt per Video durchzuführen.

Deutschland schneidet in diesem internationalen Vergleich als vorletzter Platz schlecht ab – obwohl es eines der teuersten Gesundheitssysteme hat (11,3 % des Bruttoinlandsprodukts werden für das Gesundheitssystem im Jahr ausgegeben). Das Fazit: „Deutschland hinkt hinter“ (Bertelsmann Stiftung, n.d.a). Die aufgeführten Defizite sind vielschichtig: von einer fehlende Gesamtstrategie für das Gesundheitssystem über fehlende digitale Anwendungen wie die ePA, das E-Rezept oder eine Kurzpatientenakte für Notfälle. Einzig positiv wird die ausgezeichnete Datensicherheit erwähnt, die Obsession, die wohl dem Fortschritt auf anderen Ebenen im Weg steht.

> *„Während Deutschland noch Informationen auf Papier austauscht und an den Grundlagen der digitalen Vernetzung arbeitet, gehen andere Länder schon die nächsten Schritte.“ Brigitte Mohn, Vorstand der Bertelsmann Stiftung*

Besonders hervorzuheben ist die angedeutete Trägheit des deutschen Systems. Die gematik hat 2006 bzw. 2008 die Spezifikationen für das E-Rezept veröffentlicht und damit den Weg geebnet, dass Lösungen aus der Wirtschaft zur Zertifizierung eingereicht werden können. Nichtsdestoweniger ist immer noch keine umfassende Lösung in Deutschland in Aussicht.

Insgesamt löste die #SmartHealth-Studie Ende 2018 eine Welle der Empörung aus, die den Markt, die Politik und Presse erschütterte. Es konnte nicht mehr geleugnet werden, dass sich Deutschland weiterentwickeln muss, um im internationalen Vergleich mithalten zu können. Ein Weckruf, den die Regulatoren dringend brauchten und als Anlass genommen haben, um im Jahr 2019 zu handeln.

Online-Apotheke 2.0: von der Versandapotheke zum digitalen Gesundheitsberater

Schauplatz CeBit 2014: DocMorris stellt seinen telepharmazeutischen Beratungsservice (Wagner, 2015) vor und ersetzt die klassische Apotheke nun auch um eine Live-Videoberatung. Dies stärkt nicht nur das Vertrauen in den Online-Handel, sondern schafft auch eine vorher nicht da gewesene diskrete Abwicklung, ohne die Ohren anderer Kunden in der Filiale. Parallel wird die DocMorris-App gelauncht, die Wechselwirkungen von Medikamenten identifiziert und an die Einnahme erinnert. Zwei Neuerungen, mit denen sich Versandapotheken vom klassischen Vertrieb hin zu einem Teil des Alltags entwickelten.

Krankenversicherung für die Smartphone-Generation

Langsam aber sicher nehmen die **Krankenversicherer** den digitalen Wandel sowie den Trend zum Selbst-Tracking als Randthema auf. Die Anzahl an Kassen-Apps mit gesundheitsspezifischen Informationen steigt immer mehr an. Ihr Fokus: Gesunde Versichertengruppen und Primärprävention (HealthOn e.V., 2013). Die AOK startet 2012 eine Kooperation mit dem Digital-Health-Start-up dacadoo und bietet ihren Versicherten an, über die getrackten Fitnessdaten an einem Bonusprogramm teilzunehmen (Wenig, 2015). 2015 startet die Techniker Krankenkasse (TK) ihre eigene Diabetes-Tagebuch-App und ermöglicht es Diabetes-Patienten, über eine Bluetooth-Schnittstelle ihre Daten in die App zu übertragen. Mit der Gründung von Ottonova, der privaten Krankenversicherung für die Smartphone-Generation, wird ein neues Zeitalter für die deutschen Versicherer eingeläutet. Mit dem US-Vorbild Oscar Health als Inspiration strebt sie an, die alten Strukturen vollständig aufzulösen und jegliche Kommunikation mobil und über digitale Medien abzuwickeln. Das Digitalisierungspotenzial ist riesig, Prozesse zu vereinfachen, eine schnelle Kommunikation zu gewährleisten und die Bedürfnisse des Kunden stärker in den Mittelpunkt zu stellen.

Innovation durch Gesundheits-Start-ups

Durch den mHealth-Boom trauen sich immer mehr **Start-ups** in den Health- und Wellness-Bereich. Das Investmentvolumen in Digital-Health-Start-ups steigt global rapide an und erreicht seit 2011 jedes Jahr neue Höchstwerte: In den USA berichtet Rock Health von insgesamt 4,5 Mrd. Dollar investiertem Kapital in 2015 (1,0 Mrd. Dollar in 2011). Die Schwerpunkt-Themen der Investoren: E-Commerce-Lösungen für Gesundheitsprodukte und -Services, Aktivitätstracker und Biosensorik sowie Tracking-Apps (King et al., n.d.). In Deutschland schlägt diese Entwicklung auch zu, doch sehen sich Start-ups allerdings mit dem Problem konfrontiert, wer am Ende für die Lösung bezahlen soll. Die fehlende Selbstzahlerbereitschaft der Deutschen und die fehlende Sensibilisierung der Krankenkassen hindern digitale Innovationen. Eine systematische Integration der Apps im traditionellen Gesundheitswesen, durch beispielsweise die Vergütung der Krankenkassen, bleibt aus.

Auch die Technologien für Telemedizin, z. B. via Videosprechstunde, sind längst gegeben, können aber aufgrund der Gesetzeslage nicht praktiziert werden (Handelsblatt, 2013). Die Innovationen entwickeln sich also deutlich schneller als die Regierung sie in einem sinnvollen Gerüst in die Gesellschaft integrieren kann.

2.1.5 Seit 2015: neues digitales Angebot

> „Im 19. Jahrhundert war sauberes Wasser die wichtigste Ressource für Gesundheit, im 21. Jahrhundert ist es sauberes Wissen." Günther Jonitz, Präsident der Berliner Ärztekammer, 2018

Die Digitalisierung des „Alltags" ist für den Verbraucher nun völlig selbstverständlich. Die Menschen sind es gewohnt, dass Daten immer schneller gesammelt und analysiert werden, um ihre Probleme zu lösen – GPS, Location Services, Messenger-Dienste, Voice-Daten. Diese Erwartungen werden vom Konsumenten auch auf den medizinischen Bereich übertragen. Alle Marktteilnehmer haben inzwischen verstanden, dass der Gesundheitsmarkt vor einer radikalen Transformation steht – auch wenn die traditionellen Mitspieler noch nicht genau verstehen, wie der Wandel und ihre Rolle dabei genau aussehen werden. Große Fortschritte werden nicht nur in der Medizin erreicht, wie die Genomsequenzierung in wenigen Stunden, sondern auch bei technologischen Anwendungen: Algorithmen diagnostizieren Hautveränderungen besser als erfahrene Ärzte, und Sensoren werden immer kleiner und immer günstiger. Es ist klar, es wird sich fast alles ändern und die Marktteilnehmer, die sich nicht darauf einstellen (oder es zumindest versuchen) werden verlieren. Auch neue Mitspieler treten nun prominent in den Markt, denn Datenerhebung und -analyse, User Experience oder auch digitale Services sind die Stärken der Tech-Giganten. Ende 2018 führt Apple in den USA die EKG-Funktion der Apple Watch ein – Deutschland folgt im März 2019. Auf dem globalen Markt überschlagen sich die Ereignisse im Digital-Health-Markt und auch Deutschland bleibt davon nicht unberührt.

Vom Patienten zum Gesundheitskunden

Die Rolle des **Patienten** hat sich vor allem für die jüngeren Generationen drastisch verändert. Diese sind digital und mündig und definieren Gesundheit viel weitreichender als die älteren Generationen. Gesundheit wird als Ausgangsbasis bzw. Status quo gesehen und nicht mehr als „Gesundwerden nach einer Krankheit". Es gilt die Gesundheit zu erhalten und digitale Technologien werden als Selbstverständlichkeit dabei genutzt. Wir nennen diese Entwicklung den Wandel vom Patienten zum Gesundheitskunden (siehe Kap. 4.1). Prävention und Selbstoptimierung treiben den sogenannten Gesundheitskunden an. Persönliche Daten werden ohne Vorbehalt erhoben und genutzt um die eigene Gesundheit zu verbessern. Lifestyle- und Wellness-Anwendungen verschmelzen immer mehr mit Medizinthemen. So trackt der Kunde nicht mehr nur seinen Fitnesslevel, sondern auch seinen Schlaf oder sogar seine Herzaktivitäten (siehe Markttrend „Quantified Self", Kap. 3.3). Dabei sucht der Gesundheitskunde nach digitalen Services, die ihn bei seiner Gesundheitsreise begleiten sowie im Wirrwar des Datendschungels befähigen.

Zurück auf der Überholspur?

Der **Gesetzgeber** ist aus der Schockstarre erwacht. Nach dem Debakel der Bertelsmann-Studie (s.o., Box „Deep Dive", S. 28), bewegt sich auf einmal etwas in Deutschland: Das 2016 in Kraft tretende E-Health-Gesetz bereitet die Einführung einer elektronischen Patientenakte (ePA) vor. Im Verlauf 2018 wird das Fernbehandlungsverbot gelockert und erlaubt erstmals telemedizinische Services. Im Jahr 2019 tritt das Terminservice- und Versorgungsgesetz (TSVG) in Kraft und das Digitale-Versorgung-Gesetz (DVG) wird vom Bundestag beschlossen. Beide Gesetze stärken die Initiativen zur ePA und zum E-Rezept, ermöglichen die App auf Rezept und fördern den Rollout der Telematik-Infrastruktur. Mitte 2020 wird schließlich das Patientendaten-Schutz-Gesetz (PDSG) durch den Bundestag gebracht, welches die Funktionen der ePA weiter ausgestaltet und das E-Rezept verpflichtend auf den Weg bringt.

Der Arzt im digitalen Umbruch

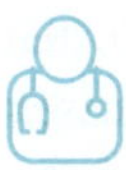

Nachdem die **Ärzte** sich langsam mit dem mündigen Patienten arrangiert haben, etabliert sich nun auch der Tele-Arzt als Service. Ärzte können also erstmals Videosprechstunden anbieten und vermarkten – eine Chance und Herausforderung zugleich. Auch die digitale Terminbuchung ist zum Alltag der modernen Praxis geworden. Neben diesen neuen digitalen Services sehen sich Ärzte immer mehr mit der Herausforderung konfrontiert, sich mit Datensätzen ihrer Patienten auseinanderzusetzen – denn diese tracken sich selbst und bringen Vitalwerte aus der App mit. Wieder eine Fähigkeit, die im Medizinstudium nicht auf der Tagesordnung steht. Die Rolle des Arztes steht im kompletten Umbruch. Zudem müssen sich nun Ärzte zwingend an die Telematikinfrastruktur (TI) anbinden. Die Folge: Ärzte müssen seit langer Zeit in WLAN und Software investieren.

Digitale Aufholjagd – Apotheken-Apps und „Click-&-Collect"

Die stationären **Apotheken** verbuchen stetig sinkende Filialzahlen. Die Online-Apotheken hingegen gewinnen weiterhin an Marktpräsenz: So haben in 2018 über 40 % der Deutschen schon einmal Medikamente online bestellt und jeder dritte Online-Apotheken-Kunde kauft regelmäßig (Bitcom, 2018). Die Gründe: Preis-Leistungs-Verhältnis, Angebot und Liefergeschwindigkeit. Einziges Manko: mangelnde Beratung. Dort greifen die stationären Apotheken mit Apotheken-Apps an – deutschlandweite Apothekensuche, Medikamentenvorbestellung, Chatfunktion und Treuebonus-Programme. Das damit einhergehende „Click-&-Collect"-Konzept und die digitalen Services sind eine Überlebenschance für die Apotheke um die Ecke.

Vom Kostenerstatter zur Gesundheitsplattform

Die **Krankenversicherungen** haben die Auswirkungen und Chancen der Digitalisierung endlich vollends verstanden. Die Versicherer realisieren, dass sie zukünftig gesunde junge Kunden nur anlocken können, wenn sie ihr Geschäftsmodell vom Kostenerstatter zum Gesundheitsdienstleister ändern (siehe Kap. 4.2). Doch das Thema Digital Health ist diffus und fremd, der Start-up-Markt spricht eine andere Sprache und digitale Services liegen nicht in der Natur der Versicherer. Nichtsdestoweniger bemühen sich die Krankenkassen: Erste Start-ups wie mySugr+, Preventicus Heartbeats, Selfapy oder Pelvina ergattern (nach jahrelangen Verhandlungen) Selektivverträge. Das Thema elektronische Patientenakte (ePA) wird nun in die eigenen Hände genommen: Die Allianz und Axa launchen ihre ePA „Vivy" und „Meine Gesundheit" in 2018. Im Mai 2019 bringt auch die Techniker Krankenkasse (TK) ihre in Kooperation mit IBM entwickelte „TK-Safe" an den Markt. Mit der „App auf Rezept"-Vision von Jens Spahn müssen die Krankenkassen eventuell bald jede zertifizierte Digital-Health-App erstatten. Dies könnte eine elementare Enthebelung der Macht der Kostenerstatter zur Folge haben.

Digital Health Boom – Generation 1.0

Der Gesundheitsmarkt hat noch nie zuvor eine solche Welle von **Innovatoren** erlebt. Neue digitale Geschäftsmodelle sowie innovative und intelligente Technologien durchfluten den Markt – die sogenannte erste Generation an digitalen Start-ups ist geboren. Doch es fehlt an Qualitätssiegeln und die Krankenkassen verstehen oftmals den Mehrwert der Lösung nicht und die Start-ups haben Schwierigkeiten zu monetarisieren (siehe Kap. 4.5). Weiterhin verbucht der Markt jährlich neue Funding-Höhepunkte. Wir sehen die Geburt der ersten Digital-Health-Unicorns, z.B. Doctolib, und verblüffende Investitionsrunden, z.B. Telemedizin-Start-up KRY mit einer Series-C-Finanzierung von € 140 Mio. (Januar 2020). AI-basierte Start-ups wie z.B. Ada Health revolutionieren den Patientenpfad nachhaltig und ebnen den Weg zur Gesundheitsplattform der Zukunft. Fitnesstracker werden von den Tech-Giganten um Schlaf- sowie Herzrhythmus- und EKG-Funktionen ergänzt.

Zusammenfassung

Die Anamnese des digitalen Gesundheitsmarktes ist abgeschlossen. Wir haben einige Erkenntnisse im Zeitverlauf gesammelt:

- Die Rolle des **Arztes** verändert sich vom „Halbgott in Weiß" zum Dienstleister, der gemeinsam mit dem digital informierten **Patienten** entscheidet.
- Deutschland als ehemaliger Vorreiter in Europa mit digital-freundlicher **Rechtslage** hat in den letzten 15 Jahren kaum etwas umgesetzt. Das 2019 verabschiedete Digitale-Versorgungs-Gesetz startet die Aufholjagd im europäischen Vergleich. Jedoch bleibt die konkrete Umsetzung der Digitalisierungsschritte weiterhin unklar.
- Konsolidierung von klassischen Stationär-Apotheken, da der Online-Handel durch **Versandapotheken** wächst, und die Entwicklung beratungsfokussierter Modelle erfolgt.
- **Krankenkassen** wandeln sich vom Kostenerstatter durch digitale Services zu einem ganzheitlichen Gesundheitsanbieter.
- „Digitalisierung durch den Kunden": Bisher treibt die **Tech-Start-up-Szene** Innovationen durch Gesundheits- und Medizin-Apps – nicht die Schwergewichte aus Pharma, Versicherern und Politik.

Welche Trends den Gesundheitsmarkt im Sinne der Digitalisierung heute bewegen, werden wir im Kapitel Markttrends (Kap. 3) gesondert aufzeigen.

2.2 E-Commerce vs. Digital Health – Parallelen und Besonderheiten

2.2.1 Fataler Fehler – Wie der Handel die Möglichkeiten der Digitalisierung unterschätzte

Kaum eine Industrie wurde durch die Digitalisierung und Etablierung von Online-Plattformen so stark disruptiert wie der Handel. Heute ist es für uns normal, jegliche Produkte, ob Bücher, Bekleidung, Haushaltsgeräte und sogar Möbel, mit wenigen Klicks online zu bestellen, innerhalb weniger Tage zu Hause zu testen und zu bewerten. Amazon als „E-Commerce Gottheit" hat diese Realität als Vorreiter über 20 Jahre geformt und ultimative Service-Standards gesetzt, die andere Industrien heute nicht mehr ignorieren können.

Doch die Reise zu unserer heutigen Online-Handel-Realität lief nicht ohne Verluste ab. Wer waren die Verlierer? Diejenigen, die das Potenzial der Digitalisierung konsequent verneinten und sich in Sicherheit wähnten, glaubten nicht ersetzt werden zu können: So sollen die Brüder Riggio, Gründer und Inhaber des damals größten Buchhandelunternehmens der USA, Barnes & Noble, den zu der Zeit noch jungenhaften wirkenden Jeff Bezos belehrt haben, warum der Kunde keine Lust haben würde, sich Bücher nach Hause schicken zu lassen, wo er sie doch in gemütlichen Läden nach einer ausgedehnten Schmökerei kaufen könne. Zudem sei Bezos mit seiner Idee, Bücher elektronisch an einem proprietären Gerät namens Kindle anzubieten, völlig auf dem Holzweg unterwegs (Stone, 2014). Barnes & Noble hat zuletzt Verluste von 17 Mio. Dollar für das Geschäftsjahr 2018 geschrieben und sich von 1800 Mitarbeitern getrennt.

Verschätzt haben sich aber keineswegs nur Vertreter des stationären Handels alter Schule, die aus vielleicht nachvollziehbaren Gründen einfach nicht verstehen konnten, warum man nicht unbedingt in ihre mit viel Sachkenntnis und Herzblut gestalteten Läden kommen möchte. Selbst ausgewiesene Internetexperten, die viel Geld mit digitalen Konzepten erwirtschaften, haben über die Jahre immer wieder Angst vor der eigenen Vision bekommen. So die zahlreichen Wagniskapitalgeber des Silicon Valley, die um die Jahrtausendwende den Gründern von Zappos Tony Hsieh und Nick Swimmurn erklärten, kein Mensch würde sich Schuhe kaufen, ohne sie vorher im Laden anprobiert zu haben. 2009 verkauften die Unternehmer ihren Online-Modehandel für 847 Mio. Dollar – an Amazon.

> „Wir sehen, dass der Online-Handel wächst. Gleichzeitig sind wir der Meinung, dass, wenn man ein neues Bett kauft, man schon probeliegen will. Oder dass, wenn man ein neues Sofa kauft, man den Überzugstoff gerne schon einmal gefühlt haben möchte."

So der CEO von IKEA, Peter Agnefjäll, im Jahr 2013, als er auf den weiteren Ausbau von stationärer Fläche setzte und einem beherzten Einstieg in den E-Commerce eine Absage erteilte (Fierce Retail, 2014). Agnefjäll nahm 2017 seinen Hut, als der Konzern nur 4 % seiner Umsätze online erwirtschaftete, was nach dem schnellen Wachstum von Online-Möbelhändlern wie Westwing und Home24 nicht mehr haltbar schien.

Die Liste von Leuten, die der Fehleinschätzung aufgesessen waren, es gebe Produkte, die Konsumenten per se nicht im Internet würden erwerben wollen, ist lang. So lang, dass es nicht redlich wäre, denjenigen, die einmal so eine Einschätzung abgegeben haben, einen besonders ausgeprägten Mangel an Marktüberblick, Menschenverständnis oder mentaler Flexibilität zu unterstellen. Denn die Wahrheit ist: Alle – selbst diejenigen, die sich von Berufs wegen mit E-Commerce und digitalen Geschäftsmodellen beschäftigen – werden irgendwo vom Tempo und Ausmaß des Wandels überrascht (Seebach, 2020).

Was hat das mit Digital Health zu tun? Sehr viel – wie wir im Verlauf dieses Kapitels sehen werden. Formulieren wir die Frage etwas um: Warum sollte diese Entwicklung vor dem Gesundheitsmarkt stoppen?

Zwar reguliert der Staat den Handel mit Arzneimitteln und die Versorgung der Bevölkerung mit medizinischen Dienstleistungen viel stärker, als er das in anderen Bereichen tut. Jedoch überlässt er dem Bürger möglichst weitgehend die freie Wahl, wie und von wem er sich behandeln und beliefern lässt: freie Apothekenwahl, freie Arztwahl, freie Krankenkassenwahl und Generika-Wahl. So entsteht ein Markt und so sind Patienten gleichzeitig auch Kunden. Diese Kunden sind mittlerweile aus dem Handel und im Dienstleistungssektor digitale Modelle gewohnt und sehen es immer weniger ein, wenn schwerfällige Bereiche nicht nachziehen – das trifft auch auf den Gesundheitsmarkt zu! Die Erwartungen werden durch Amazon & Co. geprägt, was – etwas zugespitzt formuliert – bei vielen Nutzern zu Fragestellungen führt, wie:

- „Warum kann mir Amazon einen Flachbildschirmfernseher in 24 Stunden liefern oder Lieferando mir zu jeder Tages- und Nachtzeit eine Pizza ins Haus liefern, aber keine Medikamente, wenn es mir so schlecht geht, dass ich mich kaum vor die Tür traue?“
- „Wie kann es sein, dass mich Uber hier in Berlin-Mitte binnen zehn Minuten zum Arzt fahren kann, ich aber in der Praxis zwei Stunden leiden muss, bis ich dran bin?“
- „Wie kann es sein, dass ich für die persönliche Verifizierung eines Bankkontos einen 15-minütigen Video-Call mit einem Bankberater mache, aber keinen Arzt digital erreiche?“

Den Konsumenten mag zwar theoretisch klar sein, dass es nicht so viele teure Sachbearbeiter, Ärzte und Apotheker gibt wie billige und willige Logistikmitarbeiter,

Taxifahrer und Lieferboten. Ebenso, dass ein ärztliches Rezept etwas anderes ist als private Fahrdienste und Pizza. Andererseits sind die Fragestellungen nicht völlig ungerechtfertigt. Und abgesehen davon: Sie stehen nun einmal im Raum und werden vom Kunden gefordert.

Die Antwort auf die eingangs gestellte Frage ist glasklar: Die Kundenerwartungen und Service-Standards aus dem Handel und Dienstleistungssektor sind auch für Gesundheitsservices die anzulegende Messlatte. Anbieter von Digital-Health-Lösungen müssen die Entwicklungen aus dem E-Commerce-Bereich verstehen sowie von den Fehlern und ebenso von den Erfolgsstrategien lernen. Das betrifft vor allem die heutigen Kundenerwartungen an Services, aber ebenso auch die Digitalisierung von (heute noch) stationär basierten Interaktionen. Kein Marktteilnehmer, wie z.B. die stationären Apotheken oder auch Ärzte, sollten sich wie die Barnes & Noble-Gründer auf einer starken Marktpositionierung ausruhen und naiv annehmen, nicht digital ersetzbar zu sein. Das zeigen auch jüngste Entwicklungen: Wer hätte noch vor 10 Jahren geglaubt, dass Menschen statt mit einem Arzt mit der algorithmusbasierten Ada-Health-App chatten, um Krankheiten zu diagnostizieren, oder eine Apple Watch ein EKG aufzeichnen kann?

Gleichzeitig birgt das Gesundheitssystem jedoch auch Besonderheiten im Vergleich zum Einzelhandel. Der Gesundheitsanbieter, der es schafft, die Kundenerwartungen aus dem E-Commerce zu übertragen, kann die Welle des digitalen Wandels ausschöpfen – oder sollte zumindest nicht von dieser überrollt werden. Neben der Anpassung an den digitalen Wandel steht im Gesundheitsmarkt auch die Frage offen, wer das Amazon bzw. die führende Plattform des Gesundheitsmarktes werden wird. Für uns ist klar: Die führende Health-Plattform muss einerseits die Parallelen des E-Commerce auf Gesundheitsleistungen übertragen können und gleichzeitig die Besonderheiten und Rahmenbedingungen des Marktes meistern. Die Frage ist: Wer kann das leisten? Wird ein Amazon in den deutschen Gesundheitsmarkt eintreten und sich die marktspezifische Expertise einkaufen? Oder wird ein Akteur des Gesundheits-Ökosystems sich an Amazon orientieren und seine Services an diesen digitalen Goldstandard anpassen? Der Kunde hat sich in vielen Lebensbereichen an die Vorteile von Plattformen gewöhnt. Es ist nicht anzunehmen, dass diese Entwicklung nicht auch im Gesundheitsmarkt reflektiert wird.

Im Folgenden werden wir zuerst über die Parallelen vom E-Commerce und Digital-Health-Markt sprechen. Anschließen stellen wir die Besonderheiten des Gesundheitsmarktes heraus, um daraufhin ein Fazit über die wichtigsten Erfolgsfaktoren aus beiden Bereichen zu ziehen.

2.2.2 Parallelen – neue Erfolgsfaktoren, Standards und „Amazon Commerce"

Wir blicken heute auf über 20 Jahre Digitalisierung des Handels zurück und dürfen aus all den Entwicklungen eine Menge lernen. Sicher kann es dem einen oder anderen Marktteilnehmer auch schnell das Fürchten lehren, wenn man die Vielzahl an Unternehmen im Handel anschaut, die mit erheblichen Umsatzeinbußen oder sogar Insolvenzen kämpfen. Für viele kam der Wandel so viel schneller und dynamischer, als wir es aus dem Vor-Internet-Zeitalter kannten, dass sie sich nicht schnell genug an die neuen Kundenerwartungen angepasst haben. Im Digital Health haben wir aber den großen Vorteil, diesen Fehler antizipieren zu können. Dafür wollen wir auf die folgenden drei Parallelen eingehen, die wir im Handel gesehen haben und die uns nun im Digital Health bevorstehen:

1. **Wandel von stationär (offline) zu digital (online):** Interaktionen mit dem Patienten werden zunehmend digitaler und stationäre Infrastrukturen verlieren an Bedeutung.
2. **Kundenzentrierung als zentraler Erfolgsfaktor:** Ein Umdenken ist nötig, in dem der Patient als Gesundheitskunde wahrgenommen wird und in den Mittelpunkt der Entwicklungen gestellt wird.
3. **Plattformen setzen sich durch:** Kundenzugang ist alles in der Plattform-Ökonomie der Zukunft.

Wandel von stationär (offline) zu digital (online)

Mit heute 33 % Online-Anteil vom Einzelhandel (Non-Food) beweist sich der Wandel hin zum E-Commerce heute wie nie zuvor (vgl. Abbildung 2-4). Allein in 2018 sind € 4,4 Mrd. Online Handel dazugekommen (Online Monitor, 2019). Eine Entwicklung, die schon lange kein Händler mehr ignorieren kann.

Dabei haben sich alle Aspekte der Kundenbeziehung ins Internet verschoben: Von der Produktrecherche über Beratung bis hin zur Transaktion kann jegliche Art von Kundeninteraktion bereits digital stattfinden. Diese Entwicklung ist auch im Gesundheitswesen im vollen Gange. So werden nicht nur Bücher und Schuhe online gekauft, sondern auch OTCs, Nahrungsergänzungsmittel und Drogerieartikel, die typischerweise in der Apotheke zu finden sind. So führt die Versandapotheke DocMorris beispielsweise 180 000 Artikel (Rohrer, 2019) und Amazons Drogerie- und Körperpflege-Kategorie, zu der auch eine Vielzahl an rezeptfreien Medikamenten (OTC-Präparate) gehören, führt gigantische 2,35 Millionen Artikel (Jordan, 2017). Jeder Deutsche kann heute rezeptfreie Medikamente online kaufen – und tut dies auch mehr und mehr: 2017 lag der Online-Anteil bereits bei 13,2 % (Gassmann,

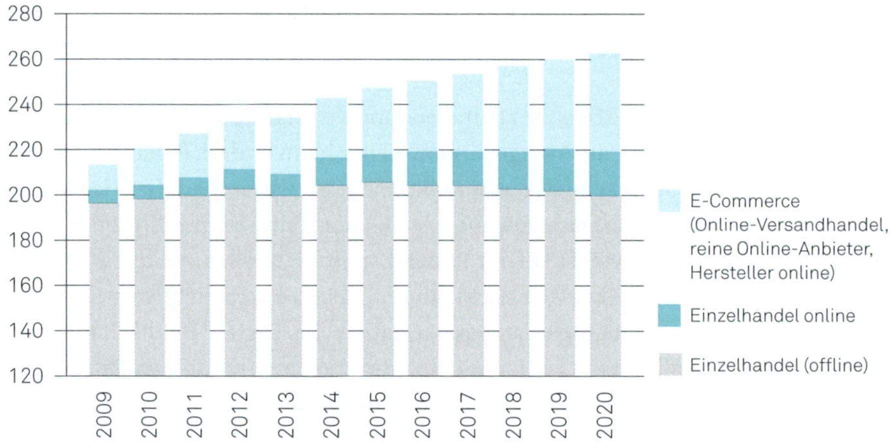

Abbildung 2-4: Retail-Marktanteil (Non-Food) online vs. offline in Deutschland, in Milliarden Euro. Quelle: Branchenreport Online-Handel, IFH Köln, 2015.

2018). Ebenso können auch rezeptpflichtige Medikamente online bestellt werden, allerdings nur, indem das Rezept an die Versandapotheke gesendet wird – für die meisten viel zu umständlich und so werden heute nur 1,5 % (Apotheke Adhoc, 2019) aller Umsätze aus verschreibungspflichtigen Medikamenten online umgesetzt. Mit Einführung des E-Rezeptes ist hier allerdings ein rapides Wachstum auf ebenfalls 13 % zu erwarten.

Neben klassischen Produkten werden auch Dienstleistungen durch die Digitalisierung auf den Kopf gestellt, teilweise sind hier die Folgen sogar deutlich bedeutender als beim Kaufabschluss selbst. Das Argument war vor 15 Jahren aus allen Handelssektoren gleich: „Mein Fachwissen über meine Produkte ist einzigartig und kann von Online-Shops nicht ersetzt werden. Meine Kunden kommen zu mir, weil ich sie berate, und das schützt mein Geschäft vor dem Online-Wachstum." Vor allem die Fachhändler sehen sich im Kern als Dienstleister: *Ich berate den Kunden und dafür kauft er dann bei mir.* So hat es auch jahrzehntelang funktioniert. Doch heute ist das kaum noch vorstellbar – wer vertraut nicht 60 Kundenstimmen mehr als der Stimme eines einzelnen Verkäufers? So ist in vielen Produktkategorien die Beratung des Verkäufers heute fast flächendeckend durch Online-Recherche von Produktbewertungen und Herstellerinformationen gewichen. Diese Macht der Daten gewinnt auch im Digital-Health-Bereich an Relevanz: Wieso soll ein Patient der Aussage eines Arztes komplett und blind trauen, wenn er über digitale Services wie Ada die statistische Auswertung von Hunderttausenden von Symptomen und Krankheitsfällen zu Hilfe nehmen kann?

Sicher ist die Digitalisierung im Gesundheitswesen etwas komplexer als im Handel und der verzögerte Effekt hat seine Gründe (siehe Kap. 2.2.3). Aber darauf sollten sich die Marktteilnehmer auf keinen Fall ausruhen. Die Digitalisierung wird an keinem Segment stoppen, sei es Handel, Finanzdienstleistungen, Mobilität oder das Gesundheitswesen.

Kundenzentrierung als zentraler Erfolgsfaktor

Die neue, digitale Form der Interaktion auf allen Ebenen ist für den Kunden heute zum Standard geworden. Entstanden in den Innovationen rund um mobile Kommunikation, soziale Netzwerke und Online-Shopping, haben sich nicht nur neue Technologien, sondern auch neue Denkweisen und Geschäftsmodellstrategien etabliert. Diese sind heute längst in alle Industriezweige mit Endkundenkontakt gedrungen, und eins haben sie alle gemeinsam: Die Kundenzentrierung steht im Mittelpunkt der Geschäftsmodellentwicklung.

So zeigt sich heute in der Handelslandschaft in faszinierenden Ausmaßen, wie Kunden sich für das Angebot entscheiden, das ihnen den größten Mehrwert bietet. Und dass die Antwort darauf in 50 % aller Online-Kaufentscheidungen Amazon ist, sollte heute auch keinen mehr überraschen. Und auch hier ist das Erfolgsrezept die Kundenzentrierung, die seit Tag 1 bei Amazon im absoluten Zentrum steht. Jeff Bezos' berühmte Worte rund um „obsess over customers" hat er von Beginn an in der Unternehmenskultur verankert. In seinem legendären Shareholder-Brief im Jahr 1997 definierte er die Kundenzentrierung als grundlegendes Prinzip der jungen, aber rapide wachsenden Firma: „Wir werden uns weiterhin unnachgiebig auf den Kunden fokussieren". Seit jeher wird dieser Aktionärsbrief jedes Jahr wieder als Anhang dem aktuellen Bericht beigefügt. Die Botschaft: Kundenzentrierung wird nie zu Ende gelebt. Dieses Kundenversprechen ist das offenliegende Geheimnis des Erfolges von Amazon. Denn die meisten Händler betonen zwar immer sehr gern, dass der Kunde König ist und bei ihnen im Mittelpunkt stehe und so weiter und so fort. Die Realität sieht dann aber doch oft anders aus. Viele Wünsche, die Kunden haben, werden nicht umgesetzt – um Margen aufrechtzuerhalten, um Aufwand zu vermeiden oder einfach nur deswegen, weil sich das Unternehmen keine Gedanken macht, was dem Kunden nutzen könnte. Amazon dagegen geht „kundenbesessen" vor, so Bezos: „Dank wiederkehrenden Käufern und Mundpropaganda sind wir zum führenden Online-Buchhändler avanciert." Ein weiteres Erfolgsprinzip von Amazon: Guter Service ist für sich selbst die beste Werbung. Der Konzern gibt auch heute nur einen Bruchteil seiner Investitionen für klassisches Marketing aus: Im Fernsehen, im Radio, gar im Internet stehen die Anzeigen, die von Amazon geschaltet werden, in keinerlei Verhältnis zu seiner Umsatzgröße. Stattdessen fließt das Geld in eine Infrastruktur, die Amazon ermöglicht, den Kunden immer besser zu bedienen (Seebach, 2019).

Allein 2016 hatte Amazon über 44 Millionen Kunden (Brandt, 2016) in Deutschland, davon 17 Millionen Prime-Kunden. Ob Fluch oder Segen, ist Frage der Perspektive, doch für alle gilt: Das sind auch 44 Millionen Deutsche, die sich an die Kundenzentrierung Amazons gewöhnt haben – gigantische **Verfügbarkeit** von Millionen von Artikeln und totale **Convenience**, wo immer möglich. Auch andere Online-Angebote setzen sich durch, oft mit noch besserer Usability als die von Amazon, attraktiven Preisen und ansprechenden Apps und Webshops. Und der Kunde macht beim Shopping nicht Halt – für ihn gelten die neuen Standards allgemeingültig und werden auf alle Lebenslagen und Kaufentscheidungen übertragen, sei es Online-Banking, Reisebuchungen, die Wahl der Versicherung, oder auch die Wahl des Arztes oder eben des Telemedizin-Anbieters (Tabelle 2-1).

Ein weiteres Learning aus dem Handel lässt sich außerdem auf den Gesundheitsmarkt übertragen, dass die Kundenzentrierung nur noch weiter in den Fokus stellt. Digitaler Handel **erhöht die Markttransparenz enorm und führt zu unloyalen Kunden**, die hohe Erwartungen haben und nicht mehr treu bei Händler oder Marke ihr Leben lang kaufen. Im Gegenteil: Kunden ändern so schnell ihr Kaufverhalten, dass sich schlechter Service, unattraktive Preise oder schlechte Produktauswahl sofort rächen und die Kunden abwandern. Dieses Phänomen etabliert sich auch zunehmend im Digital-Health-Markt. Patienten können sich online ganz transparent über Ärzte, Krankenhäuser, Medikamente und Versicherungen informieren, Kundenbewertungen und Erfahrungsberichte lesen und wechseln schneller zu einem anderen Anbieter, wenn dieser besser abschneidet. Die Standards hat der Konsument verinnerlicht und so springt er förmlich auf Angebote auf, die seine Erwartungen an Services erfüllen, die er aus dem E-Commerce und anderen Bereichen gewohnt ist.

Die Lektion: In der digitalisierten Wirtschaft müssen alle Produkte und Dienstleistungen intuitiver, schneller und bequemer für Kunden sein – zumindest als Nebeneffekt. Maßnahmen und Änderungen, die keinen zusätzlichen Mehrwert für den Nutzer generieren, sind tabu. Im Bereich Digital Health heißt das, dass der Ein-Klick-Kauf für die Online-Shops von Apotheken verpflichtend ist, dass Gesundheits-Apps selbstverständlich mit allen gängigen Geräten kompatibel zu sein haben und dass selbst kleinste Arztpraxen höchsten Bedienbarkeits- und Abwicklungsstandards genügen müssen. Nicht nur, weil Kunden hier mit einer durch Amazon geformten Erwartungshaltung agieren, sondern weil sie vermutlich in Bezug auf ihre Gesundheit noch höhere Ansprüche an Professionalität mitbringen werden.

So müssen Akteure, die im digitalen Gesundheitsmarkt von morgen erfolgreich sein wollen, den Kunden und seine Bedürfnisse ins Zentrum stellen und für ihn einen Mehrwert schaffen.

Tabelle 2-1: Neue Standards werden zur Kundenerwartung.

	Handel (E-Commerce)	Übertragung in den Gesundheitsmarkt (Digital Health)
Verfügbarkeit: große Auswahl und direkter Zugang zum Angebot ohne Wartezeit		
Auswahl	Millionen von Produkten in jeder erdenklichen Produktkategorie, direkt verfügbar und versandfertig	kurzfristige Erreichbarkeit und Auswahl an medizinischen Dienstleistern (Leistungserbringern) und gesundheitsrelevanten Produkten, …
Zugang	leichter Zugang zu umfassenden Informationen und Bewertungen	umfassender, seriöser Inhalt rund um Gesundheit durch Information, Bewertungen und Daten, …
Usability und Convenience: intuitive, bequeme und schnelle Abwicklung		
Suchprozess	umfangreiche Suche auf Basis komplexer Datenbanken und Algorithmen	hoch entwickelte Datenbanken und Algorithmen ermöglichen personalisierten Informations-Output bei der Suche nach medizinischen Informationen, Dienstleistern und Produkten, …
Kaufprozess	1-Click-Buy, hohe Anzahl an Produkt- und Verkäuferbewertungen, personalisierte Empfehlungen	1-Click-Book-a-Doctor, detaillierte Bewertungen und Erfahrungsberichte zu Dienstleistern und Produkten, personalisierte Empfehlungen, …
Versand/ Logistik	Prime-/Expressversand, Same Day Delivery	digitaler, On-Demand-Zugang zu Dienstleistern und Informationen, Online-Buchung von Terminen, Same-Day-Medikamentenversand, …

Plattformen setzen sich durch

Doch das wichtigste, oder zumindest aktuellste Learning aus dem Handel haben wir noch gar nicht angesprochen: Die Bedeutsamkeit den **Kundenzugang zu besitzen.** Auch hier ist Amazon das beste Beispiel: das Unternehmen hat es geschafft, sogar Google im Online-Handel im großen Stil auszuhebeln und die absolute Relevanz in den jeweiligen Märkten zu erlangen. Eine US-amerikanische Studie (Magana, 2019) berichtet im März 2019, dass 66 % aller Produktsuchen bereits auf der Amazon-Website (nicht auf Google) starten und 74 % aller konkreten Suchen mit Kaufabsicht direkt auf Amazon gemacht werden. Der Kundenzugang ist beeindruckend und sucht weltweit Nachahmer, die nicht weniger spannend zu beobachten sind (siehe Tencent oder Alibaba in China). Das Phänomen ist extrem spannend, da erst durch die Digitalisierung in einer globalen Welt ein so enormer Kundenzugang erreicht werden konnte und dies eine ganz neue Ära der Plattformökonomie einleitet. Die großen Tech-Giganten fahren alle die gleiche Strategie: Plattformen aufbauen, die durch (1) Mehrwerte und (2) Kundenbindung den Kundenzugang erlangen und halten.

Wie genau hat Amazon es denn nun geschafft, den Kunden so sehr an sich zu binden? Indem es genau diese zwei Schritte perfektioniert: **(1) Mehrwerte schaffen**, wie eben in den Ausführungen zur Kundenzentrierung beschrieben, und **(2) Kundenbindung etablieren**. So hat Amazon durch sein Prime-Abo in Deutschland in 2017 über 17 Millionen Prime-Kunden gewonnen (Fuchs, 2019), die allein aus Verpflichtung zu ihrer eigenen Prime-Zahlung quasi alle Online-Käufe bei Amazon tätigen, dort ihre Serien und Musik streamen und ab 2021 auch die Champions League (Welt, 2019) verfolgen.

Ähnlich wie Bezos' Aussagen aus dem Shareholder Letter hat er auch dieses Prinzip der Kundenbindung sehr früh ganz klar dargestellt in seinem „Virtuous Cycle" (Abbildung 2-5). Sobald dieser Kreislauf funktioniert, kann eine Plattform einen gesamten Markt dominieren. Der Kunde findet eine große Auswahl an Produkten (Selection). Damit lernt er, dass fast alle seine Wünsche auf der Plattform erfüllt werden können, und das schafft ein positives Kundenerlebnis (Customer Experience). Wenn diese Punkte erfüllt sind, dann kommt es zu hohen Wiederkaufsraten und Weiterempfehlung, was dazu führt, dass sich die Besucherzahlen (Traffic) erhöht. Hat Amazon viele Nutzer auf der Plattform gebunden, so sind sie auch

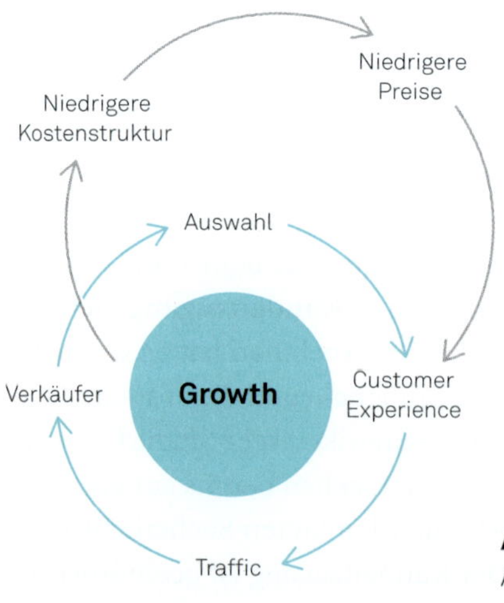

Abbildung 2-5:
Amazons „Virtuous Cycle" (Erläuterung siehe Text).

besonders attraktiv für Drittverkäufer (Sellers) bzw. Marken/Hersteller (Vendoren), die wiederum ihre Produkte auf der Plattform anbieten. Sobald eine Plattform diese Dynamik effektiv umsetzen kann, wächst sie mit erheblicher Geschwindigkeit (Growth). Dies gilt für jede Plattform im digitalen Umfeld. Die dadurch entstehenden Gewinne bzw. Liquidität wird von Amazon jedoch sofort wieder reinvestiert: Die Kosten werden erheblich gesenkt (Lower Cost Structure) und folglich die Preise für den Kunden möglichst niedrig gehalten (Lower Prices). Amazon sichert sich damit einen permanenten Wettbewerbsvorteil und agiert mit dieser Strategie weniger wie ein Marktplatz, sondern mehr wie ein besonders effizienter Großhändler. Die Besonderheit im digitalen Zeitalter ist allerdings, dass durch verbesserte Kundenbindung, Logistik und Werbemöglichkeiten sich nur eine Handelsplattform pro Land bzw. Region durchsetzen kann. Amazon Prime war dann 2005 für Bezos einfach ein weiterer logischer Schritt, um den Virtuous Cycle um einen weiteren Kundenbindungs-Treiber ins Rennen zu schicken.

Die Logik des Virtuous Cycle als positive Aufwärtsspirale wird auch für Plattformen im Gesundheitswesen Einfluss haben, und nicht nur weil Amazon selbst immer mehr mit dem Markt liebäugelt und Ambitionen zeigt, hier relevant zu investieren (siehe Kap. 5). Auch andere Marktteilnehmer machen sich diese Dynamik zum Vorteil und versuchen, eine Digital-Health-Plattform aufzubauen, die den Kundenzugang beherrscht. Sollte es am Ende jemand schaffen, eine Gesundheitsplattform zu etablieren, die mit Amazon im Handel zu vergleichen ist, dann sicher, weil der Betreffende diese Marktdynamik verstanden hat, rigoros in Wachstum investiert und (1) Kunden durch klare Mehrwerte gewinnt und dann mit (2) Kundenbindungsmechanismen den Kundenzugang mehr und mehr für sich erlangt.

Insight

Amazon-Commerce – die ultimative Plattform

Amazon hält fast alle Karten in der Hand. Viele Kunden steuern mittlerweile Amazon.de direkt an oder öffnen auf ihren Smartphones die Amazon-App, wenn sie etwas kaufen wollen. Dadurch ist Amazon zu einer Art „Google für Produkte“ geworden. Nur mit dem Unterschied, dass Amazon nicht nur den Aufbau des Suchalgorithmus kontrolliert, sondern auch noch selbst die Produkte verkauft.

Warum den Kunden ein Produkt von einem Markenhersteller als Erstes anzeigen, wenn Amazon selbst ein Produkt in derselben Qualität anbieten kann? Der Kunde freut sich über einen besseren Preis und Amazon streicht die Marge ein: Hier treffen sich die Kundenbesessenheit von Amazon und sein kommerzieller Vorteil auf halber Strecke. Und selbst wenn der Kunde doch wirklich auf das Markenprodukt, z. B. eines bestimmten Batterieherstellers, besteht:

Danach wickelt der Konzern auch noch die Transaktion ab und weiß so bestens darüber Bescheid, wer was wann wie kauft. Dieses Wissen hilft Amazon, Kunden und ihre Bedürf-

nisse immer besser zu verstehen – und Potenzial für den nächsten neuen Geschäftsbereich zu ermitteln.
Amazon ist eben vom reinen Händler zur Plattform geworden. Im Digitalen steuern Nutzer Plattformen an, um sich zu informieren oder sich mit anderen auszutauschen. Dafür legen sie sich ein Nutzerkonto zu, das sie identifizierbar macht – und durch das ihre Bewegungen und Interaktionen nachvollzogen werden können. So wissen Plattformen viel mehr über ihre Nutzer als Händler, die nur für eine Kauftransaktion aufgesucht werden. Und diese Händler sehen sich zunehmend gezwungen, sich auf den Plattformen zu präsentieren, damit sie von Nutzern auch gefunden werden. Dass die Plattformen sie dies nicht ohne Gegenleistung tun lassen, ist klar. So zahlen mittlerweile Hersteller Amazon Geld dafür, dass sie in dessen Suchergebnissen hoch rangieren – und müssen zähneknirschend weiter zahlen, wenn Amazon seine eigenen Erzeugnisse davorschaltet. Sonst winken die Plätze ganz weit unten auf der Ergebnisseite. Cafés, Restaurants und andere Betriebe, die bei Google oder Facebook Geld ausgeben, damit sie auch angezeigt werden, wenn Nutzer dort nach etwas in ihrer Nähe suchen, geht es immerhin besser. Denn bislang betreiben weder Google noch Facebook eigene Lokale. Einen Interessenkonflikt gibt es also noch nicht.

2.2.3 Besonderheiten des Gesundheitsmarktes

Nachdem wir nun die Parallelen zwischen E-Commerce und Digital Health verstanden haben, lohnt sich nun der Blick auf die Besonderheiten des Gesundheitsmarktes im Vergleich zum Online-Handel. Dabei sprechen wir drei gesundheitsmarktspezifische Themen an:

1. **Angebot ist nicht gleich Nachfrage:** Der Gesundheitsmarkt zeigt eher Tendenzen eines Verkäufermarktes auf, was den Anbieter in eine bequeme Machtposition schiebt. Jedoch werden diese Mechanismen durch z. B. Telemedizin-Angebote aufgebrochen.
2. **Fehlende Zahlungsbereitschaft:** Der Kunde ist nicht gleich Käufer. Anbieter von Digital-Health-Lösungen kommen oft nicht an den Krankenversicherungen vorbei, was neue Hürden entstehen lässt.
3. **Regulation:** Produkte und Dienstleistungen im Gesundheitsbereich können große Auswirkungen auf Sicherheit und das Leben haben. Daher werden diese stark reguliert. Auch hier müssen Anbieter von Digital-Health-Lösungen die Anforderungen verstehen und regelkonform implementieren.

Derjenige, der diese Faktoren plus die Parallelen meistert, wird im Digital-Health-Markt schnell in die Führung gehen.

Angebot ist nicht gleich Nachfrage

Der Einzelhandel folgt der Marktdynamik eines Buyers Market bzw. Käufermarktes. Das Angebot an Produkten ist größer als die Nachfrage. Das versetzt den Kunden in die luxuriöse Situation, aus vielen Angeboten die für ihn am besten stimmende Preis-Leistungs-Kombination auszuwählen. Angebot, Preis und Verfügbarkeit sind in diesem Umfeld die ausschlaggebenden Erfolgsfaktoren. Kann ein Anbieter in diesen Kategorien nicht mit der Konkurrenz mithalten, werden die Kunden nicht mehr bei ihm kaufen und er büßt Umsatz/Einnahmen ein.

Der Gesundheitsmarkt hingegen hat heute eher Tendenzen eines Sellers Market bzw. Verkäufermarktes. Die Nachfrage an Produkten oder Dienstleistungen ist größer als das Angebot an z.B. Ärzten, Spezialisten, Therapeuten oder teils auch Medikamenten. Der Anbieter ist in diesem Umfeld in der luxuriösen Position, trotz schlechten Kundenerlebnisses seine Dienstleistung zu verkaufen – der Kunde hat im Zweifel keine andere Wahl, als das zu akzeptieren. Doch diese Dynamik wird durch digitale Geschäftsmodelle aufgebrochen. Telemedizinische Dienstleistungen schaffen einen On-Demand-Zugang zu der vorher limitierten Ressource „Arzt“, der Kunde (oder Patient) wählt diesen z.B. aufgrund von Zugänglichkeit und Bewertungen aus und so verschiebt sich das Machtverhältnis – hin zu einem Buyers Market.

Generell dreht sich ein Marktplatz im Gesundheitswesen natürlich eher um Dienstleistungen als um tangible Produkte. Hier ist weniger ausschlaggebend, dass der Kunden eine Auswahl an x-tausend Dienstleistern hat, die sich im Preis und Lieferzeitpunkt kannibalisieren, sondern es dreht sich vielmehr darum, den am meisten geeigneten Dienstleister für die individuelle medizinische Situation zu finden. In anderen Worten, es dreht sich also vielmehr um Erreichbarkeit des richtigen Services als um reine Angebotsvielfalt und in diesem Zusammenhang auch um Schnittstellen zwischen Leistungserbringern. Denn ein Patientenpfad wird oft von mehreren Leistungserbringern begleitet, vom Krankenhaus in die Reha und dann in die Nachsorge zu Hause. Die Händler im Einzelhandel arbeiten weniger verzahnt miteinander. An dieser Stelle ist es auch wichtig zu erwähnen, dass das Ökosystem an Leistungserbringern stark fragmentiert ist und die einzelnen Ökosystem-Marktteilnehmer in ihrer Art, ihrem Geschäftsmodell und auch Zielen variieren. Derjenige, der es schafft, die Leistungserbringer miteinander zu vernetzen und entlang des Patientenpfades zugänglich zu machen, hat eine Hürde im Rennen um die Health-Plattform der Zukunft gemeistert.

Fehlende Zahlungsbereitschaft

Eine weitere Besonderheit des Gesundheitsmarktes liegt darin, dass der Kunde bzw. Nutzer nicht gleich der Käufer ist. In anderen Worten: Ein Patient zahlt nicht direkt für ein Medikament oder die ärztliche Behandlung. Streng genommen bezahlt er schon für die medizinische Versorgung, aber indirekt über die monatlichen Beiträge seiner Krankenversicherung. Diese „Dreiecks-Beziehung" ist ein besonderes Merkmal des deutschen Gesundheitssystems und birgt Konsequenzen für die Monetarisierung von Digital-Health-Lösungen. Denn der Deutsche hat dadurch keine Sensibilisierung für die Kosten einzelner medizinischer Produkte oder Dienstleistungen. Auch garantiert unser soziales Krankenversicherungssystem seit jeher eine umfassende medizinische Versorgung (auch wenn ineffizient und papierbasiert), was dazu führt, dass die Deutschen keinerlei Bereitschaft zeigen, außerhalb der Krankenversicherung für medizinische Leistungen selbst zu zahlen. Das hat zur Folge, dass Anbieter von Digital-Health-Lösungen in den meisten Fällen mit den Krankenversicherungen Verträge zur Vergütung verhandeln müssen. Das stellt eine weitere Hürde für Anbieter dar, denn die Versicherer sind nicht zwingend motiviert, das Produkt am Ende an den Kunden zu bringen (wie Zulieferer oder Logistiker im Einzelhandel). Digital-Health-Anbieter müssen daher nicht nur Mehrwerte für den Endnutzer (Patienten) generieren, sondern auch Mehrwerte für die Krankenversicherungen oder andere B2B-Partner (Krankenhäuser, Arztpraxen, Zertifizierungsinstitutionen, etc.) nachweisen können. Diese B2B2C-Marktdynamik verlangsamt die Implementierung von innovativen Lösungen und fordert von den Anbietern exzellente B2B- sowie B2C-Fähigkeiten (mehr dazu in Kap. 4.5). Die große Abhängigkeit der Innovatoren von den Krankenkassen kann in Zukunft über die „App auf Rezept"-Idee des Bundesgesundheitsministerium zwar enorm enthebelt werden aber noch fehlen hier klare Prozesse.

Regulation

Wenn wir von Gesundheit, Krankheit und Heilung sprechen, sprechen wir von Überleben und Lebensqualität. Gesundheitsdienstleister bieten im Gegensatz zum Einzelhandel keine „Commodities" (Bedarfsartikel) an. Funktioniert der Flatscreen nicht nach Lieferung oder kommt dieser 24 Stunden später an als angekündigt, dann sterben keine Menschen. Kommt jedoch ein Medikament nicht rechtzeitig an oder erkennt eine Software lebensbedrohliche Wechselwirkungen mit weiteren Medikamenten des Patienten nicht, dann kann die Konsequenz kritischer aussehen. Da geht die Toleranzgrenze für Fehler bei Gesundheitsdienstleistungen gegen null. Regulation ist dadurch ein notwendiger und andauernder Bestandteil des Marktes. Die Regularien betreffen alle Marktteilnehmer: Wettbewerbs- und Versandhandelsverbote bei Apotheken, R&D- und Preisregulierungen bei pharmazeutischen Herstellern, Fernbehandlungsverbote bei Ärzten, Datenschutz bei Software-Anbietern oder Medizin-Produkt-Zertifizierungen bei Digitalen Therapien – um nur eine Auswahl zu nennen. Anbieter von Gesundheitsdienstleistungen müssen diese Rahmenbedingungen sowie deren Auswirkungen für ihre Lösung und ihr Geschäftsmodell tief durchdringen, sonst laufen sie Gefahr, im bürokratischen Dschungel des Gesundheitswesens unterzugehen. Eine durchaus begrüßenswerte Entwicklung zu diesem Thema ist die aktuelle Reformierung vieler Regularien durch den Gesundheitsminister Jens Spahn und sein Team für Digitalisierung beim Bundesministerium für Gesundheit (BMG) – mehr dazu in Kap. 4.4.

Zusammenfassung
Digital Health vs. E-Commerce

(A) Parallelen:
1. Wandel von stationär (offline) zu digital (online)
2. „Value for Customer“ = neuer Erfolgsfaktor
3. „Amazon Commerce“ = Plattform-Ökonomie

(B) Besonderheiten:
1. Angebot nicht gleich Nachfrage
2. Fehlende Zahlungsbereitschaft
3. Regulation

2.2.4 Fazit

Wir haben gesehen, dass die Entwicklungen des E-Commerce-Marktes bei den Konsumenten in Bezug auf Anspruch und Erwartungshaltung Spuren hinterlassen haben. Führende Marktteilnehmer wie Amazon haben es geschafft, über neue Erfolgsfaktoren wie Verfügbarkeit oder Usability und Convenience den Einzelhandel digital zu transformieren. Die daraus entstandenen Kundenerwartungen an digitale Dienstleistungen sowie Logistikprozesse sind auch im Gesundheitswesen bald nicht mehr wegzudenken. Diese Parallelen zum E-Commerce-Markt muss ein Digital-Health-Anbieter verstanden haben, um mit seiner Lösung den Geschmack der jungen digitalen Generation zu treffen bzw. den Gesundheitskunden der Zukunft für sich zu gewinnen (dazu mehr im Kap. 4.1).

Dennoch sind die Dynamiken des Gesundheitsmarkt nicht dem Einzelhandel ganz gleich:

1. Das Zusammenspiel aus Angebot und Nachfrage ist unterschiedlich.
2. Das Dreiecksgespann aus Patient, Leistungserbringer und Krankenversicherung fordert von Digital-Health-Anbietern neben B2C-Fähigkeiten (E-Commerce) auch B2B-Fähigkeiten.

3. Zudem ist der Markt stark reguliert und Anbieter von Digital-Health-Lösungen müssen dies in der Produktentwicklung und Vermarktung einplanen.

Für uns ist klar: Am Ende wird derjenige Marktteilnehmer gewinnen, der die digitalen Prozesse und die Kundenbindung (A) versteht plus die Dynamiken des Gesundheitsmarktes (B) durchdrungen hat. Welche dieser beiden Fähigkeiten am Ende leichter zu akquirieren ist, wollen wir uns an dieser Stelle nicht anmaßen zu behaupten. Offensichtlich ist aber, dass ein Unternehmen wie Amazon den Teil (A) vollständig abdeckt und schon heute in den USA das Wissen um den Gesundheitsmarkt über die Acquisition von Start-ups einkauft. Die Krankenversicherungen wie die TK oder die Gothaer bemühen sich, digitale Services und Plattformkonzepte zu etablieren. Doch ihnen fehlt die Fähigkeit, den Kunden und seine Bedürfnisse wirklich zu verstehen. Auch ist der Weg zur digitalen Patientenreise ein weiter Weg für Versicherer (siehe Kap. 4.2).

In den folgenden Kapiteln werden wir sehen, wie die E-Commerce-Parallelen immer mehr in den Gesundheitsmarkt eindringen. Das wird zum einen in den Markttrends (Kap. 3) deutlich, die vom Wandel „stationär zu digital" sowie zunehmender Kundenzentrierung geprägt sind. Zum anderen im Ökosystem (Kap. 4), wo die einzelnen Marktteilnehmer mit neuen Services die „alte Gesundheitswelt" mit der digitalen Welt verschmelzen wollen bzw. müssen. Im Ökosystem wird zudem deutlich, was dies für Auswirkungen auf die Rolle des Kunden, des Arztes und der Versicherer hat und wie sich im Zuge dieses Wandels ganze Geschäftsmodelle und Daseinsberechtigungen transformieren. Abschließend stellen wir in über 20 Use Cases (Anwendungsfälle, Kap. 6) die führenden Start-ups und innovativsten Marktteilnehmer im Digital-Health-Markt vor.

3 Markttrends – Was bewegt den Markt?

Wir haben bisher einen Rückblick auf die bedeutsamen Aspekte im Sinne der Digitalisierung des Gesundheitsmarktes gewagt. Dabei wurden speziell vier Innovationswellen mit ihren digitalen Treibern sowie die Auswirkungen auf die Marktteilnehmer betrachtet. Ähnlich wie im medizinischen Diagnoseprozess, erreichen wir nun nach der Anamnese (Vorgeschichte) in diesem Kapitel die Gegenwart und richten unseren Blick auf die Trends und Katalysatoren, welche die Entwicklungstendenz des Gesundheitsmarktes bestimmen.

Wir werden fünf ausschlaggebende Trends aufzeigen, welche die Entwicklung des kundenzentrierten Digital Health Marktes beeinflussen. Von der einfachen Verwendung nutzerspezifischer Daten bis hin zu intelligenten und technologiebasierten Gesundheitsversorgung zeigen sich signifikante Unterschiede in der Tiefe der Digitalisierung.

Die fünf Trends umfassen den Aufbau einer digitalen Infrastruktur im Gesundheitswesen, den digitalen Zugang zu Versorgern, die Bewegung „Quantified Self“, die medizinische Versorgung durch digitale Lösungen und letztlich die individuelle Versorgung.

Grundlage für die Bewertung der verschiedenen Digital-Health-Trends ist unsere Digitalisierungsmatrix (siehe Abbildung 3-1). Wir bewerten **die Tiefe der Digitalisierung** des jeweiligen Trends im Gesundheitsmarkt und die zugrunde liegenden digitalen Lösungen anhand von zwei Dimensionen. Diese finden sich in den beiden Achsen unserer Matrix wieder. Die vertikale Skala repräsentiert die Durchdringung bzw. den Umfang der medizinischen Versorgung von Patienten. Die horizontale Achse beschreibt die technologische Reife bzw. den Grad der Intelligenz der zugrunde liegenden Technologie. Diese zwei Dimensionen zusammen ergeben das Spektrum, in der sich die fünf Digital-Health-Trends in Bezug auf die Tiefe ihres Digitalisierungsgrades einordnen lassen. Beide Achsen erhalten eine Bewertungsskala von 1–10. Dabei stellt 1 die niedrigste und 10 die höchste Bewertungsmöglichkeit dar.

Zusammenfassung

Markttrends

Digitale Infrastruktur

Der grundlegende Ansatz der Digitalisierung im Gesundheitswesen besteht darin, den Austausch von Information für alle Marktteilnehmer zu verbessern. Ein gutes Beispiel ist die digitale Patientenakte, das E-Rezept und die Etablierung neuer Software-Anbieter für Praxen. Die Technologie unterstützt hierbei die Therapie, greift jedoch nicht direkt in die Versorgung, also das allgemeine Verhalten bei Gesundheitsproblemen zum Arzt zu gehen, ein.

Digitaler Zugang

Der Zugang bzw. die Kommunikationskanäle von Leistungserbringern zur Digitalisierung werden über die Telemedizin umgesetzt. Telemedizin beinhaltet die (1) Arzt-Patienten-Interaktion und ebenfalls die (2) Arzt-Arzt-Interaktion. Seit der Lockerung des Fernbehandlungsverbots etabliert sich in Deutschland immer stärker die Videosprechstunde bzw. die sogenannte virtuelle Klinik. Die Technologie (Videotelefonie) ist dabei kaum disruptiv, jedoch stellt die Entwicklung einen Meilenstein für den digitalen Hausarztbesuch und damit für die Entwicklung einer umfassenden Gesundheitsplattform dar.

Quantified Self

Der Trend der sensor- und datenbasierten Selbstoptimierung kommt aus den USA und kann heute als übergreifender Massentrend verstanden werden. Angefangen hat das Selbst-Tracking über den Fitness- und Wellnessbereich. Schrittzähler und Pulsmesser sollten Gesundheitsbewussten, sportlichen Nutzern neue Wege zur Optimierung aufzeigen. Heute umfassen die Funktionen der Tracker wesentlich mehr gesundheitsspezifische Bereiche, wie das Tracken des Herzrhythmus und einer darauf aufbauenden EKG-Analyse. Auch die Art der Tracker entwickelt sich immer mehr in den medizinischen Kontext.

Digitale Versorgung

Wir meinen mit dem Begriff „digitale Versorgung“ die Digitalisierung des Versorgers. In anderen Worten: Leistungserbringer, wie z. B. Ärzte oder Therapeuten, können schon heute von intelligenten Algorithmen ersetzt oder ergänzt werden. Dabei steht im Vordergrund, dass anhand von Daten und Algorithmen wesentlich bessere Diagnosen möglich sind.

Individuelle Versorgung

Der Trend „individuelle Versorgung“ beschreibt den Blick in die Zukunft und vereint alle vorausgegangenen Trends: Eine sichere und funktionierende Infrastruktur (z. B. ePA), Selbst-Tracking und Genomdaten ermöglichen ein umfassendes Gesamtbild des Kunden. Intelligente Algorithmen können anhand diesem dann Diagnosen, Therapien oder Handlungsempfehlungen ausgeben. Wir werden medizinische Geräte zunehmend zu Hause oder mobil nutzen. Das Resultat ist eine personalisierte medizinische Versorgung, die dem heutigen „Gießkannen-Prinzip“ (eine Lösung für alle) diametral entgegensteht.

Sowohl die medizinische Versorgung, als auch die Intelligenz der unterschiedlichen Anbieter haben wir im Zuge unserer Analyse durch eine Bewertung von 1 bis 10 festgehalten. Bevor wir in die einzelnen Trends einsteigen, wollen wir uns die beiden Achsen des Modells (Abbildung 3-1) noch einmal etwas genauer anschauen.

Die erste Dimension **Versorgung** kann auch als die Ausprägung der Nutzung von elektronischen Hilfsmitteln im Zuge einer gesundheitsfördernden Dienstleistung gesehen werden. Ein wichtiger Aspekt ist dabei, inwieweit die übliche Verhaltensweise von Nutzern hierdurch beeinflusst wird. Auch wenn von einem Patienten und seinen Leistungserbringern beispielsweise eine ePA genutzt wird, wäre es gut möglich, dass sich sein Verhalten, zum Arzt zu gehen, hierdurch nicht ändert. In diesem Falle liegt der Wert der Versorgung bei 1. Hingegen bei der Nutzung eines E-Rezeptes wird bereits geringfügig durch digitale Tools in den standardisierten Prozess eingegriffen. Werden wiederum Ärzte oder Therapeuten bei der Diagnose oder Behandlung durch eine intelligente Software unterstützt oder ersetzt liegt der Wert wesentlich höher, z.B. bei 7. Eine solche Anwendung könnte zum Beispiel eine

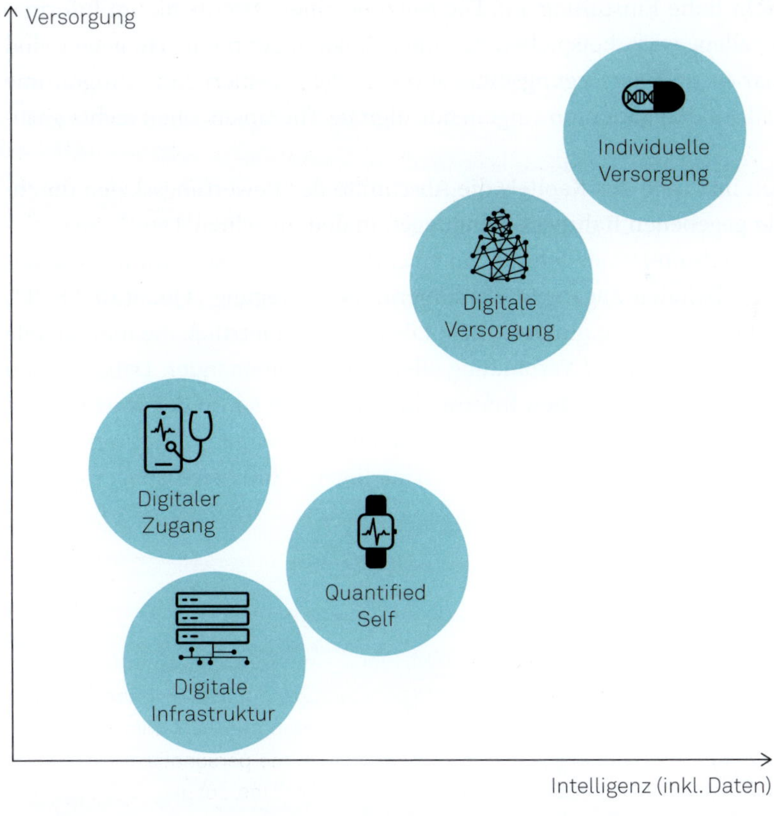

Abbildung 3-1: Markttrends und Tiefe der Digitalisierung (Erläuterung siehe Text).

digitale Physiotherapie-App sein, welche dem Nutzer Übungsvideos bereitstellt und bei Durchführung der Videos anhand von Bildanalyse Optimierungsvorschläge mitteilt – hier wird die medizinische Versorung in Form einer Vor-Ort Physiotherapie-Stunde durch digitale Anwendungen ersetzt.

Die zweite Dimension **Intelligenz** beschreibt die Komplexität und Reife der angewendeten Technologie(n). Hier meinen wir nicht nur den Grad der Intelligenz von Algorithmen, sondern auch den Umfang und die Auswertung von Datenmengen – oder die Kombination beider: Die intelligente Auswertung getrackter Gesundheitsdaten und die hieraus abgeleiteten Empfehlungen zur Verbesserung des eigenen Verhaltens. Zu berücksichtigen sind also die anspruchsvolle technische Lösung sowie die intelligente technologische Verfahrensweise.

In Abbildung 3-1 sind unsere fünf Trends erkennbar. Aus der Summe der zwei Dimensionen (1) medizinische Versorgung und (2) Intelligenz ergibt sich die Gesamtbewertung. Darüber hinaus wird in dem Modell berücksichtigt, wie sehr die Intelligenz die Versorgung unterstützt. Im linken, unteren Bereich ist die Tiefe der Digitalisierung eher niedrig. Die Trends im oberen und rechten Segment der Grafik weisen eine sehr hohe Einstufung auf. Die Nutzung einer Datenbank um Informationen darzustellen, wäre beispielsweise unten links anzufinden. Hingegen sind Zukunftsszenarien und Versorgungsinnovationen, wie selbstlernende Programme und individuell auf den Patienten eingehende digitale Therapien, oben rechts anzusiedeln.

Wir werden im Laufe des Kapitels die Abschnitte der Bewertungsskalen durchlaufen und die gegebenen Rahmenbedingungen in den einzelnen Trends analysieren. Die fünf Trends umfassen den Aufbau einer digitalen Infrastruktur im Gesundheitswesen, den digitalen Zugang zu Versorgern, die Bewegung „Quantified Self“, die medizinische Versorgung durch digitale Lösungen und letztlich die individuelle Versorgung, basierend auf der Verbindung aller Trends miteinander. Dabei starten wir die Analyse mit dem einfachen Informationsaustausch sowie der Nutzung von Gesundheitsdaten und enden im Bereich der digitalen Versorgung. Hier werden die Leistungserbringer teilweise vollständig durch intelligente Softwarelösungen ersetzt.

3.1 Digitale Infrastruktur

3.1.1 Situation der Gesundheitsdaten

Fallbeispiel

Ein Auszug aus dem Alltag des deutschen Gesundheitssystems

Stefan sitzt mit Fieber, Hals- und Ohrenschmerzen schon seit einer Stunde im Wartezimmer eines Hausarztes. Er ist erst vor drei Monaten in die Stadt gezogen und Google hat ihm diesen Arzt in Reichweite und mit „geöffnet“ angezeigt. Leider gab es keine Terminbuchungsoption, also wartet Stefan vor Ort. Nach quälenden 90 Minuten ruft ihn der Arzt ins Behandlungszimmer und fragt ihn gehetzt nach seiner medizinischen Vorgeschichte. Erschöpft und krank antwortet er kurz auf die Fragen. Stefan erzählt, dass er häufig Probleme mit den Ohren hat. Alles geht jetzt auf einmal sehr schnell. Der Arzt kritzelt in Stichworten in Stefans noch leere Patientenakte und wirft diese dann auf einen Haufen anderer Papierakten – dort ist eine dicker als die andere. Stefan bekommt ein Rezept für ein Antibiotikum und eine Überweisung zum HNO-Arzt. Der Arzt schreibt noch schnell einen unleserlichen Kommentar für den HNO-Arzt auf die Überweisung und Stefan darf gehen („Den andauernden Problemen mit den Ohren sollte nachgegangen werden“). Auf dem Weg zur Apotheke erinnert sich Stefan plötzlich daran, dass letztes Jahr in seiner Heimatstadt schon ein paar Untersuchungen bei seinem damaligen HNO-Arzt durchgeführt wurden. Das hat er im Gespräch gerade ganz vergessen zu erwähnen. Stefan fragt sich: „Braucht der neue Arzt diese Unterlagen? Wie hieß der frühere Arzt gleich noch mal? War das wirklich letztes Jahr oder ist das viel länger her? Was ist eigentlich mit den ganzen Notizen meines alten Hausarztes und den Bluttests, die wir gemacht haben?“ Doch Stefan hat gerade andere Sorgen, als sich über diese ganzen Fragen Gedanken zu machen. Bei der Apotheke angekommen, sucht er verzweifelt das Rezept für sein Antibiotikum. Er fragt sich entsetzt, ob er vergessen hat, das Rezept einzustecken. Die Praxis hat vor 10 Minuten zugemacht! Doch dann findet er erleichtert das zerknitterte Stück Papier in seiner Jackentasche und erhält die notwendige Medizin. Noch mal Glück gehabt.

Zu Hause versucht Stefan, einen HNO-Arzt in seiner Umgebung zu finden. Der Arzt hatte ihm ein paar Namen auf einen Zettel gekritzelt, aber er kann die Schrift nicht mehr entziffern. Mit einem schnellen Griff zum Smartphone könnte die Lösung eigentlich schon ganz nah sein. Doch keiner der angezeigten Ärzte bietet eine Online-Terminvergabe an. Nach mehreren Anrufen bekommt er endlich einen Termin in fünf Wochen. Das ist im neuen Quartal. Stefan macht sich eine mentale Notiz: „Zurück in die Praxis gehen und einen neuen Überweisungszettel holen“. Die Schwester bittet ihn am Telefon außerdem, alle bestehenden Unterlagen von Vorbehandlungen mitzubringen. Stefan denkt hilflos: „Wer hat denn schon seine medizinischen Unterlagen zu Hause? Ich weiß nicht einmal mehr, wann ich das letzte Mal beim HNO-Arzt war. Nun gut, der Arzt wird mich sowieso alles erneut fragen – ich werde ihm einfach das sagen, was mir dann noch einfällt.“ Erschöpft sinkt Stefan in sein Bett und fragt sich: „Das muss doch auch einfacher gehen, oder?“

Stefans Krankheitstag (siehe Fallbeispiel) ist ein gutes Beispiel für den Konflikt zwischen dem immensen Potenzial unseres Gesundheitssystems und der mangelhaften Versorgung, bedingt durch analoge und bürokratische Prozesse. Die Prozesse beim Arztbesuch sind zeitaufwendig und überwiegend papierbasiert – die gut gehütete Papierakte kann außer dem erstellenden Arzt niemand einsehen. Das hat zwei weitreichende Konsequenzen: Zum einen hat der Patient keinen Überblick über seine eigene Krankengeschichte, Diagnosen oder Testergebnisse. Zum anderen können wertvolle Gesundheitsdaten nicht zwischen Ärzten und anderen Leistungserbringern geteilt werden. Die Kommunikation, bzw der Datenaustausch, zwischen Ärzten, Fachärzten und Kliniken ist extrem veraltet bzw. kaum existent. In anderen Worten: Die Ärzte sprechen nicht miteinander – obwohl es sich um einen Menschen, einen Patienten handelt und um eine ganzheitliche Behandlung handeln sollte. Das Fax gehört seit den 1990er-Jahren zum etablierten Kommunikationskanal zwischen Ärzten oder medizinischen Institutionen (z. B. Krankenkassen, Apotheken). Selbst heute, im 21. Jahrhundert, nutzen Ärzte noch das Fax. Warum? Weil es als sicher eingestuft wird und von der Krankenkasse vergütet wird – mehr als eine E-Mail. Wir haben die Faxen dicke. Die Überweisung, das Rezept und die Krankschreibung – alles Papierzettel und händische Einreichung. Deutschland ist mit diesem Zustand im Vergleich zu anderen Ländern sowie anderen Industrien stark rückständig.

Zusammenfassung
Status quo der digitalen Infrastruktur im deutschen Gesundheitswesen = fehlende Gesundheitsdaten und fehlender Informationsfluss

- papierbasiertes Arbeiten
- Patient hat keinen Zugang zu seinen eigenen Gesundheitsdaten
- keine Vernetzung bzw. Informationsaustausch zwischen Leistungserbringern (Ärzten, Krankenhäusern etc.)

Konsequenz: intransparenter, fragmentierter und zeitaufwendiger Versorgungsprozess

3.1.2 Die Nordics – Schweden und Estland

Die nordischen Länder, wie Schweden und Estland sind absolute Vorreiter in der digitalisierung ihre Gesundheitssysteme. Deutschland ist im Vergleich dazu eher „rückständig“:

- In Schweden werden heute 99 % aller Rezepte digital eingelöst. Die 1 %, die noch übrig sind? Sind Touristen, die das Land besuchen (Lau, 2019c).
- Die estländische ePA funktioniert wie ein Bankkonto. Über eine einzelne Nummer kann jeder Patient identifiziert werden und, egal ob in der Apotheke, beim Arzt oder im Krankenhaus, alle Daten fließen in ein Konto. Die Datenhoheit liegt

klar beim Patienten: sichtet ein Arzt ohne Genehmigung eine Patientenakte, dann droht ihm bei Wiederholung der Entzug der Lizenz. Das estländische Gesundheitssystem basiert auf der Blockchain-Technologie und ja, Daten können noch gehakt werden, aber jeglicher Zugriff im System wird dokumentiert und die Datendiebe können dann verfolgt werden (Bertelsmann Stiftung, n.d.b).

3.1.3 Kundenerwartung? Hoch – Technologie? Vorhanden

Ziehen wir einen Vergleich mit der Digitalisierung der Bankenindustrie, dann sehen wir, dass sich die digitalisierte Kontoführung schon längst etabliert hat. In 2005 nutzten bereits 30 % der Bankkunden ein Online-Konto und wickelten ihre Bankgeschäfte im Internet ab (G DATA, n.d.). Heutzutage können wir Kreditkartenabbuchungen live auf unseren Smartphones einsehen und senden eine Überweisung via App aus der U-Bahn ab. In der Telekommunikationsbranche sieht es ähnlich aus. Benötigen wir eine Rechnung unseres Mobiltelefonvertrags oder haben hierzu ein Anliegen, ist die Abwicklung dieser Prozesse über den digitalen Weg längst „gang und gäbe“. In der Vodafone-App können Kunden sich heute auf die zweite Nachkommastelle genau ihren mobilen Internetverbrauch anzeigen lassen. Wir als Kunden sind es aus vielen Industrien gewöhnt und empfinden es inzwischen als selbstverständlich, einen direkten Zugang zu relevanten und **sensiblen Daten** zu haben. Dabei spielt eine komplexe und intelligente Auswertung zuerst nicht einmal so eine große Rolle. Vielmehr ist es normal geworden, dass wir über unsere sensiblen Daten wie Kontoauszüge oder Telefonverbindungen mit einem Klick verfügen können. Die Kommunikation über das Fax? Undenkbar in diesen Industrien. Diese Kundenerwartungen machen vor dem Gesundheitswesen nicht halt. Besonders die junge Generation ist ratlos, warum sie über keine funktionierende digitale Patientenakte verfügen und Arzttermine nicht flächendeckend online gebucht und gemanaged werden können.

Die technologischen Anforderungen an eine digitale Infrastruktur, wie eine Patientenakte oder die sichere Datenübertragung, sind heute kein Hexenwerk mehr. Viele Datenbanksysteme laufen heute über Cloud-Anwendung und ermöglichen den Zugang zu Daten jederzeit und mobil. Verschlüsselungsmethoden und Sicherheitsmechanismen haben sich in den letzten Jahren so stark weiterentwickelt, dass Kunden z. B. beim Online-Banking keine Bedenken mehr haben, an ihrem Mobiltelefon Überweisungen zu tätigen.

Der Bedarf an einer digitalen Infrastruktur im Gesundheitswesen ist groß. Der Status quo ist nicht mehr zeitgemäß und der Aufbau längst überfällig. Wir müssen zu anderen Industrien aufholen, schlicht und ergreifend, weil der Kunde bald nichts anderes mehr akzeptieren wird. Die nordischen Länder zeigen, dass ein digitaler, sektorübergreifender und sicherer Datenaustausch/-fluss im Gesundheitswesen möglich sind. Aus technologischer Sicht gibt es heutzutage schon zweifellos diverse Lösungswege für die beschriebenen Herausforderungen. Was fehlt uns als Gesellschaft und insbesondere dem Gesundheitssystem für eine zeitgemäße Digitalisierung?

3.1.4 Aufbau einer digitalen Infrastruktur im Gesundheitswesen

Die Lösung dieser Herausforderung ist weniger komplex und utopisch als anzunehmen. Um die Schwächen des Systems in Stärken zu wandeln, muss sich eine digitale Infrastruktur auf verschiedenen Ebenen etablieren. Die strukturierte Aufnahme von Daten, Datenaustausch und die Vernetzung von Leistungserbringern stehen dabei im Vordergrund. Wir sehen drei wegweisende Schritte auf dem Weg zu einer digitalen Infrastruktur:

1. **Digitale Patientenakte:** Das Fundament und die wohl dringendste Notwendigkeit einer digitalen Gesundheitsinfrastruktur ist die elektronische Patientenakte (ePA), die jegliche Daten eines Patienten in der Interaktion mit Leistungserbringern digital dokumentiert.
2. **Online-Handel und E-Rezept:** Handelsstrukturen digitalisieren sich mithilfe von Versandapotheken und Services rund um das Rezept. Das E-Rezept wird das Papierrezept eliminieren sowie den Patienten und den Arzt mit den Apotheken vernetzen.
3. **Software beim Leistungserbringer:** Auch etablieren sich im Markt neue Softwareanbieter, die z.B. den Patienten Zugang zu Online-Terminbuchungen bei Ärzten oder Krankenhäusern ermöglichen. Ob die Praxissoftware oder das Krankenhausinformationssystem – sie bilden die zukünftige Infrastruktur für Leistungserbringer während der Versorgung strukturiert Daten aufnehmen und managenen zu können.

Im Folgenden werden wir im Detail auf den ersten Punkt, die digitale Patientenakte, eingehen.

Das Ende 2019 verabschiedete Digitale-Versorgung-Gesetz (DVG), vorangetrieben durch Gesundheitsminister Jens Spahn und sein Team im Bundesministerium für Gesundheit (BMG), legt einen besonders starken Fokus auf den Aufbau einer digitalen Infrastruktur im Gesundheitswesen. Für die zeitnahe Implementierung der deutschen elektronischen Patientenakte, die damit in Verbindung stehende Datennutzung und das E-Rezept wurden in 2019 gesetzliche Rahmenbedingungen etabliert. Das Mitte 2020 vom Bundestag beschlossene Patientendaten-Schutz-Gesetz (PDSG) detailliert nun den Rahmen des DVGs, insbesondere die Funktionen der elektronischen Patientenakte und die Einführung des E-Rezepts, weiter aus. Somit kommt Deutschland der Digitalisierung im Gesundheitswesen mit ersten aber wichtigen Schritten entgegen. Wir werden darauf in den jeweiligen Kapiteln kurz eingehen. Ein Überblick über die regulatorischen Themengebiete kann in Kap. 4.4 (Regulatoren) nachgelesen werden.

3.1.5 Patientendaten: ePA – elektronische Patientenakte

In Deutschland sterben im Jahr immer noch zehntausende Menschen[4] an Wechselwirkungen von Medikamenten. Das soll die elektronische Patientenakte (ePA) in Zukunft verhindern, indem sie jegliche Daten eines Patienten zusammenführt: vom Impfpass und Notfalldaten wie Alter, Blutgruppe, Allergien und Medikamentenplan bis hin zur vollständig abgebildeten medizinischen Vorgeschichte, mit Röntgenbildern, Laborwerten, Arztbriefen und dem aktuellen Behandlungsverlauf. Die Informationen können dann für die Leistungserbringer und sogar potenziell für Drittanbieter (z. B. Health Start-ups) zugänglich gemacht werden. Besonders relevant ist die Digitalisierung und Vernetzung der medizinischen Daten natürlich für den Patienten selbst, aber vor allem auch für die verschiedenen Leistungserbringer. Hierzu zählen Ärzte, Kliniken, Therapeuten, Apotheken, Pflege- und Rehaeinrichtungen., etc. Relevante Daten sollen in zukunft strukturiert gebündelt und so aufbereitet werden, dass zum einen der Patient, aber auch andere Ärzte die Daten möglichst funktional einsehen und verstehen können.

Zielbild und Vorteile

a) Transparenz über Gesundheitsdaten und Versorgung:
   - Zum ersten Mal werden Patientendaten einrichtungs-, fach- und sektorenübergreifend zugänglich gemacht. Jeder Arzt macht heute seine eigene Anamnese und basiert auf dieser Momentaufnahme seine Entscheidungen – jeder Leistungserbringer für sich, dezentral, unvollständig und nicht nachvollziehbar. Die digitale Akte soll all dies eliminieren, spart Zeit, beseitigt unnötige Arbeitsschritte und ermöglicht Transparenz über relevante Daten. Patientenspezifische Daten, aber auch die die Behandlungsentscheidungen von Ärzten werden somit transparent.

4 58000 im Jahr 2003 (Frölich & Schnurrer, 2003)

b) Patient = Eigentümer seiner Daten:
   - Daten sind heute die wertvollste Währung der Welt. Das erklärte Ziel der Patientenakte ist es, dass ausschließlich der Patient über seine Daten entscheiden soll. Damit rutscht der Patient mit einem Schlag in eine neue Machtposition. Er soll entscheiden, welche Daten von wem und wann einsehbar sind. Erstmals können Patienten sich mit den gesammelten Daten auseinandersetzen. Die Ergebnisse eines Bluttests, ein Arztbrief oder der eigene Medikamentenplan werden mit einem Klick einsehbar sein. Schwer erkrankte Menschen tragen heute selbst die Verantwortung, alle Dokumente parat zu haben. Oft wird ein dicker Ordner mit ausgedruckten Arztbriefen und medizinischen Dokumenten zu den Arztterminen mitgeschleppt. Die Krux: Ob dieser Ordner vollständig ist, kann der Patient nicht bewerten, da er selbst nicht in die Kommunikation zwischen Krankenhaus, Praxis und Labor einbezogen wird. Wer sich dort nicht selbst kümmert, hat im Zweifel Pech gehabt. Eine sektorübergreifende ePA wird dies ändern. Der Patient wird hier der klare Gewinner im Vergleich zum heutigen Status quo sein.

c) Vernetzung der Leistungserbringer und Verbesserung der medizinischen Versorgung:
   - Die Zeitersparnis durch das Ausbleiben unnötiger Anamnesen und Doppeluntersuchungen oder zeitaufwendige Dokumenten-Zusammentragungsprozesse ist klarer Vorteil für die Leistungserbringer. Auch die Krankenkassen profitieren von daraus resultierenden Kostenersparnissen. Richtig interessant wird es jedoch, wenn der Patient oder auch der behandelnde Arzt medizinische Daten innerhalb von Sekunden an einen Experten senden kann – und dieser dann sofort in der Lage ist, den Patienten mitzubehandeln. Die digitale Patientenakte erspart den Leistungserbringern eben nicht nur Zeit, sondern erleichtert und verbessert ihre Arbeit. Zum einen resultiert der akkurate Zugang zur medizinischen Vorgeschichte in mehr und zuverlässigen personenspezifischen Daten. Die Entscheidungsbasis ist ein vollständigeres Bild als vorher und somit sind Ärzte in der Lage, bessere Diagnosen zu stellen und den besseren Behandlungsansatz zu finden. Zum anderen ist ein ambulanter Arzt heute oft auf seine eigenen medizinischen Erfahrungen beschränkt. Der Einbezug von Experten auf Fallbasis erweitert den Wissenspool und eröffnet neue Wege für Arzt und Patient. Die Vernetzung treibt somit zwangsweise die Zusammenarbeit und den Austausch von Ärzten voran.

d) Daten für Digital-Health-Start-ups:
   - Die Daten einer gut gepflegten Patientenakte eröffnen auch Health-Start-ups, neben den bisher genannten Leistungserbringern, neue Möglichkeiten. Ist der Patient überzeugt, dass eine Gesundheits-App ihm helfen kann, dann kann er „auf eigene Faust" seine strukturierten Daten mit dem Digital-

Health-Start-up teilen. Das hilft den Start-ups, sich zu verbessern, erweitert die Möglichkeiten für den Patienten, digitale Gesundheitsdienstleistungen in Anspruch zu nehmen, und fördert Innovation.

e) Potenzial für Forschung und Entwicklung:
   - Die Bedeutung des strukturierten Erfassens von Krankheitsbildern, Symptomen, Blutwerten, Diagnosen und Therapieverläufen für die medizinische Forschung ist nicht zu unterschätzen, besonders im Bereich der seltenen und chronischen Krankheiten. Ein Krebspatient mit geringen Lebensaussichten zum Beispiel würde seine Daten wahrscheinlich ohne große Bedenken zur Verfügung stellen, denn es kann eine große Chance sein. Probanden für Studien seltener Krankheiten zu finden, ist nach wie vor eine große Herausforderung. Aber auch die Erforschung der Entstehung chronischer Krankheiten ist im Interesse der Gesellschaft. Mit der Auswertung einer Vielzahl verschiedener digitaler Patientenakten über eine Lebensspanne können verschiedene Einflussfaktoren zur Entstehung einer Krankheit ausgewertet und in Zusammenhang gesetzt werden. Darauf aufbauend können neue, bessere oder sogar individualisierte Medikamente und Therapien entwickelt werden. Wir kommen damit dem Heilen aller Krankheiten immer näher.

Status quo: Wo stehen wir mit der deutschen ePA?

Viele Länder, wie z.B. Estland, Schweden oder Finnland, sind uns in der digitalen Erfassung und Nutzung von Patienteninformationen weit voraus. In den letzten 15 Jahren hat die gematik es nicht geschafft, einen Rahmen für die Umsetzung der ePA zu schaffen. Die Nutzung einer ePA wurde zwar schon 2004 als eine satzungsfähige Leistung in der gesetzlichen Krankenversicherung gelistet, jedoch konnten sich die beteiligten Parteien nicht auf die Umsetzung einigen. 2015 kam dann das eHealth-Gesetz, das die digitalen Funktionen der elektronischen Gesundheitskarte (Chipkarte) definierte sowie die bundesweite Einführung der Telematikinfrastruktur (TI) bis Ende 2018 festlegte und die gematik dazu verpflichtete, die Voraussetzungen der Einführung der ePA bis Ende 2018 zu entwickeln. In 2018 brachte eine Digital-Health-Vergleichsstudie von Bertelsmann den pressewirksamen Beweis: Deutschland steht in Sachen Gesundheitsstrategie im internationalen Vergleich an vorletzter Stelle. Die enorme Rückständigkeit hat den Druck erheblich erhöht und das Jahr 2018 brachte Auftrieb in das Thema ePA. Der Gesetzesentwurf zur verpflichtenden Einführung der ePA für alle Krankenkassen wurde konkret diskutiert und vorangetrieben. Mitte 2019 dann der Durchbruch: Das Terminservice- und Versorgungsgesetz (TSVG) tritt in Kraft, das die Krankenkassen verpflichtet, spätestens ab 01. Januar 2021 ihren Versicherten eine ePA anzubieten. Diese einheitliche ePA ist eine sogenannte freiwillige Anwendung der elektronischen Gesundheitskarte bzw. der Telematikinfrastruktur (TI). Sie ist also eine TI-basierte Patientenakte, die von der Gesellschaft für Telematik zugelassenen werden muss. Patienten können freiwillig entscheiden, ob sie diese Anwendung nutzen wollen. Die ePA folgt vorgegebenen Standards und wird von den Leistungserbringern genutzt, die an die TI angeschlossen sind. Heute sind das verpflichtend Arzt- und Zahnarztpraxen sowie Psychotherapeuten: Im August 2019 sind bereits 107 000 Arzt- und Zahnarztpraxen an die TI angeschlossen gewesen (Presse- & Informationsamt der Bundesregierung, 2019). Laut dem Digitale-Versorgung-Gesetz (DVG) sollen nun bis September 2020 die Apotheker und bis Januar 2021 die Krankenhäuser folgen. Pflege- und Reha-Einrichtungen sowie Hebammen und PhysiotherapeutInnen können sich freiwillig anschließen (Bundesministerium für Gesundheit, 2020a). Das PDSG gestaltet die Datenhoheit der Patienten weiter aus, indem es beschließt, dass der Patient entscheidet welche Daten gespeichert bzw. gelöscht werden sowie wer auf welche Daten wie lange zugreifen kann. Gleichzeitig beschließt es aber auch, dass 2021 erstmal mit einer engeschränkten Version gestartet wird und die vollen Funktionalitäten eines solchen Rechtemanagements erst ab 2022 verpflichtend sind. Zudem regelt das PDSG, dass ab 2022 der Impfausweis, Mutterpass, das gelbe U-Heft für Kinder sowie das Zahn-Bonusheft über die ePA abgebildet werden sollen (Bundesministerium für Gesundheit, 2020b).

Krankenversicherungen als Umsetzer

Die Krankenkassen spielen also eine zentrale Rolle in der Umsetzung der ePA. Die gematik mit ihrer Telematikinfrastruktur schafft die sogenannte „Daten-Autobahn", das BMG schafft Deadlines zur Umsetzung, aber die eigentliche ePA-Anwendung müssen die Kassen selbst stemmen.

Dabei haben sich bisher drei ePA-Anbieter etabliert:

1. das Gesundheitsportal „Meine Gesundheit" der AXA in Kooperation mit der CompuGroup,
2. der Gesundheitscoach „Vivy" der Allianz,
3. die „TK-Safe" der Techniker Krankenkasse in Kooperation mit dem Technologiekonzern IBM.

Als Vorreiter sind in 2018 die privaten Krankenversicherungen AXA und Allianz gestartet:

- Die AXA hat in Zusammenarbeit mit einem der größten Softwareanbieter im Gesundheitsbereich, der CompuGroup, 2018 das ePortal „Meine Gesundheit" gelauncht. Dieses beinhaltet die ePA sowie weitere Gesundheitsservices. Heute

haben sich weitere private sowie gesetzliche Krankenversicherungen der Lösung angeschlossen, wie z. B. die Debeka und die HUK.
- Die Allianz hat das Start-up „Vivy“ gegründet, das seine digitale Patientenakte als White-Label-Lösung Ende 2018 gelauncht hat. In 2019 zählte Vivy die meisten Krankenversicherungen zu ihren Kunden. Insgesamt 34 Versicherer haben sich die Lösung eingekauft und dadurch schmückt sich Vivy mit knapp 25 Millionen Versicherten auf ihrer Plattform. Die Daten liegen laut Vivy rein beim Patienten, aber werden verschlüsselt auf der Vivy-Cloud gespeichert. Andere Marktteilnehmer behaupten allerdings, dass jeder involvierte Entwickler die persönlichen Daten von Kunden abrufen könne. Das Vivy-Image ist bei Medizinern dadurch angeschlagen und das Vertrauen nicht sonderlich hoch. Die Meinung des Marktes ist eindeutig: Der Anbieter der ePA sollte keinen Zugriff auf die Daten bekommen. Durch die Einführung der TI-basierten ePA ab 2021 wird sich für Vivy jedoch einiges ändern – denn das Start-up hat sich vorerst dazu entschieden, sich nicht an die TI anzuschließen. Ohne eine TI-Anbindung wird Vivy jedoch bald nicht mehr erstattbar sein (siehe Kap. 6.9).

Als Vorreiter unter den gesetzlichen Krankenkassen ist die Techniker Krankenkasse mit ihrer eigenen ePA namens „TK-Safe“ im Mai 2019 gestartet. Hier rühmt sich die TK damit, dass der Versicherte selbst die Wahl hat, welche Daten gespeichert werden und von wem diese ausgelesen werden dürfen (eine Voraussetzung für die TI-basierte ePA).

Die anderen großen Krankenkassen wie die AOK und die Barmer arbeiten noch an ihren ePAs. Die AOK hat als Technologiepartner ein Konsortium aus Softwareanbietern aus dem Krankenhausbereich gewählt. Ihre ePA namens „Gesundheitsnetzwerk“ wird seit Ende 2017 schon in ersten Pilotprojekten getestet, ist aber noch nicht bundesweit für ihre Versicherten verfügbar. Die Barmer als zweitgrößte Krankenkasse Deutschlands hat Ende 2019 nach einer monatelangen Ausschreibung auch den Technologiekonzern IBM als Partner gewählt. Ihre ePA namens „eCare“ soll bis spätestens 01. Januar 2021 gelauncht sein. (Mehr dazu in Kap. 4.2).

Neben den Krankenversicherungen gibt es nur noch wenige ePA-Anbieter. Das Start-up Lifetime ist fast an diesem Vorhaben gescheitert und änderte Mitte 2019 ihr Geschäftsmodell, nachdem keine Monetarisierung erreicht werden konnte. Das Start-up Vitabook ist eine der wenigen noch präsenten, unabhängigen Anbieter. Sein Werbeslogan lautet: „Deine Gesundheitsdaten gehören dir“. Vitabook positioniert sich als Gegenanbieter zu den Krankenversicherungen und adressiert das Thema „Eigentum der Daten“. Die Funktionen der ePA sind auch hier in ein umfassendes Gesundheitsportal eingebettet, das Gesundheitsservices rund um die Datenbank anbietet. Mit der Einführung der TI-basierten einheitlichen ePA über die Krankenkasse stehen auch hier die Fragen im Raum: Wie geht es weiter? Warum sollten Krankenkassen diese Lösung erstatten, wenn sie eine eigene Lösung entwickeln? Auf den Selbstzahler zu setzen, macht in Deutschland sicher wenig Sinn (siehe Kap. 4.5).

Die digitale Patientenakte wird kommen – aber heute sind wir von einer flächendeckenden und sektorübergreifenden Nutzung weit entfernt. Die Krankenversicherungen haben verschiedenen ePA-Anwendungen autark entwickelt mit jeweils eigenen Features und Standards. Werden diese Lösungen nun keine TI-basierte ePA, dann fällt ihr Monetarisierungsmodell zusammen. Die Krankenhäuser wiederum arbeiten an komplett eigenen Lösungen, nur für ihr individuelles Krankenhaus. Das Ziel der Regulatoren ist es, dass am Ende alles vereinheitlicht über die Telematikinfrastruktur laufen soll. Jedoch sind viele Fragen rund um die tagtägliche Umsetzung ungeklärt. Zudem ist das Image der Krankenversicherungen rund um das Thema Gesundheitsdaten negativ behaftet. Versicherte wollen nicht, dass die Versicherungen die Daten im Hintergrund ausnutzen und für ihre Zwecke missbrauchen. Auch wenn dies gesetzlich verboten ist, bleiben die Kunden misstrauisch. Das Thema Interoperabilität, Schnittstellen bzw. Connectoren, und Dateneigentum werden richtungsweisende Erfolgsfaktoren für die ePA sein.

Fragezeichen und Limitierungen in der Umsetzung

Den Prozess der Umsetzung schauen wir uns in drei Schritten an:

1. Daten-Input
2. Daten-Management
3. Daten-Output

Daten-Input: Wer trägt Daten ein? Wie kommen die Daten in die ePA?
Wenn man sich mit dem Thema anfänglich auseinandersetzt, dann erscheint die Datensammlung im ersten Schritt nicht kompliziert. Doch das ist ein Trugschluss. In der Tat ist die Erfassung von bestenfalls strukturierten Daten (keine PDFs oder Fotos) durch die verschiedenen involvierten Parteien ein komplexes Unterfangen – und es ist erfolgskritisch. Denn wie man so schön in der IT sagt: „shit in, shit out". Es muss also eine Lösung gefunden werden, die so konstruiert ist, dass Daten möglichst einfach, verifiziert und standardisiert in die ePA kommen, sodass diese dann im nächsten Schritt effizient genutzt werden können. Dabei muss eine IT-Infrastruktur geschaffen werden, auf welcher der Datenaustausch sicher stattfinden kann, und alle involvierten Parteien müssen eine Bereitschaft zeigen, die ePA mit den richtigen Daten zum Leben zu erwecken.

Es herrscht zumindest Einigkeit im Markt, dass Daten vom Dreiergespann der Marktteilnehmer gemeinsam eingetragen werden sollen: von (A) den Krankenversicherungen, von (B) den Leistungserbringern und von (C) den Patienten selbst. Die

Aufgabe soll also nicht nur von den Versicherern übernommen werden oder alleinig von den Ärzten.

Die **Krankenkassen** erhalten durch die Abrechnungsprozesse viele Daten über die medizinische Versorgung ihrer Versicherten und hätten im Prinzip kaum Einwände, die Daten in die ePA einzutragen. Jedoch erhalten sie diese Abrechnungsdaten mit einem Zeitverzug von drei Monaten, denn die Arztpraxen reichen ihre Abrechnung gebündelt quartalsweise ein. Nach Erhalt der Rechnungen müssen die Versicherungsangaben erst aufwendig digitalisiert werden. Die Informationen erst nach einer so langen Zeit in der Datenbank zu finden, ist keine adäquate Lösung. Somit sind die Krankenversicherungen als Verantwortliche der Informationspflege der digitalen Patientenakte rein prozessual ungeeignet.

Als Alternative könnten die **Ärzte** in der Pflicht stehen, die Dokumentation zu übernehmen. Auch da trifft man auf Hürden. Viele Ärzte, vor allem im ambulanten Bereich, wollen nicht digital arbeiten. Einige Ärzte stellen sich schützend vor ihre Patienten und argumentieren, dass digital dokumentierte Daten nicht sicher sind. Zum Beispiel könnten Versicherungen diese Daten nutzen, um Erstattungsleistungen zu verweigern. Die Grundhaltung von vielen Medizinern zeugt von einer großen Skepsis gegenüber der digitalen Patientenakte. Die Angst vor der Fremdnutzung der Daten ist ein verbreitetes Phänomen. Häufig wird dabei eine damit einhergehende Profitsteigerung der Datenbankbetreiber vermutet. Die kritischen Informationen der Patienten sind in einer Papierakte im Schrank des Arztes „sicher“ und können nicht missbraucht werden. Dieses Argument ist unserer Meinung nach eine Generationenfrage. Die ältere Generation stellt sich tendenziell eher quer. Die Gegenfragen lauten: Was nützt mir eine gut gepflegte Papierakte, wenn der Patient am Sonntag wegen eines Schlaganfalls in die Notaufnahme eingeliefert wird? Oder wenn er den Arzt mehrmals wechselt und kein Arzt dadurch ein vollständiges Bild der medizinischen Vorgeschichte hat? Was passiert, wenn es einen Wasserschaden oder einen Brand in der Praxis gibt? Aus unserer Sicht überwiegen die Vorteile der digitalen Akte die Nachteile. Datenschutz und -missbrauch sind wichtige Themen, aber sollten die Einführung einer ePA nicht blockieren. Aus Sicht eines Arztes schafft eine digitale Akte aber auch Transparenz über die Entscheidungen und Vorgehensweisen des Arztes selbst. Die Papierakte kann nur der behandelnde Doktor einsehen, auch der Patient weiß nicht genau, was da drin steht. Den Ärzten droht ein Machtverlust, die Vergleichbarkeit wird erhöht und damit entsteht eine neue Angreifbarkeit. Viele Ärzte im stationären Bereich denken jedoch anders. Im Krankenhaus sind Konsortien von Ärzten keine Ausnahme mehr. Gemeinsam entscheiden und Wissen teilen wird dort eher gelebt als in der Alleinherrscher-Stellung einer ambulanten Praxis.

Ein weiterer Punkt neben fehlender Bereitschaft und Akzeptanz ist die Vergütung. Mediziner werden für die digitale Dokumentation bis dato nicht vergütet, wodurch eine weitere Hürde entsteht. Im stressigen Praxisalltag konnte der Arzt bisher während eines Sprechtermins nebenbei seine Notizen in seinen ganz individuell gestalteten Unterlagen machen. In Hinsicht auf eine digitale Patientenakte vermuten Ärzte einen erheblichen zusätzlichen Zeitaufwand für das Festhalten der zu leistenden Berichte. Auch muss ein Arzt sich bei einer digitalen Akte eventuell an vorgegebene Eingabemasken oder Standardbegrifflichkeiten halten. Diese Zeit möchte ein Arzt natürlich vergütet bekommen. Gibt es keine finanziellen Anreize oder aber Bestrafungsmechanismen, wird es immer Ärzte geben, die die freiwillige digitale Dokumentation verweigern. Bevor das Fax im Gesundheitswesen zur Kommunikation verwendet wurde, wurden Briefe gesendet. Das Fax konnte sich erst durchsetzen, als die Vergütung für eine Faxsendung die Vergütung einer Briefsendung überstieg.

Ein weiteres Thema in den letzten Jahren war, dass viele Praxen noch nicht einmal Internet in ihren Räumlichkeiten hatten. Daher war Rollout der Telematikinfrastruktur auch wegen der Ärzte über die letzten Jahre langsam. Die Ärzte wollen sich schlichtweg nicht an die TI anschließen und die damit verbunden Kosten für die Modernisierung, den Connector sowie auch neuen Kosten für IT-Setup und -Betreuung tragen. Erst als die Gesetzgeber eine Strafe bzw. eine Honorarkürzung für das Nichtanschließen auf den Weg gebracht hat, gaben immer mehr Ärzte nach. Heute sind 70–80 % an die TI angeschlossen.

Die Regulatoren sind sich der Hürden bewusst und das DVG sowie das PDSG geht die Punkte proaktiv an. Die Kostenpauschale für ein Fax wird in zwei Schritten soweit gesenkt, dass diese geringer ist als die Vergütung für die Versendung eines elektronischen Arztbriefs. Heute können Ärzte noch 55 Cent pro Fax abrechnen, aber nur 28 Cent für den Versand eines elektronischen Arztbriefes (der Empfänger bekommt 27 Cent). Das DVG sagt nun aus, dass die Fax-Kostenpauschale im ersten Schritt mindestens halbiert werden soll und nach 12 Monaten erneut mindestens zu halbieren ist. Zudem sollen Ärzte dafür vergütet werden, wenn sie die ePA mit Daten aus der vertragsärztlichen Versorgung befüllen. Desweiteren müssen Ärzte nachweisen, dass sie in der Lage sind, die ePA zu bedienen bzw. zu befüllen. Wird dieser Nachweis nicht bis Juni 2021 erbracht, dann drohen pauschale Vergütungskürzungen bis 2,5 %[5]. Auch das Befüllen der ePA soll über Einmalbeträge für Ärzte und Krankenhäuser (5–10 Euro) belohnt werden. Die Ärzte werden also mehr oder weniger vom Gesetzgeber zum Befüllen der ePA „gepusht“.

Doch wie sieht die tagtägliche Anwendung nun genau aus? Mit den heutigen Anbietern ist das noch unklar und erscheint umständlich. Muss ein Arzt sich heute

5 https://www.bundesgesundheitsministerium.de/digitale-versorgung-gesetz.html

bei Vivy anmelden, wenn ein Versicherter z. B. von der DAK vor ihm sitzt, und dann 15 Minuten später auf das Portal der TK-Safe wechseln, wenn der nächste Patient bei der TK versichert ist? Wie wird das Frontend der Telematikinfrastruktur bzw. der ePAs aussehen? Werden alle Anbieter in einer Lösung gebündelt? Welcher Technologiepartner wird diese wichtige Schnittstelle entwickeln? Am Ende muss die Usability auch für den Arzt handhabbar sein. Denn wenn er die Daten nicht möglichst strukturiert und vollständig einträgt, läuft die ePA Gefahr, ein unnützes Datengrab zu werden. Die elektronische Gesundheitskarte (Chipkarte) soll zum Start in 2021 die Daten in die Telematikinfrastruktur einspeisen. Doch ebenso wie heute keine EC-Karten mehr für eine Überweisung gebraucht werden, ist der Weg über die Chipkarte aus unserer Sicht kein zukunftsweisender.

Wenn die Ärzte nicht können oder wollen, dann bleibt noch der **Patient** selbst. Aber wie genau soll das funktionieren in einem System, wo der Patient der Ahnungslose ist? Und wie sollen die Daten digitalisiert werden? Die Optionen sind begrenzt: Die wohl häufigste Methode heute ist wohl, dass der Arzt die Befunde oder Laborwerte als Papierausdruck/Kopie an den Patienten aushändigt. Dieser macht dann ein Foto oder einen Scan davon und lädt die PDF in die ePA-App hoch. Über bildbasierte Texterkennung könnte eine Software die Daten einlesen und in strukturierter Form ausspucken. Jedoch ist dies umständlich und teuer für die ePA-Anbieter. Eine weitere Option könnte der E-Mail-Versand oder das Aushändigen einer CD oder eines USB-Sticks sein. State of the Art ist dieses Vorgehen ganz und gar nicht – denn diese Prozesse sind unsicher, umständlich und nicht zeitgemäß.

Die elektronische Patientenakte des DVG unterstützt die Möglichkeit, dass der Patient selbst Daten in die TI-basierte ePA einpflegt. Das ist sehr sinnvoll. Jedoch sollte der Patient nicht der Verantwortliche sein, Daten rund um die medizinische Versorgung durch Leistungserbringer zu dokumentieren. Im Zukunftsszenario jedoch kann der Patient Wellness- und Lifestyle-Daten wie Informationen zu seiner Ernährung, Schlaf und Sport einfließen lassen. Damit kann die ePA in Zukunft ein umfassendes Gesundheitsbild des Nutzers aufsetzen. Darauf wiederum können Präventionsangebote zugeschnitten werden oder andere Health-Services aufgebaut werden.

Daten-Management: Wie werden Daten gemanaged, die einmal drin sind?

Fragen zum Datenschutz gehören in Deutschland zur Tagesordnung. Es ist und bleibt ein stark diskutiertes Thema. Die Furcht vor dem Missbrauch von Daten hat wahrscheinlich ganz unterschiedliche Wurzeln. Neben den unzähligen Datenskandalen gehört die skeptische Haltung in solchen Fragen vielleicht auch ein Stück zur deutschen Kultur. Wer sollte die finale Datenhoheit haben? Wie kann diese beschützt werden? Die Antwort ist klar: Der Patient hat die Macht über seine Daten. Das beinhaltet mehrere Aspekte: Zum einen kann der Patient selbst Daten, die z. B. über seinen Hausarzt eingepflegt wurden, wieder löschen. Zum anderen müssen die ePA-Anbieter ein Rechtemanagement möglich machen. Das bedeutet, dass der Nutzer selbst entscheiden kann, wer auf die Daten in der ePA zugreifen kann und wie lange. Zum Beispiel kann der Hausarzt das Zugriffsrecht für vier Wochen bekommen und der Facharzt für einen Tag (gematik, n.d.b).

Daten-Output: Wer kann auf Daten zugreifen?
Alle sind sich einig, dass die ePA kein Datengrab werden soll. Nein, die ePA soll eine Datenbank werden, die den Menschen ein Leben lang begleitet und die umfassend und sicher von verschiedenen Leistungserbringern genutzt wird. Dazu gehören langfristig auch Drittanbieter wie Digital-Health-Start-ups. Vorstellbar ist, dass der Apple Health Navigator, die Gesundheitscoach-Funktion von Vivy oder das Diabetestagebuch mySugr+ Daten zum einen abziehen, aber auch in die digitale Akte einpflegen. Ein erster Schrittt hin zur einer bundesweiten Datenbank soll die im PDSG angesetzte Datenspende sein. Ab 2023 sollen Patienten, die in der ePA gespeicherten Daten freiwillig und per Klick an die Forschung spenden können.

3.1.6 Fazit

Die ePA ist der Kern einer digitalen Infrastruktur im Gesundheitswesen und Basis vieler zukünftiger Gesundheitsdienstleistungen. Ohne eine nutzbare Datenstruktur und sektorenübergreifende Schnittstellen werden viele weitere Lösungen nicht funktionieren. Doch leider herrscht trotz neuer Gesetze viel Unsicherheit und Unklarheit im Markt. Die TI-basierte ePA wird am Anfang nur einfachste Funktionen anbieten können und vorrangig eine Sammlung von PDFs und Fotos (JPG-Dateien) sein. Der Weg hin zur Vision „Lebensakte“ der ePA ist ein langer und wird Deutschland wahrscheinlich noch 5–7 Jahre kosten. Jedoch ist der Startschuss gefallen. Im Prinzip kann man sagen, dass die ePA ab 2021 ein „MVP“ ist, ein „Minimal Viable Product“. Es ist besser heute mit einer unperfekten Lösung zu starten und diese Basislösung Schritt für Schritt zu verbessern, als wieder 15 Jahre hinter verschlossenen Türen zu arbeiten und dann mit dem vermeintlich „perfekten“ Produkt an den Markt zu gehen. Die Zeit haben wir nicht mehr. Der unbequeme und damit unperfekte aber agilere Weg wurde gewählt.

Tiefe der Digitalisierung: gering

Die Etablierung einer digitalen Infrastruktur ist die Basis für viele weitere digitale Produkte und Services – wie wir in den folgenden Kapiteln sehen werden. Als Grundgerüst ist sie ein „Enabler" und spielt eine wegweisende Rolle in der Digitalisierung des Gesundheitswesens. Nach der Definition unserer Bewertungsfaktoren ist die Tiefe der Digitalisierung jedoch gering. Die Zugänglichkeit zu Medikamenten wird zwar leicht erhöht durch das E-Rezept, jedoch wird die eigentliche medizinische Versorgung hier nicht digitalisiert. Die Intelligenz wird jedoch leicht erhöht, da strukturierte Daten aufgenommen werden und im besten Falle auch schon ausgewertet werden (Abbildung 3-1).

3.2 Digitaler Zugang: Telemedizin

Fallbeispiel

Herausforderungen einer jungen Familie

Wir begleiten die Familie Deutsch an einem Sonntagabend. Beim Zubettbringen seiner 2-jährigen Tochter fallen dem Vater bei ihr ungewohnte rote Flecken auf. Er hat so etwas noch nie gesehen. Schnell greifen beide Elternteile wie gewohnt zum Smartphone und versuchen eine Erstdiagnose mithilfe von Dr. Google zu stellen. Doch die Ergebnisse der zwei Recherchen sind nicht eindeutig – Masern? Tierbisse? Allergische Reaktion? Die Eltern sind verunsichert. Da am Sonntag und auch so spät kein Arzt geöffnet hat, ist die einzige Option die Fahrt in die Notaufnahme. Die Wartezeit wird bei so einem Fall wahrscheinlich mehrere Stunden dauern und der Weg zur Klinik ist auch kein kurzer Spaziergang. Sollte es am Ende beispielsweise doch nur eine Lebensmittelunverträglichkeit und keine bedrohliche Krankheit gewesen sein, war die beschwerliche Reise umsonst. Die junge Familie entscheidet sich trotzdem dafür, den Stress auf sich zu nehmen, und macht sich auf den Weg. Nach einem vierstündigen Ausflug und spät in der Nacht kommen sie wieder heim. Zum Glück gab es Entwarnung. Die Vermutung des Vaters hat sich bewahrheitet und das Kind hatte leicht allergisch auf die Kapern im Abendessen reagiert. Die Eltern bringen ihren rot gepunkteten und übermüdeten Nachwuchs ins Bett und diskutieren noch aufgeregt darüber, was eine einfachere Lösung gewesen wäre, bevor auch sie übermüdet einschlafen.

Am nächsten Tag telefoniert die Mutter des inzwischen punktefreien Kindes mit ihrer Schwester, die in Schweden lebt, und berichtet von dem Abenteuer. Diese kann es kaum fassen und erzählt, dass man in Skandinavien bei solchen Fällen ganz einfach einen Arzt per Videotelefonie erreichen kann. Dieser klärt dann zumindest ab, ob es bei den gegebenen Symptomen sinnvoll ist, ins Krankenhaus zu fahren, oder ob man ganz unbesorgt bis Montag warten kann, um seinen Kinderarzt zu befragen.

Telemedizinische Dienstleistungen sind in den nordischen Ländern aber auch in anderen Ländern wie den USA oder Israel schon heute Teil der Arzt-Patienten-Beziehung. Die Bereitstellung von Videokonsultationen ließ in Deutschland lange auf sich warten. Der Grund: die Gesetzgebung und die zögerlichen Ärzte selbst. Mit der Verabschiedung des DVG im November 2019 wurden viele regulatorische Hürden beseitigt und Deutschland holt in Sachen Videosprechstunde endlich auf. Die Pandemie hat nun die letzten regulatorischen Limitierungen hinsichtlich der Abrechnung der Videosprechstunde eliminiert (auch wenn vorerst noch zeitlich begrenzt).

3.2.1 Kundenerwartung? Hoch – Technologie? Vorhanden

Ähnlich wie beim Kapitel Digitale Infrastruktur (Kap. 3.1) ausgeführt, sind Videotelefonie, Chatprogramme oder das Versenden von E-Mails keine bahnbrechenden, innovativen Technologien mehr und bereits tief in unser alltägliches Leben verankert. Wir als User nutzen heute eine Vielzahl an Kommunikationsmöglichkeiten und teilen eine Vielzahl von persönlichen Informationen mit ganz unterschiedlichen Empfängern und Dienstleistern. Der Großteil der deutschen Bevölkerung benutzt heutzutage ein Smartphone mit Videofunktion und die Anwendungsfelder dieser Endgeräte werden immer wieder ergänzt.

Aus technologischer Sicht ist die Kommunikation über Videotelefonieplattformen längst keine Innovation mehr. Den Freund oder die Eltern beim Sightseeing via Videoanruf zu grüßen, ist Alltag an den Touristenspots. An vielen Orten gibt es Wifi oder der Kunde hat einen Highspeed-Mobilfunkzugang. Wenn nicht angerufen wird, werden Bilder und Videos über Whatsapp oder andere Chatprogramme versendet. Kommunikation über digitale Kanäle gehört zu unserem Alltag. No big Deal. Fast beschämend ist es, dass die Vorteile dieser „Alltags-Technologien" nicht längst im medizinischen Kontext genutzt werden.

Im Folgenden werden wir über die Digitalisierung des Zugangs zu Leistungserbringern, z.B. Ärzten, sprechen. Damit meinen wir, dass der Kommunikationskanal digitalisiert wird. In den meisten Fällen werden dabei die F2F-Gespräche (von Angesicht zu Angesicht), also z.B. die persönliche Sprechstunde, für passende Anwendungsbereiche ersetzt. Das kann Effizienzgründe haben, aber auch schlichtweg daran liegen, dass eine persönliche Betreuung nicht möglich ist. Die Digitalisierung des Zugangs wird über die Telemedizin bzw. telemedizinische Lösungen umgesetzt. Wenn zwei Ärzte sich anrufen und sich über einen Patienten austauschen, dann ist das streng genommen ebenfalls Telemedizin. Wir wollen in diesem Kapitel die vielfältigen Möglichkeiten darstellen, wie Telemedizin in Zukunft die Versorgung verbessern kann.

3.2.2 Was ist Telemedizin?

Wenn der Begriff Telemedizin fällt, denken viele zuerst an die Videokonsultation beim Hausarzt. Bei einer Erkältung oder einer anderen niedrigschwelligen Erkrankung kann so der zeitaufwendige Gang zum Arzt erspart werden. Das ist auch richtig und gleichzeitig umfasst das Thema sehr viel mehr als eine Videosprechstunde. Mit Telemedizin sind die Kommunikation und der Datenaustausch über verschiedene digitale Kanäle trotz räumlicher und auch zeitlicher Trennung gemeint. Dies kann eine Videoberatung zwischen Arzt und Patient sein, aber auch ein Telekonsil zwischen mehreren Ärzten, die einen Patienten gemeinsam besprechen. Telemedizin beinhaltet also nicht nur die (1) **Arzt-Patienten-Interaktion**, sondern ebenfalls die (2) **Arzt-Arzt-Interaktion.**

Stellen wir uns vor, ein deutscher Arzt führt eine spezielle Operation durch und wird live über Video von einem amerikanischen Experten in diesem Feld unterstützt. Dieser sieht an seinem Standpunkt alle Vitalwerte und die Bilder der Operation. Ebenso zählt die Übermittlung von Patientendaten dazu. Sendet ein Experte/Facharzt über digitale Wege eine Auswertung oder Empfehlung an einen behandelnden Allgemeinmediziner, dann zählt dieser Datenaustausch als Telemedizin. Auch im Krankenwagen können durch telemedizinische Lösungen Leben gerettet werden. Der Arzt in der Notaufnahme erhält live aus dem Krankenwagen die Vitalwerte des Patienten, bevor dieser überhaupt dort eintrifft. So kann der Arzt schon im Krankenwagen mitwirken, sieht den Patienten eventuell über eine installierte Kamera und kann vor Ort im Krankenhaus alle notwendigen Schritte einleiten.

Die Anwendungsfälle sind vielfältig. Besonders im ländlichen Raum machen telemedizinische Angebote sehr viel Sinn. Dabei können neben der Arzt-Patient- und Arzt-Arzt-Interaktion auch Therapeuten und Apotheker einbezogen werden. So kann ein Pflegebedürftiger über seinen Fernseher mit einer Pflegefachkraft sprechen, ohne dass diese kilometerweit fahren muss.

Konsultation, Diagnostik, Therapie, Rehabilitation, Prävention oder Notfälle – alle Teile der Versorgungskette können mithilfe telemedizinischer Lösungen digital unterstützt werden. Im Digital-Health-Bereich und auch in der Telemedizin haben sich verschiedenste Begrifflichkeiten etabliert. Daher möchten wir ein paar nennenswerte Subkategorien der Telemedizin kurz erklären:

Arzt-Patienten-Interaktion

Telemonitoring

Die ferngesteuerte Untersuchung, Diagnose und Überwachung von Patienten über digitale Kanäle wird auch Telemonitoring genannt. Dabei wird in vielen Fällen spezielle Hardware zur Messung von Gesundheitsdaten benötigt. Heutzutage gibt es allerdings auch häufig die Möglichkeit, Puls, Blutdruck oder Herzfrequenz mithilfe des eigenen Smartphones oder Wearables zu ermitteln. Bei Langzeitbehandlungen können solche Daten dauerhaft und in regelmäßigen Abständen zum behandelnden Arzt übertragen werden. Durch die Überwachung können lebensbedrohliche Situationen früher erkannt werden. Die Alarmierung des Arztes oder des Pflegepersonals erfolgt ohne Zeitverzögerung.

Vorteile

Die Telemedizin bringt eine Vielzahl an Vorteilen und geeigneten Anwendungsmöglichkeiten mit sich. Durch die Telesprechstunde können sich Patienten den physischen Weg zu dem Arzt ihres Vertrauens ersparen und ortsunabhängig mit einem Spezialisten über ihre Beschwerden sprechen. Der Arzt kann aufgrund der erhaltenen Informationen eine medizinische Beurteilung des Gesundheitszustands geben, ohne den Patienten persönlich untersucht zu haben. Der digitale Austausch über eine Videotelefonieplattform reicht hierzu in vielen Fällen vollkommen aus. Für Erkältungs- oder ähnliche Fälle im Hausarztbereich ist die Telemedizin ein sehr wertvoller Zugewinn. Arztbesuche dauern häufig sehr lang und den größten Teil der Zeit verbringt der Patient mit Warten. Bei leichten Beschwerden kann die Anweisung des Arztes schon mal „einfache Bettruhe" sein. Wenn für ein fünfminütiges Gespräch ein stundenlanger Aufenthalt im Wartezimmer nötig ist, ist die Telemedizin die bessere Alternative. Der Patient profitiert von einer enormen Zeitersparnis und der Zugang zu Leistungserbringern wird für ihn erweitert. Auch kann eine erste Einschätzung der Ernsthaftigkeit der Erkrankung und der idealen weiteren Versorgung gegeben werden. Wir nennen dies im Rahmen diese Buches „Triagierung durch das Gesundheitssystem". Die Empfehlung des Leistungserbringers, ob der Patient sich im Bett erholen kann oder besser einen ambulanten Arzt oder eine Klinik aufsuchen muss, kann dem Patienten eine Einordnung der Symptome stark erleichtern.

Auch im Bereich der Pflege finden sich viele Potenziale der Telemedizin. Physiotherapeuten könnten Langzeitpatienten, die eine Übung bereits diverse Male vor Ort durchgeführt haben, zukünftig per Videochat anweisen. Das Überprüfen von Fortschritten des Patienten und der Qualität der Übungsausführung kann in vielen Fällen über eine Videokonferenz ausgeführt werden. Auch wenn wenige ältere Menschen heutzutage einen SmartTV mit integrierter Kamera haben, wird in zehn Jahren wahrscheinlich ein deutlich größerer Teil der Gesellschaft mit der entsprechenden Technik ausgestattet sein. Hierdurch könnte eine hohe Entlastung von strapaziösen Arbeitsbedingungen, eine immense Kostenersparnis für Dienstleister und eine größere Zugänglichkeit von Leistungsangeboten entstehen.

In Zukunft kann die telemedizinische Behandlung von Patienten oder Pflegebedürftigen vor allem für den ländlichen Raum ein Bestandteil der medizinischen Versorgung werden. Wenn für Dienstleister lange Distanzen zu überwinden sind, können durch digitale Kommunikation mit dem Patienten sowie dem Leistungserbringer viel Zeit und Geld eingespart werden. In manchen Fällen kann eine regelmäßige medizinische Versorgung eventuell nur noch über digitale Kommunikation gewährleistet werden.

Limitierungen

Doch ist die Videosprechstunde auch nicht die Lösung für alle Krankheitsbilder und ist sicherlich auch noch nicht auf eine digitale Behandlung im Notfall ausgerichtet. Bei komplexeren Erkrankungen können Diagnosen ohne Abtasten, Abhören, Prüfen der Schmerzempfindlichkeit oder Beweglichkeit nur sehr schwer zu einem abschließenden Ergebnis gebracht werden. Über Foto- oder Videoversand können zwar viele gängige Krankheitsbilder abgedeckt werden, jedoch z.B. eine Mandel-, Lungen- oder Blasenentzündung ist damit im Zweifel nicht ausreichend zu diagnostizieren. Daher ist die telemedizinische Arzt-Patienten-Kommunikation zwar sehr geeignet für eine übliche Erkältung oder bei einer Magen-Darm-Erkrankung, jedoch wird sie den Hausarztbesuch bzw. die persönliche Interaktion vorerst nicht vollständig ersetzen. In Zukunft könnte denkbar sein, dass sich durch den Trend „Quantified Self" (siehe Kap. 3.3) immer mehr Sensoren zur Analyse von gesundheitsspezifischen Indikatoren in den Alltag der Menschen einbetten lassen – z.B. in Form einer Toilette mit Urinanalyse. Sollten verschiedene Tests zu Hause möglich sein, dann würde der telemedizinische Anwendungsbereich gleichermaßen wachsen.

Arzt-Arzt-Interaktion

Telekonsultation

Ein weiteres Gebiet ist die telemedizinische Fachkonsultation. Durch z.B. Telekonsile können verschiedene Ärzte in einer Konferenzschaltung mit Fachärzten oder Experten effizient bei fachgebietsübergreifenden Fällen eingebunden werden. Das Konsortium kann so ortsunabhängig Wissen teilen und eine bessere Versorgung gewährleisten.

Vorteile

Der direkte Datentransfer von Patienteninformationen ermöglicht ein schnelles Feedback. Selbst Besprechungen zwischen Kollegen innerhalb eines Krankenhauses können durch die Nutzung einer Videochatplattform immens zeitsparend gestaltet werden. Die Ärzte müssen die langen Wege zwischen Abteilungen nicht mehr zurücklegen und können sich mehr auf ihre Arbeit konzentrieren.

3.2.3 Telemedizin in Deutschland

Für die Einführung der Videosprechstunde (Arzt-Patienten-Interaktion) mussten hierzulande erst Gesetze gelockert werden, denn die ausschließliche Fernbehandlung war in Deutschland bis 2018 verboten. Viele Ärzte standen der digitalen Beratung stark kritisch gegenüber und argumentieren, dass das Erstgespräch mit dem Patienten persönlich stattfinden muss, um eine effektive Behandlung ermöglichen zu können. Auch besteht die Angst vor einer auf Profit ausgerichteten Callcenter-Medizin. Für viele Ärzte ist klar, der persönliche Arzt-Patienten-Kontakt stellt den „Goldstandard“ dar, der nicht ersetzt werden kann. Das digitale Abwickeln von Nachbehandlungsgesprächen ist der Auffassung vieler Ärzte zufolge weitaus weniger problematisch. Der Ärztetag im Mai 2018 brachte dann den Durchbruch für die Fernbehandlung: Auch bei Erstkontakt können Ärzte nun „im Einzelfall“, wenn es ärztlich vertretbar ist und der Patient über Besonderheiten aufgeklärt wurde, über das Telefon oder das Internet beraten. Ein Meilenstein für die Digitalisierung des Gesundheitswesens. Seit der Lockerung der Berufsordnung durch den Ärztetag haben inzwischen fast alle Landesärztekammern diese Regelung in ihre Berufsordnungen übernommen und viele Pilotprojekte sind gestartet. Das DVG hat nun die Weichen für die notwendige Vermarktung von Videosprechstunden ausgerichtet. Ärzte dürfen nun auf ihren Webseiten über die Videosprechstunde als Dienstleistung informieren. Vorher war dies ebenfalls verboten. Anfang 2020, zum Start der Corona-Pandemie in Deutschland, machte die Kassenärztliche Bundesvereinigung einen mutigen und notwendigen Schritt und eliminierte die 20 %-Abrechnungs-Limitation für Kassenärzte. In anderen Worten, seit Corona dürfen Kassenärzte so viele Videosprechstunden abrechnen wie sie wollen – vorher waren es nur 20 % ihrer abzurechenden Leistungen.

Auch die Arzt-Arzt-Interaktion wird durch das DVG gefördert. Telekonsile sollen in größerem Umfang ermöglicht werden und extrabudgetär (außerhalb des Praxisbudgets) vergütet werden (Bundesministerium für Gesundheit, 2019a, S. 2).

Die Player im Rennen um den digitalen Hausarztbesuch

Telemedizin ist ohne Frage ein „heißer“ Trend im Digital-Health-Bereich – wenn auch kein Neuer. Die Lockerung der Regularien tragen in 2019 bis 2020 deutliche Früchte: Das Angebot an telemedizinischen Dienstleistern in Deutschland, welche die Sprechstunde beim Hausarzt digitalisieren wollen, ist stark gewachsen und facht den Wettbewerb um das Marktpotenzial an.

Generell können wir zwischen zwei Anbieterarten unterscheiden: (1) die B2B-Anbieter, oft White-Label-Lösungen, welche als Zielgruppe die Ärzte haben und oft eine KBV-Zertifizierung[6] haben und (2) die Plattform-Modelle, welche als B2B2C-Lösung den Endkunden bzw. den Patienten als Zielgruppe haben. In der Pandemie haben wir gesehen, dass viele Haus- und Allgemeinärzte sich Zugang zu B2B-Anbietern (1) verschafft haben. Der entscheidende Unterschied zwischen (1) und (2) ist, dass bei sich bei (1) der selbst Arzt mit zusätzlichem Videosprechstunden-Tool vermarktet und hingegen bei (2) der individuelle Arzt in den Hintergrund der Plattform-Markte rückt und als „KRY"- oder „TeleClinic"-Arzt (unter Vielen) eingemeindet wird.

Die zweite Gruppe geht den, aus unserer Sicht, innovativeren Ansatz und zeichnet sich durch Start-ups mit einem modernen Frontend und hoher Kundenzentrierung aus. Dabei sind nicht nur deutsche Anbieter ins Rennen eingestiegen – es herrscht eine bunte Teamaufstellung an Mitstreitern mit europäischem Sitz.

- Der einzige führende deutsche Spitzenreiter ist die TeleClinic GmbH, die als „Liebling" am Markt gilt. Zum Start kooperierte das Start-up vorrangig mit privaten Krankenversicherungen, wie z. B. die Barmenia, Debeka und Gothaer. Auch führte TeleClinic umfassende Pilotprojekte wie „docdirekt" an, initiiert durch die Kassenärztliche Vereinigung Baden-Württemberg (KVBW). Mit dem Folgeprojekt „Gerda" (Geschützter E-Rezept-Dienst der Apotheken) testet die TeleClinic seit Mitte 2019 auch eine E-Rezept-Lösung (SWR Aktuell, 2019). Mitte 2020 erhielt TeleClinic schließlich die von der KBV ausgestellte Zertifizierung als Videosprechstundenanbieter. Mit dieser Zertifizierung kann jeder Kassenarzt der das Tool benutzt die Leistung abrechnen.
- Aus der Schweiz tummeln sich gleich mehrere Mitstreiter, z. B. die
  (a) Medgate AG, die in Kooperation mit der Rhön-Klinik (privater Träger) ein deutsches Joint Venture gestartet hat,
  (b) eedoctors AG, die z. B. mit dem PKV-Start-up Ottonova kooperiert oder die
  (c) Medi24 AG, die z. B. der Anbieter der Allianz (PKV) ist.
- Ende 2019 wagte auch das führende schwedische Telemedizin-Start-up KRY den Markteintritt in Deutschland. KRY gilt in Europa als Marktführer und ist mit einem Gesamtfunding von rund € 219 Mio. (Series C: € 140 Mio. im Januar 2020) eines der bestfinanzierten DH-Start-ups in Europa. Die Stärke: KRY ist seit 2014 in Schweden am Markt, inzwischen in fünf europäischen Ländern aktiv und hat somit weitaus mehr Erfahrung im Aufbau von virtuellen Tele-Kliniken als andere Mitstreiter. Auch punktet das Start-up mit einer modernen, gut durch-

---

6 Damit Kassenärzte die Videosprechstunde als Leistung abrechnen können, müssen sie einen Anbieter wählen der durch die Kassenärztlichen Bundesvereinigung (KBV) zertifiziert wurde. Die Zertifizierung belegt, dass der Anbieter den Anforderungen des $31(b) Bundesmantelvertrags der KBV entspricht. Diese Anforderungen beziehen sich vorrangig auf Datenschutzthemen, wie z. B. E2E-Verschlüsselung, Peer-2-Peer Verbindung, keine Einsicht in Daten oder Gespräche durch den Anbieter und die Daten werden innerhalb der EU gespeichert.

dachten und kundenorientierte User Experience. Seit Sommer 2020 hat auch KRY die KBV-Zertifizierung erworben und muss nun die Anzahl der Ärzte auf ihrer Plattform ausbauen.

Ob sich KRY auch in Deutschland als ein dominanter Player etablieren wird, ist bisher unklar. TeleClinic hat die KBV-Zertifizierung einige Monate vorher erlangt. Doch in der Pandemie scheinen die Anbieter der Gruppe (1) eher die Erfolge zu feiern, denn die Ärzte haben sich zu Tausenden bei solchen Anbietern angemeldet. Dies ist auch darauf zurückzuführen, dass viele der Anbieter ihren Service kostenlos während der Pandemie angeboten haben.

3.2.4 Fazit

Die Telemedizin hat sich in den letzten Jahren regelrecht zu einem Hype-Thema im Digital-Health-Markt entwickelt. Dabei steht es im Prinzip schon lange im Dialog. Seit den ambitionierten Plänen im Jahre 2003 versucht Deutschland, digitale Gesundheit zu etablieren, und spätestens seitdem wird auch bundesweit über Telemedizin gesprochen. In anderen Ländern gehört sie längst zum Alltag und hat sich als fester Bestandteil des Gesundheitssystems etabliert.

Die technischen Möglichkeiten (Videotelefonie) sind schon seit Langem gegeben und trotzdem entwickelt sich bei uns der Markt sehr langsam. Aus unserer Sicht viel zu langsam. Denn es können viele relevante und äußerst reale Probleme gelöst werden und es gibt sehr konkrete Anwendungsfelder. Sicher ist die Telemedizin keine Lösung für alle Herausforderungen im Gesundheitssystem, andererseits ist sie für deutlich mehr Probleme einsetzbar als viele Menschen heutzutage denken. Klar ist, dass auch der Markt in Deutschland vor einem Umbruch steht und Telemedizin ein fester Bestandteil der zukünftigen Verhältnisse sein wird. In einigen Jahren wird es auch in Deutschland selbstverständlich sein, bei einer Erkältung aus dem Bett heraus mit einem Arzt zu sprechen.

Viele Veränderungen gehen mit einer solchen Realität einher. Die Dynamik der Interaktion zwischen Arzt und Patient wandelt sich maßgeblich. Die Rolle des Arztes wird sich durch Telemedizin in Teilen zum „Doctor on Demand" wandeln. Patienten werden bei Beschwerden eine App öffnen und nach 20 Minuten mit einem Arzt sprechen. Heute kommen Patienten bei Gesprächsbedarf zum Arzt. Zukünftig kommen die Ärzte zu den Patienten – auf digitalem Weg. In absehbarer Zeit könnten sich Modelle entwickeln, in denen Ärzte von zu Hause aus arbeiten.

Die Etablierung von telemedizinischen Services ist ein wichtiger und dringender erster Schritt in Richtung Gesundheitsplattform. Als Kernstück des digitalen Hausarztbesuchs wird jede Plattform sich bemühen, hier Marktpotenzial abzugreifen.

Tiefe der Digitalisierung: gering–mittel

Aus einer Innovationsperspektive ist Telemedizin vieles, nur nichts Neues. Es werden zwar Daten erhoben, jedoch sind diese heute auf die limitierten Anwendungsgebiete der Videosprechstunde begrenzt. Daher bewerten wir die technologische Intelligenz als gering. Doch die medizinische Versorgung wird über die virtuelle Klinik und digitale Kommunikationskanäle zugänglicher und effektiver gemacht. Hier erhält sie eine höhere Bewertung, sodass der Trend im mittleren Segment der Digitalisierungstiefe landet (Abbildung 3-1).

3.3 Quantified Self und Gesundheitstracker

Fallbeispiel

Ein Blick in die Zukunft – 07:00 Uhr, 31. Oktober 2029

Stefan liegt schlafend im Bett, Alexa wird ihn in 20 Minuten wecken, denn sie weiß, dass er morgens durchschnittlich 40 Minuten Zeit zum Duschen, Zähneputzen und Frühstücken braucht. Stefans Oura-Ring gibt Alexa das „Okay" für die Einleitung des Weckrufs: Stefan hat die REM-Phase (Tiefschlafphase) vor 30 Minuten verlassen und wird ausgeruht aufwachen. Alexa weckt Stefan sanft mit seiner ausgewählten Tonaufnahme, danach liest sie ihm die führenden Schlagzeilen aus den Nachrichten sowie die ersten Termine bis zum Mittag vor. Sie erinnert ihn daran, ein Glas Wasser zu trinken und seine Vitamin-B_{12}-Tabletten einzunehmen. Stefan geht ins Bad und macht sich fertig für den Tag. Im Hintergrund durchläuft Alexa anhand verschiedenster Sensoren einen kompletten Body-Scan – Stefan ist Diabetiker. Die Toilette testet den Urin, die Zahnbürste analysiert den Speichel und ein Implantat unter der Haut regelt die Insulinausgabe. „Alexa, wie sehen meine Werte aus?" fragt Stefan. „Sehr gern, Stefan. Deine Blutzuckerwerte sehen gut aus. Dein Vitaminindex zeigt einen leichten Eisenmangel. Bitte füge deinem Frühstücks-Smoothie eine Dosis Eisenpulver hinzu. Du hast 7,5 Stunden geschlafen und deine Herzfrequenz ist ausgezeichnet. Nur dein Bewegungsindex ist im Vergleich zur letzten Woche stark abgesunken. Du solltest heute eine Sporteinheit einplanen. Zum Beispiel um 18:30 Uhr nach deinem letzten Termin im Büro. Soll dich deine Apple Watch daran erinnern?" Stefan gibt das „Go" für die Erinnerung, packt sein mit Sensorik ausgestattetes Sportunterhemd zum Bewegungstracking ein und verlässt kurz darauf das Haus.

Die hier skizzierte Zukunft von Stefans Morgenroutine klingt so erstmal als Extremfall, kann aber in 5–10 Jahren Teil unserer Realität sein. Das umfassende Selbst-Tracking über Sensoren und Wearables (Aktivitätentracker) findet ihren Ursprung im „Quantified Self"-Trend. Wir werden im folgenden Kapitel diesen Begriff erklären und ausgedehnter auf die medizinische Versorgung übertragen, um zukünftige Potenziale aufzuzeigen. Im ersten Schritt betrachten wir den Wandel vom einfachen Fitnesstracking bis hin zur umfassenden Gesundheitsbeurteilung durch technische Hilfsmittel. Daraufhin durchleuchten wir die Anwendungsgebiete im Health-Sektor und werfen einen kurzen Blick in die Zukunft von Quantified Self.

3.3.1 Definition Quantified Self

> „Wir nutzen Zahlen, wenn wir unser Auto tunen wollen, chemische Reaktionen analysieren, den Ausgang von Wahlen vorhersagen. Warum nutzen wir Zahlen nicht auch für uns selbst?" Gary Wolf, Gründer der Quantified-Self-Bewegung

Quantified Self ist die Vermessung des eigenen Körpers sowie der Gesundheit mithilfe von Apps und Wearables. Der entstehende Mehrwert durch eine konsequente Analyse körperbezogener Daten wurde von einem weltweiten Netzwerk names Quantified Self schon vor langer Zeit erkannt. Die Bewegung wurde 2007 in den USA von Gary Wolf und Kevin Kelly gegründet. Ihr Mantra: „Self knowledge through numbers". Heute ist die Bewegung zu einem weltweiten Phänomen und zu einer lebendigen Gemeinschaft aus Anwendern und Anbietern von Selbst-Tracking-Lösungen herangewachsen (QS Deutschland, n.d.).

Die selbst ernannten „Selbstvermesser" tracken umwelt- und personenbezogene Daten mithilfe von unterschiedlichen Hard- und Softwarelösungen. Anfangs wurden die Messungen vor allem durch Wearables und andere Fitnesstracker umgesetzt. Heute nutzen Mitglieder der internationalen Gruppe Hochleistungssensoren, um die teils sehr komplexen Werte zu bestimmen. Wir möchten den Begriff „Quantified Self" über die Grenzen dieser Bewegung hinaus verwenden. Denn im Prinzip ist auch der „normale" iPhone-Nutzer, der Fitness- oder Gesundheits-Apps nutzt, Teil dieses Trends. Das sorgfältige Sammeln von Daten wird inzwischen von sehr vielen Smartphonenutzern praktiziert. Nicht immer sind sich die User überhaupt bewusst, dass sie sich durch die teilweise im Hintergrund laufenden Tracking-Apps intensiv überwachen lassen. Das Ziel der aktiven Nutzer besteht darin, die eigenen Verhaltensweisen und den Gesundheitszustand detailliert und dauerhaft zu analysieren. Als Grundgedanke der zahlengetriebenen Anwender liegt oftmals der Wunsch nach einem bewussteren und gesünderen Leben zugrunde. Die Möglichkeiten des Trackings scheinen heute beinahe unbegrenzt. Wir können mit einfachsten Mitteln unsere gelaufenen Schritte zählen, den Schlafrhythmus festhalten, den Herzschlag und Puls messen und die konsumierten Kalorien langfristig nachverfolgen. Die digitalen Hilfsmittel haben das Potenzial, in manchen Fällen sogar den Fitnesscoach oder perspektivisch denn Arzt zu ersetzen. Doch noch werden die Trackingmöglichkeiten in der Masse eher als zusätzliche Maßnahme zur Gesundheitsoptimierung verstanden. Bei den meisten gesundheitlichen Fragen bleibt der Weg zum Arzt nicht aus.

3.3.2 Von Fitness zu Gesundheit

Es entdecken zunehmend mehr Menschen das Tracken von gesundheitsbezogenen Daten im Alltag für sich. Dabei wird der breiten Masse an Nutzern immer klarer, dass die Messung kein komplexer Vorgang sein muss. Vieles läuft inzwischen einfach nebenbei und benötigt kaum Feinjustierung durch den Vermesser. Es ist langsam aber sicher normal geworden, seine Schritte zu zählen oder seine Schlafphasen mit seinem Smartphone zu überwachen.

Die Wurzeln der Entwicklung zu einer reflektierten und selbst optimierenden Gesellschaft liegen im Beginn der Mobile-Health-Ära (siehe Innovationswelle 2010–2015, Kap. 2.1.4). Der Trend entstand 2010 mit dem technischen Sprung der Leistungsfähigkeit alltäglich genutzter Hardware und dem Konkurrenzkampf diverser Softwareanbieter in diesem Bereich. Zu dieser Zeit wurde der Markt von einer großen Zahl an Fitnesstrackern überspült. Diverse Smartphone-Applikationen und Wearables fanden unzählige Abnehmer. Zu Beginn stand im Massenmarkt eher das Tracken von Bewegungs- und Ernährungsdaten im Fokus. Später wurden immer mehr Lifestyle-Daten, wie der Schlafrhythmus oder die Kategorie Achtsamkeit hinzugefügt. Die scheinbar grenzenlosen Möglichkeiten der Analyse von Körper und Gesundheit wurden immer weiter durch technische Lösungen umgesetzt. Da schon seit langer Zeit in vielen anderen Industrien das Nutzen von persönlichen Daten sehr intensiv gelebt wird, war der Schritt, dies auf den Gesundheitsmarkt zu übertragen, nur eine Frage der Zeit. Mittlerweile geht der Trend weit über das Festhalten von Fitnessaktivitäten hinaus. Schlafphasen können z. B. über den sensorbestückten Ring Oura, Sensormatten oder über das Smartphone aufgezeichnet und analysiert werden. Oder z.B. durch die Dokumentation der Menstruationsphasen können Frauen ihren nächsten Eisprung zeitlich sehr genau eingrenzen. Die Messdaten einer EKG-Analyse konnten vor einigen Jahren nur mit teuren Geräten ermittelt werden. Inzwischen gehört die Herzrhythmus-Messung und eine EKG-Auswertung zu den Grundfunktionen einer Apple Watch. Das Messen von EKG-Werten hat nur noch wenig mit der anfänglichen Selbstoptimierung im Fitnessbereich zu tun und ist heute ganz klar im Health-Bereich anzusiedeln. Die Nutzung von Quantified-Self-Diensten hat sich also stark transformiert und deckt heute ein großes Spektrum an Werkzeugen zur digitalen Selbstreflexion ab (siehe Abbildung 3-2).

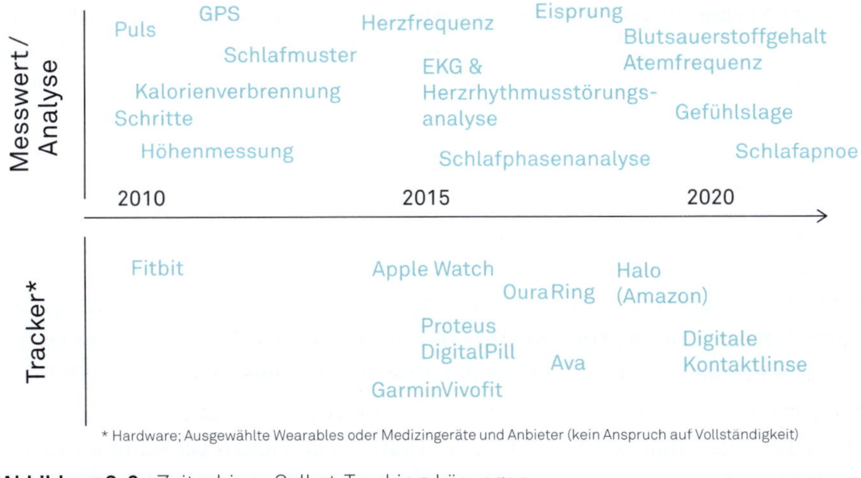

Abbildung 3-2: Zeitschiene Selbst-Tracking-Lösungen.

Auch die Art der Wearables wird sich in Zukunft stark verändern. Aus dem heutigen Verständnis sind trackingfähige Geräte in der Regel Armbänder bzw. Smartwatches. Die heute schon winzig erscheinenden Sensoren werden jedoch immer weiter geschrumpft, sodass wir heute schon Pilotprojekte zur intelligenten Kontaktlinse oder schluckbaren Sensoren in Form einer Pille sehen.

3.3.3 Anwendung im Gesundheitsbereich – „The Next Generation of Wearables"

Wie wir bis hierhin feststellen konnten, kann Quantified Self weit mehr leisten, als unsere Schritte und Bewegung zu dokumentieren. Die inzwischen sehr exakte Messung von Gesundheitsdaten kann heutzutage in vielen Fällen wichtige Hilfestellung leisten und wir sehen in folgenden Bereichen besonders großes Potenzial der weiteren Etablierung des Quantified-Self-Trends im Gesundheitsbereich:

- **Fruchtbarkeit und Frauengesundheit:** Schon seit Jahrhunderten versucht der Mensch durch die Dokumentation der Periode und unter der Berücksichtigung von weiteren Einflussfaktoren, den genauen Zeitpunkt des Eisprungs zu bestimmen. Diese Daten werden als Grundlage der natürlichen Verhütung durch einen Zykluskalender genutzt. In anderen Fällen dienen die Erkenntnisse der genauen Planung der besten Konditionen und des richtigen Zeitpunkts zum Kinderzeugen. Ein Beispiel ist der Ava Zyklustracker: Während des Schlafes messen die Sensoren, versteckt in einer Armbanduhr, die Temperatur, den Ruhepuls oder die Hautdurchblutung der Nutzerin. Darauf basierend berechnet Avas Software die fruchtbaren Tage des Zyklus. Inzwischen beschäftigen sich immer mehr Start-ups mit unterschiedlichen Feldern der weiblichen Gesundheit, über die Themen Verhütung oder Kinderwunsch hinaus. Die Messung und Vorausberechnung der Menstruation oder die Unterstützung in der Schwanger- und Mutterschaft sind häufige Themen, mit denen explizit Frauen angesprochen werden. Auch Medizingeräte werden technologisch immer weiterentwickelt, wie z. B. eine mobile Milchpumpe, die über Sensoren die optimale Saugkraft simuliert und das Milchvolumen trackt. Über die App kann die Nutzerin sich alle Daten ausgewertet ansehen (Willow, n.d.).
- **Diabetes:** Das Messen des Blutzuckerspiegels ist für Diabetiker schon immer ein herausfordernder und aufwendiger Prozess. Die Menge der Möglichkeiten, Blutwerte durch technische Hilfsmittel zu bestimmen und die Werte zu dokumentieren, das Erinnerungsmanagement der Messungen sowie der Insulinzufuhr zu bewerkstelligen, sind inzwischen stark gewachsen. In Deutschland gibt es aktuell ungefähr sechs Millionen Menschen mit Diabetes und jeden Tag kommen knapp 1000 Neuerkrankungen hinzu. Hier haben wir in den letzten Jahren gesehen,

dass typische Blutzuckergeräte immer kleiner und vernetzter werden. So ist es heute normal, dass die gemessenen Werte des Gerätes über Bluetooth automatisiert an das Smartphone gesendet werden. Dieser große Markt wird zukünftig von einer Vielzahl an intelligenten Trackingsystemen ausgefüllt werden.

- **Herzrhythmusstörungen:** Die Elektrokardiografie ist eine Messmethode, die lange Zeit nur in Praxen und Krankenhäusern durchgeführt werden konnte. Durch den technologischen Fortschritt können nunmehr beispielsweise herzkranke Patienten dieses äußerst wichtige Instrument für eine dauerhafte und vor allem standortunabhängige Überwachung der Herzaktivitäten nutzen. Apple hat bereits ein mobiles EKG in seine Smartwatches eingebaut. Ohne große Verkabelung können Nutzer diese Messungen nun absolut unkompliziert und dauerhaft durchführen. Die aufgezeichneten Daten können anschließend mit dem behandelnden Arzt geteilt und professionell ausgewertet werden. Unregelmäßigkeiten bei der Messung werden dem Nutzer von der intelligenten Uhr umgehend mitgeteilt. Nicht nur bei Patienten mit Herzrhythmusstörungen kann dieser Dienst im Ernstfall einen wichtigen Beitrag zur Lebenserhaltung der Betroffenen leisten. Ein weiteres Beispiel: Das deutsche Start-up Preventicus Heartbeat hat eine App entwickelt, welche die Symptome von Vorhofflimmern erkennen kann. Hierzu reicht das Auflegen des Fingers auf die Linse der Smartphonekamera. Durch das integrierte Blitzlicht können die Adern und der Blutfluss getrackt werden. Nach der automatisierten Auswertung gibt es eine erste Einschätzung im Ampel-Format. Das Start-up arbeitet auch mit Kardiologen zusammen und ermöglicht für Versicherte von Partnerkrankenkassen eine dauerhafte Betreuung durch die Kombination von dauerhafter Messung und ärztlicher Betreuung. Noch muss der Nutzer in der Basis-Version den Finger auf die Linse halten, um eine EKG-Messung durchzuführen. Doch wir glauben im Zuge der technischen Weiterentwicklung wird die Bestimmung der Herzaktivitäten automatisch und dauerhaft durch kleinste Sensoren möglich sein. Für Patienten mit einem Schlaganfallrisiko kann die permanente Überwachung lebensrettend sein.
- **Gehirnaktivität:** Unser Gehirn ist die Schaltzentrale des gesamten Körpers und ein Bereich, den die Medizin noch kaum versteht. Dieses komplexe Organ zu untersuchen, war bis vor Kurzem nur Spezialisten auf diesem Fachgebiet, Wissenschaftlern und großen Unternehmen möglich. Das könnte sich aber schon bald ändern. Das Start-up Brainwave Bank hat einen Helm entwickelt, mit dem Nutzer zu Hause die eigenen Gehirnaktivitäten messen können. Die Elektroenzephalografie, also die Aufzeichnung der elektrischen Spannung des Gehirns, kann ausschlaggebende Hinweise zum Ursprung von Krankheiten geben. Sie wird zur Schlafdiagnostik, bei Epilepsiepatienten und in vielen weiteren Bereichen angewandt.

- **Lungenfunktion:** Für Patienten mit Lungenerkrankungen wird zur genauen Diagnose das Messverfahren Spirometrie eingesetzt. Das hierfür benötigte Gerät kann die Leistungsfähigkeit der Lunge genau identifizieren. Für Langzeitpatienten können mobile Lungenfunktions-Messgeräte zukünftig die regelmäßigen Arztbesuche ersparen. Ein kleines Gerät wird einfach über Bluetooth mit dem Smartphone verbunden und über das einfache Ausatmen des Nutzers kann die Lungenfunktion hinreichend überprüft werden. Der einzelne Vorgang dauert nur wenige Sekunden, dauerhafte Beobachtungen können zu aussagekräftigen Ergebnissen führen.

Der Fortschritt von Wissenschaft und Technik hat den Mobile-Health-Markt revolutioniert und die Entwicklung wird in den nächsten Jahren noch eine Welle von Innovationen mit sich bringen, die sich der Endverbraucher heute noch nicht vorstellen kann. Das Tracking über Apps und Armbanduhren wird in Zukunft von Sensorik, die in unsere Umwelt eingebettet ist (in Matratze, Toilette, Kühlschrank, etc.), sowie mithilfe von neuen Geräten übernommen. Die Sensorik, also die Datenerfassung, ist dabei nur der Anfang, im nächsten Schritt müssen intelligente Algorithmen Muster erkennen und Erkenntnisse ausgeben. Heute wird der Endkunde noch mit der Menge an Daten alleingelassen. Die verschiedenen Tracker arbeiten meist autark und es fehlt an einer Plattform, welche die Daten aggregiert und sinnvoll in Beziehung zueinander auswertet, um klare medizinisch fundierte Empfehlungen ausgeben zu können. Der nächste logische Schritt ist nun die sinnvolle Verschmelzung der aufgezeichneten Daten. Hier schließt sich auch wieder der Kreis zur ePA – denn auch die dortigen Daten sollten mit den selbst getrackten Daten verbunden werden. Dabei entstehen ein ganzheitliches Bild des Patienten und die Möglichkeit, klare Handlungsempfehlungen sowie medizinische oder präventive Services anzubieten. Die Empfehlungen basieren auf intelligenten Algorithmen und weisen den Weg in die digitale Versorgung und personalisierte Medizin – dazu mehr in Kap. 3.4 und Kap. 3.5.

Ultimatives Ziel wird es sein, eine Plattform aufzubauen, die den Kunden dauerhaft begleitet, dabei immer mehr Daten zu sammeln, um passgenaue Gesundheitsservices für den jeweiligen Lebensabschnitt oder den Lifestyle anbieten zu können.

3.3.4 Fazit

Wir glauben, dass die Ära der Fitnesstracker der vorgelagerte Schritt hin zur individuellen Medizin und dem vernetzten Zuhause ist. Die breite Masse konnte über die Themen Sport und Wellness an die Technologie herangeführt werden. Die Akzeptanz bzw. das Vertrauen in technikgestützte und datenbasierte Entscheidungen steigt dadurch auch im Gesundheitsbereich stetig an. Dabei ist das Potenzial des

Marktes riesig, denn viele Endkunden tragen bereits ständig Sensoren bzw. digitale Geräte an ihrem Körper. Tech-Giganten wie Apple greifen über ihre Apple Watch-Kunden in der Ausweitung medizinischer Funktionen somit auf eine massive Kundenbasis zu. Wer schon eine Fitbit zum Tracken der eigenen „Burn Rate" (Kalorienverbrennung) benutzt, wird vor der Bestimmung von Gesundheitsdaten durch intelligente Tracker weniger stark zurückschrecken. Die Sensoren und die Technik sind im Prinzip schon längst im breiten Markt angekommen.

Welche Lösungen in den nächsten Jahren entwickelt und marktfähig gemacht werden, wird sich zeigen. Denkbar sind winzige Kapseln mit integrierten Computern, die im Körper verbleiben und dauerhaft Daten aufzeichnen und an unser Smartphone senden. Hinzu kommt das intelligente Zuhause. Die Tech-Giganten haben hier einen großen Vorsprung und wir sehen, dass sie nun neben den Fitness- und Lifestyle-Daten auch aktiv medizinische Daten anzapfen. Wir sind gespannt, wie schnell sich der Trend weiter im Gesundheitsmarkt ausbreiten wird.

Tiefe der Digitalisierung: mittel

An der Versorgung durch Leistungserbringer (z.B. Ärzte, Therapeuten) ändert sich noch nicht sehr viel, da die Daten noch zu selten in Symbiose mit dem Arzt erhoben werden. Dadurch positioniert sich der Trend hier im unteren Segment. Doch erhöht sich die Intelligenz maßgeblich, da nun umfängliche Daten vom Patienten selbst erhoben werden (Abbildung 3-1). Diese Daten sind zunehmend dem medizinischen Bereich zugehörig und werden in Zukunft die Datenbank für intelligente Algorithmen darstellen.

3.4 Digitale Versorgung

Wieder starten wir in diesem Unterkapitel mit einer kurzen Geschichte aus dem Alltag des deutschen Gesundheitssystems (siehe Fallbeispiel).

Fallbeispiel

Medizinische Versorgung im modernen Alltag des Gesundheitskunden
An einem ganz normalen Büroarbeitsplatz in einem mittelständischen Unternehmen arbeitet Max mit großer Hingabe an seinem Projekt. Von morgens bis abends stemmt er sich der immer näher rückenden Deadline entgegen. Seine Rückenschmerzen hatte er in den letzten zwei Wochen dabei gut ignorieren können. Doch seine Beschwerden zwingen ihn, zu einem Orthopäden zu gehen, um möglichst schnelle Hilfe zu erhalten. Eine Spritze gegen die Schmerzen wollte der Arzt ihm nicht verschreiben, anstatt dessen soll ihm ein Physiotherapeut wieder auf den richtigen Weg bringen.
Nach der ersten 5-Minuten-Recherche bei Google entscheidet er sich für die Physiotherapiepraxis, die zwei Straßen weiter liegt. Nach einem schnellen Anruf wird er leider vertröstet – die Praxis nimmt zurzeit keine neuen Patienten auf. Nachdem drei weitere Praxen nicht telefonisch erreichbar waren, spricht er endlich mit einer Therapeutin, die ihm einen Termin in zwei Monaten anbietet: „Mittwoch, 11:30 Uhr oder 14:00 Uhr?" Für Max sind beide Uhrzeiten schwer mit seinem Arbeitsalltag zu vereinbaren. Seine Frage daraufhin: „Ist es denn möglich, früh am Morgen oder abends Termine zu bekommen?" Die Antwort: „Wir öffnen um 10:00 Uhr und schließen um 15:30 Uhr". Max reagiert frustriert und denkt sich: „Wie soll ich das meinem Arbeitgeber erklären? Mit Anfahrt gehen mir jede Woche zwei Stunden meiner Freizeit flöten? Kann ich die Übungen auch alleine machen? Da muss es doch eine App geben?"
Max möchte aktiv und regelmäßig an seiner Rückengesundheit arbeiten, aber fragt sich, wie er solche Limitierungen langfristig in seinen Alltag integrieren soll. Die Antwort ist: Er wird es hochwahrscheinlich nicht integrieren. Warum? Weil sich oftmals medizinische Dienstleistungen *noch* nicht der modernen Welt angepasst haben. Der klassischen Face-to-Face-Therapie und dem Wunsch nach präventiven Dienstleistungen stehen unflexible Arbeitszeiten von Ärzten und Therapeuten sowie der Fachkräftemangel entgehen.
Digital-Health-Anwendungen können hier eine Lösung für solche strukturellen Probleme darstellen – weit über digitale Kommunikationskanäle, wie beispielsweise die Videosprechstunde, hinaus. Wir sprechen hier von der digitalen Versorgung.

3.4.1 Einführung: digitale Versorgung

Die „digitale Versorgung" ist kein gängiger Begriff im deutschen Gesundheitsmarkt. Die Trendanalyse in diesem Kapitel hat diese Bezeichnung hervorgebracht. Wir verstehen unter der digitalen Versorgung die Digitalisierung des Versorgers bzw. des Leistungserbringers selbst. Der Arzt, der Therapeut, der Pfleger sowie die jeweiligen

Diagnosen und Therapien können schon heute durch intelligente Algorithmen, digitale Inhalte und/oder Sensoren unterstützt und teilweise ersetzt werden. Gemeint sind z.B. digitale Therapien im Bereich mentaler Gesundheit durch intelligente Algorithmen, wie z.B. Chatbots, in Einklang mit umfassenden Datenanalysen. Die klassischen Face-to-Face-Therapien werden durch diesen Trend zeitgemäß weiterentwickelt und an die technischen Möglichkeiten angepasst.

3.4.2 Intelligente Algorithmen? Nichts Neues für den Kunden

Analog zu den weiter oben dargestellten Trends, sind die „Digital Natives" auch beim Thema „intelligente Algorithmen" einiges aus anderen Industrien gewöhnt. Algorithmen sind fest in unser Leben integriert, zwar oft unbewusst, aber in großem Umfang. Basierend auf unserem Nutzerverhalten werden uns kontinuierlich vollkommen selbstverständlich sehr konkrete Vorschläge gemacht. Netflix mit über 171,1 Millionen Nutzern (Poleshova, 2020a) weiß genau, welche Filme uns gefallen könnten. Spotify mit über 299 Millionen aktiven Nutzern weltweit (Poleshova, 2020b) kennt unseren Musikgeschmack und lässt uns regelmäßig neue Lieblingssongs entdecken. Spotify und Netflix geben ihren Nutzern dabei das Gefühl, sie besser zu kennen als sie sich selbst. Wie geht das? Die Algorithmen prognostizieren das Verhalten ihrer Nutzer anhand von vergangenem Verhalten bzw. Daten. Dies gelingt den Algorithmen derart gut, dass die Nutzer sich schnell an die passgenauen Empfehlungen gewöhnen. Die Tech-Giganten spielen in Sachen smarte Algorithmen und Big Data in der Königsliga. Apples „Siri" gehört zur intelligenten „Standardausrüstung" der Masse. „Siri", Amazons „Alexa" und das Google Home schauen und hören uns dabei ständig zu und reagieren mithilfe von Algorithmen direkt – wie ein Mensch – auf unser Verhalten. Die großen Plattformen wie Amazon, eBay oder Google haben ihre Services in den letzten zehn Jahren anhand von Algorithmen drastisch optimiert – z.B. in puncto Kaufempfehlungen, Service-Chatbots oder über gezielte Marketingmaßnahmen. Auch die Gesichtserkennung und Virtual Reality sind dank Snapchat und Instagram für viele Nutzer nichts Besonderes mehr. Masken, Hüte und Make-up werden live auf menschliche Gesichter übertragen. Somit werden spielerisch kundenzentrierte, digitale Services eingebettet.

Es wird deutlich, algorithmusbasierte Dienstleistungen sind bereits in der Masse aktiv – und vor allem akzeptiert. Wir können zwar noch nicht allgemeingültig von wahrer künstlicher Intelligenz sprechen, jedoch geht die Entwicklung weiter in diese Richtung. Dabei werden immer mehr Daten über uns Nutzer festgehalten, über das Smartphone, das Tablet, die Smartwatch und das Smart-Home-Gerät – und ausgewertet. Diese Informationen betreffen auch heute schon persönliche sensible Datenpunkte.

Es ist nur eine Frage der Zeit, bis wir algorithmusbasierte Dienste (z. B. Empfehlungen) auch im medizinischen Kontext einsetzen werden. Die Digitalisierung der Versorger wird sich auch in Deutschland weiter durchsetzen und die Basis für die individuelle Versorgung von Patienten durch intelligente Gesundheitsleistungen bilden. In Zukunft wird durch die Zusammenführung und Entwicklung der fünf Trends (s. Kap. 3) der Kern der medizinischen Versorgung komplett neu gedacht und auf das einzelne Individuum abgestimmt (dazu mehr in Kap. 3.5).

3.4.3 Digital Therapeutics (DTx)

> „Digital therapeutics, like pills, are just another kind of treatment." Jeremy Sohn, VP & Global Head of Digital Business Development Novartis

Begriffsdefinition

Die Antwort auf die Frage von Max am Ende unserer Eingangsgeschichte (siehe Fallbeispiel) lautet „Ja, es gibt eine App für die digitale Physiotherapie – und diese heißt „Kaia Health". Kaia Health gehört zur neuen innovativen Produktklasse der sogenannten Digital Therapeutics, kurz „DTx" und auf Deutsch „Digitale Therapeutika". Diese Begrifflichkeiten sind – wie noch oft im Digital-Health-Bereich – Neuzeitwör-

Insight

Kaia Health – der digitale Physiotherapeut

Kaia Health ist eine der führenden deutschen Digital-Health-Start-ups und heute auch weltweit als DTx bekannt. Kaia startete als Rücken-App mit Videoanleitungen, um die Physiotherapie jederzeit ins Wohnzimmer zu holen, ähnlich wie die digitalen Fitnessstudio-Apps. Therapeuten/Trainer zeigen über Videoaufnahmen, wie die Übungen durchgeführt werden müssen, und die App bietet verschiedene Trainings an. Seit Einführung der „Motion Coach"-Funktion wird sie vollends zum digitalen Physiotherapeuten. Über die Kamera des eigenen Smartphones nimmt der Kunde sich beim Üben selbst auf. In Echtzeit und über Bildanalyse macht die App nun Verbesserungsvorschläge zur Durchführung. Die Bewegungen des Nutzers werden genau analysiert und bewertet. Wird die Übung falsch ausgeführt, macht die App sofort darauf aufmerksam. Der Patient weiß, ohne die Anwesenheit eines Therapeuten, ob das Training richtig umgesetzt wird. Durch die algorithmusbasierte Softwarelösung kann somit auf einen echten Therapeuten gänzlich verzichtet werden und eine Therapie wird zu Hause möglich gemacht. Wichtig ist, dass die Lösung eine dauerhafte Verhaltensveränderung des Patienten anstrebt. Hierfür bedarf es einer individuellen Interaktion mit dem Verhalten der Nutzer. Ein einfaches Video mit einer Yoga-Übung zählt also nicht dazu.

ter. Es gibt noch keine global gefestigte Definition. In diesem Mix aus oftmals „denglischen“ Begrifflichkeiten kommen weitere Themen wie „Digital Medicine“ oder „Digital Pill“ hinzu.

Wir möchten in diesem Kapitel den Begriff der Digital Therapeutics (DTx) festigen und orientieren uns an dem Framework der amerikanischen Community und der Innovationsplattform HealthXL: DTx-Produkte sind Softwareprodukte, die eine therapeutische Intervention zur Behandlung und Vorbeugung von Krankheiten liefern. Was unterscheidet DTx-Produkte von anderen Digital-Health-Lösungen? Sie sind klinisch getestet, evidenzbasiert und führen beim Nutzer eine reelle Verhaltensänderung herbei.

Die digitale Lösung, die App, wird zur Medizin bzw. zur Therapie. Früher haben Kettenraucher Nikotinpflaster gekauft, heute können sich Gesundheitskunden das Rauchen über eine App abgewöhnen. Daher ist der Begriff der „Digital Pill“ bzw. der digitalen Pille im Zusammenhang mit dem DTx-Trend entstanden. Aber nicht nur Medikamente können durch therapeutische Ansätze in Verbindung mit digitalen Lösungen ersetzt werden, sondern auch (und vielleicht sehr viel wesentlicher) gängige F2F-Therapien.

An dieser Stelle möchten wir betonen, dass andere Digital-Health-Lösungen entlang des Patientenpfades, wie beispielsweise diagnose- und therapieunterstützende Lösungen, nicht per se zur Kategorie der digitalen Therapie gehören. Anwendungen wie der digitale Symptom-Checker (z. B. Ada Health) oder das reine digitale Tracken von Symptomen (z. B. digitales Schmerztagebuch) gehören nicht zur Klasse der DTx, denn sie bewirken per se keine Änderung des Verhaltens beim Kunden. Es geht also darum, dass der Kunde mithilfe der digitalen Therapeutika analog zu einer F2F-Therapie den Status quo verändern bzw. verbessern kann.

Anwendungsgebiete

Doch in welchen medizinischen Bereichen eignet sich ein solcher digitaler Ansatz? Antwort: bei Krankheiten oder Therapieansätzen, die (1) einer weitverbreiteten Leitlinie folgen und (2) eine kontinuierliche, repetitive Betreuung sowie Monitoring der Patienten beinhalten. Dies ist der Fall bei den folgenden typischen Anwendungsfeldern von DTx-Lösungen:

- chronische Krankheiten,
- mentale Gesundheit,
- Rehabilitation und
- Suchtmedizin.

Nehmen wir den Bereich mentale Gesundheit: Ein Psychotherapeut sieht seine Akutpatienten alle 1–2 Wochen. Doch Panikattacken oder Angstzustände begleiten manche Patienten jeden Tag. Ein Chatbot und die proaktive Abfrage von Stimmungen und Wohlbefinden können hier zu einer Linderung und Verhaltensänderung beitragen. Das ist etwas, das eine App ohne Probleme täglich leisten kann, ein Therapeut jedoch aus Zeitgründen nicht. Die regelmäßige digitale Interaktion, Motivation oder Anleitung – von zu Hause mit 24/7-Zugänglichkeit – kann bei den genannten Anwendungsbereichen von großem Mehrwert für die Patienten sein. Gehen wir einen Schritt weiter: Neben der regelmäßigen Interaktion kann eine solche App einen therapeutischen Leitpfaden mit Videoanleitungen, Fragebögen und weiteren Informationen zur Krankheit bieten. Der intelligente Chat und die Therapieinhalte können nun mit der Option abgerundet werden, im Notfall doch mit einem Arzt über eine Videosprechstunden-Funktion kommunizieren zu können. Im Bereich Sucht ist eine solche umfangreiche Betreuung der Patienten auch außerhalb des Sprechzimmers sehr hilfreich.

Aber auch bei ganz anderen Indikationen können digitale Therapien in Zukunft helfen. Kann ein Algorithmus, der Sprachaufnahmen analysiert, einen stotternden oder lispelnden Patienten genauso gut oder vielleicht sogar besser behandeln als ein

Insight

DTx und Pharma

Start-ups, die im DTx-Bereich Lösungen entwickelt haben, haben in den Jahren 2018/2019 regelrecht geboomt – als starker Trend in den USA, der vor allem durch die Investoren und großen Transaktionen gepusht wurde. Es überrascht kaum, dass diese Investoren oftmals pharmazeutische Hersteller sind. Die Anwendungsfelder der neurologischen und chronischen Erkrankungen werden heute von der Pharmaindustrie wenig oder nicht ideal (fehlende Verhaltensänderung) adressiert. Klinische Studien sind genau das Milieu der Pharmaindustrie. Erste Studien zeigen einen hohen und schnellen Wirkungsgrad. Der Mehrwert kann schneller nachgewiesen werden als bei klassischen Arzneimitteln. Pharma hat erkannt, dass DTx-Lösungen als digitale therapiebegleitende Services oder als neue Therapie (Ersatz) einsetzbar sind. Der japanische Pharma-Gigant Otsuka investierte Ende 2018, 300 Mio. in den amerikanischen DTx-Inkubator Click Therapeutics. Novartis kooperiert 2018 mit dem DTx-Start-up Pear Therapeutics, um gemeinsam verschreibungspflichtige digitale Therapeutika zu entwickeln und sicherte Investitionen im zweistelligen Millionenbereich zu. Die Möglichkeit, Medikamente mit hohen Entwicklungskosten durch digitale, leicht skalierbare und in der Entwicklung kostengünstigeren Lösungen zu ersetzen, ist für die unter Margendruck leidende Pharmabranche attraktiv. Auch können bestehende Medikamente mit digitalen Services unterstützt und Therapieakzeptanz und -treue gesteigert werden. Ein geradezu perfekter „Fit“?

Logopäde? Die Technologie ist heute in Sprach-, aber auch in Bilderkennung sehr weit entwickelt. Wir sagen: Warum nicht? Brauchen wir denn dann überhaupt noch Logopäden?

3.4.4 Vom Symptomchecker hin zur intelligenten Entscheidungshilfe

Auch wenn diagnose- oder entscheidungsunterstützende Lösungen nicht per se zur Kategorie der digitalen Therapie gehören, gehören sie doch in den Trend Digitale Versorgung. Unternehmen wie Ada Health revolutionieren aus unserer Sicht den Patientenpfad enorm, denn sie ersetzen potenziell den Erstkontakt mit dem Arzt und könnten die Aufgabe der digitalen Triagierung von Patienten in Zukunft übernehmen. Was macht Ada genau? Die App fragt über eine Chatbot-Technologie das Wohlbefinden bzw. die Symptome des Nutzers ab. Fast schon spielerisch und über eine menschlich-wirkende Kommunikation im Chat, entlockt die App die notwendigen Daten, um eine Beurteilung der Symptome durchzuführen. Ein intelligenter Algorithmus ananlysiert die Symptome und fragt je nach Antwort weitere Symptome ab, welche mit möglichen Diagnosen korrelieren könnten. Am Ende gibt Ada basierend auf ihrer Datenbank eine Einschätzung darüber ab, mit welcher Wahrscheinlichkeit die genannten Symptome zu gewissen Diagnosen passen. So bekommt der Patient eine statistische Einschätzung seiner Symptome und damit eine Einschätzung zur Erst-Diagnose (siehe Use Case, Kap. 6.12). Ada könnte in Zukunft somit zum ersten digitalen Ansprechpartner von Patienten werden und die App könnte (als Teil einer Gesundheitsplattform) direkt zum Tele-Arzt oder -Apotheker vermitteln oder den Patienten in die Notaufnahme schicken. Dies würde die Patientenreise maßgeblich zum heutigen Status quo verändern. Sollte Ada in Zukunft auch Zugriff auf getrackte Gesundheitsdaten haben, könnte eine noch umfassender Analyse von Symptomen geschehen. Was viele nicht wissen ist, dass Ada ursprünglich für Ärzte entwickelt wurde. Die enorme Datenbank und der intelligente Algorithmus sollten Ärzten helfen besser Diagnosen zu fällen, indem die verschiedenen Symptome unterschiedlich gewichtet betrachtet werden. Ada kann den Arzt so auf potenzielle Erkranungen aufmerksam machen, die er selbst nicht gesehen hätte. Hinzukommt, dass sich ein Algorithmus natürlich wesentlich mehr Krankheitsbilder merken kann. Google arbeitet auch an einer Suchmaske für Ärzte, die anhand von Symptomen die damit in Verbindung gebrachten Diagnosen oder Krankheitsverläufe anzeigt (Kap. 5.2.1.). Wir glauben, dass Ärzte in Zukunft überhaupt keine weitreichenden Entscheidungen ohne eine KI mehr machen werden. Der Gesundheitskunde der Zukunft wird nicht mehr akzeptieren, dass „nur“ ein menschliches Gehirn über seinen Datensatz geschaut hat. Wir glauben an die Frage: „Was sagt denn die KI zu meinen Symptomen?“

Intelligente Entscheidungshilfen werden aus unserer Sicht den Versorger unterstützen und eventuell teilweise auch ersetzen (siehe Triagierung), daher gehört er neben den digitalen Therapien auch zum Trend „Digitale Versorgung“.

3.4.5 Fazit

Ärzte und Patienten lässt es bei der Formulierung „Ersetzen durch digitale Tools oder Technologien“ schnell ins Schaudern geraten. Doch glauben wir nur an eine Zukunft im Gesundheitswesen mit intelligenten Algorithmen. Wird es jemals möglich sein, einen Arzt vollkommen über künstliche Intelligenz zu ersetzen? Fachlich – vielleicht. Werden Ärzte ohne intelligente Unterstützung in der Zukunft noch vom Gesundheitskunden zur Beratung oder Behandlung herangezogen werden? Wir glauben: Nein. Wie der Gesundheitsminister Jens Spahn unterstrich: Der Arzt wird nicht durch die Maschine ersetzt, aber Ärzte ohne künstliche Intelligenz werden durch Ärzte mit künstlicher Intelligenz ersetzt.

Ein Arzt kann sich vielleicht mehrere Hundert Krankheitsbilder und deren Behandlungspfade merken, ein Algorithmus mehrere Hundertausend. Datenbanken werden Früherkennung von Krankheiten, Diagnostik und auch Behandlungsentscheidungen präzisieren und zur Perfektion treiben. Wir glauben, dass es den Menschen neben der Maschine im Gesundheitswesen immer geben wird – aber eventuell nicht, weil die Maschine das in 50–100 Jahren nicht alleine kann, sondern weil wir menschlichen Kontakt brauchen. Nun sollten wir aber an der Stelle auch noch einmal sagen: Ein intelligenter Algorithmus ist auch nur so gut wie der Mensch, der ihn programmiert hat (Stand heute).

Tiefe der Digitalisierung: mittel–hoch

Der Digitalisierungsgrad in diesem Trend ist hoch, da zum einen Daten über Sensoren, Video und Tracking gesammelt und zum anderen anschließend über intelligente Algorithmen ausgewertet werden (Abbildung 3-1). Der Anspruch der digitalen Therapie ist es, mit dem Kunden in Echtzeit zu interagieren, wie es ein echter Arzt/Therapeut tun würde.

3.5 Individuelle Versorgung

Der Trend „Individuelle Versorgung“ beschreibt den Blick in die Zukunft und vereint alle vorausgegangen Trends. Es ist das Zukunftsszenario aus dem Quantified-Self-Kapitel (Kap. 3.3) plus der Intelligenz digitaler Therapien und Genom-Datenbanken. Das Resultat ist eine personalisierte medizinische Versorgung, die dem heutigen „Gießkannen-Prinzip“ (eine Lösung für alle) diametral entgegensteht und wahre Zukunftsmedizin beschreibt: von der individualisierten Menge an Aspirin aus dem Medikamenten-3-D-Drucker, über genombasierte Krebsprävention hin zu hochkomplexen intelligenten Gesundheitstools. Biotech- und Biopharma-Lösungen, wie beispielsweise Gentherapien, werden hier eine große Rolle spielen und unser Verständnis von Medikamenten und Heilung komplett auf den Kopf stellen.

Schauen wir zuerst auf die Seite der Daten: Ohne eine digitale Infrastruktur, die es ermöglicht, mithilfe der ePA Daten aus der Regelversorgung zur intelligenten Analyse zu verwenden, werden auch personalisierte Gesundheitsdienstleistungen Limitierungen haben. Zu den fallbasierten Daten der Patientenakte füttert der Quantified-Self-Trend alle weiteren personenspezifischen Daten rund um das Leben des Patienten hinzu. Dabei werden über die wachsende Anzahl an Sensoren vor allem strukturierte Daten aufgenommen. Diese sind für einen Algorithmus leichter auszuwerten – in weiter Zukunft werden Algorithmen aber auch unstrukturierte Daten auswerten können. Die medizinischen Daten der Patientenakte werden somit vielschichtig angereichert. Mit der Zeit werden Datenbanken über die Lebensspanne hinweg und schließlich über Generationen und Ländergrenzen entstehen. Die letzte fehlende Komponente stellen nun die Genom- bzw. DNA-Daten einer Person da. Diese ermöglichen es, die individuelle Neigung des Menschen zu bestimmten Krankheitsbildern, die Verstoffwechselung von Medikamenten und die Reaktion von Erbgut auf die Außenwelt zu überwachen. Dies könnte in die Lage versetzen, die DNA des Menschen zu entwirren und, ähnlich wie bei einer IT-Programmiersprache, den Code zu lesen, auseinanderzuschneiden und neu zusammenzufügen.

Eng verbunden mit den Daten ist ihre intelligente Analyse: Je mehr Daten, desto mehr Potenzial gibt es, diese sinnvoll und zuverlässig zu nutzen. Doch muss es die passenden Algorithmen geben, welche die Daten in die richtige Perspektive rücken. Die Anzahl an Daten, welche die Quantencomputer der Zukunft innerhalb von Sekunden auswerten müssen, übersteigt die menschliche Vorstellungskraft.

Als dritte Komponente werden wir eine neue Ära der medizinischen Hilfsmittel sehen – weit über das Selbst-Tracking hinaus. So sehen wir, angelehnt an die Vision des amerikanischen Blutanalyse-Start-ups Theranos, in Zukunft verschiedene Geräte, die bei den Menschen zu Hause stehen (siehe Use Case, Kap. 6.12.). In dieser Zukunft werden kaum Pillen mehr auf Masse hergestellt, sondern die spezifische Wirkstoffmenge wird individuell – angepasst an seinen Stoffwechsel – für den Kunden zusammengemixt. Eventuell mit einem Medikamenten-3-D-Drucker zu Hause. Daneben steht ein kleines Minilabor, das über wenige Tropfen Blut die persönlich ausgewählten Biomarker regelmäßig testet. Eventuell ist das Gerät nur so groß wie ein Mobiltelefon. Das Start-up Anvajo arbeitet bereits an einem Minilabor für die Arztkitteltasche, das Flüssigkeiten über die Erstellung eines Hologramms und Bildanalyse auswerten kann. Die langfristige Vision: von der Speichelanalyse über den Check der Bakterien im Joghurts im Kühlschrank bis hin zur Blutanalyse an jeden denkbaren Ort. Auch werden die Sensoren, die wir im Inneren unseres Körpers tragen, extrem weiterentwickelt – wie bereits im Quantified-Self-Kapitel (Kap. 3.3) angeschnitten. Ein Beispiel, wie Therapien in Zukunft personalisiert unterstützt werden können, ist Proteus Digital Health.

Insight

Proteus' Digital-Health-Sensoren im Magen: Science-Fiction aus den USA?
Die regelmäßige und richtige Einnahme von Medikamenten ist ausschlaggebend für Therapieerfolge und das Wohlbefinden des Patienten. Jedoch können Pfleger oder Ärzte nicht kontrollieren, ob Medikamente zu Hause richtig eingenommen werden. Die USA als technologischer Vorreiter in vielen Gebieten zeigen, dass man heute schon weit über SmartHome-Sensorik an Möblen hinausdenkt, um das Wohlbefinden der Patienten zu Hause zu unterstützen. Die amerikanische „Digital Medicine"-Firma Proteus brachte 2012 eine verschluckbare Sensor-Pille auf den Markt, die verfolgt, ob Tabletten eingenommen wurden. Über ein Pflaster auf dem Oberkörper werden die Signale aus dem Magen heraus empfangen und eine digitale Aufzeichnung der Ergebnisse wird an das Smartphone und die Proteus-Cloud zur weiteren Auswertung für freigeschaltete Ärzte gesendet (Proteus Digital Health, n.d.a). So versuchte Proteus den heute oft intransparenten Kreis von „Therapieempfehlung und Einnahmekontrolle zu schließen" (Lauerer, 2013). Mitte 2020 meldete das innovative Start-up leider die Insolvenz an (siehe Use Case, Kap. 6.12.). Die Entwicklungskosten sind einfach (noch) zu hoch und der Markt für eine solche Technologie (noch) nicht reif genug. Wir sind gespannt, welcher Player diesen Ball wieder aufnehmen wird.

3.5.1 Fazit

Der Begriff des „digitalen Arztes", wie er heute im Rahmen der Videosprechstunde genutzt wird, wird ein komplett anderer sein: Für bestimmte Interaktionen werden menschliche Ärzte und ihre Fehleranfälligkeit ersetzt werden. Höchstwahrscheinlich zu einem Grad, bei dem der Kunde nicht mehr unterscheiden kann, ob er mit einer Maschine oder einem Menschen interagiert. Auch wenn die Algorithmen in weiter Zukunft bessere Entscheidungen als Menschen fällen werden, glauben wir nicht daran, dass der zwischenmenschliche Kontakt komplett ersetzt wird. Am Ende sind wir Menschen und Menschen haben ein Bedürfnis nach Interaktion, Wärme und Mitgefühl. Daher glauben wir nicht, dass Ärzte, Pflegekräfte oder Krankenschwestern in den nächsten Jahrzehnten komplett durch Sensoren, Datenbanken, Maschinen und Algorithmen ausgetauscht werden. Doch sind wir uns sehr sicher, dass die Versorgung personalisiert, hoch technologisch und zu großen Teilen mobil oder zu Hause stattfinden wird.

Tiefe der Digitalisierung: hoch

Die vollends personalisierte und digitalisierte Versorgung, wie oben beschrieben, reizt das Datenvolumen und die Datenvielschichtigkeit sowie die intelligente Auswertung dieser Daten auf ein Maximum aus. Die medizinische Versorgung wird grundlegend digitalisiert und mit Technologie unterstützt. Daher kommen wir zu keinem anderen Ergebnis als beide Dimensionen mit den Höchstzahlen zu besetzen.

3.6 Digitalisierung in Zeiten von Corona

Wie Sie als Leser sicherlich ahnen, wurde der Großteil dieses Buches in den Monaten geschrieben, die wohl als „die unmittelbare Vor-Corona-Zeit" in die Geschichtserzählungen der Zukunft eingehen werden. Nach einem kurzen Panikanfall, wie er tausendfach bei Autoren und Verlagen im Frühjahr 2020 aufgetreten sein darf, sind wir schnell zur beruhigenden Einsicht gelangt, dass dies als besondere Stärke des Buches zu werten ist. Der Umstand, dass das böse C-Wort nicht auf jeder zweiten Seite auftaucht, ist nämlich nicht nur eine erfrischende Abwechslung: Er ist der bestmögliche Beweis, dass die Digitalisierung im deutschen Gesundheitswesen schon vor der Krise in vollem Gange war.

Das ist besonders wichtig, weil es jetzt schon rückblickend schwierig sein kann, die akuten Effekte der Krise und den allgemeinen zeitgenössischen Wandel auseinanderzuhalten. In einigen Köpfen wird sich aus diesem Grund eine allzu vereinfachte Kausalitätskette festsetzen: Covid-19 – telefonische Krankschreibung – Fernbehandlung – Corona-App – digitales Gesundheitswesen. Und zweifelsohne war die umgehende Verlagerung vieler Schlüsselprozesse der medizinischen Versorgung in der Bundesrepublik, wie sie in den ersten Monaten 2020 geschah, eine direkte Auswirkung der Pandemie. Nur darf Corona nicht als alleinige Ursache missverstanden werden – oder später durch sein Schwinden als Grund aufgeführt werden, warum diese nun rückgängig gemacht werden könnten oder sollten. Denn das Virus hat sich lediglich als (zugegebenermaßen rasanter) Beschleuniger für Entwicklungen erwiesen, die bereits vor seinem Auftreten voranschritten und weil die Zeit für sie reif war.

3.6.1 Warum Corona allein keine Digitalisierung verursachen kann

Stellen wir uns einmal als Gedankenspiel vor, dass der SARS-Ausbruch 2002/2003 oder die Schweinegrippe 2009/2010 ähnliche Ausmaße angenommen hätten wie jetzt die Corona-Pandemie. Weder waren die technologischen und regulatorischen Voraussetzungen noch der digitale Fortschritt und die verhaltenstechnische Bereitschaft in der Bevölkerung damals vorhanden für die Schritte, die neulich gegangen worden sind (Huxhold & Otte, 2019). So hatten 2002 unter 40 % aller Personen in der zweiten Lebenshälfte (im Alter von 43–84 Jahren) überhaupt Zugang zum Internet; selbst in der jüngsten Kohorte davon, bei den 43- bis 48-Jährigen, war nur eine gute Hälfte online. Auch 2008 lagen diese Werte erst bei rund 60 % bzw. 85 %. In dem Jahr war übrigens das damals als Sensation gefeierte iPhone gerade erst in Deutschland verfügbar geworden.

Corona-Bots und Tracking-Apps waren selbst 2008 also noch ferne Zukunftsmusik. Die Videosprechstunde wäre zwar für weite Teile der Bevölkerung schon theoretisch möglich – Skype war ja bereits seit 2003 auf dem Markt und hatte eine gewisse Verbreitung erreicht und 2006 wurde die Videofunktion eingeführt. Wie die Historie der Entwicklung von Digital Health in Kap. 2.1 verdeutlicht, waren weder Gesetzgeber noch Bürger soweit. In jenen Jahren echauffierten sich Datenschützer noch äußerst medienwirksam über das Schreckensbild vom „Handel mit sensiblen Gesundheitsdaten“ und „Auslieferung an US-Datenkraken“, während viele Ärzte das Internet und alles damit Verbundene mieden wie der Teufel das Weihwasser. In diesem gesellschaftlichen Klima der Skepsis plagten sich Spitzenverbände und Bundestagsausschüsse noch mit der Einführung der elektronischen Gesundheitskarte. Digitale Sprechstunde? Noch nicht vom Patienten nachgefragt. Von der damals fehlenden Bereitschaft, Gesundheitsdienstleistungen online in Anspruch zu nehmen, zeugt die mittlerweile wieder in Vergessenheit geratene Einführung von Google Health im Jahr 2008, dem die Nutzer ausblieben.

In den zwölf dazwischenliegenden Jahren hat sich vieles geändert. Trotz aller Klagelieder über das angeblich schleppende Tempo der Digitalisierung in Deutschland: Anfang 2020 waren die Voraussetzungen dann doch komplett andere. Die Penetration von Internet und Smartphones – auch in der zweiten Lebenshälfte – war in seiner Ausbreitung flächendeckend unterwegs. Das Fernbehandlungsverbot war bereits gelockert und erste Konzepte – von Gesundheitspolitikern und Spitzenverbänden sogar einigermaßen wohlwollend begleitet – erprobt worden. Und die Bereitschaft in der Bevölkerung, die neuen Angebote zu nutzen, erwies sich als vorhanden. In vielen anderen Bereichen war die Digitalisierung auch bereits als großer Vorteil von Konsumenten aufgenommen und der Gesundheitsbereich bereits als deutlich rückständig in Sachen Digitalisierung wahrgenommen. Corona traf auf eine Republik, die viel digitaler war als sie es selbst annahm.

3.6.2 Wie es dazu kam, dass Corona die Digitalisierung beschleunigen konnte

Aus diesen zarten Anfängen in der Digitalisierung des Gesundheitswesens machte das Virus über Nacht einen regelrechten Kickstart. Dass plötzlich alle Ampeln auf Grün geschaltet und beinahe sämtliche Hindernisse für Digital Health aus dem Weg geräumt werden konnten, lag daran, dass die Bedrohung durch Corona schnell und ohne Umwege zu einer äußerst seltenen Einigkeit unter allen Akteuren führte. Zum Schutz der Gesundheit aller galt es schlicht und ergreifend, menschlichen Kontakt möglichst zu vermeiden. Dieser simple Imperativ wurde vom Gesetzgeber klar und deutlich ausgerufen und von Krankenversicherungen sowie Leistungserbringern unmissverständlich befürwortet; von den Bürgern wurde er als begründete Vorsichtsmaßnahme erachtet und (dies sehr bemerkenswert) als kollektiver Akt der

Solidarität über lange Zeit weitestgehend mitgetragen. Kurz: Beinahe alle in unserem Gemeinwesen zogen an einem Strang und trieben die Digitalisierung des Gesundheitswesens in einem Tempo voran, das vorher absolut nicht denkbar war.

Ab Anfang März 2020 wurde also flächendeckend nach Wegen gesucht, Kontakte zu minimieren – und oft fanden sich digitale Kanäle. Ärzte und Therapeuten wollten nicht, dass ihre Praxen zu Ansteckungsherden werden und schränkten deshalb die persönlichen Sprechstunden auf ein notwendiges Mindestmaß ein; Krankenhäuser und Krankenversicherungen arbeiteten mit Gesundheitsbehörden, -ministerien und -instituten eng zusammen, um möglichst viel freie Kapazität vorzuhalten. Wo irgend durchführbar, sollten Patienten also nun aus der Ferne untersucht und beraten werden. Auch Apotheker versuchten plötzlich, Kunden möglichst schnell und ohne Kontakt mit Medikamenten zu versorgen: Call-&-Collect wurde zum Gebot der Stunde und entwickelte sich vielerorts schnell zu Click-&-Collect. Die Patienten waren ja froh, wenn sie nur kurz beim Apotheker klingeln mussten oder eine Ärztin telefonisch oder per Video sprechen konnten – aus Sorge, sich selbst oder andere anzustecken. Einem Gesetzgeber, der in Gestalt von Bundeskanzlerin und Bundespräsidenten alle Bürger dazu aufgerufen hatte, genau diese Sorge ernst zu nehmen, blieb natürlich nichts anderes übrig als all dies – wo noch nicht bereits ermöglicht – schnellstens möglich zu machen.

Wozu sich das deutsche Gesundheitswesen alles imstande erwies, sobald das Dreiergespann aus Patienten, Krankenversicherung und Leistungserbringern gemeinsam einem Ziel entgegenstrebte und der Weg dorthin vom Gesetzgeber geebnet worden war, bleibt für uns als Beobachter dennoch einfach nur erstaunlich. Wer hätte es Ende 2019 für denkbar gehalten, dass nur wenige Monate später sich Ärzte massenhaft – und vom Gesetzgeber umstandslos unterstützt – freiwillig zur Videosprechstunde anmelden würden? Oder dass sich Krankenkassen in groß aufgelegten Telefonkampagnen bei ihren Versicherten einzeln melden würden, um sie auf Apps aufmerksam zu machen und ihnen die Nutzung zu erklären? Oder dass Hunderttausende Bundesbürger ihre Symptome wie selbstverständlich einem Chatbot verraten und ihre persönlichen Daten freiwillig spenden, damit die Verbreitung einer Krankheit genau nachvollzogen werden konnte?

Auch wir, die wir ausweislich dieses Buches schon vor Corona über die technischen Möglichkeiten, regulatorischen Neuerungen und Änderungen im Nutzerverhalten bis ins Detail Bescheid wussten, sind vom schieren Tempo der Veränderungen positiv überrascht. Entwicklungen, mit denen wir zwar rechneten, die wir aber erst über einen Zeitraum von mehreren Jahren kommen sahen, fanden dann doch in Wochen statt.

Im Folgenden wollen wir das Geschehene einordnen und von diesen schlagartig veränderten Ausgangsbedingungen auf die weitere Entwicklung schließen. Welche spezifischen Entwicklungen im Digital Health hat die Corona-Krise jetzt auf welche

Art und Weise genau beschleunigt? Und was bedeuten diese Entwicklungsschübe für die kommenden Jahre? In sechs Punkten wollen wir hier eine Übersicht einer unübersichtlich gewordenen Gemengelage versuchen.

Symptom-Checker: Chatbots und Hotlines

Das Potenzial eines umfassenden Symptom-Checkers als Eingangstor zur Patientenreise war seit Längerem bekannt. Auch Krankenkassen hatten schon früh ein Interesse daran. Etwas übertrieben dargestellt: Wenn Patienten gleich zur richtigen Anlaufstelle für ihre Beschwerde gelotst werden könnten, anstatt in Eigenregie mehrere Ärzte gleichzeitig aufzusuchen, um dann doch noch in die Notaufnahme zu gehen, würden weniger Behandlungen – und weniger Kosten – anfallen. So kooperierte etwa die Techniker Krankenkasse bis 2019 mit Start-up Ada Health und deren App-Lösung, in der Versicherte im Chatverfahren ihre Symptome hätten angeben können, um in einer automatisierten Erstberatung Vorschläge fürs beste Vorgehen zu bekommen. Das Projekt wurde wegen Datenschutzbedenken allerdings frühzeitig eingestellt (siehe Use Case, Kap. 6.12).

Auch Ärzte trugen Bedenken vor. Einige Symptome fielen – so die Argumentation vieler Mediziner – doch erst in einer eingehenden Untersuchung durch erfahrene Ärzte auf. Auch der Gesamteindruck, den man sich aus nächster Nähe zum Patienten verschaffe, sei durch nichts zu ersetzen. Vor allem den vielen Dauerbesuchern der Praxen des Landes, für die persönliche ärztliche Zuwendung einen besonders hohen Stellenwert einnimmt, leuchtete diese Logik ein. Dass viele aber erst beim Arzt vorstellig werden, nachdem sie sich eine nicht ganz treffsichere Erstuntersuchung durch Dr. Google unterzogen haben, fand keine Erwähnung. Auch nicht, dass Ärzte schlichtweg Angst vor fallenden Patientenzahlen hatten. Bestanden doch – und bestehen noch – die betriebswirtschaftlichen Anreize im Abrechnungssystem darin, möglichst viele Patientenkontakte in möglichst kurzer Zeit durchzuführen. Hier standen also die Interessen der Ärzte und einiger Intensivnutzer ihrer Dienstleistungen im Gegensatz zu denen der Krankenversicherer – und zunehmend zu denen eines Gesetzgebers, der zur Einsicht gelangte, dass die medizinische Versorgung einer alternden Bevölkerung bei ausgeprägtem Ärztemangel bald davon abhängen würde, mit der Ressource Sprechstunde sparsamer umzugehen.

Dieses Patt löste der Corona-Ausbruch sofort auf. Das Robert Koch-Institut, das Bundesministerium für Gesundheit, die Berliner Charité, die Paracelsus Kliniken, die DAK, die WHO ...: Die Liste der Einrichtungen, die auf ihren Webseiten, in Apps oder auf Messenger-Diensten wie WhatsApp Symptom-Checker für den Corona-Verdacht als FAQs oder gar Chatbots einrichteten, ist lang. Die Zahl der Ärzte, die hier noch eine Allgemeinwohlgefährdung sahen und dringend stattdessen zu einem persönlichen Arztbesuch zwecks vollumfänglicher Untersuchung rieten, tendierte gegen Null.

Der Prozess, den es zu etablieren galt, kennen Amazon-Kunden von Rückfragen bei Bestellungen: Erst einmal mit einer Maschine interagieren, um nicht relevante Fälle auszuschließen oder anderweitig zur Lösung zu bringen, bevor es im zweiten Schritt erst bei Bedarf zum persönlichen Kontakt kommt. Übertragen auf Corona sollten die FAQs und Bots im ersten Schritt eine Risikoeinschätzung abliefern, bevor es dann im zweiten Schritt bei erhärtetem Verdacht auf das Virus zu einer Kontaktaufnahme mit zuständigen Personen im Gesundheitswesen kam, die erst in einem dritten Schritt eine ärztliche Untersuchung anordnen oder die Einschaltung des örtlichen Gesundheitsamts veranlassen würden. Für diese Funktion wurde etwa die Hotline-Telefonnummer 116 117 eingerichtet.

Das Prinzip dieser dreistufigen Triagierung war äußerst vernünftig, die Umsetzung war – gelinde gesagt – holprig. Schnell zeigte sich, dass die Hotline-Kapazitäten unterdimensioniert waren: Viele Anrufer gaben entnervt auf oder erreichten Mitarbeiter, die unsicher wirkten oder sich zum Teil selbst im Laufe eines Gesprächs widersprachen. Wurde jemand dann an eines der rund 380 Gesundheitsämter in Deutschland verwiesen – etwa um sich für eine empfohlene Selbstquarantäne zu melden – war spätestens hier das Spiel öfter aus. Denn diese Scharniere des Infektionsschutzes im föderalen Deutschland sind dauerüberlastet. Was seit Jahren ein offenes Geheimnis war, wurde – wie so vieles andere auch – durch diese Krise ins Schlaglicht gerückt. Dass die Arztpraxen also nicht mit verunsicherten Corona-Verdachtsfällen überflutet wurden, lag vielmehr daran, dass sie selbst telefonische Triage anboten – und daran, dass sich die Bürger größtenteils umsichtig verhielten und nicht fiebernd in die nächstgelegene Praxis rannten.

Was durch die Corona-Triage via Bot und Hotline klar geworden ist: Technisch funktioniert die Lösung und die Bürger sind willens, sie zu benutzen. Was ebenso deutlich zutage tritt: Ein Symptom-Checker ist kein „Zusatzangebot“, das billig betrieben werden kann. Wenn die dahinterliegende Infrastruktur nur nachrangig finanziell und personell ausgestattet wird, verfehlt sie ihre Wirkung. Das gilt erst recht, wenn sie breiter eingesetzt werden sollte und nicht nur auf den vergleichsweise einfach zu definierenden Corona-Verdacht angewandt werden soll.

Das Potenzial von Massentriage per Internet und Telefon war nie deutlicher. Die Herausforderungen auch. Nur mit dem richtigen Fokus auf die digitale Patientenreise und Investition in massiv datengetriebene Algorithmen werden hier in Zukunft echte Erfolgsgeschichten geschrieben.

Telemedizin: Videosprechstunden und Krankschreibung per Anruf

Ende 2019 ließ sich der Status der Videosprechstunde in Deutschland so auf den Punkt bringen: Einer der größten europäischen Anbieter in diesem Wachstumsbereich war mit viel Geld aus der Berliner Wagniskapitalszene finanziert, saß aber in Schweden und war in Deutschland nur bedingt einsatzfähig. KRY – wie so viele andere Anbieter – hatte bislang einen Bogen um die Bundesrepublik gemacht und sich eher auf die nordischen Länder sowie Großbritannien, Frankreich und Spanien konzentriert, die dem Konzept gegenüber aufgeschlossener waren und deren staatliche Gesundheitssysteme durch ihren höheren Grad an Einheitlichkeit weitaus attraktivere Verhandlungspartner darstellten. Tenor: Wozu sich mit TK, DAK & Co. aufhalten, wo es doch NHS (UK) und Försäkringskassan (Schweden) gibt, die gleich für die Kostenübernahmen in ganzen Ländern verantwortlich sind und politischen Rückenwind für Telemedizin genießen?

Einige Bundesländer hatten allerdings Pilotprojekte gestartet, in denen das sonst rigorose Fernbehandlungsverbot für Nachfolgetermine zwischen Ärzten und chronisch erkrankten Patienten gelockert wurde. Erste Anbieter hatten also auf dem deutschen Markt Fuß gefasst. Dann wurden November 2019 – wie sich nun herausstellen sollte: gerade noch rechtzeitig – mit der Verabschiedung des Digitale-Versorgung-Gesetzes (DVG) die letzten regulatorischen Hürden aus dem Weg geräumt. Ärzte durften nun generell Videosprechstunden durchführen, solange sie eine Lizenzierung der Kassenärztlichen Bundesvereinigung (KBV) einholten, die Verschlüsselung und Datenschutz zur Wahrung der Verschwiegenheitspflicht bescheinigt. Allerdings lagen noch viele weitere Steine auf dem Weg – allen voran die Beschränkung seitens der KBV auf einen Anteil pro Arzt von höchstens 20 % telemedizinisch ausgeführten Sprechstunden. Zudem ließ die Erstattungsfähigkeit durch die meisten gesetzlichen Krankenkassen auf sich warten. Viele Ärzte zögerten.

Vorspulen auf März 2020: Führende Videosprechstundenanbieter auf dem deutschen Markt wie TeleClinic berichten von einem nie dagewesenen Boom. Anekdotisch hört man von einer Verzehnfachung der Zahl der auf Telemedizinportalen aktiven Ärzte und von mehreren Hunderttausenden Minuten Videosprechstunde am Tag. Anbieter, die sich in Stellung gebracht hatten, weil sie im Laufe von 2020 mit einer Zertifizierung rechneten, hatten diese dann auf einmal sofort vorliegen. Ärzte erlebten, dass die KBV dann doch noch die Begrenzung der Anzahl von Videosprechstunden aufhob – und innerhalb weniger Tage die entsprechende Abrechnung ermöglichte. Etwas verspätet erlangten die Videosprechstunden-Plattformen TeleClinic und KRY im Sommer 2020 auch die KBV-Zertifizierung und somit das Eintrittstor zu den GKVen.

Sinnbildlich für diesen Dammbruch war die im Vergleich regulatorisch einfache und zudem zeitlich begrenzte Ausnahmeregelung, dass Ärzte Patienten mit Atemwegsbeschwerden für bis zu 14 Tage per Telefon krankschreiben durften. Die Absicht war klar: Lieber nahmen es Gesetzgeber und Krankenkasse in Kauf, dass der eine oder andere Bürger blaumachen könnte, als dass viele im hoch ansteckenden Zustand die Wartezimmer der Ärzte verstopften.

Selbst wenn diese äußerst kulante Regelung erwartungsgemäß nach Abebben der ersten Welle wieder kassiert wurde, stand sie für einen neuen, differenzierteren Blick auf die Notwendigkeit von persönlicher Anwesenheit – und vor allem für ein besseres Verständnis von den damit einhergehenden Gefahren für Menschen mit Vorerkrankungen oder geschwächten Immunsystemen. Besonders für solche Risikopatienten dürfte sich die Videosprechstunde dauerhaft als wichtiger Kommunikationskanal mit dem Arzt etablieren, um – für viele Patienten ohnehin beschwerliche – Besuche in die Praxis auf ein notwendiges Minimum zurückzufahren. Zudem dürfte es vielen Arbeitnehmern mit leichteren Beschwerden – sowie deren Arbeitgeber – kaum mehr zu vermitteln sein, dass für eine fünfminütige Untersuchung oder Nachkontrolle unter Umständen ein ganzer Arbeitstag draufgehen soll, wenn es schon einmal mittels Videosprechstunde geklappt hat.

In diesem nachhaltig geänderten Wahrnehmungsumfeld scheint es sehr unwahrscheinlich, dass die KBV eine Limitierung des telemedizinischen Anteils auf 20 % wieder einführt. Wenn überhaupt, dürften Begrenzungen höher liegen und großzügige Ausnahmen für Ärzte mit besonders vielen älteren oder vorerkrankten Patienten umfassen.

Tele-Pharmazie: das Fehlen des E-Rezeptes

Ärzte, die in der Corona-Krise die Ansteckungsgefahr für ihre Risikopatienten minimieren wollen, sind schon kreativ geworden, wenn es darum geht, ihnen Verschreibungen und Verordnungen zukommen zu lassen. So werden jetzt Gesundheitskarten mal mit der Post in die Praxis geschickt und dort eingelesen, bevor sie mit dem Rezept beigefügt an ihre Besitzer zurückgehen. Theoretisch braucht der Patient auch zur Abholung des Rezeptes nicht mehr vor die Tür zu gehen – vorausgesetzt, er kennt eine Online-Apotheke und schickt das ausgedruckte Rezept dort hin. Allerdings wurden 2019 nur 1,5 % der Rezepte so eingelöst. Das ist auch kein Wunder: Die Zeiten, in denen der Briefträger jeden Tag vormittags um Punkt 10:00 Uhr kam, sind längst vorbei; und in der Corona-Krise hat die Post ihre Zustellungsfrequenz noch weiter heruntergefahren. So kann das gesamte Prozedere – Versichertenkarte zum Arzt, mit Rezept zum Patienten zurück, Rezept zur Online-Apotheke, Versand des Arzneimittels an den Kunden – locker eine Woche dauern. Da fährt selbst ein internetaffiner, aber gebrechlicher 80-Jähriger mit Vorerkrankung dann doch noch eben zum Apotheker. Längst haben eingespielte Teams aus Hausärzten, Apothekern vor Ort und Langzeitpatienten mit Mobilitätseinschränkungen mehr oder minder formelle Logistikketten aufgebaut, die nicht selten auf Apothekersöhnen und ihren Fahrrädern beruhen. Dass es Anno 2020 einfach kein zu rechtfertigender Zustand mehr ist, wenn eine Ärztin morgens einem ihr wohlbekannten Patienten ein Medikament verschreibt, das im selben Stadtviertel bei einem Apotheker vorrätig ist, das aber erst nach einigen Tagen zu ihm findet, weil er das Haus nicht verlassen kann oder soll, ist in der Corona-Krise schlagartig klar geworden.

So werden die Stimmen, die nach einem funktionierenden E-Rezept-System rufen, immer lauter. Im Gegensatz zur Telemedizin ist aber der Gesetzgeber hier im Verzug. Es lag also Anfang des Jahres hierfür keine schlüsselfertige Lösung vor, welche die Corona-Krise turbobeschleunigen konnte. Doch die Notwendigkeit der Tele-Pharmazie ist angesichts des Imperativs „Zu Hause bleiben!" nun auch bei nicht digitalaffinen Akteuren angekommen. Das Bundesgesundheitsministerium hat hier nicht viel länger zögert und mit dem PDSG die gematik verpflichtet das mobile E-Rezept und die bezugehörige App Realität werden zu lassen.

Medicine@Home: Fern- und Selbstbehandlung

Neuerdings kommt nicht nur der Arzt übers Internet ins heimische Wohnzimmer, sondern auch das Corona-Selbsttest-Kit: TeleClinic etwa versendet den Abstrich zum Selbermachen, wenn der Arzt in der Videosprechstunde die Symptome bestätigen kann und ein Corona-Test indiziert ist. Lykon ist hier der offizielle Partner, ein Anbieter von Bluttests für zu Hause, der in der Pandemi sein Sortiment erweitert hat und nun auch Corona-Selbsttest-Kits online verkauft.

Zwar hat ein nicht zu vernachlässigender Anteil der Bevölkerung schon Erfahrungen irgendwelcher Art mit medizinischen Anwendungen in Eigenregie: Einige Bundesbürger verpassen sich selbst oder einem Haushaltsmitglied jeden Tag eine Spritze, viele pflegen kranke oder gebrechliche Familienmitglieder zu Hause. Aber die Selbstverständlichkeit, mit der sich Medizin für zu Hause nun auch in der breiten Bevölkerung online durchsetzt, überrascht doch. Auf einmal scheinen angeblich für Deutschland charakteristische Datenschutzbedenken („Die wollen mir die Ergebnisse in einer App anzeigen? Da könnte mich aber Google ausspionieren!") wie weggewischt. Hat Corona vielleicht dazu geführt, dass diese Gefahr in der öffentlichen Wahrnehmung relativiert worden ist? Oder war der gemeine Deutsche ohnehin doch gar nicht so verrückt nach absoluter Datensicherheit wie er selbst – und seine Datenschutzbeauftragten – es gemeinhin annahmen?

Corona-App: die gesellschaftliche 180-Grad-Wende, die keiner kommen sah

Womöglich muss letztere These, so „steil" sie klingen mag, einer eingehenden Untersuchung unterzogen werden. Wir sind bestimmt nicht allein, wenn wir Folgendes zugeben: Wir hätten es nie im Leben für möglich gehalten, dass eine Mehrheit der deutschen Bevölkerung bereit ist, die dauerhafte Aufnahme, Übertragung und Aufbereitung von Patientendaten in einer App zuzustimmen. Mehr noch: Laut Umfragen forderte dies vom Beginn der Krise an bereits eine deutliche Mehrheit ein. Das war bis März 2020 schlichtweg undenkbar. Hätte man uns, als wir anfingen dieses Buch zu schreiben, gefragt, ob zu unseren Lebzeiten die Deutschen mehrheitlich eine wie auch immer geartete Gesundheitstracking-App fordern, hätte unsere Antwort mit „Ich fresse einen Besen, wenn ..." begonnen.

Zudem darf nicht außer Acht geraten, dass gerade die starke Tendenz in Deutschland, Datenschutz voranzustellen, die App-Lösung maßgeblich beeinflusste – vielleicht sogar erst ermöglichte. Anfangs stand eine Version zur Debatte, welche die Erstellung von Bewegungsprofilen erlaubt hätte und die mitnichten mehrheitsfähig gewesen wäre. Bundesgesundheitsminister Spahn bekam viel Gegenwind und schwenkte auf die deutlich anonymere und datensammlungsärmere Kontaktnachvollziehung über Bluetooth um. Wer die Fast-Nichteinführung der bis in die Bedeutungslosigkeit abgespeckte elektronische Versichertenkarte verfolgt hatte, war trotzdem immer wieder erstaunt, dass die Corona-App Hürde nach Hürde nahm und dann auch noch rege benutzt wurde.

Eine derartige Bereitschaft der Bundesbürger, ihre Daten freiwillig zu spenden, war vorher nicht existent. Wir sprechen von einem Volk, das mal vor das Verfassungsgericht zog, als seine Regierung es nur zählen wollte! Dennoch stellen wir uns die Frage, ob die allgemeingültige Annahme, die Deutschen seien so besessen vom Datenschutz, dass sie sich selbst im Wege stünden, nicht zu undifferenziert war. Offenkundig sind die meisten Bundesbürger bereit, im Dienst der gesamtgesellschaftlichen Gesundheitsfürsorge ihre Daten mit befugten Stellen zu teilen. Voraussetzungen: Herausforderung einerseits und Nutzen andererseits sind groß genug; die Lösung ist minimalinvasiv und verhältnismäßig; es wird klar und sachlich kommuniziert. Beim zweiten Blick ist das alles vielleicht gar nicht so überraschend. Trotzdem kommt man aus dem Staunen nicht heraus.

Regulatoren: Helfende Hand statt hindernde Hürde

Ebenfalls erstaunlich: Der Grad an Einigkeit, Antrieb und Tatkraft, der neuerdings beim Gesetzgeber und anderen Regulatoren im Gesundheitswesen herrscht. In der Flüchtlingskrise mahnte Angela Merkel einmal an, so wörtlich, deutsche Gründlichkeit sei super, jetzt werde aber deutsche Flexibilität gebraucht. Die Devise gilt in der Corona-Krise offenbar umso mehr. Ob das #wirvsvirus-Acceleratoren-Programm für Start-ups, das der Bundesgesundheitsminister binnen Wochen mehr oder minder aus dem Nichts erschuf, oder die *de facto* Neuaufstellung der Krankenhausfinanzierung über Monate hinweg: Die zuvor durch interne Streitereien regelrecht abgekämpft wirkende Große Koalition bewies plötzlich beachtliche Handlungskraft. Dann die Krankenkassen: Abgesehen von einzelnen Ausnahmen wie der TK gelten sie selbst unter den sonst in ihre Gesundheitsversorgung verliebten Deutschen nicht gerade zu Unrecht als träge und bürokratisch. Sie haben aber unerwartet schnell auf die neue Situation reagiert. Einige, die über Jahre von der Telemedizin partout nichts wissen wollten, machten dafür plötzlich Werbung – auf Webseiten, die sonst verkümmerten, oder durch groß angelegte Telefonaktionen unter Versicherten. Dass diese einmal bewiesene Flexibilität aufseiten von Regierung und Regulierern wieder völlig verschwindet, darf aus einem einfachen Grund als ausgeschlossen gelten: Geläufige Rechtfertigungen wie „Das ist zu komplex, um es im Schnellverfahren durchzubringen“ werden seltsam hohl klingen.

3.6.3 Fazit

Warum es nicht zum „Status quo ante Corona“ zurückgeht

Dass das Tempo der Veränderungen durch eine geradezu spürbare allgemeine Erschöpfung dabei doch etwas zurückgegangen ist und dass einige groß angekündigte Initiativen in Detailfragen etwas versandet sind, war zu erwarten. Revolutionen sind nämlich nie Dauerzustände, sondern Momente – deren Folgen allerdings lange andauern. Und das Gesundheitswesen in Deutschland erlebte in den ersten Monaten 2020 zweifelsohne eine Revolution.

Revolutionen kommen bekanntlich keineswegs aus dem Nichts. Die für sie notwendigen Bedingungen entwickeln sich über Jahre. Eine alternde Gesellschaft, eine immer teurer werdende medizinische Versorgung, die stetige Verbreitung von digitaler Technologie in allen Lebensbereichen – das sind die Langzeitfaktoren, die Druck auf den Status quo ausübten. In Form von Corona kam das kurzfristige Ereignis, der Auslöser der Revolution, der sofort per Belastungstest unhaltbare Druckstellen aufwies und beseitigte. Wir werden es über Jahre mit den Folgen des Virus im Gesundheitssektor zu tun haben – nicht zuletzt im Digital Health. Nur: Was die Digitalisierung des Gesundheitswesens angeht, wären diese Entwicklungen über kurz oder lang auch ohne Corona eingetreten. Genau dafür liefert der vor der Pandemie verfasste Stoff dieses Buches einen detaillierten Beweis.

4 Das Ökosystem des Gesundheitsmarktes

Nachdem wir nun verstanden haben, welche Trends den Gesundheitsmarkt im Sinne der Digitalisierung bewegen, möchten wir nun einen weiteren Schritt tiefer in die Marktdynamiken vordringen. Ein Grund der nur langsam voranschreitenden Digitalisierung des Gesundheitsmarktes liegt in der Komplexität des Ökosystems sowie den damit einhergehenden Dynamiken ausgelöst durch die verschiedenen Marktteilnehmer. Die Digital-Health-Start-ups oder andere marktfremde Mitstreiter scheitern oft an den komplexen Strukturen dieses Ökosystems. Daher möchten wir im Folgenden eine Struktur aufzeigen, wie das Ökosystem der Marktteilnehmer des deutschen Gesundheitsmarktes aufgegliedert werden kann. Um daraufhin die Hauptmarktteilnehmer einzeln zu betrachten und den Einfluss der Digitalisierung auf ihr jeweiliges Geschäftsmodell aufzuzeigen.

Versucht man den Gesundheitsmarkt (oder die Gesundheitswirtschaft) zu strukturieren, stößt man heute schnell auf eine gewisse Unklarheit – bedingt durch die rapiden Veränderungen des Marktes, die vielen Leistungserbringer und das Hinzukommen neuer Marktteilnehmer. Eine gängige Struktur ist die Unterteilung in den „ersten Gesundheitsmarkt" und „zweiten Gesundheitsmarkt". Der erste Gesundheitsmarkt beschreibt die klassische „Gesundheitsversorgung", die größtenteils durch die gesetzlichen und privaten Krankenversicherungen finanziert wird. Der zweite Gesundheitsmarkt umfasst alle „privat finanzierten Produkte und Dienstleistungen rund um die Gesundheit. Der zweite Gesundheitsmarkt umfasst nach allgemeinem Verständnis freiverkäufliche Arzneimittel und individuelle Gesundheitsleistungen, Fitness und Wellness, Gesundheitstourismus sowie – zum Teil – die Bereiche Sport/Freizeit, Ernährung und Wohnen" (Bundesministerium für Gesundheit, 2019g). Doch wir sehen eine zunehmende Verschmelzung beider Märkte. So erstatten inzwischen Krankenkassen Digital-Health-Apps aus dem zweiten Gesundheitsmarkt oder geben die Möglichkeit zur Erstattung von Fitnesstrackern. Auch werden immer mehr ärztliche Dienste als Privatleistungen angeboten. Die Grenzen verschwimmen immer mehr.

Wir haben daher einen anderen Ansatz gewählt. In erster Instanz ist der Gesundheitsmarkt in drei Hauptparteien aufgeteilt: in das „Dreier-Gespann" aus Patienten (Gesundheitskunde), Kostenträger und Leistungserbringer (Abbildung 4-1). Wir werden im Folgenden über jeden dieser Marktteilnehmer sprechen. Die Leistungserbringer sind ein komplexes Gebilde aus Ärzten, Apotheken, Pharma, etc. – die wir (angelehnt an Branchen) in sieben Gruppen strukturiert haben. Abschließend betrachten wir auch die Investoren und Regulatoren als Rand-Marktteilnehmer.

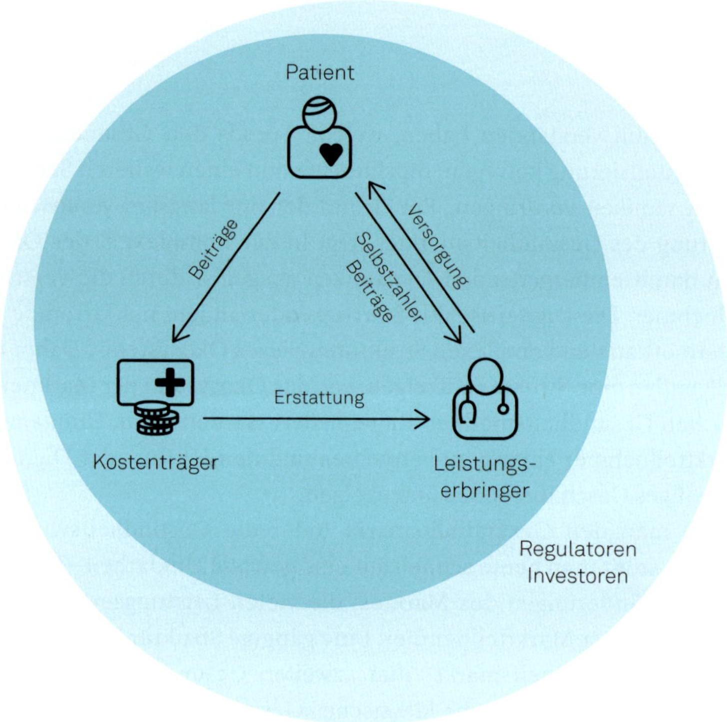

Abbildung 4-1: Überblick Gesundheits-Ökosystem.

4.1 Der Gesundheitskunde der Zukunft

In diesem Kapitel werden wir über den ersten Marktteilnehmer des Ökosystems sprechen, den Patienten der Zukunft (Abbildung 4-2), und über seine Wandlung zum sogenannten Gesundheitskunden[7].

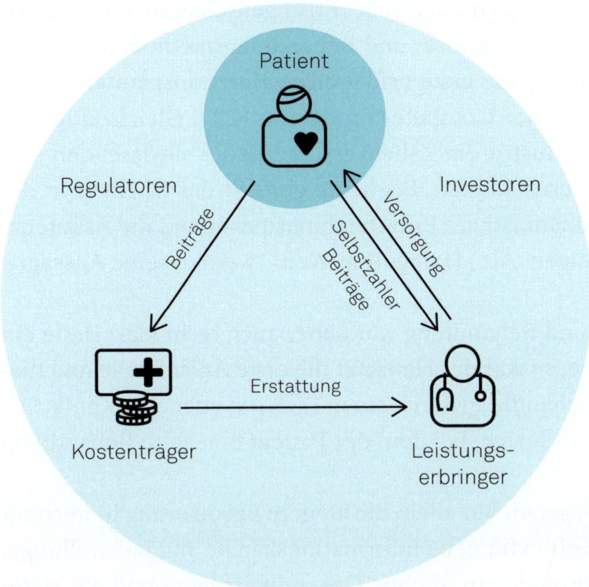

Abbildung 4-2:
Der Patient im Gesundheits-Ökosystem.

Was meinen wir damit? Ein Patient ist laut Definition eine Person, die ärztlich behandelt wird. Das bedeutet, ein Patient ist krank und damit in einer Art abhängig vom Arzt. Der Gesundheitskunde der Zukunft hingegen ist kein klassischer Patient mehr. Er definiert Gesundheit grundlegend anders. Im Zentrum des Gesundheitskunden steht zum einen das erweiterte Selbstverständnis, seine Gesundheit aufrechtzuerhalten und zu optimieren, und zum anderen das neue Selbstverständnis, Gesundheit und die damit verbundenen Services zu konsumieren. In anderen Worten, er ist ein Mensch, der Gesundheit proaktiv konsumiert.

Wir leben in einer extrem spannenden Zeit, in welcher der Gesundheitskunde komplett neue Einstellungen und damit auch Verhaltensweisen entwickelt. Eines ändert sich dadurch besonders: der Blick auf die Rolle des Arztes.

7 Der Begriff „Gesundheitskunde" ist angelehnt an die 2b AHEAD Studie „Zukunft der Krankenversicherungen" mit der AOK (2bAHEAD, 2018)

4.1.1 Die sich wandelnde Rolle des Arztes

Historisch verankert hatte der deutsche Arzt eine einzigartige Rolle im Gesundheitswesen. Besonders die älteren Generationen schreiben dem Arzt ein absolutes Wissensmonopol zu. In den 1950er- bis 1970er-Jahren entstand so das sprichwörtliche Image des Arztes als „Halbgott in Weiß". Und warum auch nicht – die Medizin verzeichnete damals bahnbrechende technologische Errungenschaften und ermöglichte Ärzten bis dato undenkbare Diagnose- und Behandlungsmethoden - wie die Entdeckung des Hepatitis-B-Virus, die erste erfolgreiche Herztransplantation und die Entwicklung des Verfahrens der Computertomografie (CT). Gleichzeitig verankerte die Film- und Fernsehindustrie ein Rollenverständnis des allwissenden Arztes und Übermenschen in unseren Köpfen. Bis heute genießt der Chefarzt in der Krankenhausrealität oft eine unantastbare Entscheidungsmacht und die Assistenzärzte müssen diesem Gebot folgen. Als „Halbgott in Weiß" werden seine Aussagen nicht infrage gestellt.

Der Ablauf von Diagnose und Behandlung war daher auch recht klar: Hatte ein Patient bedenkliche Symptome, so war der Hausarzt die erste Anlaufstelle und dieser entschied über die Weiterbehandlung durch einen Facharzt oder eine Klinik. Die alte Annahme: Der Arzt ist der Einzige, bei dem der Patient eine gute Behandlung und Diagnose erhält.

Doch hat sich seither vieles getan. Vor allem die jüngere Bevölkerung hinterfragt heute alte Rollenbilder und ist offen für neue Informationskanäle und Behandlungsoptionen. Der Zugang zu Informationen, mobile Gesundheitsdaten und ein stetig wachsendes Angebot an digitalen Gesundheitsservices lässt den Gesundheitskunden mündig werden und die Abhängigkeit vom Arzt schwindet.

Neu denken, was Gesundheit eigentlich ist

Der Begriff „Gesundheit" bedeutete in diesem alten Rollenverständnis „wieder gesund zu werden" und wurde erst im Krankheitsfall zum zentralen Thema. Vereinfacht gesagt: Gesundheit kommt nach Krankheit und der Arzt ist der Weg zum Ziel.

Doch das Verständnis von Gesundheit ist heute ganz anders. Zum einen definiert sich Gesundheit nicht mehr als Luxusgut, sondern als Selbstverständlichkeit, und zum anderen hat sich der Begriff der Gesundheit erweitert:

- Früher war man gesund, wenn man nicht krank war. Doch heute heißt gesund sein, zu optimieren und über seinen Körper informiert zu sein. So sind beispielsweise eine bewusste Ernährung, regelmäßiger Sport, Schlaf und Ruhezeiten Teil des heutigen Gesundheitsbegriffs.

- In der Medizin sollte es nicht mehr darum gehen, im Falle von Krankheit Gesundheit wiederherzustellen, sondern Gesundheit als für jeden zugänglichen Idealzustand präventiv zu fördern und möglichst lange aufrechtzuerhalten. Dauerhaft krank zu sein oder an einer „normalen“ (bekannten, erforschten und heilbaren) Krankheit zu sterben, wird von immer mehr Menschen als Versagen des Gesundheitssystems oder einzelner Akteure empfunden.

4.1.2 Charaktereigenschaften des Gesundheitskunden

Die Wandlung des Patienten zum Gesundheitskunden ist ein laufender Prozess. Um aufzuzeigen, wie die Erwartungshaltung des Gesundheitskunden in der Zukunft sein wird und wie er auf Produkte und Services im Markt reagieren wird, müssen wir zuerst verstehen wie er „tickt“.

Dabei beschreiben wir den Charakter des Gesundheitskunden der Zukunft anhand zweier ausschlaggebender Eigenschaften. Der Gesundheitskunde der Zukunft wird **(1) mündig** und **(2) digital** sein.

Der **mündige** Kunde ist informiert und behält selbst die Hoheit über seine Gesundheit. Daten, Analysten und Handungsempfehlungen liegen immer und völlig transparent nur einen Mausklick oder ausgesprochen Befehl entfernt. Folglich entscheidet auch er final über alle Belange bezüglich seiner Gesundheit. Hinzu kommt, dass er ein ausgeprägtes Individualitätsbedürfnis entwickelt hat und dies auch aktiv von seiner Umwelt einfordert. Die Erwartungshaltung ist, dass Gesundheitsprodukte und -services auf ihn als Individuum ausgelegt sind. Folglich erzeugt das Gießkannenprinzip à la „eine Lösung passt für alle“ wenig spürbare Mehrwerte für den Gesundheitskunden der Zukunft.

Die Eigenschaften des mündigen Kunden sind eng verwoben mit seiner **digitalen** DNA (Abbildung 4-3). Die jungen Erwachsenen des 21. Jahrhunderts sind nicht nur „Digital Natives“ im dem Sinne, dass sie ein Leben ohne Smartphone, Tablet und Internet nicht kennen, sondern ihr Grad der Akzeptanz und Interaktion mit neuen innovativen Technologien ist extrem hoch – auch wenn es um Gesundheit geht. Dabei sammelt und teilt der mündige Kunde Gesundheitsdaten als Selbstverständlichkeit über mehrere Sensoren und Apps hinweg. In Zukunft wird so einfach wie noch nie sein, Daten zu erheben – nicht nur das Telefon, auch die Matratze, unsere Kleidung, der Kühlschrank, das gesamte Haus wird mit Sensorik ausgestattet sein. Sich selbst zu tracken und zu optimieren ist über Wearables und Sensoren in den Alltag des Gesundheitskunden eingekehrt (siehe Kap. 3.3). Und dort erwartet er dieselbe „digitale Qualität“, die er auch sonst gewohnt ist. Produkte oder Dienstleistungen mit schlechter Usability werden nicht genutzt. Was meinen wir mit Usability? Der Kunde nimmt Benutzerfreundlichkeit in den folgenden Bereichen als gegeben an:

1. **Accessibility:** Die digitale Lösung, das Produkt oder die Dienstleistung und Daten sind leicht und jederzeit zugänglich.
2. **Easy to use and understand:** Die Funktionen und Inhalte sind intuitiv und einfach zu verstehen.
3. **Digital Convenience:** Das Produkt kann mit möglichst wenig Aufwand genutzt werden. Der Kunde empfindet vor allem dann einen Mehrwert bei der Benutzung, wenn er dadurch Zeit spart und Prozesse einfacher gestaltet werden.

Zukünftige Erwartungshaltung

Die Auswirkungen sind enorm: Der Gesundheitskunde vertraut also zunehmend (1) sich selbst und (2) der Technologie, wenn es um die Entscheidungsfindung rund um seine Gesundheit geht – während er gleichzeitig immer weniger Abhängigkeit vom einzelnen Leistungserbringer verspürt. Zudem kommen (3) neue Anbieter zur Selbstdiagnose an den Markt, z. B. Lykon oder Cerascreen. Dahinter steht kein Arzt mehr, sondern individuelle Medizin. Was genau sind dann seine neuen Erwartungen an Leistungserbringer?

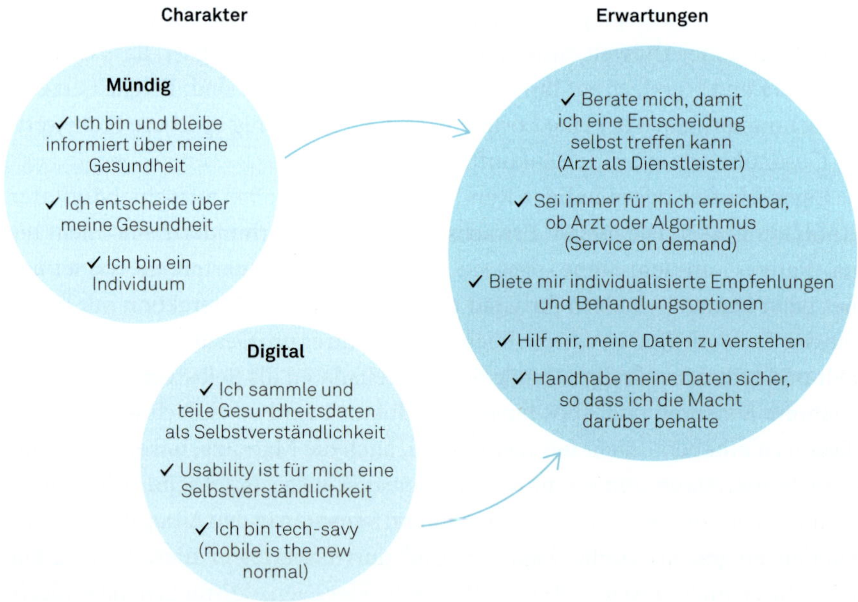

Abbildung 4-3: Charaktereigenschaften und Erwartungen des Gesundheitskunden der Zukunft.

Der Leistungserbringer wandelt sich in dieser neuen Welt zum Dienstleister, der vor allem dabei hilft, die vorhandenen Gesundheitsdaten des Gesundheitskunden zu verstehen und in Diagnosen und Behandlungen einfließen zu lassen. Der Gesundheitskunde möchte nicht bevormundet, sondern umfassend beraten werden, damit er selbst eine Entscheidung treffen kann. Dabei soll der Arzt - oder auch der Algorithmus - jederzeit erreichbar sein, egal über welchen Kanal. Dabei möchte der Gesundheitskunde individualisierte Empfehlungen und Behandlungsoptionen aufgezeigt bekommen und wünscht sich mehr als die 0815-Methode. Dieser Prozess muss selbstverständlich im Rahmen des Datenschutzes stattfinden. Am Ende möchte der Kunde die Hoheit über seine Daten haben und zu jeder Zeit behalten.

4.1.3 Generationen-Mix

Heute macht der Anteil der Gesundheitskunden noch, relativ gesehen, einen kleinen Teil der deutschen Bevölkerung aus. Die Entwicklung des Patienten hin zum Gesundheitskunden ist zwar heute schon sichtbar, nichtsdestoweniger bleibt es ein Generationen-Thema. Der heutige Gesundheitsmarkt versorgt fünf Generationen in ihren unterschiedlichen Lebensphasen und medizinischen Bedürfnissen. Die Veteranen (Jahrgang bis 1940) sind in der Pflege versorgt, die Babyboomer (Jahrgang 1940–1960) sind gerade in die Rente eingestiegen und treiben die Zahlen für chronische Krankheiten nach oben. Die Sandwich-Generationen X und Y sind mit Familienplanung, Kinderversorgung und Pflege der Eltern beschäftigt. Die junge Generation Z steigt in den Arbeitsmarkt ein, wird kaufkräftig und beschäftigt sich mit Work-Life-Balance. Sie entspricht dem Profil des Gesundheitskunden als erste voll digital aufgewachsene Generation. Die Eigenschaften des Gesundheitskunden zeigen sich aber auch schon in den Generationen X und Y, denn auch sie haben sich an intelligente Algorithmen, Smartphones und digitale Services gewöhnt.

Schauen wir auf den Generationen-Mix heute, dann erscheint der Handlungsdruck bei den Marktakteuren mäßig. Fast 70 % der deutschen Bevölkerung gehört zu den weniger digitalaffinen Veteranen, Babyboomern und der Generation X. Die digitale Affinität sinkt mit steigendem Alter deutlich: Von den 50- bis 60-Jährigen der Generation X sind nur 63 % mindestens einmal täglich online und ab 60 Jahren reduziert sich die Rate auf weniger als 50 %. Fast ein Fünftel dieser Altersgruppe lebt offline und nutzt das Internet selten oder nie (Hombrecher, 2018) (Abbildung 4-4). Doch wird sich dieses Bild in den nächsten zehn Jahren stark verschieben, sobald die Generationen Y und Z als mündige und digitale Gesundheitskunden die mangelnde Kundenzentrierung im Markt nicht mehr akzeptieren werden. Schon heute zeigt sich, dass die Smartphone-Generation immer online ist („always on") – so sind 93 % der unter 30-Jährigen mindestens einmal am Tag online, zwei Drittel davon mehr-

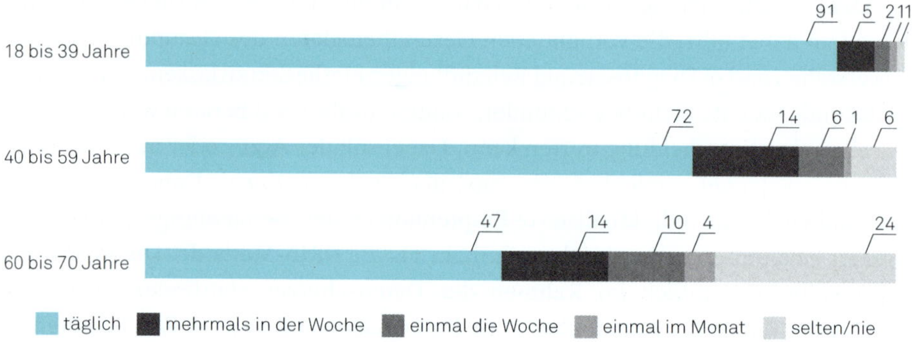

Abbildung 4-4: Internetnutzung nach Alter in Prozent (TK-Studie zur Digitalen Gesundheitskompetenz). Quelle: Hombrecher, 2018; S. 11.

mals am Tag. Sogar die 40- bis 49 -Jährigen sind zu über 80 % jeden Tag mindestens ein Mal online. Die digitale Gesellschaft und der Anteil der Gesundheitskunden wachsen rasant. Ganz abgesehen von der Generation Alpha (Jahrgang 2010–2025), die in einer vernetzten Welt der intelligenten Technologien und individuellen Versorgung aufwachsen wird. Insgesamt wird deutlich, dass der Gesundheitskunde unabdinglich schon in naher Zukunft den Gesundheitsmarkt dominieren wird.

4.1.4 Der steinerne Weg zur Patientenorientierung

Das bestehende Gesundheitssystem ist heute noch rund um den Leistungserbringer/Versorger und die Kostenerstatter strukturiert. Das zentrale Ziel ist es dabei, den Patienten im Krankheitsfall zu versorgen – nicht, einem gesunden Menschen beim Gesundbleiben zu helfen. Der Patient und seine Bedürfnisse stehen heute nicht im Mittelpunkt. Ganz im Gegenteil, oft wird ein Patient mit komplizierten Symptomen im Wirrwarr der ambulanten und stationären Leistungserbringer alleingelassen. Fehlende Prozesse einer patientennahen Betreuung sowie mangelnder Datenaustausch zwischen Leistungserbringern führen etliche Patienten in Hilflosigkeit und Verzweiflung. Der Gesundheitskunde der Zukunft wird dies nicht mehr tolerieren und wird sein „Kaufverhalten“ dementsprechend anpassen. Der Marktteilnehmer, der es schafft, den Gesundheitskunden in den Mittelpunkt zu stellen, sein Angebot um die Bedürfnisse des Kunden aufbaut und sich nutzenorientiert in die Patient Journey einfügt, wird gewinnen. Durch diese Dynamik ist der Patient immer weniger gefangen im System, sondern beeinflusst dieses durch sein Kaufverhalten, so wie es im E-Commerce heute Standard ist.

Kostenträger beginnen, das zu verstehen, und denken um. Mehr und mehr investieren in das Thema präventive Gesundheitsleistungen und bemühen sich, umfassende Dienstleistungen für den mündigen und digitalen Gesundheitskunden zu bieten. Jedoch bleibt auch dort die wahre Kundenzentrierung und Umsetzung entlang des Patientenpfades eine Herausforderung für traditionelle Marktteilnehmer. Deren Prozesse und Strukturen sind oft nicht mal eben umgestellt, und oft kämpfen konkurrierende Themen in der Vorstandsebene um Aufmerksamkeit. So kommt es, wie wir es bereits im Handel oder auch in der Reisebranche gesehen haben: Wahre Innovation und Revolution des digitalen Patientenpfades werden eindeutig von Start-ups vorangetrieben. Und so sind es am Ende komplett neue Geschäftsmodelle, die Usability, Simplicity & Convenience verstehen und den Markt in Richtung Kundenzentrizität anschieben.

Die klassische Versorgungskette in der Medizin begann mit dem Auftreten von Symptomen und der darauf folgenden Diagnose. Heute beginnt die Versorgungskette mit dem Ausgangszustand „Gesundes Leben", das mit präventiven Leistungen instand gehalten wird. Erst dann kommt ein etwaiger Krankheitsverlauf ins Spiel. Treten Symptome trotz gesunder Lebensführung und Prävention auf, dann folgt die Diagnose und wie im klassischen Verlauf die Behandlung, die Rehabilitation und die Rückkehr in das gesunde Leben.

Doch gibt es in der Medizin nicht „die eine" Customer Journey, sondern eine Vielzahl an verschiedenen „Kundenreisen" – basierend auf den unzähligen individuellen Anwendungsfällen. Die Kontaktpunkte und Leistungserbringer entlang der Versorgungskette unterscheiden sich stark bei einem Autounfall, einer Schwangerschaft oder Rückenbeschwerden. Beim Unfall startet der Patientenpfad stationär im Krankenhaus, bei der Schwangerschaft eventuell schon während der Familienplanung zu Hause und bei Rückenbeschwerden meist in der ambulanten Arztpraxis. Diese Komplexität müssen Leistungserbringer und Anbieter von digitalen Lösungen verstehen, um die Erwartungen und Bedürfnisse des Gesundheitskunden der Zukunft zu adressieren und Mehrwerte zu generieren.

Aus unserer Sicht ist jedoch klar, dass die technologischen Entwicklungen und innovativen Geschäftsmodelle den Patientenpfad grundlegend beeinflussen werden (Abbildung 4-6). Viele der heutigen Kontaktpunkte vor Ort werden in Zukunft

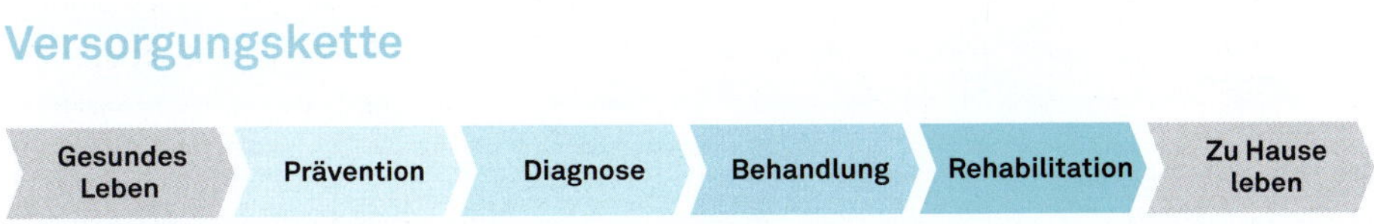

Abbildung 4-5: Versorgungskette.

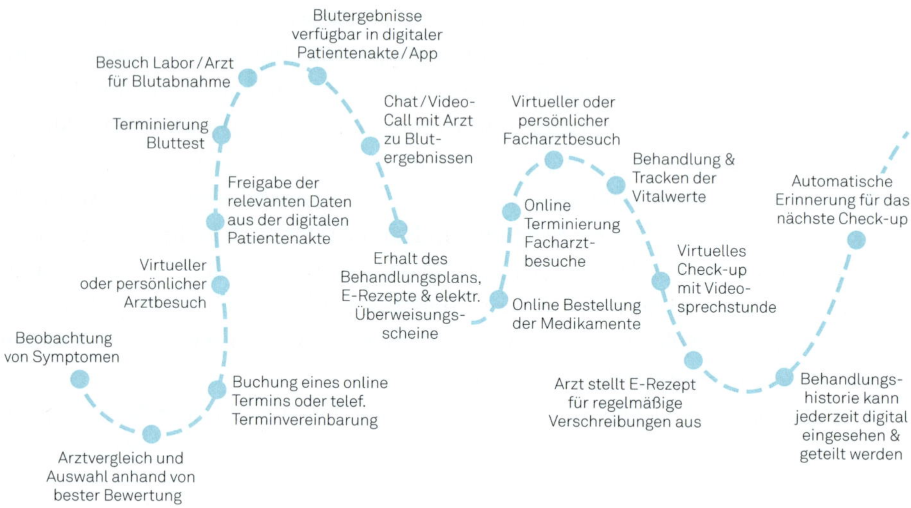

Abbildung 4-6: Der digtale Patientenpfad der Zukunft

über digitale und mobile Kanäle stattfinden, wodurch immer mehr mögliche Touchpoints entstehen und die Daten des Patienten anreichern.

Der Schlüssel zum Erfolg für Gesundheitsdienstleister liegt jedoch nicht darin, unzählige digitale Touchpoints zwangsläufig aufzubauen, sondern die emotionale Ebene des Anwendungsfalles bzw. des Gesundheitskunden zu verstehen. Was braucht der Kunde an welchem Punkt in der Versorgungskette? Braucht er Gesundheitsinformationen? Eine Empfehlung? Oder einen Ausblick über die nächsten Schritte? Was sind die heutigen detaillierten Touchpoints (Kundenschnittstellen) entlang des Patientenpfades? Wo können Unsicherheiten aufgehoben werden? Der Dienstleister muss den Gesundheitskunden an der richtigen Stelle abholen und ihm das Gefühl geben, ihn als Individuum zu verstehen. Die Herausforderung für die Marktteilnehmer ist dabei, sich nicht vom digital aufgeblähten Patientenpfad überfordern zu lassen. Kurz: Einfachheit statt weitere Komplexität zu bieten.

4.1.5 Fazit

Jeder Marktakteur braucht eine Gesundheitskunden-Strategie

Aus unserer Sicht werden nur diejenigen Marktteilnehmer langfristig im Gesundheitsmarkt bestehen, die es schaffen, eine klare Gesundheitskunden-Strategie aufzusetzen, digitale Services zu implementieren und wahre Kundenzentrierung durch und durch zu leben. In den folgenden Kapiteln werden wir sehen, wie sich die wandelnden Bedürfnisse und Anforderungen des Gesundheitskunden auf die existierenden Geschäftsmodelle und Rollenbilder auswirken.

4.2 Die Krankenversicherungen – vom Kostenerstatter zum Gesundheitsförderer

In diesem Kapitel werden wir den zweiten Marktteilnehmer des Ökosystems analysieren: die Krankenversicherungen bzw. die Kostenträger.

Zum Arzt zu gehen ohne eine Rechnung zu bezahlen ist für die Mehrheit aller Deutschen selbstverständlich. Die Krankenkassen agieren aus Sicht des Kunden im Hintergrund und bewerkstelligen die Erstattung der ärztlichen Leistungen im Krankheitsfall. Jedoch ist die Bedeutung der Krankenkassen wesentlich essenzieller als die Versicherten vermeintlich wahrnehmen. Sie sind wahre Schwergewichte und zentraler Teil des Gesundheitsmarktes. Seit über 100 Jahren leisten sie in unserem sozialen Krankenversicherungssystem einen bedeutsamen Beitrag zur medizinischen Versorgung in Deutschland. Über Jahrzehnte haben sie eingespielte Schnittstellen zu Leistungserbringern aufgebaut, verarbeiten Unmengen an Gesundheitsdaten und beraten Versicherte in Tausenden von Geschäftsstellen (Filialen). Dabei strahlen sie als gesetzliche Institution über Generationen hinweg Tradition, Vertrauen und Sicherheit aus. Gleichzeitig verbinden Kunden mit einer Krankenversicherung jedoch auch Trägheit, Bürokratie und vor allem Krankheit. Das alte System ist letztlich aus Sicht der Patienten so ausgelegt, dass dieser erst bei Symptomen zum Arzt geht und dementsprechend erst im Krankheitsfall in Kontakt mit seiner Krankenversicherung tritt. Dies gilt auch für die privaten Krankenversicherer. Doch

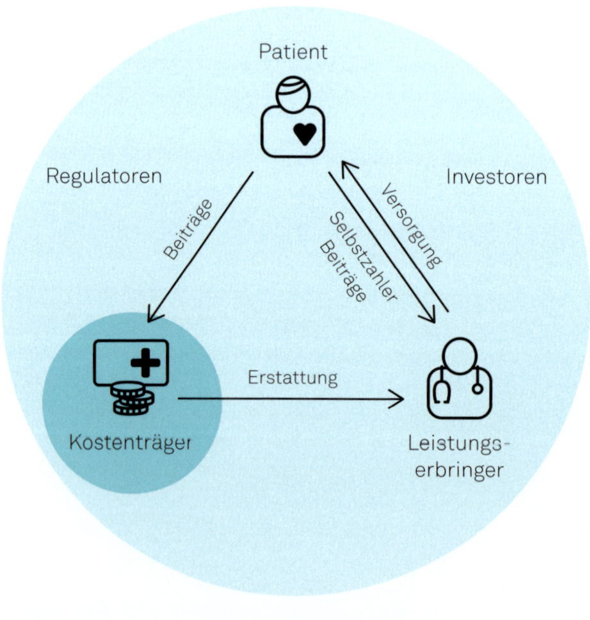

Abbildung 4-7: Kostenträger im Gesundheits-Ökosystem.

der Gesundheitskunde der Zukunft hat neue Erwartungen und Ansprüche - auch an ein jahrhundertealtes System. Er möchte begleitet werden, nicht nur bei Krankheit, sondern vor allem beim Gesundbleiben. Er erwartet digitale Kommunikation und Interaktion, Transparenz und kundenzentrierte Services. Doch schaut man sich die Krankenversicherer an, dann wird schnell klar: das sind nicht ihre Stärken.

Wir werden im folgenden Kapitel zeigen,
- wie sich das **Marktumfeld** der Krankenversicherungen stark verändert und
- diese entsprechend ihr **Geschäftsmodell vom Kostenerstatter zum Gesundheitsförderer** transformieren wollen.

Wir werden aufzeigen,
- wie diese Transformation heute bestritten wird und
- wir ziehen ein **Zwischenfazit**, wo die Krankenversicherer heute stehen.

Um dann einen **Ausblick** zu geben, wohin die Reise gehen muss, nämlich
- zu wahrer Kundenzentrierung,
- digitalen Tarifen und
- dem Aufbau von Ökosystemen.

4.2.1 Krankenversicherungen for Dummies

Um die Marktdynamik und den Wandel der Krankenversicherungen zu verstehen, beleuchten wir einleitend die historische Entwicklung der gesetzlichen und privaten Krankenversicherungen, den heutigen Status quo sowie den Unterschied beider Versicherungssysteme. Alle diejenigen, welche die Historie gut kennen, können diesen Exkurs überspringen und direkt zu Kap. 4.2.2 gehen.

Die zwei Säulen der deutschen Krankenversicherung

Die Krankenversicherungen nehmen als Kostenträger eine zentrale Rolle in der Funktionsweise und Dynamik des deutschen Gesundheitssystems ein. Sie ermöglichen jedem deutschen Einwohner Zugang zu einer grundlegenden und umfassenden medizinischen Versorgung und tragen das finanzielle Risiko krankheitsbedingter Kosten. Das duale Krankenversicherungssystem ermöglicht es, sich neben der gesetzlichen Krankenversicherung ergänzend oder unter bestimmten Voraussetzungen auch vollständig privat zu versichern. Diese beiden Säulen der deutschen Krankenversicherungen werden im Folgenden kurz vorgestellt und ihre grundlegenden Versicherungsprinzipien gegenübergestellt.

Krankenversicherungen: Zahlen – Daten – Fakten

Die zwei Säulen des deutschen Krankenversicherung: **(1) GKV** und **(2) PKV**

(1) Gesetzliche Krankenversicherung:

Krankenkasse: bezeichnet einen Träger einer gesetzlichen Krankenversicherung

88% aller Deutschen = 73,03 Mio Versicherte

€ 226,2 Millarden Ausgaben für medizinische Versorgung (2018)

105 Kassen

Top 7 Krankenkassen nach Anzahl Versicherte

Krankenkasse	# Versicherte
1. TK	10,644 Mio.
2. Barmer	8,970 Mio.
3. DAK	5,600 Mio.
4. AOK Bayern	4,563 Mio.
5. AOK Baden-Württemberg	4,509 Mio.
6. AOK plus	3,369 Mio.
7. IKK classic	3,129 Mio.

Quelle: (Bundesministerium für Gesundheit, 2019), (Verband der Ersatzkassen e.V., 2019), (Krankenkassen.Deutschland, 2020)

Krankenkassen unterteilt in sechs Kassenarten:

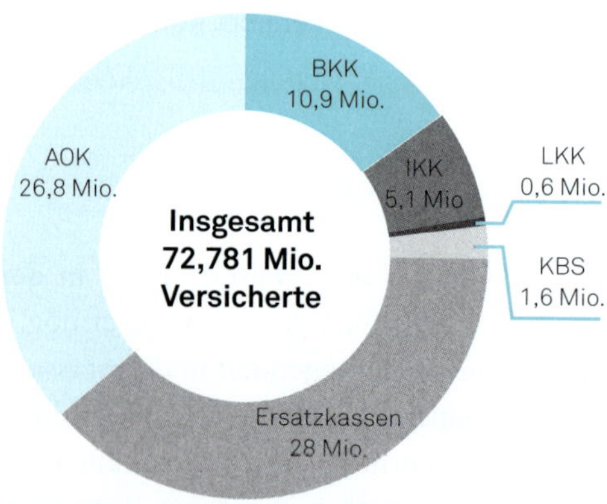

1. AOK Allgemeine Ortskrankenkassen
11 Kassen

2. BKK Betriebskrankenkassen
84 Kassen

3. IKK Innungskrankenkassen
6 Kassen

4. LKK Landwirtschaftliche Krankenkasse
1 Kasse

5. KBS Knappschaft Bahn-See
1 Kasse

6. vdek Verband der Ersatzkassen
6 Kassen

Quelle: (Bundesminsterium für Gesundheit (BMG), 2020d), (Bundesminsterium für Gesundheit (BMG), 2020e)

Abbildung 4-8: Infografik Krankenversicherungen: Zahlen – Daten – Fakten. Die zwei Säulen der deutschen Krankenversicherung sind (1) GKV und (2) PKV.

(2) Private Krankenversicherung:

12 % der Bevölkerung = 8,73 Mio Vollversicherte bei PKV	Beitragseinnahmen: **€ 40,69 Mrd**

Quelle: (2018, Verband der privaten Krankenversicherung, n.d.)

Top 6 Private Krankenversicherungen nach Anzahl Versicherte

Krankenkasse	# Versicherte
1. Debeka	2.335.700
2. DKV AG	795.600
3. AXA	792.700
4. Allianz	618.300
5. Signal	478.000
6. HUK-Coburg	411.000

Quelle: (Deutscher Bundestag, 2018)

(3) Zusatzversicherungen

Personen die bei der GKV sind und Zusatzleistungen bei der PKV buchen

Gesamt: 20,05 Mio.

Zahnzusatz:	Wahlleistung im Krankenhaus:	Zusatzversicherung für ambulante Leistungen:
16 Mio	**6,18 Mio**	**7,945 Mio**

Quelle: (Verband der privaten Krankenversicherung (PKV), n.d.)

Abbildung 4-8: Fortsetzung

Die **Krankenkassen** als Träger der **gesetzlichen Krankenversicherung (GKV)** dominieren den deutschen Markt – was sowohl historisch als auch gesetzlich bedingt ist. Als bedeutender Teil des deutschen Sozialversicherungssystems ist die GKV eine verpflichtende Versicherung für alle Personen in Deutschland, die keinen anderweitigen Anspruch auf Absicherung im Krankheitsfall haben (Beamte, Freiberufler, etc.). So sind 88 % der Bevölkerung heute durch die GKV versichert – was ein jährliches Marktvolumen von € 241 Mrd. an Einnahmen bedingt (Bundesministerium für Gesundheit, 2019f). Die GKV hat einen umfassenden Auftrag zur Gesundheitsförderung und versteht sich neben einem Kostenerstatter für Krankenbehandlungen auch als Aufklärer, Berater und Helfer, die Gesundheit ihrer Versicherten zu erhalten und zu verbessern[8]. Dieses weltweit älteste soziale Krankenversicherungssystem wurde durch Otto von Bismarck Ende des 19. Jahrhunderts für die Arbeiterklasse als Solidarsystem etabliert. Im Laufe der Zeit bildeten sich verschiedene Kassenarten für Handwerker, Knappschaften und weitere Arbeitsbetriebe. Da sich gleichzeitig in jedem dieser Bereiche zahllose Versicherer gründeten, kamen die Krankenversicherer im Jahr 1930 auf die stolze Zahl von 6985 (Schumann & Brucker, 1934; S. 356) – und 1970 verzeichnete Deutschland immerhin noch über 1800 Krankenkassen. Jedoch setzte in den 1980er-Jahren eine rasante Konsolidierung des Marktes ein, die bis heute weiterhin anhält. Steigenden Kosten durch den medizinischen Fortschritt und steigender Lebenserwartung stehen sinkenden Beitragseinnahmen entgegen. Besonders die kleinen Krankenkassen fusionierten zunehmend mit den größeren Krankenkassen, um eine ausreichende Kostendeckung aufrechtzuerhalten und einer Insolvenz aus dem Weg zu gehen. Dies führte dazu, dass sich die Anzahl der Krankenkassen im Jahr 2000 um drei Viertel auf 420 reduziert hatte[9], und resultierte 2020 schließlich in der Zahl von 105 Krankenkassen[10] (Abbildung 4-9). So bestehen heute über 94 % weniger Krankenkassen als noch vor 50 Jahren. Nichtsdestoweniger sind weiterhin sechs Kassenarten erhalten (siehe Infografik, Abbildung 4-8), wobei die Ersatzkassen, die Allgemeine Ortskrankenkassen (AOK) sowie die Betriebskrankenkassen heute rund 79 % der Bevölkerung versichern – ca. 65,7 Millionen Versicherte. Die Ersatzkassen sind insgesamt die stärkste Kassenart und beinhalten zudem die drei größten Krankenkassen Deutschlands: die Techniker Krankenkasse (TK), die Barmer Krankenkasse und die DAK[11]. Dicht gefolgt schließen die Allgemeinen Ortskrankenkassen an, die in Summe über alle Regionen hinweg fast ein Drittel der deutschen Bevölkerung versorgen. Da die Kosten des medizinischen Fortschritts durch neue Technologien und die Lebenserwartung weiterhin ansteigen, erwarten wir, dass sich der Markt weiter konsolidieren wird. Auch die bestehenden Strukturen der Kassenarten könnten in Zukunft verschwimmen, da 2007 eine Fusionierung von Krankenkassen zweier unterschiedlicher Kassenarten gesetzlich ermöglicht wurde (Deutscher Bundestag, 2007). So könnten zum Beispiel die großen Krankenkassen der Ersatzkrankenkassen (z. B. TK, Barmer, DAK) und die jeweiligen Allgemeinen Ortskrankenkassen (AOK) zu einer führenden Krankenkasse verschmelzen.

Die **private Krankenversicherung (PKV)** unterscheidet sich rechtlich sowie organisatorisch erheblich von der GKV. Die PKV ist ein privatwirtschaftliches,

8 SGB 5 § 31
9 77 % Rückgang in 30 Jahren
10 75 % Rückgang in 19 Jahren
11 Stand Januar 2019

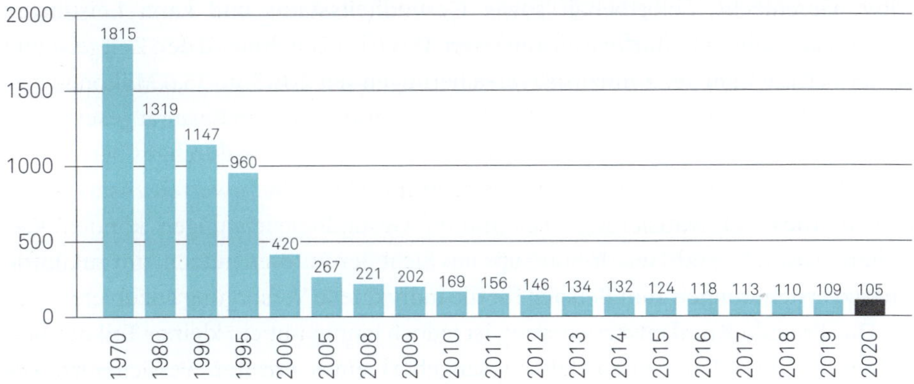

Abbildung 4-9: Fusionsverlauf – Anzahl Krankenkassen im Zeitverlauf. Quelle: GKV-Spitzenverband, n.d.

gewinnorientiertes Unternehmen und das Versicherungsverhältnis kommt nicht verpflichtend durch das Gesetz, sondern freiwillig und privatrechtlich zustande. Grundlegend können Beamte, Selbstständige, Studenten und Freiberufler ohne weitere Voraussetzungen in die PKV eintreten. Für Angestellte gilt die Versicherungspflicht in der GKV biss ihr Bruttojahreseinkommen die Versicherungspflichtgrenze von € 62550 (Krankenkassen-Zentrale, n.d.)[12] überschreitet. Demnach sind heute rund 12 % der Bevölkerung in Deutschland in einer PKV versichert – knapp 9 Millionen Versicherte.

Dieser Markt verbuchte in 2019 über € 40,96 Mrd. Beitragseinnahmen in der privaten Krankenversicherung, die zum Großteil der Krankenvollversicherung (70 %) zuzuordnen ist (Verband der Privaten Krankenversicherung, n.d.). Ein Viertel der Einnahmen wird jedoch durch Zusatzversicherungen erwirtschaftet. Das Angebot an Zusatzversicherungen ist ein essenzieller und stark wachsender Bestandteil des Geschäftsmodells einer PKV. Seit 2005 zeigt sich ein deutlicher Trend zu mehr privater Vorsorge. Die Anzahl an Personen mit einer Zusatzversicherung zum GKV-Schutz ist um über 70 % auf rund 20,1 Millionen (2018) gestiegen. Damit hat jeder vierte deutsche Einwohner eine ergänzende private Krankenversicherung zum GKV-Schutz. Die meisten Zusatzversicherungen werden für Zahnersatz, die ambulante Versorgung und Wahlleistungen im Krankenhaus erworben. Vor allem der Anwendungsfall des Zahnersatzes ist ein gutes Beispiel dafür, was für den privaten Krankenversicherungsmarkt möglich ist. Wo die GKVen aus Kostengründen Zuschüsse einschränken, setzen die PKVen mit zugeschnittenen Zusatzversicherungen und dem Äquivalenzprinzip an. Danach zahlt der Versicherte abhängig von seinem

12 Stand 2020; die Pflichtversicherungsgrenze wird jährlich neu festgelegt

Alter, Geschlecht, Selbstbehalt sowie Gesundheitsstatus und kann Leistungen gezielt nach seinen Bedürfnissen anpassen. Das trifft zunehmend den Zeitgeist und so hat sich die Zahl der Zahnzusatzversicherungen seit 2005 auf 15,6 Millionen verdoppelt. Dieses überproportionale Wachstum ist zum einen ein Resultat gesetzlicher Kürzungen in der GKV, zeigt allerdings auch, dass Versicherte durchaus bereit sind, für individuelle, kostenintensive Leistungen mit klaren Mehrwerten zusätzlich zu zahlen. Diese „Privatisierung" bestimmter Gesundheitsleistungen können Versicherer sowie Digital-Health-Start-ups aus Sicht der Autoren nutzen, um zukünftig Zusatzversicherungen zum Beispiel für die individuelle Versorgung anzubieten.

Das Produkt Krankenversicherung ist jedoch häufig nur ein kleiner Teil des Versicherungs- und Finanzdienstleistungsangebots eines privaten Versicherers. Die Versicherungsriesen bieten ein vielfältiges Produktportfolio rund um das Leben der Versicherten: wie z. B. die Kfz-Versicherung, Haftpflicht- oder Hausratsversicherung. Heute agieren diese Abteilungen noch stark autark voneinander und bieten pro Versicherungsart umfängliche Pakete an. Jedoch hinterfragen Innovatoren und Kunden dieses Konzept. Versicherte wünschen sich mehr Transparenz und möchten nur für das bezahlen, was sie auch wirklich brauchen. Der steigende Trend zu Zusatzversicherungen zeigt, dass Kunden heute ein Versicherungspaket passend zu ihren Bedürfnissen präferieren. Die privaten Versicherer haben hier im Gegensatz zu den GKVen die Chance, ihren Kunden individuelle Versicherungspakete über die Krankenversicherung hinaus anzubieten. Möglich ist, dass in der Zukunft ein modulares Versicherungsangebot über jegliche Versicherungsarten hinweg dem intransparenten Allrounder-Versicherungspaket weicht.

Systemunterschied: GKV-Solidaritätsprinzip vs. PKV-Äquivalenzprinzip

Das Geschäftsmodell und die Finanzierung der Krankenversicherung in der GKV und PKV unterscheiden sich grundlegend (Tabelle 4-1).

4.2.2 Marktumfeld: Manövrieren im Sturm der Digitalisierung und neuer Kundenerwartungen

Die DNA der Krankenversicherungen: Sparen

Krankenversicherer sind in ihrer Natur „Kostenerstatter" und damit hat das Geschäftsmodell eine absolute Sonderrolle. Warum? Weil sie ein lebenslanges Versprechen abgeben. Der Planungshorizont einer Krankenversicherung reicht bis zu 200 Jahre in die Zukunft, sie bilden Rückstellungen im zweistelligen Milliarden-

Tabelle 4-1: Systemunterschied: GKV-Solidaritätsprinzip vs. PKV-Äquivalenzprinzip.

Gesetzliche Krankenversicherung	Private Krankenversicherung
gesetzliche Verpflichtung zur Kostendeckung	privatwirtschaftliche Gewinnorientierung
Solidaritätsprinzip: Die Solidargemeinschaft trägt die Kosten der Versorgung als Ganzes und bietet einen sozialen Ausgleich über Einkommensunterschiede und über Generationen hinweg.	Äquivalenzprinzip: Gleichwertigkeit von Leistung und Gegenleistung. Der Versicherte trägt sein individuelles Risiko in Höhe der ermittelten Prämie.
Beitragsberechnung anhand der Höhe des beitragspflichtigen Einkommens. Alle Versicherten haben nach dem Bedarfsprinzip Anspruch auf die gleichen medizinischen Leistungen, unabhängig von der Beitragshöhe, Geschlecht, Alter und Gesundheitsstatus. Ausnahme: Lohnersatz durch Krankengeld.	Prämienberechnung anhand gewählter Leistung und äquivalent zum individuellen Versicherungsrisiko. Risikofaktoren: Geschlecht, Eintrittsalter, Vorerkrankungen. Eingeschränktes Äquivalenzprinzip durch Höchstprämie. In der Regel Anstieg der Prämien mit zunehmendem Lebensalter.
Beiträge werden gemeinsam von Arbeitgeber und Arbeitnehmer getragen.	
beitragsfreie Familienversicherung	

bereich und die gesammelten Beiträge müssen entsprechend sinnvoll aufgeteilt und zurückgelegt werden, um in Zukunft die Profitabilität bzw. Kostendeckung der Versorgung zu gewährleisten. Daher kann die Versicherung historisch nur mit einer Strategie vernünftig wirtschaften: Diese heißt „Sparen" und Sparen heißt Leistungen kürzen. Diese Dynamik ist seit Jahrzehnten fest in der DNA der Krankenversicherungen verankert. Damit ergibt sich ein ständiges Spannungsfeld zwischen umfassender Patientenversorgung und der internen Kostendeckung des Versicherers.

Nahezu verständlicherweise drehen also die Räder in einer Krankenkasse extrem langsam und neue Projekte werden über lange Horizonte durchgerechnet und sorgfältig überdacht, eine Trägheit, die im Markt seinesgleichen sucht und die sich von der Schnelllebigkeit digitaler Geschäftsmodelle stärker kaum abgrenzen könnte. Doch das Marktumfeld, in dem Krankenversicherer agieren, hat sich in den letzten 10 Jahren grundlegend verändert. Drei Faktoren setzen ihr Modell hier besonders unter Druck:

- steigende Kosten der Versorgung,
- steigender Wettbewerb und fehlende Differenzierung sowie
- neue Kundenerwartungen des digitalen Gesundheitskunden.

Dies führt zu einer radikalen Veränderung des Geschäftsmodells der Versicherer und stellt neue Anforderungen an die Kundenansprache sowie an das Angebot an digitalen Gesundheitsdienstleistungen.

Steigende Kosten der Versorgung

Die Kosten der medizinischen Versorgung für Krankenversicherer sind so hoch wie nie. Steigende Lebenserwartung, rasanter Anstieg an chronischen Krankheiten sowie medizinischer Fortschritt lassen die Kosten nach oben schnellen:

- Der demografische Wandel führt zu einer immer älter werdenden Gesellschaft. Hochrechnungen gehen davon aus, dass jeder Dritte im Jahr 2060 über 65 Jahre alt sein wird (Statistisches Bundesamt, 2019). Die damit verbundenen Kosten für die medizinische Versorgung und Pflege der alternden Gesellschaft stellen eine vorher nicht dagewesene finanzielle Belastung für die Krankenversicherungen dar.
- Hinzu kommt der drastische Anstieg an Diagnosen und damit verbundene Therapiekosten für chronische Krankheiten, wie z. B. im Bereich mentale Gesundheit, Diabetes und Herz-Kreislauf-Erkrankungen. Die folgenden Zahlen zu chronischen Erkrankungen unterstreichen das Ausmaß: Laut der WHO steigt die Zahl der Menschen mit Depression rasant an, über 322 Millionen Menschen weltweit sind betroffen (2015). An Krebs leiden weltweit rund 35 Millionen Menschen (Deutsches Ärzteblatt, 2017). Allein in Deutschland leben heute 6 Millionen Menschen mit Diabetes – eine 38 %ige Steigerung in den letzten 20 Jahren (Deutsche Diabetes-Hilfe, n.d.). Allein in 2017 gab es aufgrund von Herzerkrankungen über 1,7 Millionen Einweisungen ins Krankenhaus (Deutsches Ärzteblatt, 2019a).
- Ein weiterer vorher nicht existenter Kostentreiber entsteht durch den medizinischen Fortschritt, wie z. B. durch die aufstrebende Genforschung. Ein extremes, aber anschauliches Beispiel: Novartis hat im Frühjahr 2019 den teuersten Blockbuster der Welt in den amerikanischen Markt eingeführt, eine Gentherapie für Muskelschwund bei Säuglingen und Kleinkindern. Eine einzelne Spritze kostet € 1,9 Mio. und die Behandlung über mehrere Jahre bis zu € 4 Mio. Der Pharma-Gigant Novartis bietet nun den amerikanischen Krankenversicherungen eine Ratenzahlungsoption an, um die Kosten zu stemmen (s. Kasten „Insight“, S. 125).

Das Solidaritätssystem der GKV wird an seine Grenzen stoßen, denn das Verhältnis von jungen gesunden zu alten erkrankten Versicherten gerät immer mehr aus der Balance. Den steigenden Kosten des demografischen Wandels und medizinisches Fortschritts stehen sinkende Beitragseinnahmen entgegen. Denn der demografische Wandel hat auch zur Folge, dass im Verhältnis immer weniger junge Men-

Insight

Gentherapien – bahnbrechende Medizin, aber Kostenexplosion für die Versicherer

Gentherapien haben durch technologische Errungenschaften wie die Genomsequenzierung eine bemerkenswerte Entwicklung hingelegt. Der Eingriff in das Erbgut ist auf dem Weg, ein fester Teil der zukünftigen Medizin zu werden, und Forscher sprechen von einer Revolution und dem Beginn einer neuen Ära in Forschung und Medizin. Die Kosten für diese bahnbrechenden Therapien stellen jedoch neue Rekorde auf und werden stark von Forschern und der Öffentlichkeit kritisiert. So kostet die im November 2018 von der europäische Arzneimittelbehörde EMA zugelassene Gentherapie Luxturna zur Behandlung von frühkindlicher Erblindung in den USA stolze $ 850 000 für eine einmalige Behandlung. Unabhängige Forscher kritisieren, der Preis sei um ein Vielfaches des fairen Marktpreises überhöht (Henn, 2019). Die im Mai 2018 zugelassene Gentherapie Kymriah zur Behandlung von Leukämie und Lymphomen kostet in Deutschland € 380 000 pro Behandlung (Henn, 2020). Nun hat Novartis im Mai 2019 das teuerste Medikament der Welt in den USA auf den Markt gebracht: Das Gentherapie-Mittel Zolgensma behandelt Muskelschwund bei Säuglingen und Kleinkindern und kostet pro Spritze € 1,9 Mio. Zehn Jahre Therapie könnten für die Behandlung über € 4 Mio. kosten – pro Betroffenen (Till, 2019). Der Antrag für die EU-Zulassung läuft und die Bewilligung wird noch dieses Jahr erwartet. In den USA bietet Novartis den Krankenkassen eine Ratenzahlungsoption über mehrere Jahre, um die enormen Kosten pro Behandlung zu stemmen. Experten erwarten, dass die Kosten für Gentherapien in Zukunft sinken werden, jedoch steht die Forschung in diesem Gebiet erst in den Startlöchern und deutsche Krankenkassen müssen einen Weg finden, sich mit diesen enormen Kosten auseinanderzusetzen.

schen in die Versicherungspflicht eintreten, welche die steigenden Kosten der Versorgung tragen. In der Vergangenheit hat der GKV-Markt sich aus diesem Grund stark konsolidiert. Die anhaltenden Fusionen sollten die Krankenkassen ermächtigen, die bevorstehenden Kosten der Versorgung über zahlenmäßig mehr Versicherte hinweg zu verteilen. Doch trotz Konsolidierung, Prozessoptimierung und Rückstellungen von zweistelligen Milliardensummen sind die Krankenversicherer besorgt. Denn die Kosten der Versorgung werden weiter rasant ansteigen und dadurch sind die Krankenversicherungen mehr denn je auf gesunde, loyale Kunden angewiesen. Nicht zu unterschätzen ist auch, dass diese durch ihre Marktposition und Rolle einen Einfluss auf die Treiber dieser Kosten haben. Demnach müssen Krankenversicherer einen Weg finden, ihr Geschäftsmodell darauf auszurichten, die Kosten der Versorgung zu verringern – z. B. durch eine Stärkung von Präventivmaßnahmen und Gesundheitschecks.

Steigender Wettbewerb und fehlende Differenzierung

Schauen wir jedoch nun auf die Landschaft der Krankenversicherungen, ist diese überraschend homogen. Die Krankenkassen weisen wenig Differenzierungsmerkmale auf und versuchen lediglich, sich weiterhin über Beitragssatz, Kostenübernahmemechanismen und Zusatzleistungen zu unterscheiden. Letztlich gleichen sich die Profile sehr und die Anbieter wirken austauschbar. Hinzu kommt, dass eine Krankenkasse heute von ihren Kunden als passiver Dienstleister wahrgenommen wird. Als gesunder Arbeitnehmer hat dieser wenig bis keine Schnittstellen zur Krankenkasse, sie agiert fast unsichtbar im Hintergrund. Um neue junge Kunden zu akquirieren und zu halten, müssen Krankenversicherer einen Weg finden, sich von der Konkurrenz abzuheben, über Beiträge und Erstattungsmechanismen hinaus. Doch auch die Kundenschnittstelle und -bedürfnisse haben sich erheblich verändert.

Neue Kundenerwartungen des digitalen Gesundheitskunden

Die Erwartungen der Kunden an ihre Krankenversicherung lassen sich in zwei große Bereiche einteilen:

- **Interaktion:** Erwartungen an die Art und Weise, wie der Versicherte mit der Krankenversicherung in Zukunft in Kontakt tritt
- **Service-Portfolio:** Erwartungen an die Innovation und an den Umfang des Leistungsportfolios der Versicherung als Dienstleister

Interaktion

Interaktion über digitale Kommunikationskanäle anzubieten, ist heutzutage ein „Given", eine gegebene Tatsache. Der Versicherte von heute verlangt ein breites Angebot an Interaktionskanälen und möchte selber entscheiden, ob er klassische oder digitale Kanäle nutzen möchte. Die Geschäftsstelle ist noch eine zentrale Anlaufstelle, jedoch erwarten die Kunden in Zukunft eine deutliche Erhöhung der Zahl der digitalen Kommunikationskanäle – wie z. B. Apps, Videokonferenz, Online-Chat, Website und E-Mail (Abbildung 4-10). Die mobilen Touchpoints werden dabei in Zukunft eine besondere Rolle einnehmen. Warum? Weil Millennials[13] schon jetzt vorrangig mobil arbeiten und es für sie heute schon zum Standard gehört, Dienstleister und ihre Produkte schnell und jederzeit über ihr Smartphone zu erreichen.

13 Versicherte unter 35 Jahre

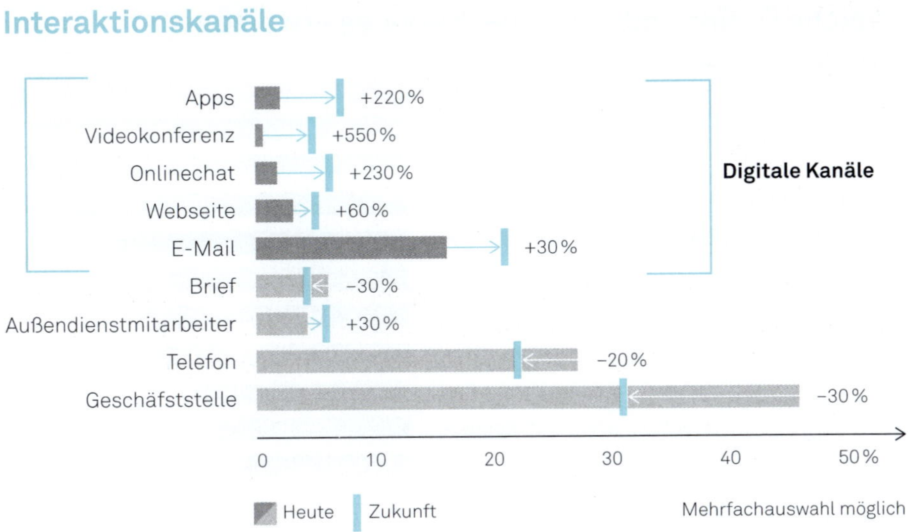

Abbildung 4-10: Kundenerwartung zu den Interaktionskanälen mit den Krankenversicherungen. Quelle: eigene Darstellung, angelehnt an Kinder, C., Steingröver, M. & Vossen, C. (2019), S. 9.

Service-Portfolio

Eine digitale Kommunikation allein reicht den Versicherten jedoch mehr nicht aus. Eine Studie der Unternehmensberatung Bain & Company aus dem Jahr 2017 zeigt, dass Versicherte digitale Services als Mindestanforderung erwarten. In dieser Studie wurden von den Versicherten funktionale Services wie das digitale Einreichen von Anträgen und Rechnungen sowie ein digitales Bonusheft und Selfservices zur Verwaltung der Mitgliedschaft genannt (Abbildung 4-11). Aber diese Perspektive ist inzwischen veraltet.

Bain & Company hat die gleiche Studie 2019 durchgeführt und gibt einen spannenden Einblick in die schnellen Veränderungen des Kundenerwartung: Versicherte erwarten heute (nur 2 Jahre später) ein umfangreiches Bündel aus verschiedenen Online- und Mobile-Services, weit über den administrativen Teil einer Krankenversicherung hinaus. So wünschen sich Kunden Unterstützung bei der Arzt- und Krankenhaussuche, bei Gesundheits-Check-ups und Vorsorgeuntersuchungen, Expertenberatung während der Behandlung oder Reha und zusätzliche Informationsangebote (Abbildung 4-12). Weniger als 30 % der Kunden, die diese Services erwarten, nutzen diese auch heute schon. Das Potenzial für Krankenversicherer, diese Nachfrage zu bedienen, ist demnach enorm.

Diese Entwicklung der Kundenerwartungen ist nicht überraschend in Hinblick auf das Selbstverständnis des digitalen Gesundheitskunden (siehe Kap. 4.1). Dieser

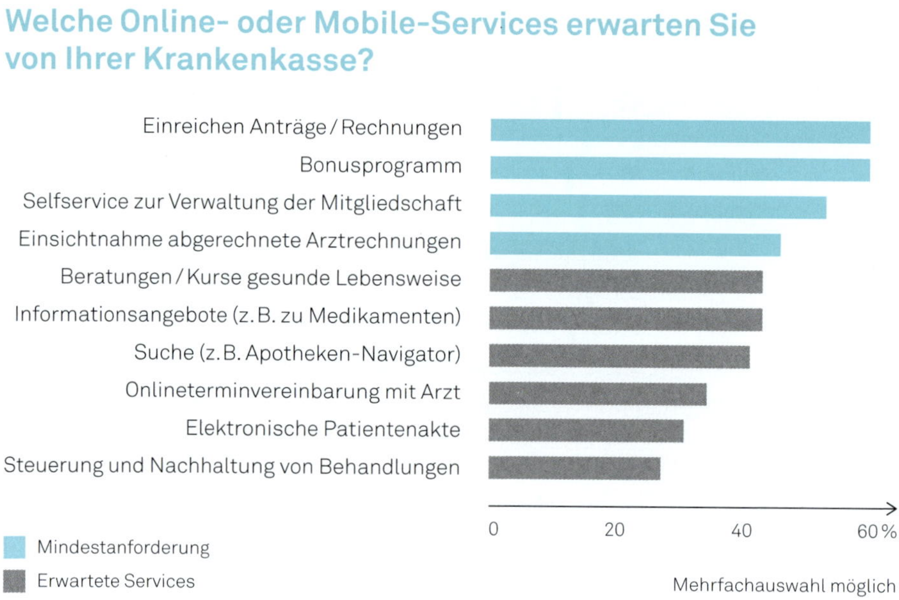

Abbildung 4-11: Kundenerwartung an die digitalen Services einer Krankenkasse (2017). Quelle: eigene Darstellung, angelehnt an Bain & Company, Inc., 2017.

ist informiert, in Entscheidungen rund um seine Gesundheit involviert und möchte so lange es geht gesund bleiben. Dadurch sucht er proaktiv nach Lösungen und Services, die seine Gesundheit und sein Wohlbefinden maximieren und optimieren – entlang der gesamten Versorgungskette. Er möchte einbezogen, beraten und umfassend aufgeklärt werden sowie als Individuum verstanden werden und am Ende selbst entscheiden. Diese Kundenerwartungen sind geprägt von anderen Industrien (siehe Kap. 2.2) und repräsentieren eine neue Messlatte für alle Dienstleister im Gesundheitsmarkt. Zudem entstehen immer mehr Digital-Health-Start-ups, die diese Marktlücke erkannt haben und den Kunden digitale kundenorientierte Gesundheitsdienstleistungen anbieten. Die Selbstzahlerbereitschaft in Deutschland ist allerdings sehr gering. Daher schauen die Versicherten gespannt auf das Leistungsportfolio ihrer Krankenversicherung. Sie erwarten, dass diese mit den aufstrebenden Digital-Health-Lösungen und ihren innovativen Anwendungen kooperieren. Der mündige Gesundheitskunde der Zukunft wird bewusst die Krankenversicherung wählen, die das beste Leistungsportfolio für seine individuellen Bedürfnisse bereitstellt.

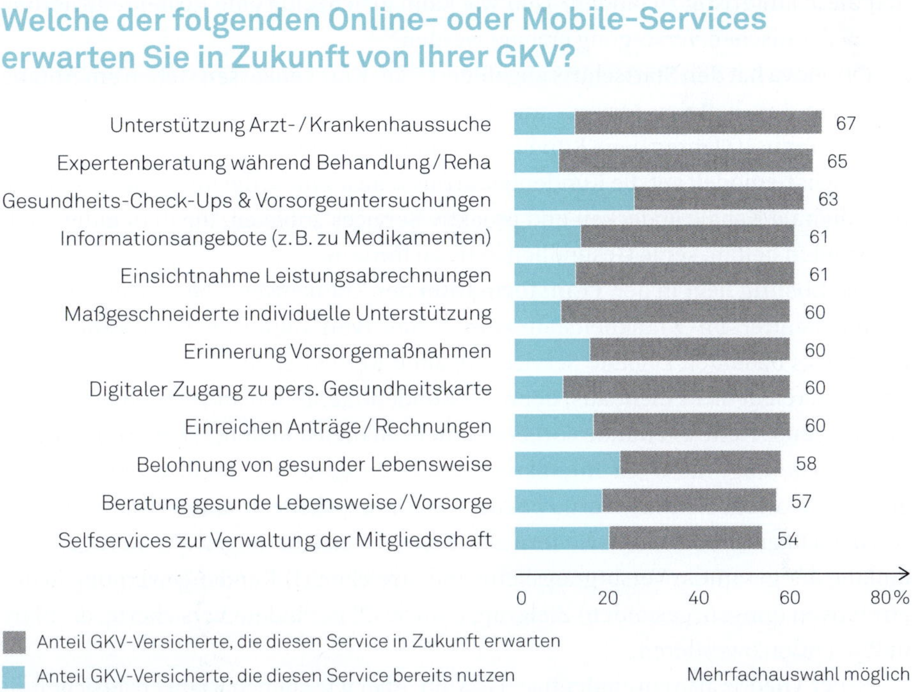

Abbildung 4-12: Kundenerwartung an die digitalen Services einer Krankenkasse (2019). Quelle: eigene Darstellung, angelehnt an Kinder, C., Steingröver, M. & Vossen, C. (2019), S. 10.

Startschuss der komplett digitalen Krankenversicherung

Mit der Gründung der ersten digitalen PKV für die „Smartphone-Generation" im Jahr 2015 hat Ottonova den traditionellen Krankenversicherungen gezeigt, dass der Versicherungsmarkt durchaus von einem Start-up mit innovativen, kundenzentrierten Lösungen aufgemischt werden kann. Mit Ottonova ist ein neuer Wettbewerber in den Markt getreten, der digitale Kompetenzen und kundenzentrierte Produktentwicklung im Kern seiner DNA trägt und als Direktkrankenkasse die alten Strukturen der Versicherer aufbricht. Wird bei den traditionellen Versicherern noch ein kostenintensives Filialnetz unterhalten und vorwiegend über Briefsendung kommuniziert, strebt Ottonova an, jegliche Kommunikation mobil und über digitale Medien abzuwickeln. Die traditionellen Versicherer können diesem Vergleich nur schwer standhalten.

Die Gretchenfrage lautet nun: Wie muss sich das Geschäftsmodell der Krankenversicherungen ändern, um in Zukunft Gesundheitskunden für sich zu gewinnen und diese langfristig zu binden? Und wie kann gleichzeitig eine Kostenreduzierung der medizinischen Versorgung erzeugt werden?

Ottonova hat den Startschuss abgefeuert – die Krankenkassen stehen am Anfang einer Ära der digitalen service- und kundenzentrierten Geschäftsmodelle. Wenn Versicherer in 10 Jahren neue Kunden anziehen und binden wollen, dann müssen sie ihr Geschäftsmodell auf die Kundenbedürfnisse ausrichten, die Kundenschnittstelle über digitale Kanäle abdecken und proaktiv Services anbieten, die dem individuellen Kunden helfen, seine Gesundheit aktiv zu fördern.

Die **Lösung** liegt in der **Transformation** der Krankenversicherer vom passiven Kostenerstatter im Krankheitsfall **zum proaktiven digitalen Gesundheitsförderer.** Das bedeutet: Digitale Services im alten Kerngeschäft (Administration) aufzubauen, reicht nicht mehr aus, denn die Kundeninteraktion ändert sich in Zukunft grundlegend. Hatte ein Kunde vorher nur im Krankheitsfall Kontakt mit seiner Krankenversicherung, muss die Interaktion nun beim gesunden Kunden anfangen. In anderen Worten; Sie muss vorne bei der Versorgungskette anfangen und nicht erst bei der Diagnose. Damit erweitern die Krankenversicherungen ihr Kerngeschäft entlang der gesamten Versorgungskette und erreichen (1) Kundengewinnung in der attraktiven (jungen, gesunden) Zielgruppe sowie (2) gesündere Versicherte, die aktiv in Prävention investieren.

In der Theorie also ein eindeutiger Gewinn. Aber wie können Krankenversicherungen diese weitreichende Transformation umsetzen? Im Prinzip müssen sie ihre grundlegende DNA umkrempeln, ein Portfolio an digitalen Services entlang der Versorgungskette aufbauen, diese Services proaktiv und personalisiert ihren Versicherten anbieten sowie mit Partnern kooperieren, welche die notwendigen digitalen Kompetenzen besitzen. Das bedeutet, dass Versicherer aktiv in die Versorgung einsteigen. Zudem inkludiert eine solche Transformation das Überdenken des grundlegenden Versicherungsproduktes. Die Entwicklung von neuen adaptiven Produkten und digitalen Tarifen wird in Zukunft die Landschaft des Krankenversicherungsmarktes formen. Die Krankenversicherung, die es nicht schafft, ihr Geschäftsmodell weiterzuentwickeln, läuft Gefahr, langfristig Kunden zu verlieren und dadurch in eine finanzielle Schieflage zu gelangen. Die Autoren erwarten hier eine weitere Konsolidierungswelle derer Krankenversicherer, die sich dem nicht oder nicht erfolgreich stellen.

4.2.3 Der Wandel vom Kostenerstatter zum digitalen Gesundheitsförderer

In der Rolle des umfassenden Gesundheitsdienstleisters fördert die Krankenversicherung die Gesundheit der Versicherten und setzt dabei ganz vorne in der Versorgungskette an, beim gesunden Kunden. Das Selbstverständnis der Versicherer wird damit zum Gegensatz (diametral) umgekehrt. Ziel ist es nicht mehr, im Krankheitsfall einzugreifen und den Gesundheitszustand wiederherzustellen, sondern gesunde Kunden aktiv dabei zu unterstützen, ihr Wohlbefinden zu optimieren. In anderen Worten verkaufen die Versicherer nicht mehr Krankheitsheilung (reaktiv) sondern Gesundheit (proaktiv). Dadurch rückt der Krankenversicherer aus der negativ behafteten und passiven Rolle des Kostenmanagers in eine wesentlich aktivere und positiv behaftete Rolle des stetigen Gesundheitsbegleiters. Digitale Lösungen liefern den Treibstoff für diese fundamentale Transformation. Gleichermaßen vereint das Ziel des digitalen Gesundheitsdienstleisters die Agenda der Versicherer, Behandlungskosten einzusparen, indem Erkrankungen aktiv vermieden werden, sowie die Agenda des mündigen Patienten, seine Gesundheit proaktiv zu fördern.

Doch wo stehen die deutschen Krankenversicherer in der Weiterentwicklung zum Gesundheitsdienstleister? Schaffen sie es, ihr Geschäftsmodell grundlegend zu transformieren oder wird die alte Fassade nur mit digitalen Services neu angestrichen?

Machen wir uns ein digitales Bild der deutschen Krankenversicherer, dann finden wir ganz unterschiedliche Digitalisierungsgrade vor, die wir hier sehr gern in der Seemannssprache vergleichen:

- **Tanker:** Große Versicherungskonzerne, die zwar große Digitalisierungsbudgets aufweisen, aber gleichzeitig Schwierigkeiten haben, ihre etablierten Strukturen und Denkweisen grundlegend zu ändern (z.B. die Techniker Krankenkasse [TK] und die Allgemeinen Ortskrankenkassen [AOK] auf der GKV-Seite sowie die AXA oder Allianz auf der PKV-Seite).
- **Segelschiffe:** Mittelständige bis kleine Krankenversicherungen versuchen zunehmend – wenn auch mit begrenzten Budgets – durch das raue digitale Gewässer zu kreuzen, um nicht von der digitalen Welle überrollt zu werden. Diese haben aber im Vergleich zu den Tankern auch wesentlich schnellere Entscheidungswege und dadurch Vorteile in der Umsetzung von neuen Ideen (z.B. die BIG auf der GKV-Seite und die Gothaer auf der PKV-Seite).
- **Speedboote:** junge Unternehmen mit einer digitalen DNA, die den Markt revolutionieren wollen (z.B. Ottonova).

Egal in welcher Bootsklasse, die Notwendigkeit des Wandels zum Gesundheitsdienstleister ist in vielen Chefetagen angekommen und unumstritten hat sich in den letzten zwei Jahren viel im Auftritt der Versicherer getan, allerdings fehlt vielmals noch die richtige Ausrichtung.

Generell verzeichnete der Markt einen rapiden Anstieg in der Anzahl an digitalen Services im Portfolio der Versicherer. Diese Entwicklung geht weit über das papierlose Arbeiten hinaus, denn neben der Digitalisierung des klassischen administrativen Geschäfts bemühen sich die Versicherer auch, Services entlang der Versorgungskette aufzubauen. Damit erweitert sich das traditionelle Kerngeschäft um digitale

Angebote in den Bereichen Prävention, Diagnose und Information sowie Behandlung und Monitoring (Abbildung 4-13). Diese Services werden von den Versicherern vorrangig als kostenlose Zusatzleistung angeboten.

Digitale Versorgungsbereiche

Versorgungskette mit Versorgungskategorien

Prävention

- Dermatologie
- Digitales Bonusprogramm
- Ernährung
- Impfungen
- Kinder/Jugendliche
- Reisen
- Sport, Fitness & Bewegung
- Stress/Wohlbefinden
- Zähne

Diagnose & Information

- Gesundheitsinformationen
- Symptomchecker
- Zweitmeinung

Behandlung & Monitoring

- Allergie
- Bluthochdruck
- Depression
- Diabetes
- Epilepsie
- Essstörungen
- Herzinsuffizienz/Herzerkrankungen
- Kniebeschwerden
- Krebserkranungen
- Lungenerkrankungen
- Migräne/Kopfschmerzen
- Notruf/Notfall
- Online-Beratung chronisch kranker Kinder
- Online Sprechstunde
- Parkinson
- Pflege
- Rückenschmerzen
- Schlafstörungen
- Schlaganfall
- Schwangerschaft
- Sehen
- Stottern
- Sucht
- Tinnitus/Hörschäden

Administration

- Administration
- Digitale Gesundheitsakte
- Live Chats
- Medikamentenmanagement
- Patientenverfügung
- Rechnungs-App
- Röntgen-Verwaltung
- Suchfunktion & Terminbuchung

Abbildung 4-13: Digitale Servicebereiche im Angebot der GKVen/PKVen. Quelle: Eigene Darstellung, angelehnt an Mücke, Sturm & Company (2019).

Digitale Administration – Selfservice und elektronische Patientenakte

Schauen wir zunächst auf die digitalen Entwicklungen im administrativen Kerngeschäft von Krankenversicherungen. Hier nehmen zwei digitale Services essenzielle Rollen ein:
- **Selfservice**[14] und die
- **elektronische Patientenakte** (ePA).

Selfservice

Der Selfservice deckt jegliche Prozesse ab, in denen persönliche Daten (Anschrift, Familienstand), Vertragsinhalte oder Dokumente eingereicht und bearbeitet werden. Vor wenigen Jahren gab es kaum Selfservice Möglichkeiten für Versicherte. Nehmen wir das Beispiel einer Adressänderung: Diese wurde in der Regel über einen Brief an die Versicherung gemeldet. Dort angekommen, tippt ein Sachbearbeiter die neue Adresse in die interne Software. Zwei Wochen später erhält der Versicherte einen Brief mit der bestätigten Adressänderung. Dieser Prozess ist einem digitalaffinen Kunden unter 30 Jahren nicht mehr zuzumuten. Der Kunde ist es aus anderen Branchen gewöhnt, jegliche persönliche Daten mit einem Klick über ein Kundenprofil einzusehen und sofort zu ändern. Dabei muss er keine Postanschrift, seine Versichertennummer oder andere Daten zur Identifikation als Inhalte für den Brief zusammensuchen. Das Einloggen in der App bestätigt seine Identität und ordnet jegliche Änderungen automatisch dem richtigen Profil zu.

Versicherungs-Start-up Ottonova (PKV) macht es vor: In Echtzeit können Kunden jegliche Kundendaten in der Versicherungs-App einsehen und innerhalb von Sekunden ändern sowie Leistungsbelege mobil einreichen. Auch die TK (GKV) bietet online unter „Meine TK" und in ihrer TK-App die Möglichkeit zum Selfservice: Rechnungen und Krankschreibungen können online eingereicht werden, über das TK-Postfach gibt es einen direkten Kommunikationskanal und persönliche Daten können aktualisiert werden. Die Barmer-App (GKV) ermöglicht zusätzlich zu den genannten Selfservices, auch Patientenquittungen und Versicherungsnachweise mobil herunterzuladen sowie verschiedene Anträge über die App zu stellen (z. B. Mutterschaftsgeld, Kinderkrankengeld, etc.) (Barmer, n.d.a). Die großen Namen im Markt folgten also der Windrichtung von Ottonova und bieten inzwischen mehrheitlich eine Selbstmanagement-App mit solchen Kernfunktionen für ihre Kunden an.

Selfservice-Angebote ermöglichen jedoch nicht nur mehr Komfort und Eigenständigkeit für den Kunden, sondern bieten vor allem enorme Effizienzsteigerungen und damit verbundene Kosteneinsparungen für die Versicherer. Simple Vorgänge werden in die Hand des Kunden gegeben und damit „outgesourced". Die Zwischeninstanz des

14 Selbstbedienung und -verwaltung von Daten und Dokumenten durch den Endkunden

Sachbearbeiters kann in vielen Anwendungsfällen gänzlich wegfallen oder auf ein Minimum reduziert werden. So können in Zukunft bei den PKVen die abfotografierten Leistungsbelege von einer OCR-Software[15] gescannt und die Textbausteine automatisch erkannt und im System strukturiert eingepflegt werden. Der Sachbearbeiter muss lediglich diejenigen Belege händisch einpflegen, die nicht von der Software erkannt wurden. Im nächsten Automatisierungsschritt werden unauffällige Rechnungsbeträge unter einem definierten Mindestwert (z.B. < €90) nun automatisch vom System bewilligt, sodass der Sachbearbeiter erneut stark entlastet wird.

Doch viel davon ist oft noch Zukunftsmusik, und solche Angebote sind heute noch sehr rudimentär. Dies liegt vor allem daran, dass oft zuerst die internen Systeme der Versicherer umfangreich modernisiert werden müssen, um überhaupt cloud- und algorithmusbasierte Lösungen anzuschließen. Der seit Jahren anhaltende Investitionsstau der traditionellen Versicherer führt dazu, dass die bestehenden Systeme inkompatibel mit den neuen Technologien sind. Es besteht schlichtweg keine Schnittstelle zum IBM-Watson-Computer. Eine derart grundlegende Modernisierung geht einher mit hohen Investitionen, nicht nur in Software, sondern auch in bestehende und neue Mitarbeiter. Diese sind in der Regel stark auf die alten Systeme spezialisiert und besitzen oft keine Kenntnisse über moderne Internet-Schnittstellen, Cloud-Infrastruktur oder intelligente Algorithmen, geschweige denn wissen sie, wie man diese sicher und professionell einsetzt. Versuchen die Versicherer nun, zu innovieren, scheitern die Projekte an langen Planungs- und Konzeptionsphasen, endlos langen Backlogs sowie langsamen Entscheidungswegen, bedingt durch ihre interne Matrix/Organisationsstruktur.

Die Stärken einer agilen Produktentwicklung werden unter solchen Bedingungen im Keim erstickt. Es fehlt an innovativem Freiraum, digitalen Kompetenzen und einer übergreifenden Vision, auf die jedes einzelne Team einzahlt. Viele der traditionellen Versicherer sind nach unterschiedlichen Sparten organisiert (z.B. Antrag, Vertrag, Leistung, Mathematik). Jede Abteilung denkt bei der Initialisierung neuer Projekte im klassischen Silo-Denken, nämlich an ihr eigenes Budget und den im Rahmen der Abteilung anfallenden Nutzen. So werden zwar digitale Lösungen für spezifische Anwendungsfälle einer Abteilung entwickelt, aber die Sparten ziehen nicht an einem Strang. Im Gegenteil, sie stehen als „Kostentopf" in Konkurrenz zueinander. Eine unternehmensweite Modernisierung trifft dementsprechend auf viele Hürden.

> „Klassischerweise wird bei Digitalisierung vorwiegend zunächst an Kostenersparnisse gedacht. Ich denke aber, dass viele Jahrzehnte der Aufschieberei zunächst dazu führen, dass die Investitionen deutlich ansteigen werden. Neben den Investitionen in Projekte

15 Optical Character Recognition (optische Zeichenerkennung) bezeichnet die automatisierte Texterkennung innerhalb von Bildern.

und Software muss vor allem auch in die eigenen Mitarbeiter bzw. neue Mitarbeiter investiert werden, da sich cirka 3–4 Generationswechsel in der Technologie vollzogen haben, seitdem das letzte Mal modernisiert wurde – Stichwort: Host-Systeme." Frank Birzle, Geschäftsführer Global Scale Solutions (Co-Gründer von Ottonova)

Es liegt auf der Hand, dass innovative, agile Softwareentwicklung nicht in der DNA der traditionellen Versicherer verankert ist. Wie können diese die digitale Transformation unter Zeit- und Wettbewerbsdruck erfolgreich durchführen? Sie müssen investieren und vor allem kooperieren. Wir werden sehen, dass Kooperationen ein wichtiger Bestandteil der Transformation der Krankenversicherungen ist. Im Aufbau der verschiedenen digitalen Services kooperieren die Versicherer mit Digital-Health-Start-ups wie Vivy, mit Software-Giganten wie IBM und der CompuGroup Medical, mit Mobile-Experten wie Global Scale (Ottonova) und schließen sich zu Innovation-Hubs wie den Healthy Hub zusammen.

Die große Nachfrage der Versicherer nach einer funktionierenden mobilen Lösung brachte Ottonova dazu, die Technologie hinter ihren mobilen Services als White-Label-Lösung für andere PKVen anzubieten, und gründete dafür die Global Scale Solutions. Diese Sachkenner wissen durch Ottonova wie der PKV-Markt „tickt" und kennen sich mit den gesetzlichen und regulatorischen Anforderungen aus (z.B. interne Revision gegenüber externen Dienstleistern). Gleichzeitig verstehen sie die Smartphone-Generation und verstehen agile Softwareentwicklung, mobile Anwendungen und Cloud-Infrastruktur. Außerdem kommt die Hälfte des Entwicklerteams aus der klassischen Softwareentwicklung für den Versicherungsmarkt. Ihre Produkte sind mobile Apps, die z.B. die Einreichung von Belegen und den papierlosen Versand von Vertrags- bzw. Leistungspost zurück an den Versicherten ermöglichen. Im Moment arbeiten sie an einem Produkt, das es PKVen ermöglichen soll, schnell eine eigene ePA aufzubauen.

Elektronische Patientenakte (ePA)

Die ePA spielt eine Schlüsselrolle im Voranschreiten der Digitalisierung des Gesundheitssystems (siehe Kap. 3.1). Sie sammelt im besten Falle alle relevanten medizinischen Daten eines Patienten/Versicherten und ermöglicht die individuelle Freigabe spezifischer relevanter Daten für Kostenträger sowie private Serviceanbieter und Leistungserbringer. Das im Mai 2019 in Kraft getretene Terminservice- und Versorgungsgesetz (TSVG), das von Gesundheitsminister Jens Spahn und seinem Team aufgesetzt wurde, nimmt die Krankenversicherer unter anderem in die Pflicht, bis 2021 eine elektronische Patientenakte zu implementieren. Diese ePA wird laut Digitale-Versorgung-Gesetz (DVG), beschlossen im November 2019, ausschließlich über die Telematikinfrastruktur laufen, an die sich die verschiedenen Leistungserbringer bis 2021 bzw. 2022 anzuschließen haben. Mit dem Patientendaten-Schutz-

Gesetz (PDSG) wird die operative Umsetzung erstmals detaillierter ausformuliert (siehe Kap. 4.4). Zusätzlich zu Befunden, Arztbriefen oder Röntgenbildern sollen ab 2022 auch der Impfausweis, der Mutterpass, das gelbe U-Heft (für Kinder) und das Zahn-Bonusheft in der ePA gespeichert werden. Auch hat das PDSG den gesetzlichen Rahmen festgezurrt, dass allein der Patient die Hoheit über seine Daten hält. So soll der Patient ab 2022 in jedem Einzelfall entscheiden können ob Daten aus der ePA gelöscht werden und wer, wie lange, welche Daten anschauen kann (Hausarzt 1 Woche vs. Facharzt 24h). Doch noch beschreibt das PDSG auch nur das Zielbild und die operative und datenschutzkonforme Umsetzung eines solchen komplexen Rechtemanagements bleibt bei den Krankenkassen selbst hängen.

Die ePA soll den Informationsaustausch zwischen den Leistungserbringern innerhalb des Gesundheitssystems verbessern. Doch kann der Patient mit diesen Daten alleinstehend noch nicht viel anfangen. Das haben die Versicherer auch verstanden und bieten dementsprechend Zusatzservices, wie Informationen zu Wechselwirkungen innerhalb eines Medikationsplans und Vorsorgebenachrichtigungen, innerhalb einer ePA Lösung an. Ottonova hat z. B. als erste Krankenversicherung eine ePA-Funktion entwickelt, die basierend auf den vorliegenden Daten eine medizinische Terminhistorie der Kunden erstellt.

Wo stehen wir auf dem Weg zu ePA?

- **Gesetzliche Krankenversicherungen:**
  - Die Techniker Krankenkasse als größte individuelle GKV brachte im Mai 2019, in Kooperation mit IBM, ihre eigene ePA namens „TK-Safe“ an den Markt.
  - Der Verband der AOKen geht hier einen anderen Weg und vergab im Januar 2019 den Auftrag an etablierte Softwarehersteller im Gesundheitswesen (x-Tention und Partner)[16]. Diese sollen ein digitales Gesundheitsnetzwerk mit der ePA als zentrale Funktion für den bundesweiten Einsatz entwickeln.
  - Die Barmer als zweitgrößte individuelle Krankenkasse möchte sich keiner bestehenden Lösung anschließen (Barmer, 2019) und hat Ende 2019 ebenfalls den Technologiekonzern IBM als Partner gewählt. Ihre ePA namens „eCare“ soll bis spätestens 01. Januar 2021 gelauncht sein.
- **Private Krankenversicherungen:**
  - Die AXA als PKV entwickelte in Kooperation mit der CompuGroup Medical das Gesundheitsportal „Meine Gesundheit“ mit einer integrierten ePA als

16 x-Tention Informationstechnologie, InterComponentWare (ICW), Soffico und AtoS Information Technology

Kernfunktion. Die Debeka als größte PKV sowie weitere PKVen haben sich diesem Portal angeschlossen.

- Das von der Allianz finanzierte ePA-Start-up Vivy weist Ende 2019 die meisten Partnerschaften mit Krankenversicherern auf (Abbildung 4-14). So kooperiert das Start-up mit über 34 gesetzlichen sowie privaten Krankenversicherern. Darunter fällt auch die drittgrößte Krankenkasse DAK sowie die privaten Krankenversicherer Gothaer und natürlich die Allianz. Vivy dient dabei als White-Label-Plattform für den ePA-Service und jede Partnerversicherung kann darauf aufbauend zusätzliche digitale Produkte anbieten (vwheutetv, 2018). In anderen Worten ist dies eine Drittanbieter-Lösung. Doch mit der Gesetzesverabschiedung des DVG im November 2019 entfällt für Vivy ein essenzieller Bestandteil ihres Geschäftsmodells – der § 68 SGB V. Dieser Paragraf ermächtigte die Krankenkassen, eine ePA von einem Drittanbieter in Anspruch zu nehmen bzw. die Kosten dafür zu erstatten. Ab 2021

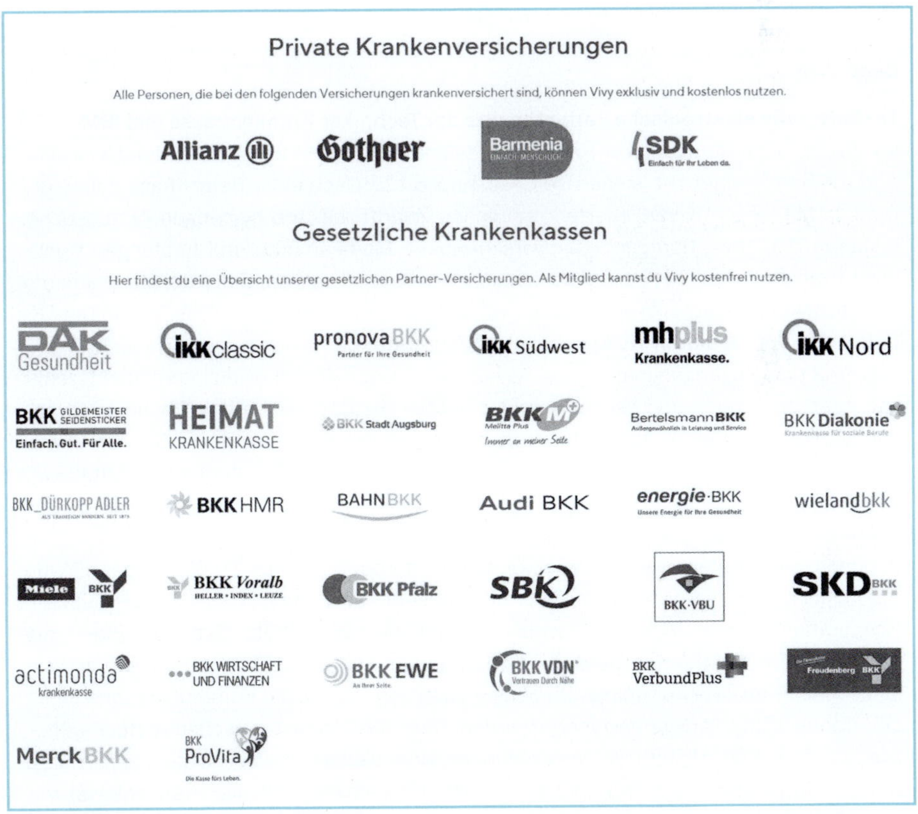
Private Krankenversicherungen
Alle Personen, die bei den folgenden Versicherungen krankenversichert sind, können Vivy exklusiv und kostenlos nutzen.
Allianz
Gothaer
Barmenia
SDK
Gesetzliche Krankenkassen
Hier findest du eine Übersicht unserer gesetzlichen Partner-Versicherungen. Als Mitglied kannst du Vivy kostenfrei nutzen.
DAK Gesundheit
IKK classic
pronova BKK
IKK Südwest
mhplus Krankenkasse.
IKK Nord
BKK Gildemeister Seidensticker
HEIMAT KRANKENKASSE
BKK Stadt Augsburg
BKK Melitta Plus
Bertelsmann BKK
BKK Diakonie
BKK_DÜRKOPP ADLER
BKK HMR
BAHN BKK
Audi BKK
energie-BKK
wieland bkk
Miele BKK
BKK Voralb
BKK Pfalz
SBK
BKK-VBU
SKD BKK
actimonda krankenkasse
BKK WIRTSCHAFT UND FINANZEN
BKK EWE
BKK VDN
BKK VerbundPlus
Freudenberg BKK
Merck BKK
BKK ProVita

Abbildung 4-14: Vivy: Übersicht Partnerversicherungen, Screenshot der Website, s. Linkverzeichnis [3].

müssen jedoch alle Krankenkassen eine eigene TI-basierte ePA vorweisen. Vivy hat sich dafür entschieden, sich nicht an die TI anzuschließen. Nach Ablauf der Übergangsfrist im März 2022 verliert Vivy damit sein aktuelles Monetarisierungsmodell. Wir erwarten daher, dass Vivy sich grundlegend neu erfinden wird und höchstwahrscheinlich den Weg zum digitalen Gesundheitscoach antreten wird. Was aus den zahlreichen Partner-Krankenkassen wird, ist noch unklar.

Die Folge aus den Kooperationen ist, dass sich die Versicherer anhand des gewählten Technologiepartners (IBM, Compugroup, etc.) gruppieren und in diesem Zusammenschluss proaktiv den Austausch suchen. Die bereits existierenden Programme sind erst in den vergangenen 6–12 Monaten bundesweit gestartet. Es bleibt abzuwarten, wie die verschiedenen Portale vom Kunden letztlich genutzt werden und welche Vor- bzw. Nachteile die Telematikinfrastruktur bieten wird.

Deep Dive

TK-Safe – die elektronische Patientenakte der Techniker Krankenkasse und IBM
Im Mai 2019 hat die Techniker Krankenkasse gemeinsam mit IBM Deutschland ihre ePA-App „TK-Safe“ gelauncht (siehe Use Case, Kap. 6.12.). Nach einer Beta-Phase haben die rund 10 Millionen TK-Versicherten nun vollen Zugriff auf ihre bisherigen Arztbesuche, inklusive Diagnose, Röntgenbilder, verschriebene Medikamente und Impfungen (Techniker Krankenkasse, 2019f). Zusätzlich können manuell weitere Befunde, Medikamente oder Krankenhausaufenthalte ergänzt werden (Techniker Krankenkasse, n.d.b). Die TK-Safe ist in der regulären TK-App eingebettet. Dadurch wird der Versicherte identifiziert und erhält die Zugangsberechtigung. So kann die TK den Versicherten intern über Lizenzgebühren abrechnen und hat volle Kontrolle über die Datensicherheit (Techniker Krankenkasse, n.d.c). Die TK-App bietet zudem viele weitere Funktionen, wie Service-Chats, die Beantragung von Kostenerstattung für Impfungen und Osteopathie, Mitgliedsbescheinigungen, Übermittlung von Krankmeldungen und Dokumenten, sowie den Zugriff auf das TK-Bonusprogramm.
In puncto Schnittstellen setzt die TK vor allem auf Kooperationen. Zu Beginn der ePA lag der Fokus auf der Vernetzung der App mit Krankenhäusern, wie beispielsweise mit dem Kooperationspartner Vivantes (Techniker Krankenkasse, 2019b). Seit 2019 steht die Anbindung im ambulanten Bereich im Mittelpunkt. Um einen Datenaustausch zu verschiedenen Praxisverwaltungssystemen umzusetzen, konnte der Kommunikationsdienst „KV-Connect“ als Partner gewonnen werden. Über KV-Connect tauschen Ärzte, Psychotherapeuten, Kassenärztliche Vereinigungen und weitere medizinische Partner ihre Daten untereinander aus. Seit Anfang 2019 ist nun auch die Techniker Krankenkasse mit einer Schnittstelle integriert und kann von 12000 angeschlossenen Ärzten Daten empfangen (Techniker Krankenkasse, 2019h).

Deep Dive

Das Gesundheitsportal „Meine Gesundheit" der AXA-Krankenversicherung und CompuGroup Medical

„Gesundheit. Online. Abrechnen": Mit diesem Slogan bewirbt die AXA-Krankenversicherung ihr Gesundheitsportal „Meine Gesundheit" (siehe Use Case, Kap. 6.12.). Das Portal und die dazugehörige App bieten AXA-Versicherten bereits seit Juli 2018 Zugriff auf eine ePA (AXA, 2018a). Damit war AXA eine der ersten Versicherungen in Deutschland, die diesen Service anbieten.

Das Online-Portal bietet darüber hinaus Mitgliedern zahlreiche Möglichkeiten, ihre Gesundheit zu verwalten. Zentrale Bausteine sind beispielsweise (AXA, n.d.a)

- Rechnungsverwaltung (Einreichung und Abrechnung von Rechnungen; Auflistung von Ärzten, die digitale Rechnungen anbieten und bei denen die Abrechnung direkt, ohne den Patienten, mit der Krankenkasse vorgenommen werden kann),
- Chronik (bisherige Befunde, Röntgenaufnahmen und Medikationspläne),
- Dokumentensafe (Impfpass, Mutterpass, Patientenverfügung),
- Notfallakte (Auflistung aller essenziellen Informationen für den Notfall),
- Medikamentenverwaltung (Warnung bei möglichen Wechselwirkungen, Unverträglichkeiten und Fehlmedikation),
- Terminbuchungen und Gesundheitsnews.

Das Gesundheitsportal ist in Kooperation mit der CompuGroup Medical AG entstanden. Alle Ärzte, die ein Arztinformationssystem des Anbieters nutzen, sind angebunden. So kann ein AXA-Versicherter im Portal nach Ärzten in seiner Nähe suchen und sehen, welche von diesen digitale Rechnungslegung und Online-Terminbuchungen anbieten. Dementsprechend wurden mit dem Launch des Portals 60 000 Ärzte in ganz Deutschland in das Portal integriert (AXA, 2018a). Perspektivisch sollen weitere Arztinformationssysteme angebunden werden. „Meine Gesundheit" ist damit nicht nur ein Vorzeigemodell für private Versicherte, sondern auch eine Lösung, die sich komplett in den Workflow der Arztpraxen integriert und damit wesentlichen Mehrwert schafft. Kein Wunder also, dass „Meine Gesundheit" bereits als White-Label-Lösung für andere Versicherungen (z.B. Deutsche Beamtenversicherung – „Meine Gesundheit der DBV") vertrieben wird (dbb vorsorgewerk, 2019).

Insight

Das Daten-Dilemma der GKVen

Die Versicherer sind in ihrer Rolle als Kostenerstatter auch gleichzeitig „Datenhüter". Durch die obligatorische elektronische Chipkarte sammeln sie schon heute nützliche Gesundheitsdaten bei jedem Arztbesuch ihrer Versicherten. Sie erhalten von den Leistungserbringern alle Diagnosen und die mit der Behandlung einhergehenden Abrechnungsdaten. In anderen Worten: In ihrer Datenbank versteckt sich die gesamte medizinische Historie ihrer Versicherten. Jedoch können die Versicherer diese Daten nicht adäquat nutzen, denn die Leistungserbringer rechnen ihre Kassenpatienten quartalsweise ab. So erhalten die Krankenkassen die Gesundheitsdaten mit einem Zeitverzug von bis zu drei Monaten (ein Quartal). Dadurch sind sie nicht in der Lage, eine Datentransparenz über die Versorgung hinweg zu gewährleisten. Das Design des Daten-Inflows der ePA ist deshalb gezwungenermaßen auf drei Quellen angewiesen: auf die Leistungserbringer, die Krankenversicherer und insbesondere auf den Patienten selbst. Die Anbieter der ePAs müssen einen Weg finden, den Daten-Inflow von Diagnosen, Befunden und Verschreibungen durch den Patienten so einfach und komfortabel wie möglich zu gestalten. Ansonsten läuft die ePA Gefahr, ein Datengrab zu werden.

In bestimmten Fällen haben Krankenversicherer jedoch einen nützlichen Wissensvorsprung – z.B. bei Arzneimittelrückrufen. In 2018 mussten mehrere Medikamente aus China mit dem Wirkstoff Valsartan zurückgerufen werden, da diese mit einem krebserregenden Stoff verunreinigt worden waren. Die Krankenversicherer werden früh über solche Ereignisse informiert und könnten an dieser Stelle diejenigen ihrer Patienten benachrichtigen, die ein solches Medikament in ihrer Arzneimittelhistorie haben. Jedoch sind Krankenkassen regulatorisch die Hände gebunden. Sie dürfen die vorliegenden Daten nicht individualisiert auswerten und die Patienten nicht proaktiv kontaktieren, um sie z.B. aufzufordern, ihre Medikamente in die Apotheke zu bringen. Ein solcher Service könnte jedoch Leben retten. An dieser Stelle wird die Rolle der Regulatoren erneut deutlich. Möchte Deutschland sich weltweiten im Digital-Health-Markt behaupten, müssen die Regulatoren Raum für individualisierte Services schaffen.

Die ePA und Selfservice-Angebote fungieren bei den Krankenversicherern als Aushängeschild ihrer digitalen Portale und gleichermaßen als vorrangiges Marketing-Tool für ihren digitalen Fortschritt. Jedoch nüchtern betrachtet bieten diese Services wenig (emotionale) Mehrwerte aus der Perspektive des Kunden. Vielmehr sind diese Services vorrangig aus der Idee geboren, interne Kosten zu sparen und eine digitale Infrastruktur auf Drängen der Gesetzgebung aufzubauen.

Digitale Services in der Prävention: Bonusprogramme und Gesundheitscoaches

Doch nicht nur in Bezug auf die Datensammlung für eine bessere, effizientere, informierte Behandlung ist die ePA die Basis. Auch in der Prävention bildet die ePA das essenzielle Grundgerüst an strukturierten digitalisierten Daten, auf dem präventive Gesundheitsdienstleistungen sowie datengestützte Empfehlungen aufgebaut werden können. So können beispielsweise Vorsorgemaßnahmen wie Impfauffrischungen und Gesundheitschecks zum richtigen Zeitpunkt, basierend auf der gespeicherten Terminhistorie, empfohlen werden. In erster Linie möchten Versicherer jedoch mithilfe digitaler Präventivmaßnahmen Krankheiten entgegenwirken, die später zu enormen Kosten führen – z.B. chronischen Krankheiten wie Diabetes oder Herz-Kreislauf-Erkrankungen. Dabei spielen Faktoren der Lebensweise wie Ernährung,

Bewegung und Schlaf eine ausschlaggebende Rolle. In diesem Bereich bewegen sich unzählige Apps aus dem sogenannten zweiten Gesundheitsmarkt, der traditionell vom User selbst genutzt und bezahlt wird. Es ist heute allerdings nicht mehr ungewöhnlich, dass unter bestimmten Voraussetzungen ein Fitnesstracker und die passende Fitness- und Ernährung-App von der Krankenkasse gezahlt werden. Letztlich haben Versicherer ein großes Interesse daran, dass ihre Kunden sich bewegen, gesund ernähren und ausreichend schlafen. Eine Option, die Krankenversicherer dazu heranziehen können, ist das Konzept eines digitalen Gesundheitsindex.

> „Wenn die Leute einen Gesundheitsindex haben, hat das erstens einen positiven Effekt auf die Wahrnehmung und Sensibilisierung für die eigene Gesundheit und Einfluss auf die Lebensführung. Zweitens, wenn sie einen aktiven oder passiven Aktivitätstracker nutzen, führt das durchschnittlich zu 30 % mehr Bewegung. Diese 30 % mehr Bewegung sind in unserer heutigen Gesellschaft von Riesenbedeutung, weil Inaktivität zu Depressionen, zu Diabetes Typ 2, zu vaskulären Krankheiten, Gelenkkrankheiten durch Übergewicht, etc. führt. In Deutschland geben wir 65 % des gesamten Gesundheitsbudgets für chronische Krankheiten aus, d. h. wenn wir mehr in Prävention investieren und jeder von uns mehr Verantwortung für die eigene Gesundheit übernimmt, können wir alle einen positiven Beitrag leisten und Gesamtkosten verringern.“ Peter Ohnemus, Präsident und CEO dacadoo *(2bAHEAD, 2018)*

Einen solchen **Gesundheitsindex**, der den Gesundheitsstatus der Kunden in Form einer Zahl veranschaulicht und gleichzeitig aufzeigt, wie dieser Index verbessert werden kann, hat das Schweizer Digital-Health-Start-up dacadoo entwickelt. Der Mehrwert des Index liegt vor allem in der Auswertung der gesammelten Daten und Nutzung zur Verbesserung der Lebensqualität. Durch den Trend des „Quantified Self“ (siehe Kap. 3.3) sammeln Kunden heute Unmengen an Daten über ihren Lebensstil, jedoch stehen sie anschließend vor der Herausforderung, die gesammelten Gesundheitsdaten sinnvoll zu aggregieren und individuell medizinisch zu bewerten. dacadoo übernimmt diesen Schritt und reichert die vom User gesammelten Sport- und Ernährungsdaten mit weiteren Daten und Fragebögen an. Im Detail wertet die Plattform Gesundheitsdaten aus drei Bereichen aus:

- Körper: objektive Werte wie Gewicht, Größe, Geschlecht, Alter, Blutdruck, Blutwerte
- Befinden: anhand eines Selbsteinschätzungbogens
- Lebenstil: Sportaktivitäten, Ernährung, Schritte, Schlaf

Dabei bietet die App eigene Trackingmodule an oder verbindet sich mit Drittanbietern wie Runkeeper, Fitbit, Garmin und viele weitere Anbieter. Anhand des ermittelten „Health Score“ kann der Kunde die Menge an Gesundheitsdaten im Zusammenhang ausgewertet sehen und wird für den Status seiner Gesundheit sensibilisiert.

Für Krankenversicherer ist dieses Digital-Health-Start-up nun besonders attraktiv, weil sie ihre Lösung als White-Label-Lösung für Versicherer anbieten. So kann jeder Versicherer für seine Kunden einen eigens designten Gesundheitsindex anbieten. Dies führt zudem dazu, dass Versicherer einen anoymisierten Einblick in die Lebensweise der Versicherten bekommen und darauf aufbauend Bonusprogramme oder andere Incentivierungsmechanismen einschalten können. So können Nutzer für gesundes Verhalten und Aktivitäten Punkte sammeln und diese später für Belohnungen eintauschen.

Die Bedeutung von Bonusprogrammen für Krankenversicherer ist offensichtlich – die großen Versicherungen haben längst ein digitales Bonusheft und Incentivierungsprogramm als eigene App etabliert. So können Versicherte der AOK und TK über gesunde Aktivitäten in den jeweiligen Apps (AOK-Bonus-App und TK-App) Punkte sammeln und diese gegen Geldprämien oder Partnerangebote eintauschen.

Digitale Services in der Behandlung und im Monitoring: Online-Sprechstunde und digitale Therapien

Die Online-Sprechstunde ist nach der Lockerung der Regeln zur Fernbehandlung nun auch in Deutschland angekommen. Ein Service, dem die Krankenversicherungen nicht mehr „entkommen" können und auch nicht entkommen wollen. Die KBV-Zertifizierung macht die Abrechnung mit der GKV für jeden Anbieter möglich, der die Anforderungen erfüllt. Denn es ist klar, dass der Gesundheitskunde solche Services als Selbstverständlich ansieht. Möchten die Krankenversicherer einen Patientenpfad komplett digital abbilden, wie z. B. den Hausarztbesuch, dann ist die digitale Sprechstunde ein essenzieller Teil davon.

Ähnlich wie in der Prävention sind die Krankenversicherungen auch während der Krankheitsbehandlung daran interessiert, bei kostenintensiven Krankheitsbildern die Therapie möglichst digital zu unterstützen – z. B. bei chronischen Krankheiten wie Diabetes und Herz-Kreislauf-Erkrankungen sowie mentalen Erkrankungen wie Depression und Sucht. Dabei finden innovative Digital-Health-Lösungen aus dem Bereich Digitale Versorgung (siehe Kap. 3.4) und Digital Therapeutics Anwendung. In Zukunft könnte denkbar sein, dass für verschiedenste Anwendungsbereiche und Erkrankungen digitale Therapien über die Krankenversicherungen zugänglich gemacht werden können. Dieser Trend ist heute vorrangig bei den „Volkskrankheiten" und chronischen Krankheiten sichtbar (Abbildung 4-15). Eine Frage stellt sich jedoch an dieser Stelle: Nutzen die Kunden das Angebot solcher Services überhaupt über die Krankenversicherung? Wir tendieren heute eher zur Antwort „Nein". Als „Schaufensterlösungen" wurden in den Jahren 2018 und 2019 die meisten Start-ups, die sich mit Krankenkassen schmückten, bezeichnet. Nur

Digitale Versorgungsbereiche

Anwendungsbereich	Digital Health Start-ups (Beispiele)	Auszug von Krankenkassen, welche die Lösung erstatten (ganz & teilweise)
Diabetes	mySugr+	AOK, Barmenia, Gothaer, VKB
Herzerkrankungen	Preventicus Heartbeats	BIG, AXA
Depression	Selfapy	AOK, TK, DAK, Barmenia, Gothaer, SBK, Audi BKK; Bosch BKK
Beckenboden-schwäche	Pelvina	Barmer, BIG direkt bieten schnelle Abwicklung. Onlinekurs generell von allen Krankenkassen anerkannt und wird zwischen 80–100% erstattet
Rückenschmerzen	Kaia Health	Barmer, AOK Nordwest, Gothaer

Abbildung 4-15: Digital-Health-Themen der Krankenversicherungen.

weil das Start-up mit der Krankenkasse einen Selektivvertrag ausgehandelt hat, bedeutet dass nicht gleich, dass die Kunden diese innovativen Lösungen auch nutzen. Möchten Krankenversicherer also hier eine Expertise und ein Serviceportfolio aufbauen, müssen sie sich auch Gedanken machen, wie die Lösung „an den Mann gebracht" wird.

Wie kommen eigentlich die digitalen Angebote einer Krankenversicherung an den Patienten?

Dieser Prozess ist sowohl für die Start-ups als auch für die Krankenversicherungen gar nicht so einfach. Diese digitalen Therapien als kostenlose Zusatzleistungen anzubieten, ist eine „neue" Aufgabe im Repertoire der Krankenkassen und organisatorisch nicht ganz unkompliziert: Im Prinzip müssen sie wie ein Medikament oder eine Therapie als Leistung im Rahmen von Verträgen und Leistungskatalogen abgerechnet und erstattet werden. Dazu müssen die digitalen Lösungen zuerst verschiedene regulatorische Anforderungen erfüllen, um überhaupt in die Erstattungsfähigkeit zu gelangen. Dazu gehört die Zulassung als Medizinprodukt oder durch die Zentrale Prüfstelle für Prävention (ZPP). Sollte eine digitale Lösung eine neue Untersuchungs- oder Behandlungsmethode in die Erstattung bringen, dann müssen die Start-ups den langen Weg zur Zulassung beim Gemeinsamen Bundesausschuss aus Ärzten, Klinikbetreibern und gesetzlichen Versicherern meistern.

Können die Start-ups eine solche Zertifizierung vorweisen, gilt es im nächsten Schritt einen Selektivvertrag auszuhandeln. Dieser Hürdenlauf hat sich in den letzten Jahren als langwieriger Prozess für die Start-ups herausgestellt. Am Markt gilt die Daumenregel: Willst du einen Selektivvertrag, dann stell Dich auf 1–3 Jahre Zertifizierungsprozess und Verhandlungszeit mit den Krankenversicherungen ein. Dies ist für ein Start-up im Anfangsstadium eine fast unüberbrückbare Zeit – denn Start-ups sind oft nicht mehrere Jahre finanziert und sind auf schnelles Kundenfeedback angewiesen, um das Angebot zu optimieren und auszubauen. Aber auch aus Sicht der Krankenversicherungen gibt es viele Bedenken in der Zusammenarbeit mit Digital-Health-Start-ups: Zum einen verschaffen sich viele Krankenversicherungen erst seit Kurzem einen Überblick über das Angebot am Markt und zum anderen sind viele digitale Lösungen noch in der Seed-Phase und können daher wenig bis keine Nutzer und Evidenz vorweisen. Kundennutzen und Kosteneinsparungspotenziale sind für die Versicherer somit oft nicht abschätzbar. Die Folge: viele Start-ups schaffen es nicht in die Erstattung und zerbrechen früher oder später am fehlenden Selbstzahlermarkt. Was umgekehrt für die Versicherungen bedeutet, dass sie nur ein sehr limitiertes Serviceangebot vorweisen können.

Dieses Dilemma könnte jedoch schon Anfang 2020 durch den Gesetzentwurf von Gesundheitsminister Jens Spahn gelöst werden. Dieser vereinfacht den regulatorischen Zulassungsprozess für die Erstattungsfähigkeit von Gesundheitsapps[17] . Außerdem erfährt das Bundesinstitut für Arzneimittel und Medizinprodukte eine zusätzliche Aufgabe: Dieses soll in Zukunft als erste Anlaufstelle für „Apps auf Rezept“ eine grobe Sicherheits- und Qualitätsprüfung durchführen und somit den Weg frei machen für eine weniger bürokratische, vorläufige Erstattungsfähigkeit für 12 Monate. Erlangen digitale Anwendungen diese Zertifizierung, so müssen Krankenkassen die Kosten übernehmen sobald der Arzt diese verschreibt – zum geforderten Preis. Innerhalb dieser Probephase müssen die Start-ups im Gegenzug den tatsächlichen „positiven Effekt für die Versorgung“ bei der Bundesbehörde nachweisen und können anschließend mit dem GKV-Spitzenverband einen langfristigen Preis aushandeln. Gesundheitsminister Spahn zielt mit dieser Deregulierung des Zulassungsprozesses primär auf Anwendungen ab, die ärztliche Therapien unterstützen – wie z. B. digitale Tagebücher für Diabetiker, Blutdruckmessung und Schwangerschaftsbegleitung.

---

17 Zurzeit noch ausschließlich Medizinprodukte der niedrigen Risikoklassen I oder IIa

Deep Dive

Healthy Hub: „Wir bringen euch in die GKV"

Aufbau eines Digital-Health-Portfolios in einer mittelständischen GKV

In der Regel verbringen Digital-Health-Start-ups ungemein viel Zeit damit, Krankenkassen zu kontaktieren und Verträge auszuhandeln, um über Selektivverträge in die Erstattung zu gelangen. Dabei visieren die Start-ups oft ausschließlich die großen Krankenkassen an, verbringen Jahre in Verhandlungen, um dann Schiffbruch zu erleiden oder als Schaufensterlösung ohne Traffic zu enden. Die kleinen und mittelständigen Krankenkassen hinken hingegen mit ihren digitalen Portfolios hinterher. Zum einen liegt das daran, dass die vielversprechenden Start-ups sie nicht ansprechen, und zum anderen ist der Trend „Digital Health" zwar angekommen, aber gilt als „diffuses Thema". Dabei müssen sich besonders die kleineren Krankenkassen um neue und loyale Kunden bemühen, um von der Digitalisierung nicht überrollt zu werden. Möchte eine gesetzliche Krankenkasse mit einem Digital-Health-Start-up zusammenarbeiten und ihre Dienstleistung beauftragen, muss dies innerhalb der Leitplanken des Sozialgesetzbuches geschehen. Wenn die GKV sich noch nicht für einen Anbieter (Start-up) entschieden hat, dann treten die Formalitäten einer öffentlichen Ausschreibung und das Vergaberecht in Kraft. Der Haken daran ist, dass die gesuchte Lösung vorher formuliert sein muss und damit lediglich spezielle Anwendungsfelder, wie beispielsweise mentale Gesundheit, ausgeschrieben werden können. Die Krankenkassen wissen aber schlichtweg oft nicht, wonach sie suchen sollen: Welche Lösungen existieren am Markt? Wie sieht es mit dem Nutzen aus? Besteht Evidenz über Behandlungserfolge? Es wird ein Konzept benötigt, das diese Unsicherheiten auflöst und die Zusammenarbeit zwischen Digital-Health-Start-ups und Krankenkassen fördert. Der Krankenkassenzusammenschluss Healthy Hub zielt darauf ab, mehrere Fliegen mit einer Klappe zu schlagen. Zum einen ermöglicht er teilnehmenden mittelständigen Krankenkassen einen Zugang und breiten Überblick über Digital-Health-Start-ups sowie die Sammlung von Evidenz via Feedback über Nutzen und Kunden ausgewählter Start-ups während einer 12-monatigen Pilotphase. Zum anderen bietet es den Start-ups einen klaren Fahrplan in die Erstattung, inklusive Vertrags- und Kooperationsmodell als Blueprint für anderen Kassen, sowie einen finanzierten Markttest und eine institutionell validierte Evidenz.

> „Wir möchten nicht als Institution begriffen werden, die von der Digitalisierung überrollt wird, sondern aktiv diesen Markt mitgestalten. Leider steht im Sozialgesetzbuch nichts von Marktgestaltung – da muss man kreativ werden." Dr. Elmar Waldschmitt, Geschäftsführer Healthy Hub

In Form einer Arbeitsgemeinschaft aus den fünf Krankenkassen wurde der Healthy Hub ähnlich wie ein Joint Venture gegründet, der sein Vergabeverfahren für digitale Lösungen in Form eines Wettbewerbs umsetzt. Angeleitet durch die Bundesinnungskrankenkasse Gesundheit (BIG) vereint der Healthy Hub insgesamt fünf mittelständische Krankenkassen über drei Kassenarten hinweg: zwei Innungskrankenkassen, eine Ersatzkasse und zwei Betriebskrankenkassen. Das System funktioniert wie folgt: Unter der Voraussetzung, dass die Lösung in der GKV erstattungsfähig ist, können sich Start-ups für das

Programm bewerben. Die Anwendungsfälle sind nicht eingeschränkt – von Prävention über Optimierung der Versorgung bis hin zu Behandlung. Aus den Bewerbungen werden ca. 15 Start-ups zu einer Pitch-Runde nach Berlin eingeladen und am Ende werden fünf Lösungen – ein Start-up pro Kasse – ausgewählt. Über einen Selektivvertrag wird anschließend die 12-monatige Pilotphase gestartet. In diesen 12 Monaten werden Daten gesammelt und Mehrwerte mit ausreichend Nutzern evaluiert. Die Kassen vermarkten die Lösung über ihre Kanäle und sammeln regelmäßig Feedback über einen Evaluierungsbogen bei ihren Versicherten ein. Verläuft die Pilotphase erfolgreich, wird dem Start-up ein Anschlussvertrag angeboten – bei allen fünf Kassen.
Die erste Runde des Programms wurde im Frühjahr 2019 gestartet. Das Ergebnis: Über 80 Start-ups haben ihre Bewerbung eingereicht, querbeet aus Digital-Health-Bereichen wie Ernährung, Fitness, Prävention und Mental Health. Die Kassen wählten jeweils eine Lösung, die in ihre strategische Ausrichtung passt. Zum Beispiel wählte die BIG mit einem starken Fokus auf Familie und Prävention das digitale Beckenbodentraining nach der Schwangerschaft von Pelvina und die IKK Classic das digitale EKG von Preventicus Heartbeats, das Herzrythmusstörungen über die Smartphone-Kamera erkennt.
Unser Fazit: Der Healthy Hub sticht als innovatives Konzept unter den GKVen hervor. Denn er repräsentiert die veränderte Dynamik zwischen Kassen und Start-ups. Kassen, die sich digital weiterentwickeln wollen, sind auf Digital-Health-Start-ups angewiesen und gehen nun proaktiv und kooperativ auf diese zu. Das Ziel ist es, wahre Mehrwerte zu identifizieren und den Start-ups die Möglichkeit zum Skalieren zu geben. Die Start-ups erhalten durch die objektive, institutionelle Evaluierung und das Vertrags- und Kooperationsmodell eine gestärkte Verhandlungsbasis gegenüber anderen Krankenversicherern. Zudem können die gesammelten Daten aus der Pilotphase als Evidenz für weitere Wachstumsfinanzierungen genutzt werden. Eine Win-win-Situation für beide Seiten. Die Mentalität des Healthy Hubs ist innovativ und kreiert wahre Mehrwerte für die Start-ups. Keine andere GKV hat bisher diesen proaktiven Weg eingeschlagen und damit den Versuch gestartet, das Wachstum des Digital-Health-Marktes aktiv mitzugestalten.

GKV und PKV im Vergleich

Im Jahr 2018 führten die GKVen im Digitalisierungsvergleich vor den PKVen – gemessen an der Menge und Angebotstiefe digitaler Services. In einer Studie der Innovationsberatung Mücke, Sturm & Company (MS&C) bieten die GKVen zahlenmäßig wesentlich mehr digitale Servicebereiche an als die PKVen. Die AXA schaffte es als einzige PKV unter die Top 5 (Abbildung 4-16). Auch die Abdeckung der gesamten Versorgungskette durch digitale Servicebereiche zeigte sich bei den GKVen als wesentlich besser ausgeprägt. So wiesen 100 % der untersuchten GKVen digitale Services im Bereich Sucht, Stress/Wohlbefinden, Fitness/Sport und Ernährung auf. Die PKVen schnitten im Vergleich mit einer Abdeckung dieser Services von 8–38 % schwach ab (Abbildung 4-17).

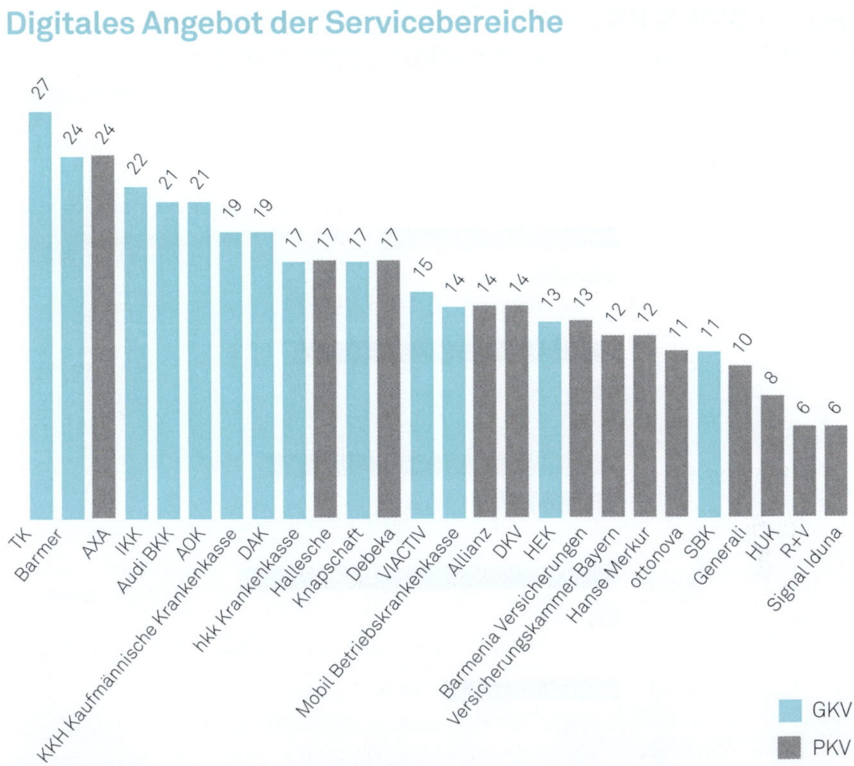

Abbildung 4-16: Anzahl der angebotenen digitalen Servicebereiche bei GKV und PKV. Quelle: eigene Darstellung, angelehnt an Mücke, Sturm & Company (2018b), S. 17.

Die Riege der GKVen wird von der Techniker Krankenkasse (TK) als digitaler Vorreiter angeführt. Die TK deckt die komplette Versorgungskette mit verschiedensten digitalen Services ab und wird der Idee eines umfassenden Gesundheitsdienstleisters am ehesten gerecht. Im administrativen Bereich ist die TK mit ihrer eigenen ePA, der TK-Safe, als eine der Ersten an den Markt gegangen und bietet ihren Kunden verschiedenste TK-gebrandete digitale Services entlang der Versorgungskette an – wie das TK-Diabetestagebuch, eine Diagnoseauskunft über Kürzel auf Krankschreibungen, die TK-Allergie-App, TK-Doc als mobile medizinische Beratung des TK-Ärztezentrums oder den TK-Smart-Relax-Service (Techniker Krankenkasse, 2019f) mit Meditations-, Achtsamkeits- und Entspannungsübungen. Die Barmer hingegen investiert und kooperiert mit Digital-Health-Start-ups und nutzt dies auch als Marketingstrategie. Bekannte Partner der Kasse sind u. a. die Rücken-App Kaia Health, die Hörtest-App Mimi oder die 7-Min-Meditations-App.

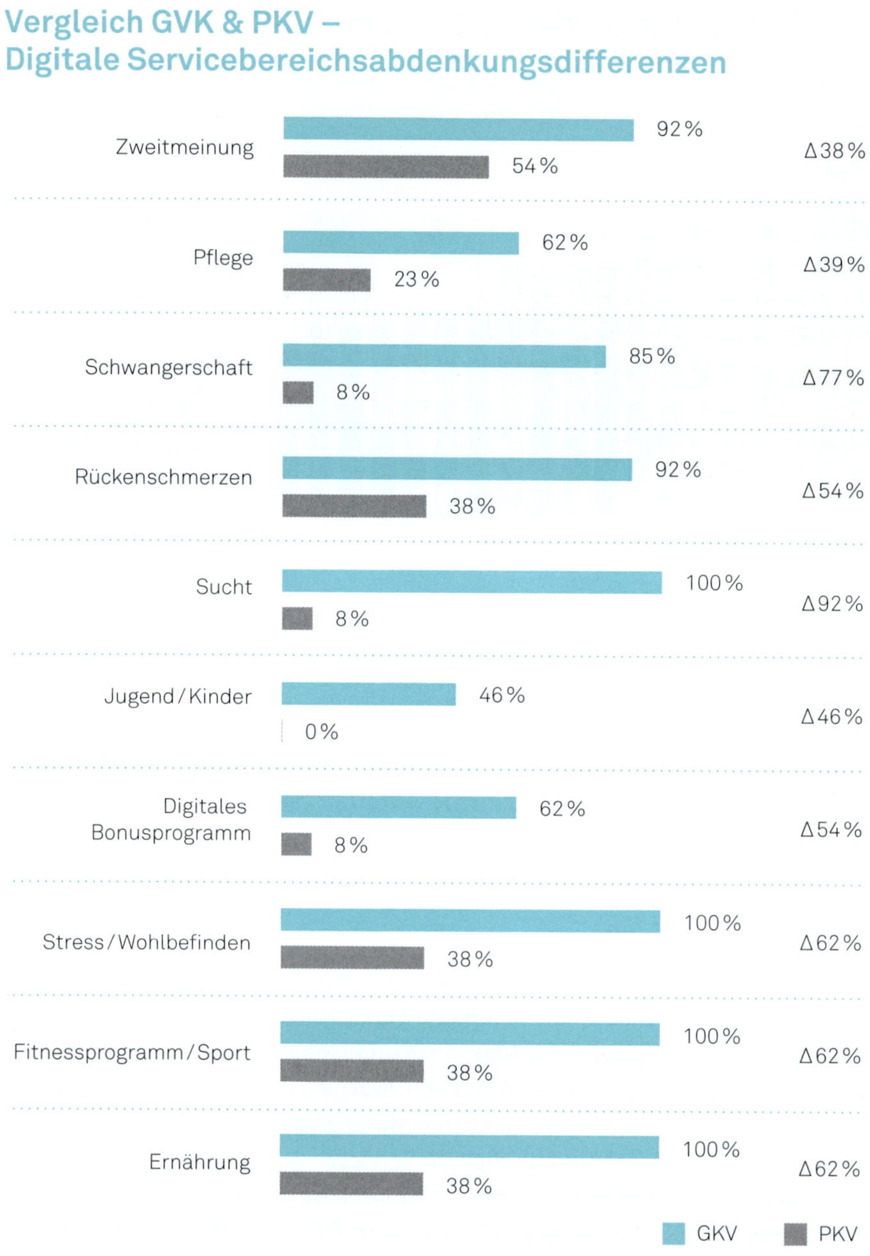

Abbildung 4-17: Abdeckung mit Digitalen Services und diesbezügliche Differenzen zwischen GKV und PKV. Quelle: Eigene Darstellung angelehnt an Mücke, Sturm & Company (Report 2018b), S. 17.

Doch die Aufholjagd der PKVen ist in 2019–2020 deutlich erkennbar. Laut MS&C erweitern diese aktuell signifikant ihr digitales Angebot und ergänzen ihre Produkte um speziell digitale Tarife. Besonders im Bereich „Behandlung und Monitoring“ ist ein starkes Wachstum sichtbar. Die meisten Services werden ähnlich wie bei den GKVen als kostenlose Zusatzservices angeboten, jedoch implementieren die ersten PKVen nun auch digitale Tarife. Die AXA als Vorreiter bietet erstmalig den digitalen Tarif „ActiveMe“ in drei Paketen an (Abbildung 4-18). ActiveMe bietet ein Bündel aus verschiedenen gesundheitsfördernden digitalen Services an: ein Bonus-System, das gesundheitsbewusstes Verhalten belohnt, Erstattungen für Präventionskurse und Gesundheits-Apps sowie Zugang zu einem Online-Arzt. Zudem werden gesunde Versicherte, die ein Jahr lang keine Leistungen (außer Vorsorge und Prävention) in Anspruch genommen haben, mit einer Beitragsrückerstattung belohnt. Alle digitalen Services laufen über das AXA-Gesundheitsportal mit integrierter ePA. Zwei ausschlaggebende Unterschiede zu anderen privaten Versicherern sind (1) das Angebot eines integrierten Online-Arztes, der 24/7 erreichbar ist,

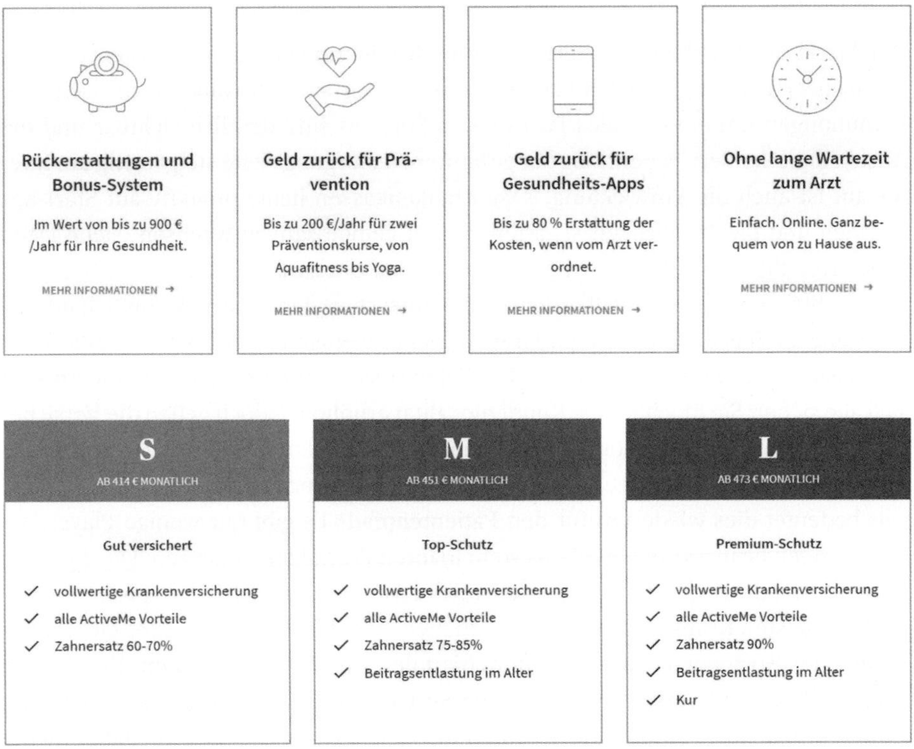

Abbildung 4-18: Der digitale ActiveMe-Tarif der AXA, Screenshot der Website s. Linkverzeichnis [4].

sowie (2) die grundlegende Erstattung von verordnungspflichtigen therapiebegleitenden Gesundheits-Apps und Online-Diensten (auch vor dem DVG für die GKVen). AXA wirbt dabei proaktiv mit vier Anwendungen: Tinnitracks (Musiktherapie für Tinnitus-Patienten), Preventicus Heartbeats (Analyse von Puls und Herzrhythmus), Caterna (therapeutische Sehübungen) und Novego (Unterstützung bei Depressionen, Ängsten oder Burn-out). Die Strategie der AXA ist klar: Die Gesundheit wird gefördert und belohnt – mit attraktiven Preisen und Rückerstattungen. Damit erlangt die Gesundheit der Versicherten einen vorher nicht existenten monetären Wert und ihre Aufrechterhaltung wandelt sich zunehmend hin zu einer neuen Währung. Die Vermarktung und die Inhalte des digitalen Tarifs sind speziell für den digitalen Gesundheitskunden der Zukunft entwickelt und die AXA läutet damit eine neue Ära der digitalen Tarife im Versicherungsmarkt ein. Nicht verwunderlich ist somit, dass am Ende der ActiveMe-Webseite auch Zusatzversicherungen für die Pflege und Auslandsreisen angeboten werden.

4.2.4 Zwischenfazit: Wo stehen die Krankenversicherer heute?

Der Markt der Krankenversicherer ist ohne Zweifel im Umbruch. Die Mehrzahl der Krankenversicherungen hat heute verstanden, dass sie sich wandeln müssen. Die Bemühungen um ein digitales Portfolio an Services sind deutlich sichtbar und die Anzahl digitaler Services entlang der gesamten Versorgungskette steigt stetig an. Interessant ist auch die Entwicklung, dass Krankenkassen heute proaktiv auf Start-ups zugehen und die Möglichkeit schaffen, digital gemeinsam zu wachsen (siehe Deep Dive „Healthy Hub“). Jedoch wirken die Kooperationen mit Digital-Health-Start-ups unterm Strich meist noch willkürlich und verursachen den Eindruck von Schaufensterlösungen. Dies liegt vor allem daran, dass nur wenige Player im Markt eine klare Digitalstrategie und damit verbundene Ziele für sich definiert haben. In einem sind sich alle sicher: Sie möchten die Kundenloyalität erhöhen. Jedoch gehen die Versicherer nun gezielt in die Versorgung? Werden neue Produkte gebaut, die sich klar am Kunden orientieren? Was bedeutet es, ein wahrer Gesundheitsförderer zu sein? Und was bedeutet dies wiederum für den Patientenpfad? Es gibt nur wenige Player, die diese Fragen beantworten und konsistent in ihren Produkten umsetzen. Die digitalen Vorreiter wie die AXA und die TK sind zwei der wenigen, die sich hierzu positionieren.

Die meisten Krankenversicherer versuchen jedoch lediglich, ihr altes Geschäftsmodell des Kostenerstatters mit einem digitalen Anstrich zu versehen. Es wird ein Portal gebaut und verschiedene digitale Services draufgespielt, die aus Sicht der Krankenversicherer Sinn machen und in ihre alte Denkweise passen. Dabei fokussieren sie sich primär auf Infrastrukturprojekte wie die ePA und Selfservices. Das Resultat? Der Kunde nutzt die Services kaum und die Bemühungen verenden in fehlender Conversion. Was meinen wir mit Conversion? Einen Kunden zu konvertieren heißt, dass er das Angebot findet und sich entscheidet, es zu kaufen bzw. zu nutzen. Wir meinen damit den Fluss von Angebot über Nutzung zur Effizienz und Wirksamkeit. Alleinstehende Services bieten den Kunden oft nur limitierte Mehrwerte, werden daher nicht genutzt und erzeugen am Ende weder einen Wettbewerbsvorteil noch loyale Kunden für die Versicherer. Die Kunden vertrauen den Versicherern schlichtweg nicht, denn per se hat sich auch nichts am Geschäftsmodell bzw. der „Sparer"-Mentalität der Versicherungen geändert. Der Blick ist zu sehr darauf gerichtet, die eigene Kostenstruktur zu optimieren und digitale Services sind nicht mehr als ein Beiprodukt.

Der Blick ist nicht auf den Kunden gerichtet. Am Ende wird der Kunde weiterhin auf seiner Irrfahrt durch den Dschungel der fragmentierten Leistungserbringer allein gelassen. Obwohl so gut wie alle Versicherer verstanden haben, dass sie sich näher am Kunden ausrichten müssen, schaffen wiederum nur wenige, diesem Ruf zu folgen. Ein wahrer Gesundheitsförderer stellt den Patienten, seine Bedürfnisse und Ängste in den Mittelpunkt seines Geschäftsmodells und baut drumherum gezielt digitale Services.

Dabei bieten digitale Therapien, Fernbehandlung und Gesundheitsinformationen große Mehrwerte für den Versicherten, die sich wiederum positiv auf die Kundenloyalität auszahlen. Besonders im Versorgungsbereich „Behandlung und Monitoring" agieren Versicherer mehr und mehr wie eine Serviceplattform, die den Zugang zu digitalen Leistungserbringern bündelt und über Erstattungsmechanismen finanziert. Hier kann vor allem der emotionale Patientenpfad mit personalisierten Empfehlungen und situationsgerechten Services optimiert werden. Wie kann ein solcher Patientenpfad aus Sicht der Krankenkassen aussehen? Im Krankheitsfall könnte der Kunden gezielt beim Behandlungs- und Genesungsprozess an die Hand genommen werden, dabei stets über Therapieabläufe informiert werden sowie passende digitale Behandlungsmöglichkeiten und Zugang zu Experten via Fernbehandlung erhalten. Alle Empfehlungen, Services und Gesundheitsinformationen sollten den Kunden proaktiv, situationsgerecht und datengesteuert erreichen. Obwohl das Portfolio an digitalen Services der Versicherer stetig wächst und nun auch digitale Tarife diese Entwicklung unterstützen, gibt es dennoch keinen Innovationsführer, der einem solchen kundenzentrierten Anspruch gerecht wird.

Die Notwendigkeit, vom Kunden aus zu denken

Ein Serviceportfolio entlang der Versorgungskette aufzubauen, ist grundlegend ein positiver Schritt. Letztlich geht es jedoch sicher nicht darum, eine möglichst hohe Anzahl an digitalen Services anzubieten, sondern darum, diese sinnvoll in den

Patientenpfad einzubetten. Dabei müssen die Versicherer die neue emotionale Währung des Kunden verinnerlichen – Gesundheit. Wie kann eine Krankenversicherung vertrauensvoll diese emotionale Währung bedienen? Indem sie tiefgehend versteht, wie der Kunde sich entlang seiner individuellen Gesundheitsreise fühlt, und im Anschluss Orientierung und Anleitung bietet. Folglich müssen Versicherer den Patientenpfad aus Sicht ihrer Kunden erst einmal verstehen und sich von ihrer eigenen kostenfokussierten Perspektive komplett lösen – das heißt: Wie sieht die Kundenerfahrung im Krankheitsfall, im Pflegefall, in der Schwangerschaft aus? Wie fühlen sich die Patienten, welche Fragen und Ängste begleiten die Erfahrung? Darauf aufbauend sollten Services entwickelt werden, die genau diese Probleme und Bedürfnisse ansprechen. Die Lösung wahrer Kundenzentrierung als Gesundheitsdienstleister liegt also im Verständnis der Patient Journey bzw. des (digitalen) Patientenpfades – das Serviceangebot kommt danach.

> „Wenn wir verstehen wollen, wie unsere Kunden uns als Krankenversicherung treu bleiben und unsere Gesundheitsangebote annehmen, dann müssen wir verstehen, was die echte emotionale Währung für die Kunden ist – Gesundheit! Klar, das liegt auf der Hand, aber was heißt das übersetzt? Du musst die Patient Journey verstehen, egal in welcher Lebensphase oder in welcher Krankheit. Als Nächstes musst du verstehen, wie er oder sie sich an jedem Touchpoint fühlt, bzw.: Was sind seine oder ihre Fragen? Dann antwortest du emotional und für die Kunden nachvollziehbar und erst dann, wenn du seine oder ihre Bedürfnisse verstanden hast, startest du mit smarten Gesundheitslösungen. Nicht umgekehrt." Manuel Mandler, CEO alley (Ehem. CDO Gothaer Private Krankenversicherung)

Der heutige Prozess der Versicherer, digitale Services aufzubauen, startet jedoch nicht beim Kunden, sondern beim Marktdruck und dem intrinsischen Ideal, dabei möglichst viele Kosten in Zukunft zu sparen. Nach dem Motto: „Wir machen mal ein paar digitale Angebote und die Kunden werden diese schon konsumieren." Im Grunde endet der Entwicklungsprozess bei der Frage: Wie nutzt der Kunde unseren bestehenden Services (Abbildung 4-19)?

Damit die Versicherer ihren Kunden zur richtigen Zeit die richtigen Gesundheitsinformationen und Services anbieten können, müssen verschiedene Disziplinen gemeistert werden:

1. Eine grundlegende Dateninfrastruktur wie die ePA konsolidiert alle relevanten Gesundheitsdaten der Patienten, sodass die aktuelle Lebensphase oder der individuelle Patientenpfad identifiziert werden kann und somit Inhalte **zur richtigen Zeit** bzw. zum relevanten Anwendungsfall angeboten werden können.
2. Die Gesundheits- oder Krankheitsreise muss aus einer fachlichen Perspektive verstanden werden, sodass **die richtigen Inhalte** dem Kunden angeboten werden.

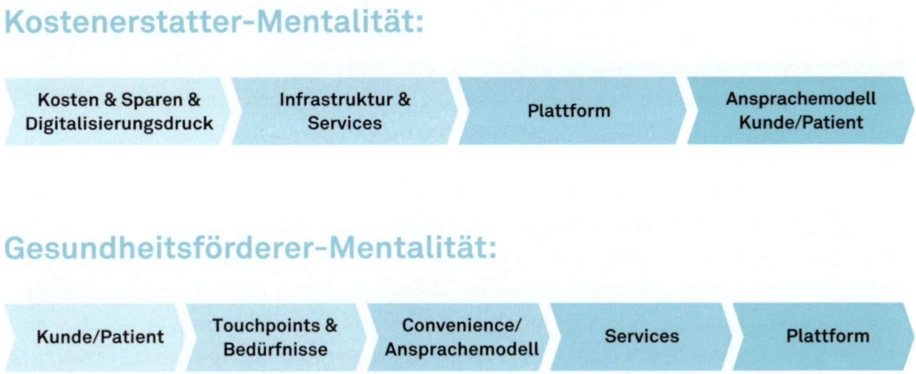

Abbildung 4-19: Herangehensweisen Kostenerstatter vs. Gesundheitsdienstleister. Quelle: eigene Darstellung, angelehnt an Experten-Interview mit Manuel Mandler, CEO alley (CDO Gothaer Private Krankenversicherung).

3. Die Gesundheits- oder Krankheitsreise muss aus einer emotionalen Perspektive, den Touchpoints und dem digitalen Kundenverhalten (Behavioral Economics) verstanden werden, sodass **die Ansprache gelingt** und der Kunde sich gut aufgehoben und verstanden fühlt – und loyal bleibt.

Die wenigsten Versicherer messen heute, wie lange der Kunde auf der Webseite bleibt, wie sein Navigationsverhalten aussieht oder was ihn interessiert. Die Krankenversicherer gehen laut unseren Experten-Interviews nicht davon aus, dass Amazon eine eigene Krankenversicherung in Deutschland gründen wird, jedoch in einem Punkt sind sich alle sicher: Amazon wird massiv in den Bereich Gesundheitsservices eintauchen. Warum? Weil sie genau den Punkt (3), das Kunden- und Konsumverhalten (Customer Behavior and Consumption), die Nutzung (Conversion) und Kundenbindung (Retention), verstanden haben. Diese Fähigkeit, Nutzerdaten zu sammeln, auszuwerten und auf Services umzulegen, ist absolutes Neuland für Versicherungen. Sie gehen einher mit einem neuartigen Kundenverständnis und einer radikalen Änderung des Geschäftsmodells. Die Entscheider der Versicherungsunternehmen müssen sich grundlegend andere Fragen stellen und Kenntnisse über das Kundenverhalten aufbauen. Doch erinnern wir uns zurück an die DNA der Krankenversicherer. Inwieweit ist eine solche radikale Mentalitätsveränderung überhaupt möglich? Heute stecken sie weiterhin fest in ihren Kosten- und Sparer-Denkprozessen.

Deep Dive

Gothaer App – die kundenzentrierte Gesundheits-App mit Spotify-Optik

Der Gothaer Vorstand und das Produktteam der Gothaer App schrieben sich Ende 2018 auf die Fahnen, zum kundenzentrierten Gesundheitsförderer zu werden. Ihr Slogan: „Convenience is the new currency". Damit ist im Kern gemeint: Der Kunde muss das Produkt/den Service sofort verstehen, anwenden und seinen Mehrwert erkennen können. Ihr Ansatz: Zuerst die Kundenbedürfnisse – Gefühle, Ängste, Interessen etc. – verstehen, dann eine emotionale, moderne Kundenerfahrung mit integrierten Services aufbauen. Das Ergebnis: die Gothaer App. Eine eigene Plattform, die versucht, dem Versicherten niedrigschwellige individuelle Angebote zu liefern (Abbildung 4-20). Das Ziel: Gesundheit mit der Usability mischen, die der Kunde von Amazon, Netflix undSpotify gewohnt ist.

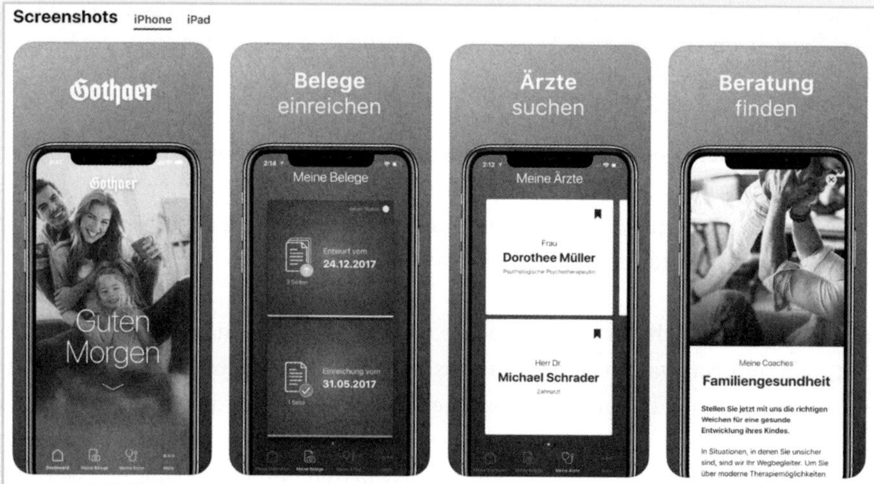

Abbildung 4-20: Gothaer Gesundheits-App, Screenshot der Website von Apple Store, s. Linkverzeichnis [5].

Über Interviews mit Patienten (undercover), Start-ups und Behavioral-Economics-Experten wurde versucht, für verschiedenste Anwendungsfälle die Kundenerfahrung mit ihren emotionalen Touchpoints und das digitale Nutzerverhalten zu verstehen. Einer der ersten Anwendungsfälle ist die Schwangerschaft. Was ist der emotionale Einstieg bei einer schwangeren Versicherten? Wie fühlt sie sich? Im Grunde fragt sich die werdende Mutter zuerst: Was passiert eigentlich mit mir? Woher weiß ich, ob sich mein Kind gut entwickelt? An dieser Stelle möchte die App einsteigen und Betreuung anbieten. Die Reise führt dann weiter zu Fragen rund um die Geburt, dann zu Impfungen, Entwicklung des Kindes etc. Die Kundin durchläuft eine immer fortlaufende emotionale Reise, mit neuen Fragen an jeder Gabelung. Hier möchte die Gothaer dem Kunden mit sinnvollen digitalen Services und Gesundheitsinformationen zur Seite stehen. In Kooperation mit der Gothaer, der AOK und dem Start-up Humanoo wurde die Humanoo Kids App entwickelt, welche die werdende Mutter auf ihrer Reise begleitet (Abbildung 4-21).

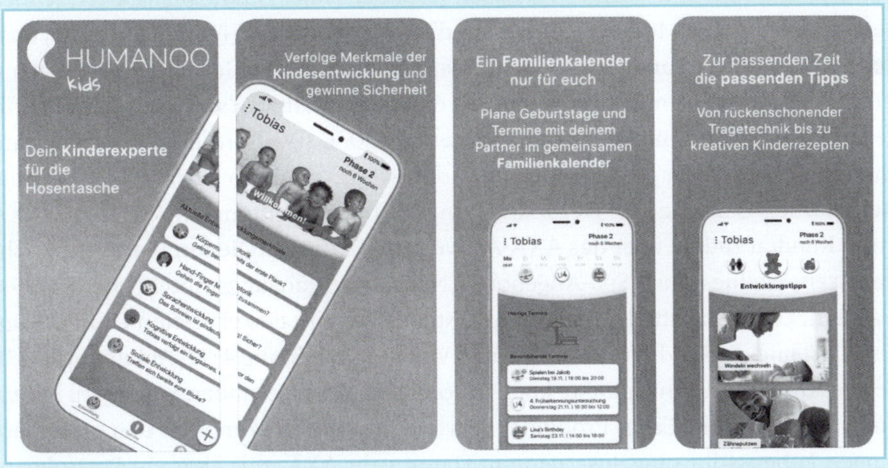
HUMANOO
Kids
Dein Kinderexperte für die Hosentasche
Verfolge Merkmale der Kindesentwicklung und gewinne Sicherheit
Tobias
Phase 2
Ein Familienkalender nur für euch
Plane Geburtstage und Termine mit deinem Partner im gemeinsamen Familienkalender
Tobias
Zur passenden Zeit die passenden Tipps
Von rückenschonender Tragetechnik bis zu kreativen Kinderrezepten
Tobias
Entwicklungstipps

Abbildung 4-21: Humanoo Kids-App, Screenshot der Website von Apple Store, s. Linkverzeichnis [6].

In der Gothaer Gesundheitsapp sind sowohl eigens entwickelte Services als auch Kooperationen mit Digital-Health-Start-ups integriert, wie beispielsweise Selfapy (Mental Health), Kaia Health (Rückenschule), Betterdoc (Ärztevermittlung) oder der Zugang zu einem digitalen Arzt der TeleClinic (Fernbehandlung). Die ePA bietet die Gothaer über Vivy an. Eine stolze Sammlung an Partnern also, mit dem Dilemma, diese nicht alle direkt in die Gothaer App integrieren zu können – der Kunde muss also von App zu App springen und erhält in der Gothaer App Codes zum kostenfreien Log-in bei den kooperierenden Start-ups. Die Denkweise der Gothaer ist hier jedoch innovativ – nicht das einheitliche User Interface ist aus ihrer Sicht am Ende der Knackpunkt, sondern dass die Kern-Journey weiter bei ihr stattfindet. Das kann z. B. mit einer gut platzierten Chatlogik funktionieren, in welcher der Kunde nach Nutzung eines Partnerservices wieder in der Gothaer App abgeholt, befragt und weiter begleitet wird.

Quelle: Experten-Interview Manuel Mandler, ehem. CTO Gothaer, Sommer 2019.

4.2.5 Ausblick: digitale Tarife und Aufbau von Ökosystemen

Der Weg scheint noch lang zum wahren Gesundheitsanbieter, doch was kommt danach? Die AXA ebnet mit ihrem ActiveMe-Tarif den Weg in die Zukunft der Krankenversicherungsbranche und nutzt einen signifikanten Wettbewerbsvorteil: Incentivierung und Motivation. Mit ihrem „Geld-zurück-Tarif“ für Gesundheitsbewusste belohnen sie gesunde und sportliche Lebensweisen und haken beim Quantified-Self-Trend des mündigen Gesundheitskunden ein. Viele Krankenversicherer haben

Bonusprogramme mit Partner-Rabatten (z.B. bei Fitnessstudios) gestartet, jedoch hebt sich der ActiveMe-Tarif von einem digitalen Bonusheft in dem Sinne ab, dass der digitale Service rund um die Mentalität „Belohnung von Gesundheit“ aufgebaut ist. Das Bonusprogramm ist nur ein Teil dieser Mentalität: Es werden Beiträge für gesundgebliebene Kunden zurückerstattet (€ 700–€ 1000 pro Jahr), für Nichtraucher und Blutspender gibt es monetäre Bonuswerte (€ 50 pro Jahr) und es gibt eine Geld-zurück-Garantie für Gesundheits-Apps. In Großbritannien bietet die AXA ihren Kunden zudem über das AXA-Active-Plus-Portal Mitgliederrabatte bei Erlebnisreisen, Wellness- und Spa-Angeboten, Nahrungsergänzungsmitteln oder Fitnesstrackern. Diese Rabatte können im nächsten Schritt im eingebetteten Online-Shop eingelöst und die Produkte direkt gekauft werden (Abbildung 4-22, Abbildung 4-23). Die gesammelten Bonuspunkte können somit für einen gesunden Lebensstil individuell – entweder in Cash, Produkte, Services oder Reisen rund um den gesunden, jungen Lebensstil – eingelöst werden. Damit geht AXA weit über ein Portfolio an digitalen Services hinaus und baut ein ganzes Ökosystem rund um die aktive Förderung der Gesundheit seiner Kunden auf.

Ein weiteres Beispiel ist der britische Privatversicherung Vitality. Der Gesundheitsanbieter (ehemals Kostenerstatter) zielt mit seinem knalligen, modernen Design den gesundheitsbewussten „Digital Native“ an (Abbildung 4-24) und bietet Neukunden bei Abschluss einer Vitality-Health-Krankenversicherung eine Apple Watch oder ein Amazon Echo mit integrierter Alexa-Funktion an, die Rezepte, Work-outs und Tipps für ein gesundes Leben über die Sprachsuche ermöglicht.

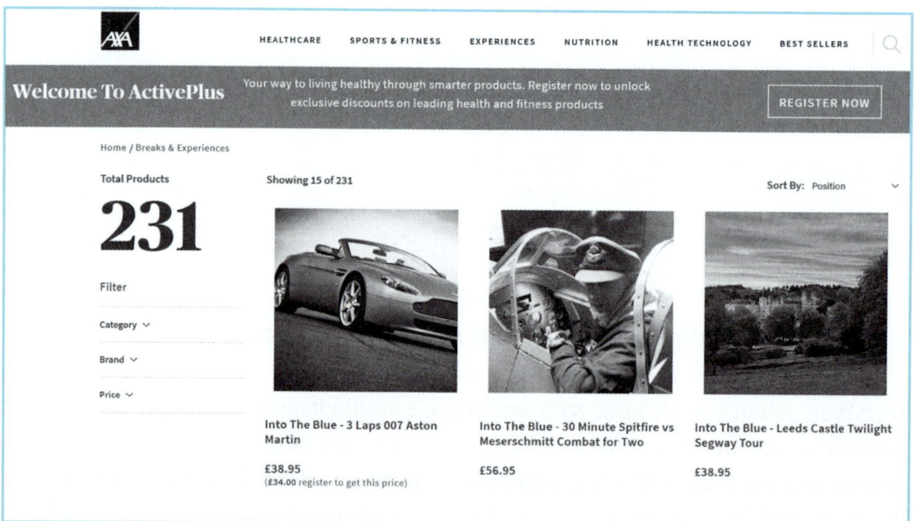

Abbildung 4-22: AXA Active Plus Shop, Breaks and Experiences. Healthcare Technology, Screenshot der Website, s. Linkverzeichnis [7].

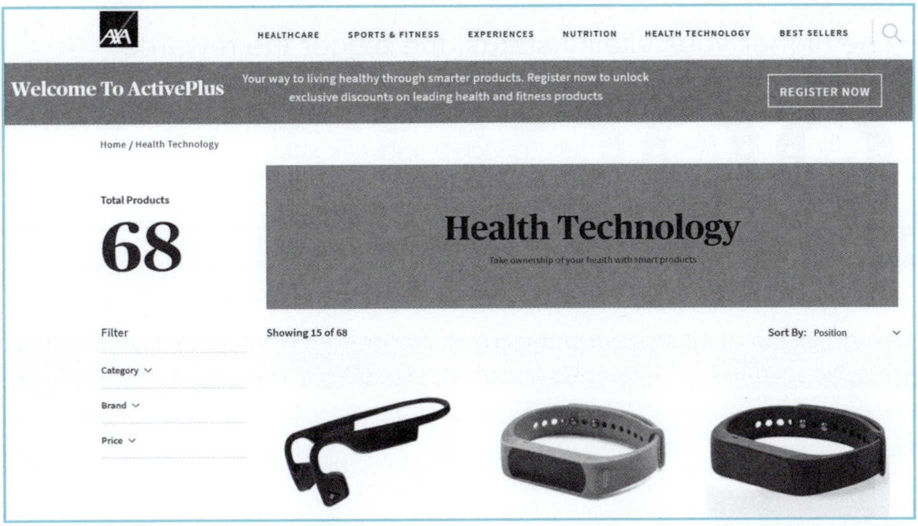

Abbildung 4-23: AXA Active Plus Shop, Healthcare Technology, Screenshot der Website, s. Linkverzeichnis [8].

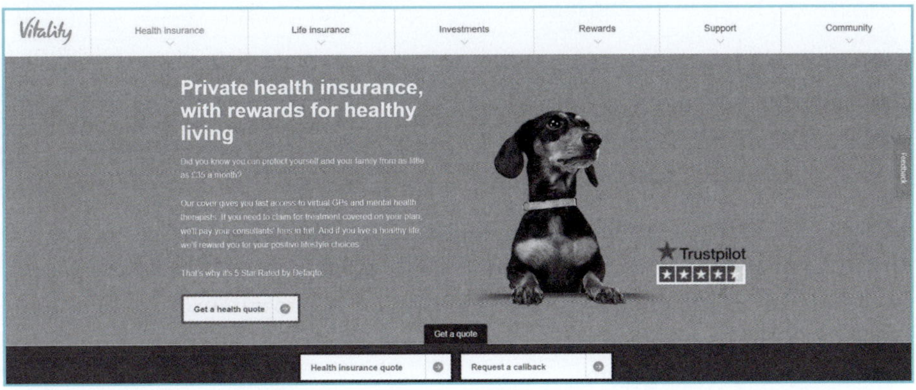

Abbildung 4-24: Vitality Health Insurance, Screenshot der Website, s. Linkverzeichnis [9].

Falls der Kunde sich für das Amazon Echo oder eine andere Prämie entscheidet, kann er gleichwohl bei Garmin, Polar, Fitbit oder Withings einen neuen Fitnesstracker mit bis zu 40 % Nachlass erwerben. Mit dem neu erworbenen Fitnesstracker werden täglich Aktivitätspunkte anhand von Schrittzahlen oder Fitness-Work-outs gesammelt, die wiederum als Teil des Bonusprogramms in Prämien oder Rabatte bei diversen Partner wie bei Amazon, Starbucks, Fitnessstudios oder Lebensmittel-Online-Shops eingelöst werden können (siehe Abbildung 4-27). Zusätzlich können die sportlichen Mitglieder über die Anzahl der Bonuspunkte verschiedene Statusle-

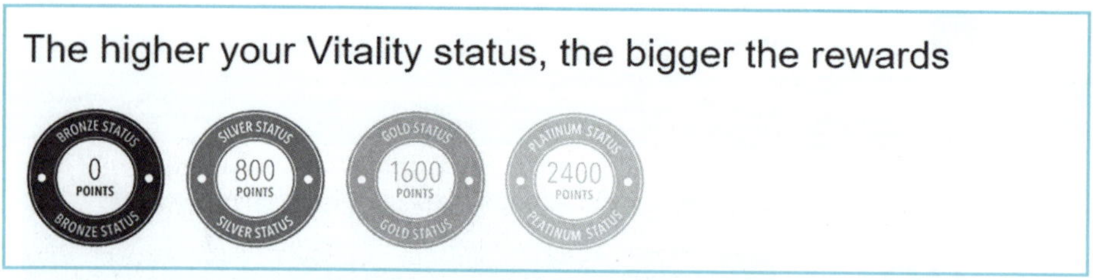

Abbildung 4-25: Vitality-Reward-System, Screenshot der Website, s. Linkverzeichnis [10].

8 Vitality activity points	5 Vitality activity points	3 Vitality activity points
12,500 steps tracked in a day	10,000 steps tracked in a day	7,000 steps tracked in a day
30 minutes at 70% maximum heart rate	Partner gym visit	
60 minutes at 60% maximum heart rate	30 - 59 minutes at 60% maximum heart rate	
30+ minutes at 600kcal burned per hour (300kcal)	30 – 59 minutes at 300 kcals burned per hour (150kcal)	
60+ minutes at 300kcal burned per hour (300kcal)	parkrun volunteer	
parkrun		

Abbildung 4-26: Das Vitality-Bonuspunkte-Programm über Aktivitäten-Tracking, Screenshot der Website, s. Linkverzeichnis [11].

vel erreichen. Über eine Bronze-Silber-Gold-Kaskadierung erhält der sportliche Kunde Anerkennung in Form von „Medaillen" (Abbildung 4-25) und wird mit zusätzlichen Prämien belohnt. Im Einklang mit dem Bonusprogramm (Abbildung 4-26) bietet die Website ein Vitality-Magazin mit Gesundheitsinformationen, Artikeln und Fitness-Empfehlungen an.

Auch der Aufbau und die Vermarktung des Krankenversicherungstarifes von Vitality sind vollkommen auf den modernen, gesundheitsbewussten Kunden ausgelegt. In der Grundversorgung wird mit einer speziellen Krebs-Absicherung, Mental-Wellness-Vorteilen, einem 24/7 digitalen Zugang zu Ärzten sowie einem spezialisierten Beraterteam (Case-Managern) geworben. Neben dem Basistarif können flexible Zusatztarife hinzugefügt werden, wie z. B. ein Mental-Health-Tarif, der eine ganzheitliche Psychotherapie abdeckt. Vitality ist ein wahrer User-Experience-Experte: Die Webseite spricht den Spotify- und Lemonade-User mit einem ansprechenden und klar strukturierten Design an. Vitality schafft es im Auftreten, in der Kundenansprache und den angeboten Services, die Flughöhe und Ästhetik des jungen digitalen Gesundheitskunden zu treffen. Ganz klar hat sich der Versicherer

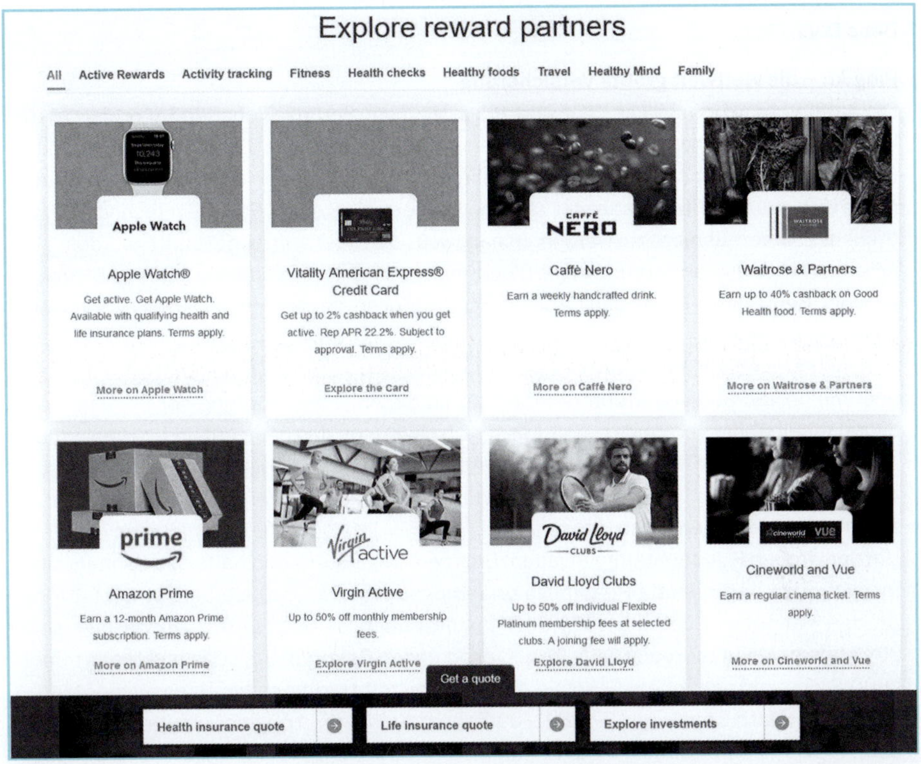

Abbildung 4-27: Die Vitality-Rewards-Partner-Liste, Screenshot der Website, s. Linkverzeichnis [12].

stark aus dem Kerngeschäft weiterentwickelt und ein umfassendes Gesundheits-Ökosystem aufgebaut. Dieses Ökosystem spricht einen breiten Fächer an Bedürfnissen der modernen Generation an: Neben Fitness-, Ernährungs- und Lifestyle-Angeboten (z.B. Nike, Garmin, Fitness-/Running-Club), werden auch Wellness und Erholung (z.B. Spa, Hotels, Flugreisen), soziale Interaktionen (z.B. Kino, Starbucks), Tech- und Convenience-Affinität (Apple Watch, Amazon Prime) sowie mentale Erholung (Headspace), Suchtbekämpfung oder Gesundheitschecks (Rauchentwöhnungs-Programm, BMI-Healthcare) über Partnerangebote zugänglich gemacht. Diese Partner spinnen das umfassende Gesundheits-Ökosystem und im Zentrum hängt die Versicherung als Drahtzieher.

Deep Dive

Ping An – die weltweit größte Versicherung
Die größte Versicherung der Welt und Platz Nr. 7 der Forbes Global 200 (Forbes, 2019) kommt aus China und heißt Ping An kurz für Ping An Insurance (Group) Co. of China Ltd. (siehe Use-Case, Kapitel 6.6). Das Unternehmen, das 1988 als reine Versicherung begann, baute sich zum Finanzdienstleister aus und startete 2008 seine Reise, ein technologiegetriebenes Unternehmen zu werden (Finanzwelt, 2019). Im ersten Schritt wurden alle Arbeitsschritte digitalisiert und in die Cloud verlegt, zusätzlich wurde ein großes F&E-Team gebildet. Heute sind Ping An und seine Serviceleistungen aus dem chinesischen Markt nicht mehr wegzudenken.
Ping An hat sich ein gesamtes Ökosystem im Bereich Automobil, Gesundheit, Finanzen und Immobilien aufgebaut und profitiert durch die enge Verknüpfung der Sektoren, die digital miteinander verbunden sind. Lässt sich ein Kunde das neue Auto oder Haus finanzieren, kann sofort eine Auto- oder Hausratsversicherung mit angeboten werden. Wie bei einem 7-Eleven (Li, 2016), geht der Kunde meist mit zwei oder mehr Produkten (z.B. Zusatzversicherungen) nach Hause.
Um den großen Kundenstamm in jedem Segment begeistern und halten zu können, sind Innovationen und digitale Readiness unabdingbar. Im Gesundheitsbereich bietet Ping An den Patienten Good-Doctor-Videokonsultationen bei Ärzten an. Alleine hier sind 289 Millionen Nutzer registriert. Das „Closed Loop"-Gesundheitswesen inkludiert über 3000 Partner-Krankenhäuser sowie 400 Kliniken mit traditioneller chinesischer Medizin, 1600 Health Check-up Center, 1700 Zahnarztkliniken, 150 Schönheitskliniken und über 47 000 Kliniken in ihrem Cloud Klinik-Netzwerk. (Ping An Healthcare & Technology Company Ltd., n.d.b). Der Nutzer kann sich online beraten lassen und Medikamente kaufen, gleichzeitig kann die Nachsorge offline stattfinden. Für registrierte Good-Doctor-Nutzer besteht also gar kein Grund, sich außerhalb des Ökosystems umzuschauen. Praktisch natürlich auch, wenn man dann eine Anschlussfinanzierung für die nächste Schönheits-OP sucht.

4.2.6 Fazit

Das Marktumfeld, in dem sich Krankenversicherungen heute bewegen, wandelt sich rasant. Das alte passive Geschäftsmodell eines Kostenerstatters, der darauf spezialisiert ist, erst bei Auftreten eines Krankheitsfalls zu agieren, ist aus verschiedenen Gründen nicht mehr tragfähig:

- Die Kosten der medizinischen Versorgung steigen aufgrund der längeren Lebenserwartung, dem rasanten Anstieg chronischer Krankheiten und durch den medizinischen Fortschritt (z. B. Gentherapien) überdurchschnittlich an.
- Gleichzeitig sinken die Beitragseinnahmen, bedingt durch den demografischen Wandel, perspektivisch immer weiter.

Krankenversicherer müssen also dringend umdenken. Sie sind gut bedient, ihr Geschäftsmodell zu überdenken und Wege zu finden, den Versicherten aktiv dabei zu unterstützen, (chronischen) Erkrankungen vorzubeugen und seine Gesundheit bis ins hohe Alter möglichst lange aufrechtzuerhalten. Zur Sicherung ihrer Existenz werden Krankenversicherungen dabei mehr denn je darauf angewiesen sein, junge gesunde Kunden zu akquirieren. Demnach müssen sie verstehen, was der Kunde der Zukunft erwartet und ihr Geschäftsmodell auch dahingehend anpassen.

Zudem ändern sich die Bedürfnisse der Kunden und die Ansprüche an Dienstleister radikal. Der Kunde der Zukunft ist ein digitaler Gesundheitskunde mit hohen Ansprüchen an die Art der Interaktion, die Menge und Vernetzung von Services sowie an spürbare Mehrwerte für seine Gesundheit. Er erwartet ein umfassendes Serviceportfolio, dessen Elemente entlang der Versorgungskette ineinandergreifen und das individuell auf den Anwendungsfall des Kunden ausgelegt ist. Es reicht nicht aus, einen Digital-Health-Service als Vorzeigemodell ins Schaufenster zu stellen. Dabei verstehen die zukünftigen Kunden die intelligente Auswertung von Daten, eine intuitive Bedienbarkeit auf allen mobilen Endgeräten sowie die Eliminierung von Wartezeiten als gegeben.

Zusammenfassend: Krankenversicherungen müssen einen Weg finden, junge digital affine Kunden zu akquirieren, diese durch eine kundenzentrierte und serviceorientierte Interaktion zu binden und gleichzeitig deren Gesundheit über verschiedenste Lebensabschnitte bis ins hohe Alter aktiv und individuell zu fördern. Diese verschiedenen Bälle gleichzeitig in der Luft zu halten, ist für eine Krankenversicherung eine enorme Herausforderung. Besonders wenn wir bedenken, dass das Geschäftsmodell über Jahrzehnte lang diametral funktioniert hat und die aufgebauten Kompetenzen darin liegen, im Hintergrund als passiver Dienstleister zu agieren. Zudem muss die Veränderung schnellstmöglich umgesetzt werden, bevor die Krankenversicherungen von einem branchenfremden, aber digitalaffinen Wettbewerber überholt werden.

Die Lösung liegt in der umfassenden Transformation vom passiven Kostenerstatter im Krankheitsfall zum proaktiven digitalen Gesundheitsförderer. Das genaue Endziel dieses umfassenden Gesundheitsanbieters steht dabei noch unscharf im Raum. In einer Sache sind sich alle einig: Das Serviceportfolio muss sich aus dem klassischen administrativen Kerngeschäft entlang der Versorgungskette weiterentwickeln. Es werden kundenzentrierte Services gebraucht, die Gesundbleiben, Diagnose, Behandlung sowie Rehabilitation und Pflege unterstützen.

Der deutsche Krankenversicherungsmarkt bemüht sich zunehmend, diesem Anspruch gerecht zu werden. Kooperationen zwischen Start-ups und Krankenversicherern waren noch nie so „einfach“, jede Versicherung setzte eine eigene ePA auf und arbeitet mehr oder weniger an einem eigenen Portal mit zusätzlichen Gesundheitsinformationen und -services. Jedoch fällt es den deutschen Versicherern extrem schwer, sich von der alten Denkweise eines Kostenerstatters zu lösen. Vielmehr werden einzelne Start-ups als Schaufensterlösung für kostenintensive Krankheitsbilder aufgehängt. Das Angebot an Services wächst rapide an, jedoch die Nutzung dieser Services bleibt aus. Der Digital Native als „veramazonter", „spotifyter" User springt wenig auf die Zusammenstellung und Darbietung der digitalen Portale und Services der Krankenversicherer an. Die digitalisierten administrativen Services (z. B. Selfservice, mobiles Einreichen von Rechnungen oder mobile Antragstellung) bieten den Millennials zwar schon erste Mehrwerte im Vergleich zur leidlichen Briefversand-Logik, jedoch kennt ein Digital Native diese alte Logik schlichtweg nicht mehr und verlangt daher wesentlich mehr von einer Serviceplattform. Möchten Versicherer ihren Kunden wahre Mehrwerte auf ihrer individuellen Gesundheits- oder Krankheitsreise ermöglichen, müssen die Services grundlegend, vom Kern aus, am Kunden ausgerichtet sein. Dies bedeutet, dass Versicherer erst den Patientenpfad und die Kommunikationsstrategie verstehen müssen, bevor sie darin einen digitalen Service einbetten. Nur wenige Marktteilnehmer schaffen es jedoch, einen solchen kundenzentrierten Ansatz umzusetzen. Im Moment verzeichnet der Markt eher eine entgegengesetzte Herangehensweise und „schmeißt" mit Digital Services um sich, ohne die Bedürfnisse des Gesundheitskunden zu integrieren.

Was viele Krankenversicherer jedoch verstanden haben ist, dass Gesundheit als Währung belohnt werden muss. So gut wie jede große Versicherung bietet digitale Bonushefte mit Prämien oder Erstattungsbeträgen an. Die AXA hat es geschafft, diese Inzentivierungslogik in das Zentrum ihres Versicherungsproduktes zu stellen. Bei ihrem digitalen Active-Tarif dreht sich das Produkt um die Gesundheit des Kunden. Über Rückerstattungen und Bonusprogramme werden Tarife über monetäre Auszahlung nachträglich angepasst und ein gesunder Lebensstil wird aktiv belohnt.

Im internationalen Vergleich hinken die deutschen Versicherer jedoch trotzdem stark hinterher. Auch wenn Digital-Health-Start-ups heute eine offene Tür bei den Krankenversicherungen finden und erste digitale Tarife auf den Markt kommen, gibt es dennoch keinen wahren Innovationsführer, der wahrhaftig sein Geschäftsmodell und die Kundenansprache radikal geändert hat. An dieser Stelle investieren die Versicherer noch nicht ausreichend in den zukünftigen Kunden. Noch sind die Bestandskunden an die alte Welt gewöhnt, eine ausgewogene Omni-Channel-Strategie mit umfassendem Filialnetz ist gewollt und der überwiegende Briefversand akzeptiert. Jedoch wird sich diese Akzeptanz graduell über die nächsten 10 Jahre verringern. Die internationalen Player zeigen den Weg in die Zukunft: von digitalen Versicherungsprodukten, die sich an den Gesundheitskunden richten, über den Aufbau eines Partnernetzwerkes rund um das moderne, gesundheitsbewusste Leben bis hin zum „One Stop" in der medizinischen Versorgung.

4.3 Die Digitalisierung der Leistungserbringer

Leistungserbringer sind „Ärzte, Zahnärzte, Krankenhäuser und Apotheken, aber auch eine Vielzahl anderer Anbieter von Gesundheitsleistungen“, die im „Rahmen der gesetzlichen Krankenversicherung (GKV) Leistungen“ bereitstellen (Bundesministerium für Gesundheit, 2019h). Wir werden im Rahmen dieses Buches den Begriff Leistungserbringer vereinfacht für alle Gesundheitsdienstleister verwenden – egal ob über die private oder gesetzliche Krankenversicherung abgerechnet wird (Abbildung 4-28).

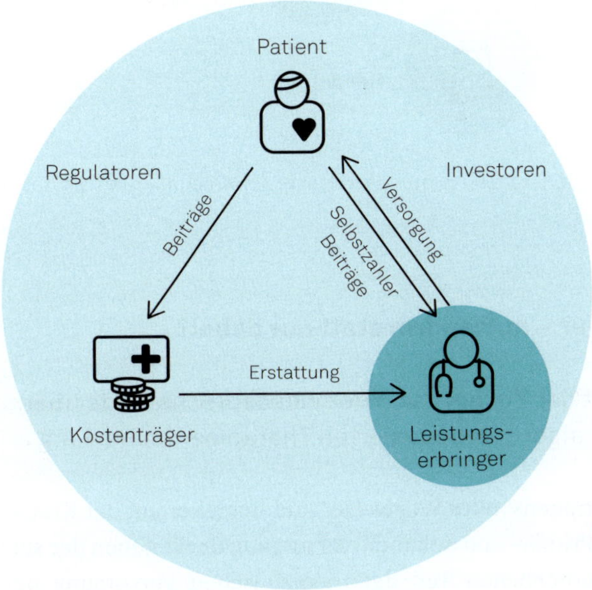

Abbildung 4-28: Leistungserbringer im Gesundheits-Ökosystem.

Wir gliedern die Leistungserbringer in fünf Kategorien:

1. ambulante medizinische Versorger,
2. stationäre medizinische Versorger,
3. stationäre und ambulante Pflege,
4. Handel bzw. Apotheken,
5. pharmazeutische Hersteller.

Die möglichen weiteren Gruppen „Therapeuten und Heilpraktiker“ sowie Gesundheitsdienstleister aus dem Bereich „Wellness, Reise und Sport“ werden in diesem Buch vernachlässigt.

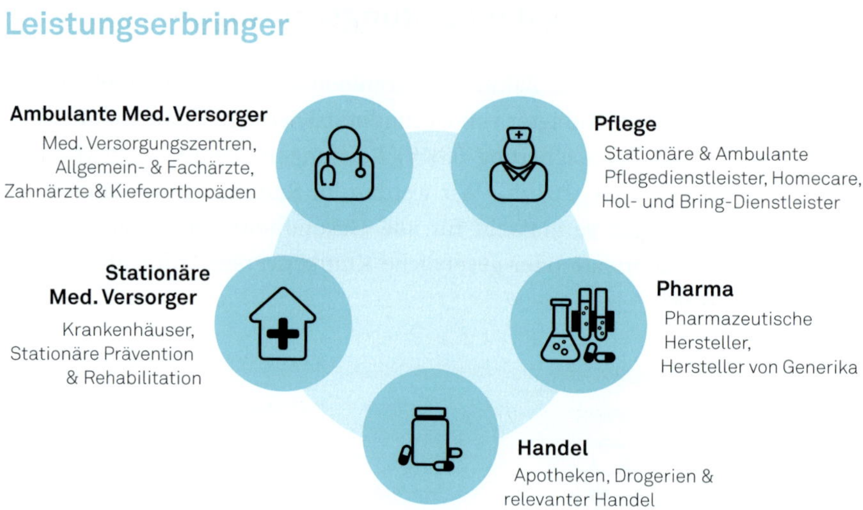

Abbildung 4-29: Überblick: Gruppierung der Leistungserbringer (in Anlehnung an Dostal & Dostal, 2016)

4.3.1 Ambulante Versorger – mittendrin statt nur dabei?

Der „technologisierte" Arzt der Zukunft: von der Videosprechstunde über Symptom-Checker hin zur algorithmusbasierten Therapieentscheidung

Der ambulante Arzt – ein vertrauensvoller Wegweiser und Begleiter auf der Krankheitsreise der Patienten. Die Primär- und Sekundärversorgung deckt neben der stationären Versorgung einen erheblichen Teil der medizinischen Versorgung der Masse ab. Gut 30 % (2018) der berufstätigen Ärzte in Deutschland sind niedergelassene Ärzte mit eigener Praxis. Die Hausärzte oder Allgemeinmediziner leisten als Primärärzte die Grundversorgung (Primärversorgung)[18] und sind Anlaufstelle für eine erste Untersuchung und Einschätzung. Sie entscheiden auch, ob eine Überweisung an einen Facharzt/Spezialisten (Sekundärversorgung) oder in das Krankenhaus zur Weiterbehandlung notwendig ist. Pro Jahr haben deutsche Patienten eine Milliarde Arztkontakte mit niedergelassenen Haus- oder Fachärzten pro Jahr (KBV, 2017). Der Hausarzt erfüllt damit eine essenzielle Rolle in der Triagierung und Steuerung des Patienten durch das Gesundheitswesen. Doch könnten innovative

---

18 Zur Primärversorgung gehören nicht nur Hausärzte, sondern z. B. auch Kinderärzte und Gynäkologen.

Geschäftsmodelle wie z. B. der Symptom-Checker von Ada Health diese Zuweiser-Rolle grundlegend verändern.

Veränderung auf allen Ebenen

Die Rolle des Arztes und die Marktumgebung, in der dieser agiert, sowie die Anforderung an seine Fähigkeiten stehen im rasanten Umbruch. So hat sich eben nicht nur der Umgang und die Interaktion mit dem informierten mündigen Gesundheitskunden geändert, sondern auch die Aufgaben, Fähigkeiten und der Wissenspool eines Arztes. Abstrahieren wir an dieser Stelle den Arzt zu einem Unternehmen: Es ändern sich zwei Kernelemente des Geschäftsmodells „Arzt“:

- der Kunde und die Interaktion mit diesem sowie
- die Art und Weise wie das Produkt/die Dienstleistung hergestellt/ausgeführt wird – also wie Mehrwert generiert wird.

   1. Das **Selbstbild und die Erwartungen des Kunden** als Empfänger der Dienstleistung haben sich dramatisch verändert. Der Patient wandelt sich zum mündigen, digitalen Gesundheitskunden (siehe Kap. 4.1). In anderen Worten: Es hat sich die Rolle des Arztes aus Sicht des Kunden vom „Halbgott in Weiß“ zum Dienstleister gewandelt. Denn der Gesundheitskunde sieht beim Arzt längst kein Wissensmonopol mehr. Dr. Google, der Quantified-Self-Trend sowie das stetig wachsende Angebot an digitalen Gesundheitsservices lassen die Abhängigkeit des Patienten vom Arzt schwinden. Diese 180-Grad-Wandlung des zu versorgenden Kunden und des Rollenverständnisses des Arztes ist in einer Zeitspanne (ca. 10 Jahre) geschehen, die kürzer ist als die Ausbildungsdauer zum Facharzt (11–12 Jahre).
   2. Zudem verändern sich die **Arbeitsprozesse und Werkzeuge** des Unternehmens „Arzt“ auch rasant. Neue Technologien, Maschinen, Sensoren, Behandlungsmöglichkeiten, biologische Tests, Studien sowie exponentiell wachsende Datenbanken lassen den Wissenspool, auf den Ärzte zurückgreifen können, zu einer schier nicht beherrschbaren Größe anwachsen. Griffen Ärzte früher zu einem Fachbuch, um eine Diagnose zu stellen oder eine Behandlung auszuwählen, können sie heute auf Hunderte bis Hunderttausende Datensätze und nie dagewesene Komplexitäten der Zusammenhänge dieser Daten zugreifen. Hier die richtigen Quellen und Daten zur richtigen Zeit zu kennen und zu Rate zu ziehen, ist ohne digitale Unterstützung schon heute nicht mehr zu bewältigen und erfordert ganz neue Kompetenzen und Arbeitsweisen.

Medizinisches Wissen – Fluch oder Segen?

Der medizinische Fortschritt und das Wissen wachsen ständig exponentiell an: Im Jahr 1950 betrug die Zeitspanne, in der sich das medizinische Wissen verdoppelte, 50 Jahre, im Jahr 1980 betrug sie 7 Jahre und im Jahr 2013 3,5 Jahre. Heute, 2020, verdoppelt sich das medizinische Wissen alle 73 Tage – also alle 0,2 Jahre (Densen, 2011). Medizinstudenten, die in 2021 graduieren, werden bis dahin vier Verdoppelungen des Wissens erleben. Das erlernte Wissen aus den ersten Jahren (ab 2015) wird nur noch zum kleinen Teil den aktuellen Wissensstand abbilden. Das medizinische Wissen wächst schneller als ein menschliches Gehirn in der Lage ist, dieses zu verarbeiten. Es ist schwer vorstellbar, dass ein Arzt in zwei Monaten alle neuen klinischen Studien oder Forschungsunterlagen zu einem Fachgebiet finden, bewerten und verinnerlichen kann. Diese erhebliche Geschwindigkeit birgt Chancen, aber heute auch große Herausforderungen. Zum einen können Ärzte ihren Patienten heute signifikant mehr Behandlungsoptionen bieten als noch vor 20 Jahren und auch für schwere Erkrankungen wie Prostatakrebs eine Heilungswahrscheinlichkeit in Aussicht stellen – auch wenn diese gering ist. Zum anderen erhöht das rasant steigende Wissen auch die Komplexität der ärztlichen Einschätzung und Therapieentscheidung, da die Anzahl an Möglichkeiten und Datensätzen, die in eine Entscheidung einbezogen werden können, unüberschaubar anwächst. Es schürt Hoffnung beim Patienten, die der Arzt in den meisten Fällen nicht erfüllen kann.

Der Arzt – auch nur ein Mensch

Dem grenzenlosen Potenzial des stetig wachsenden Wissens steht die menschliche Limitierung der Wissensaufnahme und die erschreckende Realität von ärztlichen Fehlentscheidungen und falschen Diagnosen oder Medikamentengaben entgegen. Eine Studie der World Health Organization (WHO) aus 2019 zeigt alarmierend, dass weltweit pro Minute fünf Patienten durch Behandlungsfehler sterben (WHO, 2019). Die Liste der Gründe hierfür ist lang: überlastet, unausgeschlafen, Ressourcenmangel und Zeitdruck. Ob beim Hausarzt oder in der Klinik, Ärzte haben oft nur wenige Minuten Zeit, sich mit ihren Patienten auseinanderzusetzen, und müssen schnell Entscheidungen fällen. Hausärzte arbeiten dabei auch noch allein und müssen sich 100 % auf ihr (limitiertes) Wissen beschränken. Doch auch in Kliniken, wo mehr Schwarmintelligenz herrscht, halten starre Hierarchien jüngere Ärzte oder Schwestern oft davon ab, Einwände zu erheben.

Wie können also Technologie und Digital-Health-Lösungen dazu beitragen, Ärzte intelligent zu unterstützen und mithilfe von patientenbezogenen Daten eine personalisierte Behandlung zu bieten? Was wird sich durch digitale, kundenzentrierte Geschäftsmodelle ändern?

In den letzten 10–20 Jahren hatte der Arzt ausreichend Zeit, sich mit dem Internet und den nun zugänglichen Gesundheitsdaten zu arrangieren. Auch ältere Ärzte begrüßen heute die neue Involviertheit ihrer Patienten. Sie lernen auf Augenhöhe mit den mündigen Gesundheitskunden zu kommunizieren. Nichtsdestoweniger steht die Transformation des Berufsbildes „Arzt“ noch am Anfang. In diesem Kapitel beleuchten wir die Auswirkungen der fünf Digital-Health-Markttrends (siehe

Kap. 3) auf niedergelassene Allgemeinärzte und Fachärzte. Viele der im folgenden Kapitel genannten Chancen und Herausforderungen sind ebenfalls auf die Ärzte im Krankenhaus (stationäre Versorger) übertragbar.

Digitale Infrastruktur

Die elektronische Patientenakte ist vielen Ärzten ein Dorn im Auge. Aus unserer Sicht ist die ePA im Vergleich zu anderen Markttrends jedoch ein eher weniger schmerzhafter Trend – da die Ärzte sich keine neuen Fähigkeiten aneignen müssen. Jedoch ist es heute wohl der dringlichste und spürbarste Trend, denn der Gesetzgeber verpflichtet die ambulanten Vertragsärzte unter Androhung von Honorarkürzungen, sich an die Telematikinfrastruktur anzuschließen und eine grundlegende digitale Ausstattung wie WLAN, moderne Computer und Software anzuschaffen. Für die Ärzte heißt das vor allem Mehraufwand durch neue Investitionen, Schulungen und Notwendigkeit eines IT-Supports. Auch haben viele (besonders ältere) Ärzte große Sorgen um die Sicherheit der Daten sowie Angst vor einer Abhängigkeit von der Technologie. Nicht selten hören wir Sätze wie: „Wenn die Technik ausfällt, dann können wir nicht weiterarbeiten, sind komplett lahm gelegt. Und die sensiblen Daten der Patienten im Internet sind nicht sicher. Hier in meine Papierakte kann niemand außer mir reinschauen. Damit ist sie sicher.“ Das sind auf den ersten Blick glaubhafte Argumente – aber zu welchem Preis? Fehldiagnosen und Auftreten fataler Wechselwirkungen von Medikamenten aufgrund unvollständiger Daten. Für uns ist klar: Die Vorteile wiegen die Risiken deutlich auf. Die Ärzte profitieren am Ende von einer Effizienzsteigerung durch kürzere Anamnesen sowie mehr Transparenz und weniger Fehler durch konsistente, verifizierte Daten. Gleichzeitig bedeutet die elektronische Patientenakte aber auch Transparenz des eigenen Handelns und der Abrechnung. Fehler von Ärzten können so leichter aufgedeckt werden. Ein unbequemer Gedanke für viele.

Doch sehen nicht alle Ärzte eine Bedrohung in einer digitalen Gesundheitsinfrastruktur. Die verschiedenen Fachgebiete stehen der Digitalisierung und den damit einhergehenden Investitionen unterschiedlich gegenüber. So haben z. B. Zahnärzte und Radiologen oft eine höhere Technologieaffinität, da sie ohnehin technisches Werkzeug und Röntgengeräte für Hunderttausende Euros in ihren Praxen installiert haben. Das elektronische Versenden von Röntgenaufnahmen ist seit vielen Jahren absolute Normalität in der Radiologie. Die Kosten i. H. v. ein paar Hundert Euro im Monat für eine Praxissoftware mit Online-Terminvergabe sind in diesem Vergleich Kleingeld. Hausärzte hingegen mussten bisher kaum mit Technologie arbeiten. Dort wird eine Praxissoftware mit den Kosten des alten Computers, Druckers oder des Faxgerätes verglichen.

Letztlich kommen die Ärzte aber nicht darum herum und das ist auch gut so. Der Gesetzgeber macht hier Druck, denn ohne eine funktionierende digitale Infrastruktur machen auch ein E-Rezept, eine langfristige digitale Therapie oder medizinische Wearables keinen Sinn.

Digitaler Zugang: Telemedizin

Im von Corona geprägten Jahr 2020 hat die digitale Arzt-Patienten-Kommunikation eine vorher nicht dagewesene Nachfrage erlebt. Die Videosprechstunde war mit einem Schlag in der Masse angekommen. Lizenzierte Videosprechstundenanbieter verzeichneten eine Verzehnfachung der Zahl der registrierten Ärzte. Ende April 2020 liefen beim Videosprechstundenanbieter sprechstunde.digital 250 000 Minuten tägliche Videokonsultation über die Leitungen.

Die Videosprechstunde bedeutet für Ärzte aber nicht nur, risikogefährdete Patienten mittels dieser zu schützen und aus der Ferne zu beraten. Manche Indikationen, wie eine normale Erkältung, Magen-Darm-Erkrankungen, oder unkritische Folgegespräche könnten in Zukunft gänzlich aus den örtlichen Wartezimmern der Ärzte verschwinden. Technologie ersetzt hier keineswegs den Arzt, sondern verändert ausschließlich den Kommunikationskanal. Für Ärzte bedeutet das jedoch sich ändernde Arbeitsabläufe, die durch Digitalisierung wesentlich effizienter abgewickelt werden können. Sie werden gezwungen, ihre Tage neu zu strukturieren und Zeiten für Video- oder Telefongespräche zu blocken. Das kann für den Beruf Arzt aber eine vorher nie dagewesene Flexibilität bedeuten. Die Videosprechstunden können z. B. von zu Hause aus erledigt werden. So auch digitale Notdienste am Wochenende. Die digitale Arzt-Patienten-Kommunikation hebt den Beruf endlich ins 21. Jahrhundert und kann so Ansprüchen der jungen Generation nach Selbstbestimmung und flexiblen Arbeitszeiten eher gerecht werden. Die digitale Kommunikation bringt auch einen stärkeren Fokus auf die Abrufbarkeit des Arztes und seiner Dienste. Durch Start-ups wie KRY und die TeleClinic wird der Arzt immer mehr zum Dienstleister auf Knopfdruck. Denkbar ist auch, dass Ärzte und Experten aus dem Ausland via Knopfdruck für den Patienten zur Verfügung stehen werden.

Eine Herausforderung der Videosprechstunde für Ärzte besteht darin, die richtige Beratung anzubieten, auch ohne den Patienten zu sehen und ohne ihm z. B. in den Hals schauen zu können. So besteht in der Tat ein Risiko, dass z. B. eine Angina fehlerhaft als Erkältung eingestuft wird. Der Arzt muss also einen Weg der Kommunikation finden, mit dem er sich selbst sicher und wohl fühlt. Für ältere Ärzte sicherlich eine größere Hürde als für digital affine junge Ärzte.

Investieren müssen die Ärzte hier kaum, denn ein schnelles WLAN und moderne Computer aus dem Trend „digitale Infrastruktur“ werden dem Arzt hier zugutekommen.

Quantified Self und Gesundheits-Tracker

Wir haben im Kapitel Quantified Self (Kap. 3.3) gesehen, wie der Trend des Selbst-Trackings im Fitnessbereich gestartet ist und immer mehr in den medizinischen Bereich vorgedrungen ist. Gesundheitskunden können heute Daten zu ihrer Pulsfrequenz, zum Blutdruck, -zucker oder -sauerstoff oder Ergebnisse von Genomsequenzierungen zur Sprechstunde mitbringen. Die Möglichkeiten, Gesundheitsdaten zu messen, über immer kleiner werdende Sensoren, wachsen stetig und bringen eine neue Komplexität in die Entscheidungswege des Arztes. Dieser Trend wird langfristig sein Berufsbild und die Anforderungen für immer verändern. Der Arzt wird ungefragt zum Datenanalysten. Daten verändern die Geradlinigkeit bestehender Behandlungspfade, herkömmlich einem Textbuch entnommen, erheblich und werfen unzählige und individuelle Einflussfaktoren in die Bestimmung der Diagnose und in die Therapieentscheidung. Der Arzt sieht sich mit Fragen konfrontiert, die normalerweise von Zahlenverstehern, wie z.B. einem Controlling-Team in einem Unternehmen, beantwortet werden: Welche Daten sind überhaupt relevant für die Auswertung bzw. die Bestimmung der Diagnose? Woher kommen die Daten? Wie wurden sie gemessen? Sind sie fehleranfällig? Der Arzt muss ein Verständnis dafür entwickeln, welche der vielfältigen Daten aus Lifestyle, Ernährung, Sport und Medizin wie messbar sind, die richtigen auswählen, um sie dann analysieren zu können. Natürlich sind Datensätze auch nicht komplett fremd für Ärzte: Auswertungen von Blutbildern oder EKGs sind nichts anderes. Jedoch ist die schiere Anzahl an Daten so stark gewachsen, dass es fast unmöglich ist, stets auf dem Laufenden zu bleiben.

Letztlich sammelt ein Gesundheitskunde über die Jahre unzählige Datenpunkte. Ein Arzt hat nicht die Zeit, Datentabellen der letzten 3 Jahre des Patienten zu durchforsten. Der Trend der Selbstvermessung verdeutlicht schnell die Notwendigkeit von digitaler Intelligenz. Technische Unterstützung wird benötigt, die z.B. Auffälligkeiten im Datensatz erkennt oder relevante Datenpunkte in einem Dashboard für den Arzt übersichtlich darstellt. Der Quantified-Self-Trend ist unausweichlich eng verwoben mit dem Trend „digitale Versorgung“, denn er liefert die Daten für eine intelligente Auswertung, um Ärzte zu unterstützen, am Ende bessere Entscheidungen zu fällen.

Digitale Versorgung

Intelligente Algorithmen können große Datenmengen in Sekunden verarbeiten. Eine Fähigkeit zu etwas, das ein menschliches Gehirn in keiner Zeitspanne leisten könnte. Es steht für uns außer Frage, dass Ärzte in Zukunft fast ausschließlich algorithmusgestützt Entscheidungen treffen werden. Das stetig wachsende medizinische Wissen ist für einen Menschen nicht mehr zu bewältigen. Doch was bedeutet das konkret für Ärzte? Intelligente Algorithmen werden den Job der Ärzte von Symptomanalyse über die Diagnose und Therapieauswahl bis hin zur Umsetzung der Therapie komplementieren und sogar teilweise ersetzen.

Die intelligente Entscheidungshilfe

Der Symptom-Checker von Ada Health ermöglicht es Patienten, eine statistikbasierte erste Einschätzung ihrer Symptome zu bekommen. Der Job des Hausarztes als erster qualifizierter Ansprechpartner kann damit entlastet werden. Auch können über einen Symptom-Checker Patienten durch das Gesundheitssystem triagiert werden. Nach einer Diagnose können übervorsichtige Patienten beruhigt und an die Apotheke oder den Tele-Arzt verwiesen werden. Natürlich kann der Patient aber auch zur Terminfindung an einen speziellen (Fach-)Arzt vermittelt oder in die Notaufnahme geschickt werden. Unnötige Besuche beim Hausarzt könnten damit reduziert werden. Ärzte sollten daher in Ada oder NetDoktor keine Konkurrenz sehen, sondern eher eine Hilfe und Entlastung in der Zukunft.

Doch der Symptom-Checker für den Endkunden ist nur der Anfang. Viel größeren Mehrwert kann eine so geartete Künstliche Intelligenz (KI) schaffen, wenn sie Ärzten hilft, Diagnosen zu stellen und im nächsten Schritt Therapieentscheidungen zu fällen. Ein Arzt kann sich vielleicht ein paar Hundert Krankheitsbilder oder Behandlungspfade merken, ein Algorithmus hingegen mehrere Hunderttausend. Die Frage ist doch vielmehr: Warum akzeptieren wir noch, dass nur ein Mensch über die Symptome und Daten eines Patienten schaut? Ärzte im ambulanten, aber vor allem auch im stationären Bereich müssen lernen, diese intelligenten Lösungen für sich zu nutzen. In der Bilddiagnostik von z.B. Leberflecken oder Mammografien schlagen die Algorithmen inzwischen die erfahrensten Ärzteteams im Vergleich. Der Algorithmus ist nicht nur schneller, sondern erkennt Abnormalitäten auch zuverlässiger als das menschliche Auge. Die Intelligenz von Algorithmen muss aber viel weiter reichen als die Diagnose. Vielmehr ist es wichtiger, Therapieentscheidungen zu unterstützen, um dem individuellen Patienten die passende Therapie bieten zu können. Besonders bei Indikationen mit aggressiven Therapiemöglichkeiten. So könnten Algorithmen dabei helfen, einem Krebspatienten die Qual der Wahl zu erleichtern zwischen zwanzig verschiedenen Therapien mit unterschiedlichsten relativen Konsequenzen auf seine Lebenserwartung. Der technologische Werkzeugkoffer eines Arztes wächst rapide und Ärzte müssen lernen, mit diesen Werkzeugen umzugehen. Denn wir brauchen künstliche Intelligenz an der Seite unserer Ärzte. Denn möchten Gesundheitskunden von einem Arzt beraten werden, der auf 10 % des bestehenden medizinischen Wissens zurückgreift, oder von einem Arzt, der mithilfe von KI auf 90 % des Wissens zurückgreift?

Digitale Therapien
Gleiches gilt für algorithmusbasierte Therapien, die als Digital Therapeutics den Gesundheitskunden über digitale Interaktionen und aktives Tracking behandeln bzw. eine Verhaltensänderung herbeiführen. Besonders im Bereich der chronischen Erkrankungen, mentalen Erkrankungen oder Sucht können Algorithmen eine Präsenz bieten, die ein menschlicher Arzt schlichtweg nicht leisten kann. Wieder sollten Ärzte lernen, eine solche digitale Unterstützung für sich zu nutzen, um ihren Gesundheitskunden eine bessere Versorgung zu ermöglichen.

Personalisierte Versorgung

Viele digitale und intelligente Lösungen führen letztlich zu einem ultimativen Ziel: dem Gesundheitskunden eine personalisierte und individualisierte Beratung und Behandlung zu ermöglichen. Der Arzt erfüllt in diesem Szenario keinesfalls die Rolle des Allwissenden, sondern vielmehr den Begleiter, der alle verfügbaren (technologischen) Register zieht, um die bestmöglichste Versorgung des jeweiligen Individuums zu gewährleisten. Ziel ist, gemeinsam mit dem Gesundheitskunden zu verstehen, zu entscheiden und zu heilen. Die Möglichkeiten dazu sind heute vielfältig, sodass die Ärzte schlichtweg damit überfordert sind. Auch steht diesem Rollenideal eine diametrale Vergangenheit entgegen. Diagnose-Tools, Behandlungsoptionen mit Gentherapien und Remote Monitoring von Patienten sind erst seit Kurzem möglich. Daher ist klar, dass dies ein fließender Transformationsprozess für den Arzt ist.

Fazit

Generationen-Mix
Ähnlich wie bei der Entwicklung des Gesundheitskunden wird deutlich, dass diese Transformation vom „Halbgott in Weiß“ zum technologisierten, digital unterstützten Dienstleister auf Augenhöhe mit dem Patienten nicht zuletzt ein Generationen-Thema ist. Wird ein Arzt im Alter von 60 plus sich noch auf Telemedizin einlassen und Algorithmen verstehen? – im Schnitt wohl eher nicht. Die Silberrücken werden mit ihren gleichaltrigen Patienten bald in Rente gehen und höchstwahrscheinlich

nicht mehr viel in die Digitalisierung investieren. Doch die verbleibenden Ärzte werden der Transformation nur bedingt entkommen. Denn der Gesundheitskunde wird denjenigen Arzt präferieren, der ihm einen modernen, digitalisierten Service bietet. Die jungen Ärzte werden versuchen, direkt eine digitale Infrastruktur und Kompetenzen aufzubauen. Was ist mit den Ärzten zwischen den Silberrücken und den Digital Natives? Sie arbeiten noch 10–20 Jahre, sind mit dem Internet aufgewachsen, aber noch nach alter Schule „erzogen"/gebildet. Sie müssen sich dem Puls der Zeit anpassen, sich informieren und ihre Fähigkeiten konstant weiterentwickeln. Künstliche Intelligenz wird so schnell den Arzt nicht ersetzen, aber ein Arzt mit KI wird einen Arzt ohne KI ersetzen.

Nehmen wir zum Abschluss noch eine andere Perspektive ein:
Was ändert sich nicht?
Die Antworten lauten: die Verbindung, die ein Arzt mit einem erkrankten Patienten aufbaut, die Kraft der Arzt-Patienten-Beziehung, die menschliche emotional angebrachte und situativ angepasste Kommunikation, die Fürsorge. Am Ende möchten wir als Individuum verstanden werden. Eine Technologie wird in Zukunft, basierend auf den individuellen Daten, personalisierte Therapieempfehlungen abgeben können. Doch die finale Entscheidung im Ernstfall, welche Therapie mit den jeweiligen Konsequenzen ausgewählt wird, ist ein Entscheidungsprozess, den der Arzt gemeinsam mit dem Patienten im Dialog beschreitet. Diese individuelle Abwägung von Optionen kann ein Algorithmus in absehbarer Zeit nicht abbilden. Das Resultat wird die Kombination aus Mensch und Technologie sein – das Beste von beiden nutzen.

Digital-Health-Lösungen wie die Videosprechstunde oder digitale Triagierungs-Tools können Ärzte und Patienten entlasten. Intelligente Algorithmen und innovative Testverfahren können Ärzte dabei unterstützen, eine personalisierte Behandlung zu ermöglichen und dem Patienten mehr Optionen denn je anzubieten, aus denen dieser am Ende individuell wählen kann. Die Rolle des Arztes entspricht heute mehr einem Dienstleister als vielleicht noch vor 20 Jahren, und gleichzeitig ist das Potenzial der Qualität der Dienstleister nie höher gewesen.

4.3.2 Stationäre Versorger – Träumen vom digitalen Krankenhaus

Deutschland hat großen Nachholbedarf in Sachen Digitalisierung im Krankenhaus. Die Schere zwischen digitalen Möglichkeiten und schockierender Alltagsrealität könnte hier nicht größer sein. Die Vision eines „digitalen Krankenhauses 2.0" mit Assistenzrobotern, KI-gestützten Entscheidungsmechanismen und Tablets am Krankenbett scheitert oft schon an der WLAN-Ausstattung und der Internetgeschwindigkeit. Der Krankenhausreport des Wissenschaftlichen Instituts der AOK (WIdO) verdeutlicht das Ausmaß: Auf einer Digitalisierungs-Skala von 0 bis 7 erreicht Deutschland im Durchschnitt eine Bewertung von 2,3 – und bei Krankenhäusern mit weniger als 200 Betten sogar nur eine Bewertung von 1,3. Damit liegt Deutschland nicht nur weit unter dem europäischen Schnitt von 3,6, sondern bildet eines der Schlusslichter, im Vergleich zu den Niederlanden mit einer Bewertung von 4,8, zu Dänemark mit 5,4 oder zu den USA mit 5,3 (Wissenschaftliches Institut der AOK, 2019).

Schwieriges Marktumfeld für Innovation

Die Gründe für diesen starken Digitalisierungsrückstand sind komplex und vielschichtig. Das Marktumfeld, in dem Krankenhäuser agieren, ist auf Bundesländerebene streng reglementiert, ist Konflikten ausgesetzt zwischen politischer Agenda und Sicherung der Versorgungsqualität und kämpft mit einer grundlegenden Innovationsträgheit der Marktakteure.

Strukturelle Probleme der Krankenhausdichte – viel hilft viel?
Zumindest in einer Sache, bei den europäischen Statistiken, führt Deutschland bei der Anzahl an Krankenhäusern, Betten und Pflegepersonal pro Kopf die Tabelle an. Die 1925 Krankenhäuser versorgen rund 19,4 Mio. (Statistisches Bundesamt, n. d. b.) Patienten im Jahr stationär und bieten rund 497000 Betten (Stand: 2017; Statistisches Bundesamt, 2018b) (Abbildung 4-30).

Damit verzeichnen wir 50% mehr Betten pro Kopf als unsere europäischen Nachbarn (Das Erste, n.d.). Dies hat sich zwar gerade in der Corona-Krise als Glücksfall gezeigt, aber die reine „Quantität" der Betten hat keine positive Korrelation mit der „Qualität" der Versorgung im Krankenhaus. Auch haben wir im Durchschnitt mehr Pflegepersonal pro Einwohner im Vergleich zu fast allen europäischen Ländern. Da die Anzahl an Krankenhäusern aber auch deutlich höher ist, verteilen sich diese Fachkräfte so sehr, dass wir im Verhältnis von Pflegepersonal zu Patient trotzdem unter dem europäischen Durchschnitt liegen.

Deutschland unterhält zu viele Krankenhäuser und dieses Strukturproblem führt zu fatalen Folgen in der Qualität der Versorgung der Patienten. So ist es nicht entscheidend, dass ein Krankenhaus schnell erreichbar ist, wenn dann dort kein spezialisierter Arzt im Einsatz ist oder die notwendigen Materialien für die Notfall-OP fehlen.

> „In Deutschland gibt es pro Tag 500 Personen, die einen Herzinfarkt bekommen. Wir verteilen sie auf fast 1200 Krankenhäuser, die überwiegend gar nicht darauf vorbereitet sind, also keinen Herzkatheter haben und nachts und am Wochenende auch keine Fach-

ärzte vor Ort, sondern nur in Rufbereitschaft. Dadurch, dass wir so viele Patienten stationär aufnehmen (weil wir so viele Betten haben), haben wir auch weniger Pflegepersonal pro Patient.“ Prof. Dr. med. Reinhard Busse (Das Erste, n.d.)

Um die Betten zu füllen, werden unnötig viele Patienten stationär behandelt – obwohl viele Eingriffe heute ambulant abdeckbar sind, ohne die hohen Fixkosten eines Krankenhauses. Daher gründen Krankenhäuser ambulante Zentren (MVZ) am Fließband. Diese Entwicklung hilft dem stationären Krankenhaus jedoch nicht, Investitionen anzuziehen.

Eine Lösung nach dänischem Vorbild könnte sein, konsequent mehrere kleine Krankenhäuser im gleichen Landkreis zu schließen und ein großes neues Krankenhaus mit einer zeitgemäßen technologischen Ausstattung in der Mitte der ehemaligen Standorte zu bauen. In Dänemark heißen diese Krankenhäuser „Super-Krankenhäuser“. Dabei würden die medizinischen Teams nicht entlassen werden, sondern im neuen Krankenhaus gebündelt werden. So könnte unser derzeitiges Patient-Pflegepersonal-Verhältnis von 1 : 10 sich dem dänischen Durchschnitt von 1 : 3–4 annähern. Doch das Schließen von Krankenhäusern sieht auf einer politischen Agenda nicht gut aus. Eine gesteuerte Restrukturierung der Krankenhauslandschaft würde aber helfen, den Investitionsstau der letzten 20–30 Jahre in den Häusern schlagartig zu eliminieren. Somit ist das Strukturproblem der Krankenhauslandschaft eng verwoben mit Investitionen in die Digitalisierung. Aber auf diese strukturellen Themen wollen wir hier auch weiter gar nicht in der Tiefe eingehen.

Wichtig zu verstehen ist aber, dass viele Krankenhäuser ihren Alltag mit einer enorm veralteten technologischen Infrastruktur bestreiten. Ein stabiles WLAN für medizinisches Personal und Patienten ist keine Selbstverständlichkeit. Ein funktionierendes Internet, besonders im ländlichen Raum, ist oft ein langfristiges umfangreiches Projekt. Es müssen Hochgeschwindigkeitskabel zum Krankenhaus gelegt werden, diese dann innerhalb des Krankenhauses verteilt und in jedes Büro und an jedes einzelne Bett verlegt werden. Das bedeutet nicht nur große Finanzinvestitionen, sondern auch intensive Bauarbeiten im gesamten Krankenhaus – nur um Hochgeschwindigkeits-Internet bereitzustellen. Selbst wenn diese Maßnahmen umgesetzt sind, steht man erst am Anfang der Digitalisierung. Schnelles Internet ist nur eine Basis-Infrastrukturanforderung, um überhaupt mit der Digitalisierung im stationären Bereich zu beginnen. Weder Patienteninteraktionen noch Dokumentation sind auch nur ansatzweise durch diese Maßnahme „digital“ effizienter geworden. An Roboter ist in den alten Krankenhaus-Gebäuden überhaupt nicht zu denken – Treppen und verschachtelte Räume machen den Einsatz solcher Technologien undenkbar.

Krankenhäuser: Zahlen – Daten – Fakten

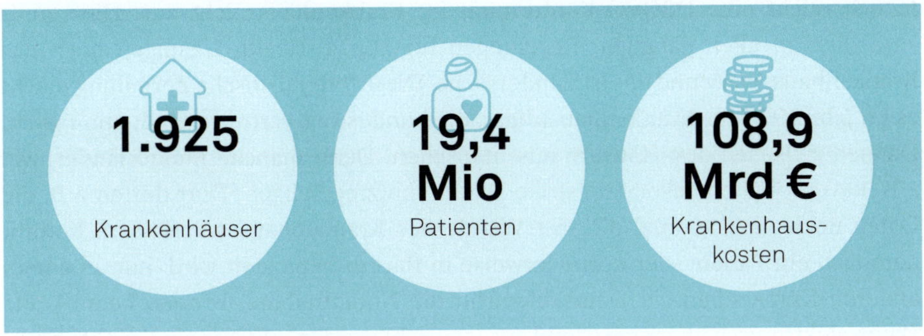

Quelle: (Statistisches Bundesamt, n. d. b.)

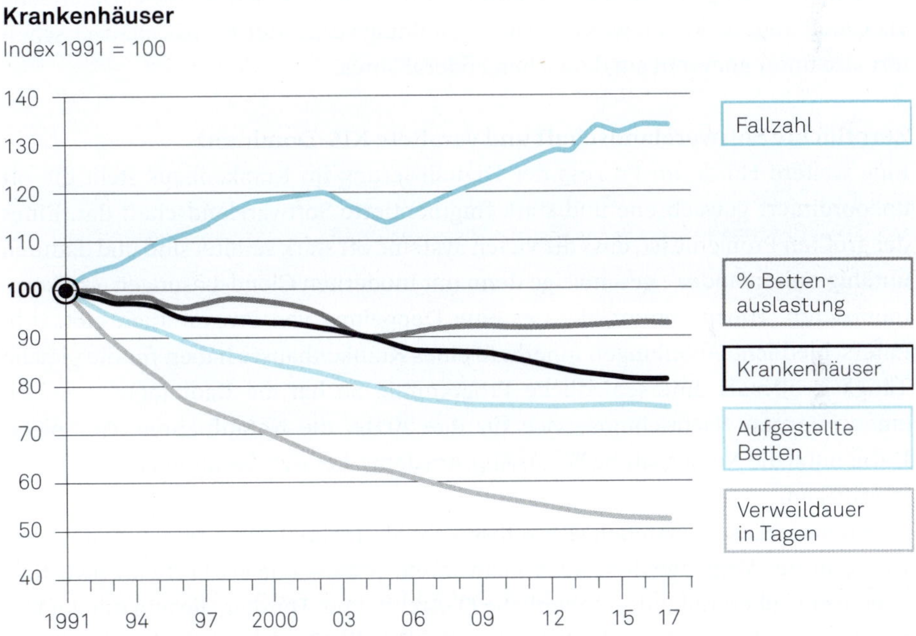

Quelle: (Statistische Ämter des Bundes und der Länder, n. d.)

Abbildung 4-30: Infografik Krankenhäuser – Zahlen – Daten – Fakten.

Datenschutz ist Ländersache

Der Schutz sensibler Daten muss auch im Krankenhaus oberste Priorität haben. Jedoch reicht eine DSGVO-Konformität im Krankenhaus nicht aus. Hier greift zusätzlich zu allen gängigen Regelungen für Digital-Health-Lösungen noch das Krankenhausgesetz und das ist Ländersache. Diese föderalistische Zerteilung macht es im Jahr 2020 für Krankenhausträger, die bundesweit vertreten sind, unmöglich, Dateien zwischen den Häusern auszutauschen. Denn manche Bundesländer, wie z.B. Bayern, haben besonders strike Datenschutzregelungen. Dort dürfen z.B. die Daten noch nicht einmal die vier Wände des Krankenhauses verlassen. Kommt demnach ein Patient, der normalerweise in Bayern behandelt wird, nun in einem anderen Krankenhaus in Deutschland in die Notaufnahme, können heute keine Daten elektronisch über eine Cloud ausgetauscht werden. Möchte ein Krankenhausträger mit mehreren Kliniken also eine elektronische Patientenakte (unabhängig von der Telematikinfrastruktur) häuserübergreifend aufbauen, stehen zusätzliche Blockaden im Weg bzw. können bestimmte Bundesländer nicht an diese Datenbank via Cloud angeschlossen werden. Die Vorstellung vernetzter Krankenhäuser scheitert also unter anderem am deutschen Föderalismus.

Zerpflückte Softwarelandschaft und veraltete KIS-Dominanz

Eine weitere Hürde im Prozess der Digitalisierung im Krankenhaus stellt die oft unkoordiniert gewachsene und stark fragmentierte Softwarelandschaft dar. Eines der größten Probleme ist, dass die vielen Systeme oft stark veraltet sind und dadurch unfähig, miteinander – geschweige denn mit modernen Cloud-Lösungen – zu kommunizieren. Hinzu kommt, dass es eine Doppelung von Programmen gibt, d.h. unterschiedliche Abteilungen innerhalb eines Krankenhauses haben für die gleiche Tätigkeit oftmals unterschiedliche Programme. So hat die Radiologie eventuell einen internen Nachrichtenservice für ihre Ärzte, die Notaufnahme aber nicht. Dafür nutzt die Notaufnahme WhatsApp, um dem Chefarzt abends noch ein CT-Bild zu schicken.

Krankenhäuser verstehen sich selbst nicht als Technologieunternehmen. Daher wurde in der Vergangenheit auch nicht in ein professionelles IT-Team investiert oder in eine übergreifende, einheitliche IT-Architektur. Hürden, die nun mit der historisch gewachsenen Komplexität der unterschiedlichen Systeme schwer zu überwinden sind. Eine wesentliche Rolle in der Systemlandschaft eines Krankenhauses spielt das Krankenhausinformationssystem (KIS). Früher stellte das KIS ein Abrechnungssystem dar, aber über die Jahre ist das Angebot der KIS-Hersteller gewachsen und heute bildet es im Krankenhaus das technische Zentrum allen Schaffens. Die KIS-Anbieter, wie z.B. die CompuGroup, haben eine derartige Marktmacht erlangt, dass sie sich wortwörtlich ausruhen auf ihrem nicht mehr zeitgemäßen Angebot. Die KIS-Systeme sind zwar total veraltet, aber die Anbieter haben keinerlei Innovationszwang, weil die Krankenhäuser davor zurückschrecken, ein derart wichtiges Kernsystem auszutauschen. Dadurch stockt die Innovation hier stark und es starten kaum innovative Start-ups im KIS-Bereich. Wenn sich ein Start-up doch in den Krankenhaussoftware-Bereich traut, dann gehen die Anbieter oft den Weg, sich nicht in das KIS integrieren zu müssen. Denn eine Schnittstelle (API) zum KIS ist in den meisten Fällen nicht vorhanden. Doch wie viel kann man digitalisieren, wenn nicht mal eine Schnittstelle zum Kernsystem des Krankenhauses möglich ist?

Fehlendes Innovations-Mindset

Ärzte werden nicht zum „Out-the-Box"-Denken ausgebildet – ganz im Gegenteil: Das klassische Medizinstudium vermittelt ein Vorgehen nach Lehrbuch und das Auswendiglernen von Abfolgen. Auch wird im Krankenhausalltag innovatives Denken oft durch strenge Hierarchien, eine mangelnde Fehlerkultur sowie Zeit- und Kostendruck im Keim erstickt. Sicher ist das auch ein Generationenthema, jedoch müssen sich Krankenhäuser einer tiefen kulturellen Transformation unterziehen, bevor Innovation wirklich organisch wachsen kann. Unserer Meinung nach sollte das Thema „Digitalisierung" als umfassendes strategisches Thema im Management des Krankenhauses angesiedelt werden – jedes Krankenhaus sollte in der Zukunft einen CTO oder eine ähnliche Rolle haben. Oft werden Krankenhäuser nämlich von Ärzten oder Restrukturieren geleitet, welche das Verständnis von digitalen Services und die damit verbunden Investionen schwer greifen können.

Der Patient als Verlierer

Den Preis, den die genannten Herausforderungen verursachen, bezahlt am Ende der Patient. Das Erlebnis „Krankenhaus" ist für die meisten Patienten eine Offline-Schreckenserfahrung. Ihnen wird an der Tür förmlich jegliche Selbstbestimmung genommen. Wartezeiten sind lang, Informationen gering und Entscheidungen werden in den allermeisten Fällen über den Kopf des Patienten gefällt, ohne diesen aktiv einzubinden. Dies beginnt bereits bei der Aufnahme mit unzähligen Zetteln und Checklisten, die für den Patienten nur schwer zu verstehen sind, und endet mit dem ewigen Warten auf den ausgedrucken Arztbrief vor dem Verlassen des Krankenhauses.

Das wird der Gesundheitskunde in Zukunft nicht mehr akzeptieren. Schon heute lehnen Kunden in ihrem lokalen Krankenhaus Eingriffe ab, wenn beispielsweise nicht die modernste Technik im Einsatz ist. Zwar ist klar, dass ein Patient im Krankenwagen nicht entscheiden kann, wohin er gefahren wird und dass auch generell Krankenhäuser nur bedingt von dem Wohlwollen ihrer Patienten abhängig sind. Dafür werden sie aber stark von den Regulatoren und Erstattungsmechanismen beeinflusst. Wir glauben, dass man genau hier ansetzen sollte und dass sich dadurch der Krankenhaussektor in den kommenden Jahren grundlegend verändern muss und dies auch tun wird.

Heute ist das Vergütungsmodell von Krankenhäusern auf Diagnosen ausgerichtet – anhand von DRGs (Diagnosis-Related Groups). Vereinfacht gesagt: Ein Krankenhaus bekommt Geld pro erstellter Diagnose, also nicht pro Bett oder Dauer des Aufenthalts. Das bedeutet wiederum, dass je länger ein Patient in einem Bett im Krankenhaus liegt, desto kleiner wird die Marge, die ein Krankenhaus mit diesem Patienten verdient. Folglich wird ein Krankenhaus mit kurzen Aufenthalten und frühen Entlassungen belohnt. Die Qualität der Behandlung und des Outcomes werden hier zu wenig einbezogen. Wir glauben, dass nicht nur die zunehmenden unzufriedenen Stimmen der Patienten, sondern auch die der Ärzte von der Regierung gehört werden. Die Zukunft kann nur in einem System liegen, das die Qualität der Versorgung und damit die Zufriedenheit des Patienten in den Mittelpunkt stellt. Eine solche Theorie steckt beispielsweise hinter dem Begriff Value-based Healthcare. Nach diesem Prinzip werden Krankenhäuser nur dann zu 100 % bezahlt, wenn der Eingriff als erfolgreich und der Patient dadurch als zufrieden gilt. Wie kann aber der Erfolg einer Behandlung gemessen werden? Über sogenannte Patient-Reported Outcomes werden Qualitätsfaktoren beim Patienten entlang des gesamten Patientenpfades abgefragt – vor, während und nach der Behandlung. Ein weiterer Ansatz sind sogenannte Care Manager oder Services die dem Patienten entlang der Krankheitsreise begleitet und über nächste Schritte aufklärt und ihm durchgängig beratend zur Seite steht. Eine solche oder ähnliche Zukunft erfordert einen viel stärkeren Fokus auf den Patientenpfad und die Einbindung von Technologie – zwei Aspekte unserer Sichtweise, die uns durch dieses gesamte Buch begleiten.

Noch ist zwar ein Value-based-Healthcare-Ansatz keine Realität in Deutschland aber wir glauben, dass die Regierung auch hier früher oder später Schritte zu einem mehr value- und outcome-based Ansatz aufgreifen wird. Auch stehen die Krankenhäuser schon heute im Wettbewerb zueinander – um Patienten, aber auch um Mitarbeiter. Das führt bereits heute dazu, dass Krankenhäuser zunehmend versuchen, den Patienten und seine Bedürfnisse mehr in den Vordergrund zu stellen. Wie kann dies im heutigen Umfeld gelingen? Indem digitale Lösungen kundenzentriert in den Patientenpfades integriert werden.

Die strukturellen Probleme der Krankenhauslandschaft, wie z. B. unterbesetzte Notaufnahmen und überlastetes Pflegepersonal, können durch digitale Lösungen verbessert werden. Im Folgenden werden wir auch kurz auf solche Lösungen eingehen, die vorrangig interne Prozesse optimieren. Jedoch liegt der Fokus nicht in der Vorstellung von Lösungen für strukturelle Probleme – diese Diskussion ist höchst politisch und erfordert wohl ein eigenes Buch für sich. Unser Fokus liegt vielmehr auf dem Patienten und seiner Erfahrung entlang des Patientenpfades. Wir werden digitale Lösungen vorstellen, die schon heute in Krankenhäusern Sinn machen und diese im Kontext des Krankenhaus-Patientenpfades vorstellen.

Der digital gestützte Patientenpfad im Krankenhaus

Auch im Krankenhaus gilt: Es gibt nicht den *einen* Patientenpfad. Der Ablauf einer Behandlung im Krankenhaus ist zwar in groben Zügen jeweils ähnlich, aber auch hier gilt, dass die Details und die involvierten Personen für verschiedene Patientenpfade sehr unterschiedlich sein können. So durchlebt eine Schwangere im Kreißsaal eine andere Erfahrung als ein Patient mit einer geplanten Hüft-OP. Vereinfacht kann der Krankenhaus-Patientenpfad jedoch in **drei Phasen** eingeteilt werden:

1. Aufnahme,
2. stationäre Phase bzw. Behandlung und
3. Entlassung.

Zudem gibt es **zwei Wege**, in ein Krankenhaus zu gelangen: als

A) ungeplanter Besuch, als Notfall über den Krankenwagen oder mit Erscheinen in der Notaufnahme, und als
B) geplanter Besuch, z. B. für eine Untersuchung, die Durchführung von Tests oder für eine Operation.

Im Folgenden werden wir ausgewählte digitale Lösungen pro Phase vorstellen. Diese Lösungen charakterisieren zudem **drei Nutzergruppen**: (a) Patient, (b) medi-

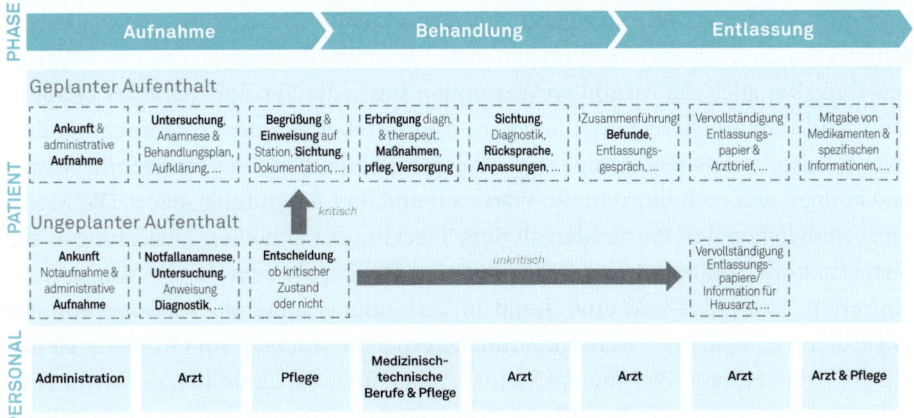

Abbildung 4-31: Der Patientenpfad im Krankenhaus, mit Beispiel zum geplanten und ungeplanten Aufenthalt. Quelle: eigene Darstellung, inhaltlich angelehnt an Bundesärztekammer, n. d.

zinisches Personal und (c) administratives Personal. Manche Lösungen werden vom Patienten und vom Arzt genutzt und haben daher oft eine Kommunikationsoberfläche zwischen Patient und Arzt. Zudem werden wir betrachten, wie ein Krankenhaus an den Schnittstellen „Aufnahme" und „Entlassung" den Patienten auch vor und nach dem Krankenhausaufenthalt heute bereits digital betreuen kann.

Aufnahme – die digitale Notaufnahme und die Patienten-App

Ungeplanter Besuch (A) – digitale Notaufnahme

Der Prozess der stationären Aufnahme ist im Notfall (A) grundlegend anders bei einem geplanten Besuch (B). Die Patientenerfahrung startet im Prinzip mit der Entscheidung, in ein bestimmtes Krankenhaus zu fahren oder den Notdienst zu rufen. Damit ist die Notaufnahme ein essenzielles Patienten-Eintrittstor für ein Krankenhaus. Gleichzeitig ist es ein stressbeladener, schnell bewegter Ort voller besorgter Menschen. In deutschen Notaufnahmen gelten i. d. R. lange Wartezeiten. Besonders am Wochenende oder nachts steuern Patienten die Notaufnahme mangels Alternativen an und müssen stundenlang warten, bis ihnen geholfen wird. Oft ist den Wartenden nicht klar, warum so lange gewartet werden muss und warum andere Patienten schneller drankommen als sie selbst. Hier werden in Zukunft telemedizinische Angebote und intelligente Triagerungslösungen helfen, den Patientenfluss in die Notaufnahmen besser zu steuern. Doch was kann ein Krankenhaus selbst tun? Es kann zumindest Transparenz über die Wartezeiten bieten.

Das Helios-Krankenhaus Buch (bei Berlin) zeigt, wie eine digitale Notaufnahme aussehen kann. In ihrem Notfallzentrum werden eintreffende Patienten zuerst von geschulten Pflegekräften in ein Triage-System mit fünf Schweregrad-Stufen eingeordnet (1 sofort, 2 sehr dringend, 3 dringend, etc.). Diese Schweregrade haben Einfluss auf die Wartezeit bis zum ersten Arztkontakt. Weitere Faktoren der Wartezeit sind aber auch die Anzahl an Wartenden sowie die Verfügbarkeit der benötigten Fachdisziplin. Diese Einteilung wird im Wartebereich der Notaufnahme über zwei Monitore transparent angezeigt. Die Patienten erkennen sich über ihr Kürzel und können jederzeit die aktuelle Wartezeit und ihre Einstufung sehen. Die Monitore ermöglichen den Wartenden also ein Tracking der aktuellen Auslastung in der Notaufnahme. Sollten schwere Fälle über den Helikopter oder den Rettungsdienst eintreffen, kann dies und eine damit in Verbindung stehende Verlängerung der Wartezeit nachvollzogen werden. Zusätzlich zu dem Tracking vor Ort bietet Helios auf der Krankenhaus-Website ein Status-Update über die aktuelle Lage in der Notaufnahme an, es zeigt die Anzahl an wartenden Personen und die durchschnittliche Wartezeit (Helios-Klinik Berlin-Buch, n.d.). So können Patienten zu Hause schon schauen, wie die aktuellen Wartezeiten sind und dies in ihre Fahrtentscheidung einfließen lassen.

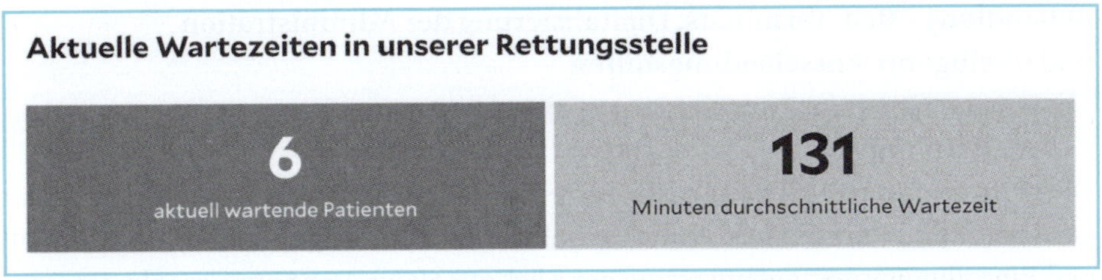

Abbildung 4-32: Website für Notfälle des Helios-Klinikums Berlin-Buch (n.d.), Screenshot der Website, s. Linkverzeichnis [13].

Geplanter Besuch (B) – „Patienten-App“

Das obige Beispiel zu (A) zeigt, dass die Patientenreise weit vor dem Krankenhaus beginnt. Bei einem geplanten Termin ist dies umsomehr der Fall. Gehen wir hier von dem Fall aus, dass ein Patient für eine Operation in das Krankenhaus muss. Solche Eingriffe werden i. d. R. Wochen vorher terminiert. Der Patient wartet dann in ambulanter Betreuung durch den Haus- oder Facharzt auf den Tag der OP und begibt sich ins Krankenhaus. Für viele Krankenhäuser beginnt dann auch erst der relevante Touchpoint mit dem Patienten – doch für den Patienten ist dies nicht der Fall. Dieser hat im Zweifel Angst vor der OP, weiß nicht, was er mitnehmen soll oder was genau eigentlich am Tag der OP passieren wird. Angst, Sorge und Unklarheiten plagen den Patienten. Seine diesbezüglichen Bedürfnisse können Krankenhäuser adressieren – mit einer Patienten-App. Beispiele sind hier die Connected-Care-Software von BEWATEC oder die Patient-Journey-App. Bei Terminvereinbarung bekommen Patienten über einen Code oder Ähnliches Zugang zur App. Dort können sie Informationen über den Eingriff, Daten und Termine sowie eine Packliste für das Krankenhaus finden. Weitere Funktionen können das Vorausfüllen des Anamnesebogens, das videobasierte Vorgespräch oder das digitale Unterzeichnen der Aufklärungsunterlagen sein. Das Krankenhaus schafft es dadurch, mit dem Patienten schon weit vor dem physischen Eintreffen in Kontakt zu treten und kann interne Aufnahmeprozesse über Selfservice-Funktionen erleichtern. Davon profitiert auch das medizinische Personal vor Ort. So könnte in Zukunft ein Patient zum OP-Termin mit ausgefüllter Patientenakte, ausgefülltem Anamnesebogen, digital ausgefüllten und unterzeichneten Aufnahmepapieren und vollständiger Aufklärung ankommen. Auch könnten Krankenhäuser sich so alle notwendigen Einwilligungen in Datenschutzfragen mühelos einholen. Diese frühe Bindung wäre nicht nur für den Patienten bequem, sondern vor allem wertvoll für das Krankenhaus. Über den gesamten Verlauf des Patientenpfades können nun digitale Touchpoints geschaffen werden und hierüber relevante Informationen und Services eingesteuert werden. Eine Win-win-Situation für Patient (Gesundheitskunde) und Krankenhaus.

Behandlung – Bed-Terminals, Digitalisierung der Administration und intelligente Entscheidungshilfen

Patient: Bed-Terminals

Die oben erwähnte Patienten-App könnte sich im nächsten Schritt am Krankenbett des Patienten wiederfinden: Alle eingegebenen Daten, Informationen über die OP und Einwilligungsdokumente wären per Klick zur Hand. Der Softwareanbieter Connected Care geht diesen Schritt über sogenannte Bed-Terminals: Bildschirme (Screens), die mit einem Arm direkt am Krankenbett des Patienten befestigt sind. An diesen Tablets kann der Patient außerdem fernsehen und im Internet surfen. Informationen treffen auf Entertainment – Infotainment im Krankenhaus. Klingt nach Spielerei? Ist jedoch für einen Menschen, der sich tagelang nicht aus dem Bett bewegen darf, eine große Erleichterung. Konkrete Funktionen auf einem solchen Bed-Terminal könnten die digitale Menübestellung, Schwestern-/Notfallruf, Terminvereinbarung beim hausinternen Friseur sein, aber auch Zugriff auf Raumpläne des Krankenhauses, Therapie- und Aufklärungsvideos. Der Netflix- und Pay-TV-Log-in vervollständigt das Bild. Perspektivisch sollten Patienten auf einem solchen Bed-Terminal auch ihre ePA sowie neue Arztbriefe oder Blutwerte einsehen können. Denkbar wäre, dass über den Bildschirm am Krankenbett jegliche Kommunikation zwischen Arzt und Patient stattfindet – nach dem Vorbild der „Super-Krankenhäuser" in Dänemark. Dort ruft der Arzt auf dem Bildschirm des Patienten jedwede Unterlagen auf und bespricht alle Entscheidungen gemeinsam mit diesem. So wird volle Transparenz geschaffen und der Patient fühlt sich einbezogen und gut versorgt.

Administration: Krankenhaus-Prozessoptimierung

Wie kann das medizinische oder administrative Personal vom digitalen Zugang zum Patienten am Bett profitieren? Es kann interne Prozesse optimieren. Ein gutes Beispiel hier ist das DH-Start-up CliniServe. Mit seiner Lösung will CliniServe das Leben der Schwestern bzw. des Pflegepersonals verbessern. Über eine App am Krankenbett kann der Patient genau indizieren, welche Hilfe er benötigt: bei Durst, Toilettengang, Schmerzen, Notfall, Bettverunreinigung etc. Das Pflegepersonal kann mit einer eigenen App die Anfragen der Patienten sehen, organisieren, ver-/zuteilen und abhaken. So kann der Pfleger/die Schwester die Runde durch die Abteilung bestmöglichst planen und damit wertvolle Zeit und Laufdistanz einsparen. Auch können Betten mit einem Klick zur Reinigung gekennzeichnet werden und der Reinigungsdienst so ebenfalls effizient gesteuert werden.

In großen Krankenhäusern ist unter anderem auch das Bettenmanagement ein problematisches Thema. Krankenhäuser wissen oft nicht, wo Spezialbetten (z.B. Schwerlastbetten für übergewichtige Personen) oder wo gereinigte Betten stehen. Ein weiteres DH-Start-up namens Simplinic versucht, dieses Problem zu lösen. Die

Idee: Krankenbetten oder anderes Equipment (z. B. Rollstühle, Infusionspumpen, Ultraschallgeräte, Sauerstofftanks etc.) werden mit kleinen Bluetooth-Sendern ausgestattet (Knopfgröße), die konstant ein Signal absenden. Im nächsten Schritt wird das Krankenhaus mit Bluetooth-Empfängern ausgestattet. Diese benötigen nur eine Steckdose und sind somit leicht zu integrieren. Über die Simplinic-Software können nun Geräte lokalisiert werden – raumgenau und in Echtzeit. Der Vorteil von Simplinic: Die Software läuft losgelöst vom bestehenden KIS-System. Doch das ist erst der Anfang einer solchen Smart-Hospital-Idee. Medizingeräte werden schon heute mit immer mehr Sensoren ausgestattet. Bettenhersteller integrieren z. B. Sensoren, um die Bewegung der Patienten zu tracken oder Vitalwerte zu messen. Auch die Ventile von Sauerstoff-Flaschen werden immer digitaler und bluetoothfähig. So zeigen diese beispielsweise heute den Füllstand des Gastanks an. Simplinic zielt darauf ab, immer mehr Live-Daten im Krankenhaus zu sammeln, um immer mehr Prozesse zu optimieren. Die Software kann dem Krankenhaus dann sagen, wann neue Sauerstofftanks bestellt werden müssen, und es muss nur noch eine sinnvolle Menge an Tanks vorrätig gehalten werden. Heute lagern viele Krankenhäuser zu viele solcher Flaschen ein, da sie schlichtweg nicht wissen, wie viel sie vorrätig haben.

Die Notwendigkeit von Prozessoptimierung im Krankenhausalltag ist groß. Die Dokumentation oder das Verfassen von Arztbriefen sind enorme Zeitfresser im Alltag von Pflege- und Arztpersonal. Hier gibt es kaum Start-ups, die sich in diesen Bereich trauen, da die KIS-Anbieter hier Module entwickeln und eine große Marktmacht haben. In Kap. 4.3.3 (Digitalisierung in der ambulanten und stationären Pflege) gehen wir tiefer in das Thema digitale Dokumentation. Sprachassistenten werden hier bei der Erstellung von OP-Dokumentationen oder Arztbriefen in Zukunft eine große Rolle spielen. Hier bieten die großen Tech-Giganten die innovativste Technologie – mehr dazu in Kap. 5.

Arzt: Telemedizin und AI-basierte Entscheidungshilfen

Die Möglichkeiten für den Arzt im Krankenhaus, über digitale Lösungen dem Patienten eine bessere Versorgung bieten zu können, sind vielfältig. Wir sehen hier zwei besonders relevante Zukunftsthemen:

1. **Telemedizin, Arzt-Arzt-Kommunikation:** Wie bereits im Detail in Kap. 3.2 betrachtet, stellt die telemedizinische Form der Kommunikation einen wichtigen Meilenstein für das Gesundheitswesen da; dies nicht nur in der Patienten-Arzt Kommunikation, sondern auch im Austausch zwischen Kollegen. Die telemedizinische Fachkonsultation durch z. B. Telekonsile verbindet verschiedene (Fach-) Ärzte und Experten in einer Konferenzschaltung zu fachgebietsübergreifenden Fällen. Das Konsortium kann so ortsunabhängig Wissen teilen und eine bessere Versorgung gewährleisten. Der Vorteil des direkten Datentransfers von Patienteninformationen ermöglicht ein schnelles Feedback. Besprechungen zwischen

Kollegen innerhalb eines Krankenhauses können durch die Nutzung einer Videochatplattform immens Zeit einsparen. Die Ärzte müssen die langen Wege zwischen Abteilungen nicht mehr zurücklegen und können sich mehr auf ihre Arbeit konzentrieren. Interessant wird es aber, wenn Ärzte sich z. B. live während einer Operation mit Experten aus der ganzen Welt verbinden können. Stellen wir uns vor, ein deutscher Arzt führt eine herausfordernde Operation durch und wird in Echtzeit über Video von einem amerikanischen Experten in diesem Feld unterstützt. Dieser sieht an seinem Standpunkt alle Vitalwerte und die Bilder der Operation. Auch im Krankenwagen kann durch telemedizinische Lösungen Leben gerettet werden. Der Arzt in der Notaufnahme erhält live aus dem Krankenwagen die Vitalwerte des Patienten, bevor dieser überhaupt dort eintrifft. So kann der Facharzt schon im Krankenwagen mitwirken, sieht den Patienten eventuell über eine installierte Kamera und kann vor Ort im Krankenhaus alle notwendigen Schritte vorbereiten.

2. **AI-basierte Diagnostik und Entscheidungshilfe zur Therapieauswahl:** Wie wir in Kap. 4.3.1 unter dem Trend „digitale Versorgung" gesehen haben, werden intelligente Algorithmen den Job von Ärzten von der Symptomanalyse über die Diagnose und Therapieauswahl bis hin zur Umsetzung der Therapie komplementieren und sogar teilweise ersetzen. Und das ist notwendig, wenn Ärzte in Zukunft das stetig wachsende medizinische Wissen in ihre Entscheidungen einbeziehen wollen. Zudem sollten sich die Ärzte fragen, wie lange Patienten es noch dulden werden, ohne eine technologische Intelligenz beraten zu werden. Der Symptom-Checker Ada Health wurde ursprünglich für Ärzte im Krankenhaus gebaut. Ziel sollte es sein, den Ärzten eine daten- bzw. statistikbasierte Hilfe zur Diagnosestellung zu geben. Ada kann sich, im Gegensatz zu einem menschlichen Gehirn, Hunderttausende von Krankheitsbildern merken und diese auswerten. Besonders im Bereich seltener Krankheiten kann eine datenbasierte Intelligenz es dem Arzt ermöglichen, auf sehr viel mehr Wissen zurückzugreifen als es ohne technologische Intelligenz möglich ist. Doch ist die Diagnose in vielen Fällen nicht das Problem, z. B. bei einer Krebsdiagnose. Vielmehr benötigen die Ärzte hier Unterstützung, die richtige Therapie für den individuellen Patienten zu wählen. Heutzutage können Ärzte aus 20 verschiedenen Krebstherapien wählen und Genomdaten in die Therapieprognosen einfließen lassen. Doch am Ende geht es um einen individuellen Menschen, der für sich entscheiden muss, welches Risiko und Aggressivitätslevel der Therapie er für welchen Preis in Kauf nehmen will. Vor 20–30 Jahren gab es entweder keine Therapie oder nur eine Handvoll Behandlungsoptionen. Diese neue Rolle des Arztes als datenbasierter Berater kann nur über technologische Intelligenz erreicht werden. Das Problem hier ist eher das fehlende Angebot an klinisch getesteten Entscheidungshilfen.

Entlassung – digitales Entlassmanagement und Nachsorge

Das „Booking.com“ für Krankenhäuser

Der Patient hat seinen Aufenthalt im Krankenhaus überstanden. In vielen Fällen, z. B. nach einem Schlaganfall oder einer Hüft-OP, wird der Patient in die Rehabilitation bzw. Nachsorge übergegeben. Die Pflicht, diese Nachsorge zu organisieren, liegt gesetzlich bei den Krankenhäusern selbst[19] und wird über das Entlassmanagement organisiert. Derzeit ist der Entlassungprozess in den meisten Krankenhäusern weder standardisiert noch digitalisiert. Abhängig vom individuellen Krankenhaus, führen vielerlei Akteure (Sozialdienst, Case Manager, Stationspflege, pflegerisches Entlassmanagement) die Entlassung meist über Telefon und Fax durch. Zusätzliche Komplexität wird durch die hoch fragmentierte und heterogene Anbieterlandschaft der Nachversorger hinzugefügt. Die Sozialdienste hängen oft tagelang am Telefon, sprechen auf Mailboxen und warten auf Rückmeldung – immer mit der Ungewissheit, ob rechtzeitig vermittelt werden kann. Die individuellen Bedürfnisse der Patienten werden als Folge oft zurückgestellt. Digitale Lösungen bieten hier erneut Ansatzpunkte, durch Automatisierung den Prozess effizienter zu gestalten und durch Vernetzung die Bedürfnisse des Patienten gleichwertig einzubinden.

Das Start-up Recare bietet ein digitales Entlassmanagement mit einem innovativen Marktplatz-Ansatz an. Zuerst erstellt das Krankenhaus über eine Webmaske in der Cloud ein anonymes, versorgungsbasiertes Patientenprofil. Basierend auf diesem Profil findet der digitale Marktplatz den passenden Nachversorger und erstellt automatisch eine Anfrage. Nach ein paar Stunden erhält das Krankenhaus eine Liste aller Versorger, die dieses individuelle Patientenprofil aktuell zu den vorliegenden Konditionen bedienen können. Dieses Angebot wird dann mit dem Patienten und dem Krankenhausmitarbeiter final bestätigt. Das Matching erfolgt automatisch über einen intelligenten, selbstlernenden Algorithmus, der basierend auf allen vergangenen Überleitungen die Annahmewahrscheinlichkeit statistisch berechnet. Dadurch spart sich auch der Pflegedienst wertvolle Zeit, die er nun nicht am Telefon verbringen muss.

„Vereinfacht gesagt, sind wir das Booking.com der Krankenhäuser.“ Maximilian Greschke, Gründer und CEO Recare

19 Beschluss zur gesetzlichen Verpflichtung der Krankenhäuser zum Entlassmanagement im Rahmenvertrag, gültig seit dem 01.10.2017; Teil des seit 2016 geltenden Versorgungsstärkungsgesetzes.

Recare hat Anfang 2018 einen Praxistest mit einem städtischen Krankenhaus in Berlin und einem ländlich-kleinstädtischen Krankenhaus in NRW durchgeführt. Die Hypothese, dass die Vermittlung im ländlichen Kreis schwieriger sein würde, wurde widerlegt. Beide Krankenhäuser konnten fast 100 % der Pflegebedürftigen vermitteln. Der Anteil der automatisch angebotenen und vom Krankenhaus bzw. Patienten gewählten Versorger lag zwischen 60 % und 80 %. Die Software zeigte auch, dass sie wesentlich schneller arbeitet als ein Mensch am Telefon – in 90 % der Fälle wurde innerhalb von 5 Stunden eine Kapazitätszusage gegeben. Das gesammelte Feedback der Anwender im Sozialdienst fiel dementsprechend sehr gut aus. Die cloudbasierte, datenschutzfreundliche Lösung kann laut Recare innerhalb von 1–7 Wochen in einem Krankenhaus etabliert sein. Die bedeutenden Vorteile für das Krankenhaus sind die Effizienzsteigerung durch Zeitersparnis der Krankenhausmitarbeiter und eine Senkung der durchschnittlichen Verweildauer um 0,5 Tage. Zudem ermöglicht die datengetriebene Software eine Messbarkeit von vorher intransparenten Daten und stellt im Entlassmanagement den Patienten zurück in den Fokus – und nicht den Personalmangel. Denn die Recare-Lösung automatisiert einen manuellen, repetitiven und zeitintensiven Arbeitsablauf und ermöglicht es den Krankenhausmitarbeitern, sich mehr sinnvollen Aufgaben und dem Patienten zu widmen. Inzwischen verbindet Recare 16 000 Nachversorger mit über 160 Krankenhäusern (Recare, n.d.).

Digitale Nachsorge über Tele-Reha

Mit der Entlassung schiebt das Krankenhaus den Patienten aus seinem Verantwortungsbereich und meist zurück in die Hände des Haus-/Facharztes. Doch eine klare Anweisung über die nächsten Schritte gibt es oft nicht. Dabei ist die Anleitung nach einer OP oder einem Schlaganfall ausgesprochen wichtig, um eine optimale Heilung oder Genesung zu gewährleisten. Auch sollte ein Krankenhaus ein Interesse daran haben, Follow-up-Gespräche und Checks nach einem Eingriff effizient und patientenorientiert zu steuern. Der Patient soll ja nicht mit Komplikationen unter gleicher DRG zurück in das Krankenhaus kommen.

Es fehlt hierfür in Deutschland an der Infrastruktur zur aktiven Vernetzung von stationären und ambulanten Versorgern. In der Welt der Value-based-Healthcare geht die Arbeit nach einer OP erst richtig los. Ein Beispiel einer digitalen Nachsorge kann auch wieder die Telemedizin bieten. Über Chatprogramme oder Videosprechstunden können die Ärzte effizient mit ihren Patienten in Kontakt treten und postoperative Checks und Behandlungen durchführen – ohne dass ein geschwächter Patient in das Krankenhaus kommen muss. Das Tele-Reha-Start-up Caspar Health ist ein weiteres Beispiel, wie in Zeiten von Fachkräftemangel in den Rehakliniken über Technologie und Kundenfokus die Versorgung des Patienten und interne Prozesse verbessert werden können.

Mit dem Patienten auch nach dem stationären Aufenthalt in Kontakt zu bleiben, kann sich langfristig für das Krankenhaus auszahlen. Zufriedene Patienten und gute Qualitätsindizes zahlen sich langfristig über eine bessere Auslastung aus. Das Ziel eines jeden Krankenhauses sollte sein, den Patienten langfristig durch ganze Lebensabschnitte hinweg zu begleiten.

Fazit – Realitätscheck

Das Krankenhaus 2.0 – ein Gedanke, der weiter entfernt von der Realität nicht sein könnte. Wir haben bewusst in diesem Kapitel nicht über Hightech-Operationssäle, selbstfahrende Roboter oder VR-Brillen (im Einsatz gegen Ängste des Patienten oder zum medizinischen Training) gesprochen. Würden wir einen Pfleger im Krankenhaus fragen, welche digitalen Lösungen seinen Alltag verbessern würden, dann wäre die Antwort wohl etwas wie: „Den Drucker auf Station 7 reparieren." Deutsche Krankenhäuser arbeiten heute hauptsächlich noch mit Papier, kaum ein Krankenhaus hat eine einheitliche fachübergreifende digitale Dokumentation, die in die Patientenakte einfüttert. Selbst Online-Terminbuchung für ein Krankenhaus über dessen Website zu implementieren, ist eine fast unmögliche Aufgabe: Jeder Chefarzt arbeitet mit einer anderen Kalenderlösung (viele Sekretärinnen pflegen noch ein Kalenderbuch aus Papier). Die wenigen Digital-Health-Lösungen, die am Markt Fuß fassen, wie z. B. Recare, Caspar oder Simplinic, bauen unabhängige Applikationen auf, die über Umgehungslösungen nicht mit dem KIS verbunden werden müssen. Nur so haben sie überhaupt eine Chance, sich in die IT-Landschaft eines Krankenhauses einzureihen. Die Folge: zu viele Insellösungen, die nicht mit dem Kernsystem kommunizieren, und eine noch weiter fragmentierte Softwarelandschaft.

Digitalisierung in unseren Krankenhäusern bedeutet nicht Modernisierung, sondern ein grundlegendes Umdenken. Hohe Investitionen müssen heute getätigt werden, um in 3–5 Jahren ein wirklich vernetztes Bild von digitalen Lösungen zu sehen – im Krankenhaus, aber auch an den Schnittstellen vor und nach dem Krankenhausbesuch in der Patientenreise. Dort muss der Staat seine Rolle als Rahmengeber erfüllen und eine Umgebung schaffen, in der Krankenhäuser dies auch tun können.

Jens Spahn möchte dies mit dem Krankenhauszukunftsgesetz für die Digitalisierung der Krankenhäuser (KHZG) nun endlich angehen und stellt den Krankenhäusern ein Innovationsbudget in Höhe von € 3 Mrd. vom Bund in Aussicht. Im Herbst 2020 soll das Gesetz im Eilverfahren durch den Bundestag gebracht werden und den deutschen Krankenhäusern Fördermittel für umfassende Digitalisierungsinvestitionen bereitgestellt werden. Die Förderung kann für einzelne Projekte beantragt werden, wie z. B.:

- die Erstellung einer nahtlosen digitialen Dokumentation,
- der Digitalisierung interner Kommunikationsprozesse,

- dem Aufbau eines Patientenportals, welches u.A. auch zum sektorenübergreifenden Datenaustausch beitragen soll,
- dem Aufbau oder die Erweiterung von telemedizinschen Services aber auch
- für Investitionen für Cyber-Security und Datenschutz.

Für uns sind diese Themenbereiche die Richtigen. Auch wenn noch nicht ganz klar ist wie die Krankenhäuser möglichst schnell an diesen Geldtopf rankommen, ermöglicht Spahn und sein Team an dieser Stelle eine dringend ausstehende Aufholjagt, um die Investitionslücke der letzten Jahre aufzuholen. Zum Beispiel ist eine Anforderung der Förderung, dass die Projektumsetzung erst nach dem Gesetzbeschluss gestartet sein darf. Das weckt die Frage: Was ist mit bereits laufenden Digitalisierungsinitiativen? Die Fördermittel werden zudem auf Länderebene beantragt. Wir hoffen, dass die Krankenhäuser und -träger nicht im bürokratischen und förderalistischen Dschungel verloren gehen. So oder so der Digitalisierungsweg der Krankenhäuser wird noch ein Langer sein.

4.3.3 Digitalisierung in der ambulanten und stationären Pflege – von Robotern bis Routenplanung

Die Schere zwischen digitalen Zukunftsvisionen (z.B. Roboter-Assistenz) und Alltagsrealität ist auch in der Pflege eine Große. Ähnlich wie bei den Krankenhäusern hinkt der Markt hinsichtlich der Digitalisierung hier extrem hinterher. Wie so oft im deutschen Gesundheitswesen wird hier auch noch vieles auf Papier gemacht. Die fehlende Digitalisierung von grundlegenden Prozessen, wie z.B. die Personal- und Routenplanung ambulanter Pfleger, resultiert darin, dass die Pfleger zu viel Zeit mit unnötigen Aufgaben verbringen und zu wenig Zeit bei den Pflegebedürftigen. Gleichzeitig treten innovative Technologien wie Robotics und Smart-Home-Lösungen in den Markt. Doch was bringt eine Roboter-Robbe zum „streicheln", wenn kein Pfleger verfügbar ist, um den Zugang für eine notwendige Infusion zu legen? Was nützt eine Pflege-App oder ein Smart-Home-Gadget, wenn der Bedürftige kein Internet zu Hause hat?

Die Digitalisierung der gegenwärtigen Pflege steht vor besonderen Herausforderungen in der Umsetzung. Nichtsdestoweniger gilt sie als Hoffnungsträger der alternden Gesellschaft und das Potenzial für die Zukunft ist riesig. Es bewegt sich im Moment viel und der digitale Pflegemarkt wird mit den Generationen wachsen und reifen. Das Ziel ist es, durch digitale Lösungen die Effizienz und Qualität des Pflegepersonals zu verbessern, die Angehörigen als zentralen „Pflegedienst" zu entlasten und vor allem, den Pflegebedürftigen möglichst lange ein selbstbestimmtes Leben zu Hause zu ermöglichen.

Wir wollen im Folgenden den Status quo, die Akteure und aktuellen Herausforderungen im Pflegemarkt betrachten, um darauf aufbauend die Anwendungsbereiche digitaler Lösungen aufzuzeigen und abschließend ein Fazit zu ziehen.

Überblick/Status quo: die Pflege als komplexer Markt

Schon heute ist der Pflegemarkt eines der bedeutensten Marktsegmente im deutschen Gesundheitswesen (Abbildung 4-33). Neben den Krankenhäusern und Arztpraxen stellt die Pflege mit über € 49 Mrd. Marktvolumen das drittgrößte Segment dar (2016). Laut Experten (Roland Berger) wird der Markt bis 2030 auf € 65–84 Mrd. ansteigen (Rong, Magunia, Drescher & Bähner, 2017). So wird ein Wachstum von bis zu 72 % in knapp 15 Jahren erwartet. Der Hintergrund ist erstmal ganz simpel: Der Pflegemarkt wächst mit der Lebenserwartung und die Deutschen werden immer älter. Hochrechnungen gehen davon aus, dass jeder Dritte im Jahr 2060 über 65 Jahre alt sein wird (Statistisches Bundesamt, 2019). Dieser demografische Wandel hat signifikante Auswirkungen auf die Anzahl der Pflegebedürftigen, denn die Wahrscheinlichkeit, pflegebedürftig zu werden, steigt mit zunehmendem Alter. Seit Ende 2017 zählt Deutschland über 3,4 Millionen Pflegebedürftige – mit einem 19 %igen Anstieg seit 2015. Davon sind 81 % im Alter von 65 Jahren oder älter. In der Altersgruppe der 90-Jährigen sind sogar 71 % der Bevölkerung in diesem Alter pflegebedürftig (Statistisches Bundesamt, 2018a).

Der Großteil (76 %) der Pflegebedürftigen wird zu Hause versorgt (Abbildung 4-33). Dabei spielen die Angehörigen eine besondere Rolle als „Deutschlands größter Pflegedienst" (Wetzstein, Rommel & Lange, 2015). Über die Hälfte (1,76 Millionen) aller Pflegebedürftigen werden allein durch ihre Angehörigen gepflegt. Oft beteiligen sich mehrere Personen an den Pflegeaufgaben – man rechnet mit 7–8 Millionen Menschen, die in irgendeiner Form involviert sind. Das trifft den Wunsch der Patienten, möglichst lange selbstbestimmt zu leben und zu Hause zu bleiben. Es ist zu erwarten, dass der Anteil an zu Hause versorgten Pflegebedürftigen auch in Zukunft am größten sein wird.

Die professionelle Versorgung der Pflegebedürftigen wird von einem stark fragmentierten Markt aus ambulanten und stationären Versorgern geleistet. Die Berufsgruppe der professionell Pflegenden ist ebenfalls vom demografischen Wandel betroffen. Experten gehen davon aus, dass 40 % der Pflegekräfte in den nächsten 5–10 Jahren in Rente gehen oder wegen der schlechten Arbeitsbedingungen aussteigen (Talea Pflege GmbH, n.d.). Mit Hinblick auf die sich anbahnende Digitalisierung des Pflegemarktes könnte man schnell die Hypothese erheben, dass professionell Pflegende aufgrund ihrer Altersstruktur nicht technikaffin sind, moderne Technologien im Zweifel sogar ablehnen. Zudem haben sie sich vor Jahren für einen

Ambulante und stationäre Pflege: Zahlen – Daten – Fakten

(1) Marktvolumen (2016)

€ 49 Mrd.
→ **€ 18,0 Mio.** Ambulant
→ **€ 30,9 Mio.** Stationär

Quelle: (Bundesministerium für Energie und Wirtschaft, n.d.)

(2) Pflegebedürftige nach Versorgungsart (2017)

3,4 Mio. Pflegebedürftige insgesamt		
Zu Hause versorgt: 2,95 Mio. (76 %)		In Heimen vollstationär versorgt: 818.000 (24 %)
Durch Angehörige: 1,76 Mio Pflegebedürftige	Zusammen mit / durch ambulante Pflegedienste: 830.000 Pflegebedürftige	
	Durch 14.050 ambulante Pflegedienste mit 390.000 Beschäftigten	In 14.480 Pflegeheimen[1] mit 765.000 Beschäftigten

1 Einschl. teilstationärer Pflegeheime

Quelle: (Eigene Darstellung angelehnt an Statistisches Bundesamt (destatis), 2019b, Statistisches Bundesamt (destatis), 2019c)

Prognosen: Anzahl Pflegebedürftige

2017 **> 3,4 Mio.** · · · · 2030 **> 4 Mio.** · · · · 2050 **> 5 Mio.**

Abbildung 4-33: Infografik ambulante und stationäre Pflege: Zahlen – Daten – Fakten.

praktischen Beruf entschieden, der den Menschen und die Interaktion in den Mittelpunkt stellt. Studien zeichnen jedoch ein gegensätzliches, optimistisches Bild. Die Bundesgenossenschaft für Gesundheitsdienst und Wohlfahrtspflege (BGW) befragte 576 Pflegende (2017), wie sie zum Einsatz moderner Technologien im Pflegealltag stehen, und verzeichnete (überrascht) ein hohes Interesse an Technologien und keinerlei Ängstlichkeit. Besonders hoch war das Interesse an Technologien, die eine spürbare Arbeitsentlastung mit sich bringen, ohne die zwischenmenschliche Fürsorge zu beeinträchtigen (Merda, Schmidt & Kähler, 2017).

Die Kostenträger spielen in der Pflege eine ausschlaggebende Rolle. Über 90 % der Leistungen werden von Krankenkassen erstattet, dementsprechend besteht kaum eine Selbstzahlerbereitschaft bei heutigen deutschen Pflegebedürftigen. In der Umsetzung der Digitalisierung ist vor allem die Diskussion über die erstattungsfähigen Hilfsmittel im Hilfsmittelverzeichnis ausschlaggebend. Soll die Mehrheit der deutschen Haushalte in Zukunft durch Smart-Home-Anwendungen oder robotische Assistenten unterstützt werden, müssen diese Lösungen von der Krankenkasse erstattet werden – z. B. als anerkanntes Hilfsmittel.

> „Es ist Zeit für Mut und Kreativität in der Gestaltung der Arbeitsbedingungen in der Pflege." Staatssekretär Andreas Westerfellhaus (10/2018)

Die alternde Bevölkerung in Kombination mit in Rente gehenden Pflegefachkräften sowie fehlenden Nachwuchspflegern stellen den Pflegemarkt vor große Herausforderungen und der Fachkräftemangel hat die Marktakteure im Würgegriff. Die Nachfrage kann schon heute nicht ausreichend bedient werden. Im Durchschnitt muss der Pflegebedürftige über 10 Pflegedienste anrufen, um einen zu finden, der Kapazitäten hat. Besonders schwierig haben es die niedrigen Pflegegrade und die Kurzzeitpflege – diese Patienten werden oft einfach abgelehnt[20]. In der Öffentlichkeit wird viel über die Erhöhung von Budgets diskutiert. Jedoch ist Budgeterhöhung nur die Schmerztablette, welche die Symptome, aber nicht die Ursache bekämpft. Der Fachkräftemangel ist verursacht durch demografische Faktoren, Ineffizienz durch fragmentierte Strukturen und unattraktive Arbeitsbedingungen (kräftezehrende Fahrtwege, unflexible Arbeitszeiten, steigende Anforderungen und Zeitdruck). Der Markt braucht ganz klare Lösungen, um nicht bald schon an die Grenzen des Machbaren zu stoßen.

20 Interview Marcel Baltes, Mitgründer der Talea Pflege GmbH

Anwendungsbereiche der Digitalisierung in der Pflege

Digitale Lösungen haben das Potenzial, den Pflegemarkt zu transformieren und die Herausforderungen zu bewältigen. Ein Ziel sollte sein, das Berufsbild des Pflegers wieder attraktiv zu machen, durch flexiblere Arbeitszeiten und eine Verringerung von zeitintensiven, repetitiven, manuellen und körperlich anstrengenden Aufgaben. Dabei fungiert Technologie als Unterstützer und nicht als Ersatz. Auch die Pflegebedürftigen sowie ihre Angehörigen profitieren von digitalen Lösungen. Diese helfen, Angebotstransparenz, Wissenszugang und Informationsfluss zu verbessern und die häusliche Versorgung möglichst lange zu ermöglichen.

Die Anwendung von digitalen Lösungen in der Pflege ist breit. Bei der Versorgung der Pflegebedürftigen sind verschiedenste medizinisch-therapeutische Professionen, aber auch ungeschulte Angehörige involviert. Zudem spannen sich die Umgebungen, in denen Pflegeleistungen durchgeführt werden, von der Seniorenwohnung über stationäre Pflegeeinrichtungen bis hin zum Krankenhaus. Die Anwendungsgebiete von digitalen Lösungen sind dementsprechend vielfältig. Im Folgenden wollen wir sechs Anwendungsgebiete von Technologien im Pflegealltag vorstellen:

1. **Digitalisierung von Arbeitsabläufen/Prozessen**
   - 1.1. Pflegedokumentation
   - 1.2. Intelligente Routenplanung
2. **Marktplätze**
3. **Altersgerechte Assistenzsysteme**
   - 3.1. Sensorik/Smart Home
   - 3.2. Wearables
   - 3.3. KI-gestützte Analyse
4. **Telecare/Telemedizin**
5. **Robotik**
   - 5.1. Service- und Transportroboter
   - 5.2. Robotische Körperkraft (Exoskelette/Lifter)
   - 5.3. Emotionale Robotik
6. **Wissensplattformen**
   - 6.1. Informationsplattform
   - 6.2. Pflege-Coaching für Angehörige
   - 6.3. Bildungsportale

Digitalisierung von Arbeitsabläufen/Prozessen

Digitale Pflegedokumentation und ERP-Systeme

Die Digitalisierung von Prozessen ist erst dann langfristig erfolgreich, wenn eine umfangreiche Datengrundlage aufgebaut und gepflegt wird. Ein essenzieller Bestandteil der Informationsbeschaffung im professionellen Pflegeablauf ist die Pflegedokumentation. Sie umfasst die Aufzeichnung der geplanten und durchgeführten Maßnahmen, Veränderungen des Gesundheitsstatus sowie pflegerelevanten Besonderheiten und weitere Beobachtungen. Ein wichtiger Teil der Pflegedokumentation ist die Erstellung der Pflegeplanung. Die Planung baut auf der bestehenden Datenbasis auf und sollte die individuellen Bedürfnisse des Pflegebedürftigen möglichst akkurat abbilden – fehlen hier Informationen, weil ein Protokoll verloren gegangen ist, dann leidet die Versorgung. Die Pflegedokumentation beeinflusst dann wiederum weitere Prozesse rund um die Pflegeversorgung, wie z. B. eine sorgfältige Abrechnung und die Routenplanung von ambulanten Pflegediensten. Eine gute Pflegedokumentation ist daher essenziell für eine hochwertige und patientenzentrierte Versorgung.

Hier spielt die elektronische Patientenakte (ePA) natürlich eine wesentliche Rolle in der Bereitstellung von patientenbezogenen Daten. Jedoch geht die Dokumentation in der Pflege weit über die Bereitstellung von Stammdaten und Diagnosen von Ärzten hinaus. Vielmehr müssen die verschiedenen involvierten Hilfs- und Fachkräfte sowie Therapeuten täglich mit den Daten arbeiten, wie z. B. bei Pflegemaßnahmen, Evaluationen, Datenupdates sowie Übergabeprotokollen.

Wurde früher die Dokumentation noch handschriftlich gemacht, sind heute softwaregestützte Dokumentationssysteme in der Pflege weitgehend etabliert und gelten als gängiges Arbeitsmittel. Laut einer Studie der Bundesgenossenschaft für Gesundheitsdienst und Wohlfahrtspflege (BGW) Ende 2017, nutzen 77 % der ambulanten und 81 % der stationären Pflegekräfte die elektronische Dokumentation (Rösler, Schmidt, Merda & Melzer, 2018). Die Ziele digitaler Lösungen und mit ihnen verbundene Vorteile werden in der Industrie wahrgenommen, und viele Pflegedienstleister sowie Krankenhäuser investieren in Software. Auch die professionell Pflegenden kennen sich heute gut mit der elektronischen Pflegedokumentation aus und sehen die Vorteile der Technologie. Laut einer Umfrage der Bundesanstalt für Arbeitsschutz und Arbeitsmedizin (BAuA) sagen 67 % der befragten Pflegenden, dass sie sich mit der Technologie sehr gut auskennen, und 76 % stimmen ganz oder teilweise zu, dass die Technologie ihre negativen Belastungen spürbar senken würde (Rösler, Schmidt, Merda & Melzer, 2018). Überraschend ist hier, dass über die Hälfte der professionell Pflegenden heute zwischen 40 und 60 Jahre alt sind[21] und trotzdem eine überdurchschnittliche Akzeptanz zu verzeichnen ist.

Die Vorteile sind klar: Elektronisch erfasste Daten können sektorenübergreifend von allen involvierten Parteien (Ärzte, Therapeuten, Pflegefachkräfte) genutzt und verarbeitet werden. Dieser Zugang zu verlässlichen Informationen erleichtert die Abstimmung zwischen den involvierten Parteien, schafft ein besseres Verständnis der Pflegeanforderungen und führt dadurch zu besser informierten Entscheidungen für das Individuum. Die Software kann die Pflegenden im Alltag auch proaktiv unterstützen, indem patientenspezifische Checklisten, Erinnerungs- und Alarmfunktionen hinzugefügt werden. Zudem können auch gezielte Abfragen die Implementierung von Qualitätsstandards in der Pflege unterstützen[22]. Die Zusammenarbeit und Qualität der Leistungserbringung aller am Pflegeprozess beteiligten Parteien wird erhöht.

Die Umsetzung der digitalen Pflegedokumentation birgt auch verschiedene Herausforderungen, wie Anschaffungsinvestitionen, und die Gefahr, dass sehr starke Standardisierung zu Informationsverlust führen kann, z.B. wenn nach der Einführung des Systems manche Aufgaben weiterhin manuell dokumentiert werden. Digitale Lösungen können nur dann Vorteile erzielen, wenn sie auch genutzt werden. Die Systeme müssen praxistauglich sein. Eine simple Handhabung und intuitive Benutzeroberfläche ist dafür ausschlaggebend. Auch müssen ausreichend Tablets oder Smartphones angeschafft werden, damit eine mobile Dokumentation in Echtzeit gewährleistet werden kann. Häufig werden hier nicht genug Investitionen getätigt. Natürlich müssen auch Datenschutzsorgen adressiert werden – und nicht nur auf der Seite der Pflegebedürftigen. Auch Pfleger befürchten eine „Zweckentfremdung" mit der Folge der unangemessene Kontrolle und Überwachung durch den Arbeitgeber (Rösler et al., 2018).

Damit die gesammelten Daten sinnvoll für die digital gestützte Prozessoptimierung genutzt werden können, müssen diese strukturiert, verlässlich, lückenlos, objektiv und aktuell sein. Die Anforderungen an ein elektronisches System sind also hoch. Die Systeme müssen den Balanceakt aus hohem Standardisierungsgrad und frei definierbaren Feldern für spezielle Sachverhalte schaffen, benutzerfreundlich, aber allumfassend sein. Sicherzustellen ist, dass die Grundvoraussetzung, ein geschultes und ausgestattetes Personal, erfüllt ist.

Obwohl in den letzten zwei Jahrzehnten viele Softwareprogramme für die elektronische Pflegedokumentation in den Markt eingetreten sind, gibt es jedoch keine

---

21 Statistisches Bundesamt, 2017

22 Siehe hierzu Rösler et al., 2018; S. 24–25

Standardlösung, die sich in der Masse durchgesetzt hat. Ein Produkttest des BGW (06/2018) zu Benutzerfreundlichkeit und Dokumentationsumfang zeigte, dass keines der getesteten Programme in allen Kategorien besonders gut abschneidet – es gibt „weder einen Spitzenreiter [...] noch ein völlig ungeeignetes Softwareprogramm" (Beckmann, 2018). So diskutieren Pflegeeinrichtungen heute nicht mehr, ob ein elektronisches System benötigt wird, sondern vielmehr, welches System das richtige für ihre Umgebung und Anforderungen ist (Rösler et al., 2018). Die Anbieterlandschaft ist unübersichtlich und von kleinen Unternehmen (< 50 Mitarbeiter) geprägt, die selbstentwickelte Softwarelösungen anbieten. Experten erwarten eine Marktkonsolidierung, die aber noch nicht eingetreten ist. Das liegt zum einen an der Leistungs- und Preisintransparenz der Softwareanbieter, aber auch an der hohen Fragmentierung auf der Abnehmerseite.

An sich sind ERP-Systeme (ERP = Enterprise Resource Planning) ein großer Bestandteil der digitalen Transformation von Prozessen. Trotz großer Vorteile ist es jedoch schwer für die Softwareanbieter, ihre Lösung bei dem fragmentierten Markt an den Mann zu bringen. Denn die kleinen Pflegedienste haben ganz andere Sorgen, als sich mit Software auseinanderzusetzen, wenn sie den morgigen Dienst noch nicht einmal besetzen können.

Plattform für ambulante Pflegedienste mit intelligenter Routenplanung

Die über 14 000 ambulanten Pflegedienste müssen regelmäßig eine Dienst- und Routenplanung erstellen und Pflegerqualifizierungen, Wunscharbeitszeiten, Bezugspflege und optimierte Fahrwege mit einbeziehen. Diese komplexe Planung wird in Zukunft von intelligenten Systemen übernommen werden. Zwar löst eine Software allein nicht das Hauptproblem des Fachkräftemangels, jedoch können digitale Lösungen darauf abzielen, die Fragmentierung des Marktes zu nutzen und die Ineffizienzen aufzuheben. Das Pflege-Start-up Talea zeigt hier für den ambulanten Pflegemarkt einen Ansatz, der über die Softwarebereitstellung hinausgeht.

Das Start-up Talea hat einen ambitionierte Ansatz und möchte die zwei großen Herausforderungen des ambulanten Pflegemarktes bewältigen: zum einen die ineffizient eingesetzten Budgets, die von Verwaltungskosten und Fahrwegen „aufgefressen" werden, anstatt für die eigentliche Pflegeleistung zur Verfügung zu stehen, zum anderen die inflexiblen Arbeitsbedingungen, die durch limitierte Ressourcen und schlechte Planung hervorgerufen werden, und den hierdurch verstärkten Fachkräftemangel. Dies schafft das Start-up über sein Netzwerk ambulanter Pflegedienste durch algorithmusbasierte Routenplanung über den gesamten Pflegekräftepool hinweg. Die Pflegedienste-Partner profitieren so von einer automatischen, algorithmusbasierten Planung. Dieser Algorithmus stellt sicher, dass alle Pflegekräfte auf der Plattform optimal ausgelastet sind. Krankheitsbedingte Engpässe und limitierte Verfügbarkeiten werden automatisch über den Pflegekräftepool ausgeglichen.

> „Talea stellt die Plattform und übernimmt die Netzwerkebene, sodass sich die einzelnen Pflegedienste auf das fokussieren können, worin sie gut sind: die lokalen Beziehungen, der tägliche Umgang mit dem Patienten und die Qualitätssicherung vor Ort." Marcel Baltes, Mitgründer und Geschäftsführer der Talea Pflege GmbH

Dabei ist die Routenplanung eine wichtige Kernkompetenz in der Pflegeplanung. „Das ist keine Standardanwendung, die man aus anderen Industrien mit Tourenplanung übernehmen kann – es gibt extrem viele Einschränkungen." Laut dem Mitgründer Marcel Baltes hat das Start-up letztes Jahr viel Zeit in den Algorithmus gesteckt, um die einzelnen Faktoren (Bezugspflege, Wunschzeiten etc.) einzubeziehen und den Prozess komplett zu digitalisieren. Talea ist somit ein Mix aus Softwareanbieter und Dienstleister und ihr Plattformansatz ist darauf ausgelegt, die Probleme des fragmentierten Marktes holistisch zu lösen. Durch die Effizienzerhöhung wird vor allem der Arbeitsalltag attraktiver gestaltet. Die Flexibilität, die vorher von den Pflegekräften abverlangt wurde, wird nun durch die Plattform bereitgestellt: „Bei uns können sich die Pfleger aussuchen, wann sie arbeiten." Verwaltungskosten werden gebündelt, statt vielfach abgerechnet. Die ineffiziente Verteilung von Ressourcen wird über das Netzwerk aufgebrochen und diese werden pflegedienstübergreifend allokiert. Es ist abzuwarten, ob Talea es schafft, die große Plattform für den ambulanten Pflegemarkt zu werden.

Pflegedienst-Plattform mit lokalem Matching

Das Konzept der Nachbarschaftshilfe ist so alt wie die Menschheit selbst. Die Idee, sich als Community gegenseitig im „eigenen Kiez" zu unterstützen, lebt heute durch digitale Plattformen weiter und kann eine Vielzahl von Menschen erreichen. Deutschlands größte Nachbarschaftsplattform nebenan.de verzeichnet über 1,6 Millionen Nutzer (nebenan.de, 2020) und bietet endlose Möglichkeiten, sich in der Nachbarschaft zu engagieren und sich gegenseitig zu helfen. Besonders für ältere, alleinlebende Menschen ist das Konzept interessant, denn durch lokale Ressourcen kann ein informelles Netzwerk aus Familie, Freunden und Nachbarn aufgebaut werden, das 24/7 erreichbar ist.

Das Buurtzorg-Modell fügt diesem Nachbarschaftsnetzwerk professionelle Pflegekräfte hinzu und wird weltweit als innovatives Konzept der ambulanten Pflegeversorgung gefeiert. Das Konzept besteht aus vier Schritten: Zuerst wird der Pflegebedürftige dahingehend beraten, wie er möglichst lange eigenständig bleiben kann. Dann wird das informelle Netzwerk als lokales Sicherheitsnetz aufgebaut. Im dritten Schritt kommt die ambulante Pflegefachkraft des Buurtzorg-Teams hinzu, auch diese wohnt in der Nachbarschaft. Im vierten Schritt wird die Koordination eines formalen Netzwerks aus Hausarzt, Krankenhaus und weiteren überregionalen Einrichtungen gesichert.

In Deutschland haben mehrere Start-ups das Konzept der Versorgung durch lokale Pflegekräfte aufgegriffen. Die Pflege-Start-ups Careship und Pflegetiger bieten auf ihren Plattformen Betreuungs- und Pflegedienste aus der Nachbarschaft an. Start-up Pflegix und betreut.de bieten einen Marktplatz an, um die passende Pflege möglichst in der Nähe zu finden. Bei Careship können Angehörige oder Pflegebedürftige online über die Website verschiedene Leistungen buchen und dem „Alltagshelfer" alle wichtigen Informationen digital übermitteln. Die Careship-Pfleger können mobil über eine App miteinander kommunizieren und können ihre Planung jederzeit einsehen.

Alle genannten Pflege-Start-ups bieten nicht nur Pflege- und Haushaltshilfeleistungen an, sondern auch soziale Interaktion, die Begleitung zu Terminen oder andere Erledigungen, angelehnt an eine Nachbarschaftshilfe. Durch die lokale Vernetzung von Pflegekraft und Pflegebedürftigem entfällt der Fahrweg, den klassische ambulante Dienste als große Ineffizienz verbuchen müssen. Dies macht das Arbeitsumfeld für die PflegerInnen attraktiver und flexibler, denn der Patient ist oft zu Fuß erreichbar. Die Suche nach Pflegern und Helfern wird über die Plattform für die Angehörigen und Patienten erleichtert. Zudem profitieren diese von einem transparenten Leistungsangebot sowie transparenten Preisen. Nicht zu unterschätzen ist auch der „Wohlfühlfaktor", wenn die Hilfe aus der Nachbarschaft kommt. Das Ziel von Careship und Pflegetiger ist es, eine beständige Pflegekraft pro Pflegebedürftigen zu stellen und ein langfristiges Vertrauensverhältnis aufzubauen.

Das Start-up Pflegix hat für die Vermittlung von Pflege- und Hilfskräften einen Marktplatzansatz gewählt. Angehörige oder Pflegebedürftige erstellen ein Profil und formulieren ein Anliegen. Basierend auf den angegebenen Anforderungen und Daten werden auf dem Marktplatz passende Pflegekräfte angezeigt, die dann angefragt werden können. Der Nutzer kann somit selber entscheiden, welche Faktoren (Entfernung, Leistungsangebot, Bewertung in Form von Vertrauenspunkten) für ihn persönlich wichtig sind. Auch die Kommunikation wird über die Plattform durchgeführt, die auch als App verfügbar ist.

Der Digitalisierungsgrad ist bei Pflegetiger (Pflegetiger, n.d.) eher gering, da die Website nur Informationen über den Service und die Leistungen anbietet. Die „Buchung" und das Matching der lokalen Pflegekraft verlaufen wie im klassischen ambulanten Pflegedienst über das Telefon.

Careship und Pflegix hingegen bieten auf der Website einen Kunden-Log-in an, der für die Buchungen genutzt wird, sowie eine App für die Pflegenden. Pflegix hat das weitreichendste digitale Angebot und bietet neben dem Marktplatz auch eine Nachrichtenfunktion an, sodass alle involvierten Parteien über die Plattform miteinander kommunizieren können. Dies ist auch mobil über die App möglich.

Großer Nachteil im Sinne der Versorgung ist, dass Careship und Pflegix nur eine Grundpflege (Körperpflege, An- und Auskleiden, Nahrungsaufnahme) und keine Behandlungspflege anbieten. Damit wird ein wichtiger Bestandteil der ambulanten Pflegeleistungen (noch) nicht abgedeckt.

Der Markt bewegt sich: Careship hat Anfang 2018 stolze 6 Millionen von namhaften europäischen Venture-Capital-Fonds eingesammelt. Pflegix wuchs mit der Übernahme des Konkurrenten Hello Care (Gründung 2014) Mitte des Jahres 2017. Pflegetiger musste 2018 Insolvenz anmelden, aber wird nun von einem neuen Investor saniert. Veyo Care startete 2015 ähnlich wie Careship (Hölper, 2016) aber änderte sein Businessmodell und ist heute Recare (Diskurs, n.d.).

Altersgerechte Assistenzsysteme

Die Hoffnung der Menschen in der alternden Gesellschaft ist groß, möglichst lange zu Hause in einer gewohnten Umgebung zu leben und das möglichst selbstbestimmt – trotz Einschränkungen. Mehr als die Hälfte der Pflegebedürftigen heute werden zu Hause versorgt – Trend steigend. Jedoch sind Alleinlebende besonders gefährdet, bei Krankheiten oder Unfällen die benötigte Hilfe nicht rechtzeitig zu erhalten. Hier unterstützen Lösungen aus dem weiten Feld des „Ambient-assisted Living“ (AAL). Mithilfe von altersgerechten Assistenzsystemen soll pflegebedürftigen Menschen ein unabhängiges, umgebungsunterstütztes und sicheres Leben ermöglicht werden (österreichisches Bundesministerium für Soziales, Gesundheit, Pflege und Konsumentenschutz, 2017). Dies ist nicht auf die häusliche Pflege limitiert, sondern findet gleichermaßen in stationären Pflegeeinrichtungen Anwendung. Die Produktpalette ist erneut breit: von automatisierten Notfallsystemen und Alltagshilfen durch Smart- Home-Lösungen über Wearables bis hin zur KI-gestützten Mobilitätsanalyse über das Smartphone.

Solche AAL-Lösungen bieten natürlich nicht nur für die Erhaltung der Selbstständigkeit älterer Menschen generell große Vorteile, vielmehr auch besonders für die Überwachung von Pflegebedürftigen und die Entlastung von pflegenden Angehörigen. Die Technologien ermöglichen eine bessere Koordinierung von Versorgern im Notfall, bei Stürzen oder Krankheit. Auch die psychische Entlastung von Pflegenden durch GPS-Tracking, Erinnerungsfunktionen und Sturzprävention trägt stark zur gewährten Selbstständigkeit der Pflegebedürftigen bei (Rösler et al., 2018).

Sensoren – mehr Sicherheit und Schutz in der Pflegeumgebung

Ein intelligentes, automatisiertes Zuhause ist heute technologisch möglich. Fußböden, Betten und Sitzgelegenheiten lassen sich mit Sensoren ausstatten und senden Signale. Elektrische Haushaltsgeräte, Glühbirnen, Heizungsregler und Türöffnungen lassen sich fernsteuern. In der Pflege können solche Smart-Home-Lösungen vor allem in einer Notfallsituation, aber auch in der Bewältigung des Alltags unterstützen.

Im Falle eines Notfalls können Notfallknöpfe oder bestenfalls automatisierte Notfallsysteme eingreifen. Der Malteser Hausnotruf-Service ist ein Beispiel für den manuell bedienbaren Notfallknopf. Der Pflegebedürftige trägt einen Funksender als Armband oder Kette und drückt im Notfall den roten Knopf. Dann wird über ein zu Hause installiertes Hausnotrufgerät automatisch Kontakt zur Malteser Notrufzentrale aufgebaut. Über den Lautsprecher des Gerätes wird mit dem Patienten kommuniziert. Sollte vor Ort Hilfe benötigt werden, dann wird entweder eine Vertrauensperson, ein Mitarbeiter des Bereitschaftsdienstes oder ein Rettungsdienst kontaktiert (Malteser Hilfsdienst, n.d.). Idealerweise reagiert ein System jedoch automatisch und situationsgerecht, denn im Ernstfall kann der Pflegebedürftige nicht immer selbst reagieren und die Hilfe kommt zu spät oder mit Verzögerung. Ein mit Sensoren ausgestatteter Fußboden, wie z. B. CapFloor vom Fraunhofer Institut, kann Stürze detektieren und automatisiert den Notruf oder eine Servicezentrale benachrichtigen. Sensoren unter der Matratze, an der Bettkante oder in Trittmatten können Alarm schlagen, wenn Patienten sich nicht ausreichend bewegen oder von Demenz Betroffene zu ungewöhnlichen Zeiten das Bett oder die Wohnung verlassen. Inzwischen können Bettsensoren, wie Samsungs Sleepsense V oder Nokia Sleep (Withings, n.d.), auch Vitalwerte wie die Atem- und Herzfrequenz aufzeichnen, jedoch sind solche Produkte mehrheitlich zum Schlaftracking ausgelegt und senden nicht proaktiv Notfallsignale aus. Diese Technologien machen nicht nur in der häuslichen Pflege Sinn. Bettlägerige Patienten laufen Gefahr, sich wund zu liegen, und müssen regelmäßig bewegt werden. Dies kostet die Pfleger viel Zeit und körperliche Kraft. Sensoren können hier die Pfleger darüber informieren, ob der Patient sich von allein genug bewegt hat oder noch bewegt werden muss. So können die Pflegekräfte effizienter eingesetzt werden und bettlägerige Patienten müssen nicht alle 2 Stunden aus dem Schlaf gerissen werden, sollten sie sich selbst genug bewegt haben. Das dänische Start-up Careturner hat in diesem Zusammenhang eine neuartige Bettentechnik entwickelt, die das automatische Wenden der Liegeposition bewirkt. So kann der Patient auch im Schlaf gedreht werden und die Pfleger werden stark entlastet (GDV Technology, n.d.).

Weitere Beispiele zeigen, wie Technologien Alltagsaufgaben erleichtern und die Sicherheit des Pflegebedürftigen sicherstellen können: Herdüberwachung, individuelle Licht- oder Jalousiesteuerung, automatische Heizsteuerung und vieles mehr.

Bewegungs- und Gesundheitsmonitoring durch Wearables

Wie in Kap. 3.3 (Quantified Self) beschrieben, gibt es viele Möglichkeiten, die eigenen Vitalwerte über Wearables zu überwachen und auszuwerten. Um älteren Menschen möglichst lange ein selbstbestimmtes, gesundes und sicheres Leben zu ermöglichen, können Wearables hilfreich sein. Die geräteübergreifende Erfassung und Aufbereitung relevanter Daten steht hier als zu lösende Aufgabe im Zentrum. Über Fitnesstracker können Vitalwerte wie die Herzfrequenz und der Ruhepuls, aber auch Bewegungs- und Schlafanalysen bereitgestellt werden. Ergänzt man elektronische Messgeräte zur Blutzucker-, Blutdruck oder Atemstärkemessung sowie eine elektronische Personenwaage, kann die Pflegekraft ein umfassendes Bild des Gesundheitszustandes des Pflegebedürftigen erhalten. Langzeitentwicklungen können somit automatisiert abgebildet und mit Ärzten oder Angehörigen geteilt werden.

Ein GPS-Tracker ist heute in jedem Smartphone, jeder Smartwatch und jedem Fitnesstracker enthalten. Diese Technologie ist bei der Überwachung von Pflegebedürftigen mit Lauftendenz oder Demenzerkrankung eine enorme Unterstützung – in der häuslichen wie in der stationären Pflege. Anhand von GPS-Ortung wird nicht nur Alarm geschlagen, wenn der Patient die Wohnung oder das Pflegeheim verlässt, sondern das Wiederauffinden wird wesentlich erleichtert. Das „Schutzengel"-System Raphael Safe Motion der Martin Elektrotechnik GmbH zeigt, wie durch den Einsatz etablierter Technologien der Alltag für demenzkranke Patienten und Pflegende verbessert werden kann. Über eine Smartwatch und ein verbundenes Assistenzsystem kann der Betroffene jederzeit geortet werden. Darüber hinaus sollen dem Betroffenen jedoch möglichst viel Bewegungsfreiraum und offene Haustüren ermöglicht werden. Gemeinsam mit Pflegern und Angehörigen werden sichere Bewegungszonen definiert. Sollte der Betroffene diese Zonen verlassen, werden über eine Alarmierungskette die verantwortlichen Personen von der Smartwatch alarmiert. Sollte der Betroffene die Orientierung in einer als sicher definierten Zone verlieren, kann er jederzeit über die Notruf- oder Telefonfunktion seine Vertrauenspersonen erreichen. Zusätzliche Funktionen beinhalten Erinnerungsfunktionen zur Medikamenteneinnahme, zu Arztterminen oder anderen individuellen Sachverhalten (Martin Elektrotechnik, n.d.).

Sturzprävention durch KI-basierte Videoanalyse mit dem Smartphone

Intelligente Algorithmen, gefüttert mit den „richtigen" Daten, können Ärzte bei der Diagnose und Behandlung von Patienten unterstützen (siehe Kap. 3.4). Die Empfehlungen, welche die künstliche Intelligenz im Rahmen der jeweiligen medizinischen Leitlinien ausarbeitet, basieren auf dem durch die Analyse von Tausenden von Daten erlernten Wissen. Ein intelligenter Algorithmus kann somit mehr Anwendungsfälle „sehen", als es für einen Menschen möglich ist. Dieses zusätzliche Wissen hilft Ärzten, schneller bessere Entscheidungen zu fällen. Auch in der Pflege macht die Anwendung von algorithmusbasierten Analysen Sinn. Hier kann der Algorithmus Fachkräfte, aber auch pflegende Angehörige unterstützen, Risiken schneller zu erkennen und entsprechend vorzusorgen. Das Digital-Health-Start-up Lindera hat eine intelligente Mobilitätsanalyse entwickelt, die das individuelle Sturzrisiko von älteren oder eingeschränkten Personen ermittelt. Stürze sind in der häuslichen Versorgung von älteren Menschen ein ernstzunehmendes Thema und nicht nur im Notfall relevant. Die App analysiert das Laufprofil des Users und erstellt daraufhin Empfehlungen, wie das individuelle Sturzrisiko verringert werden kann. Dies soll in Zukunft Angehörige und Pfleger dabei unterstützen, den Pflegebedürftigen das selbstständige Leben im Alter länger möglich zu machen.

> „Die Interoperabilität der digitalen Angebote und die Offenheit der Branche für Innovation sind der Schlüssel, um umfassende Lösungen für unsere alternde Bevölkerung zu finden." Diana Heinrichs, Gründerin und CEO Lindera, 2019

Technologisch ist heute vieles möglich und digitale Produkte im Bereich „Hausnotruf, Nachtbeleuchtung und Sensorik" sind verbreitet, jedoch sind viele AAL-Lösungen noch nicht flächendeckend im Pflegealltag auffindbar. So sagen 54 % von befragten professionell Pflegenden, dass sie sich nicht mit technischen Assistenzsystemen im Pflegealltag auskennen. Die Herausforderung besteht darin, die vielen Insellösungen zu verknüpfen und Lösungen zu schaffen, die anwenderfreundlich (für die Pflegebedürftigen sowie für professionell Pflegende) gestaltet sind und leicht in den Pflegealltag integrierbar sind (Rösler et al., 2018). Digital gestützte Produkte, die den Praxistest nicht bestehen, bleiben oft ungenutzt „in der Ecke liegen" und bringen langfristig keinen Mehrwert.

Telecare – Fernbehandlung in der Pflege

Die in der Telemedizin angestrebte ortsunabhängige Diagnose und Behandlung von Patienten wird im Zusammenhang mit pflegebedürftigen Menschen auch Telecare genannt. Telecare kann im Rahmen von AAL-Lösungen Anwendung finden und hat ebenso zum Ziel, die heimische und selbstständige Versorgung möglichst lange aufrechtzuerhalten. Eine telemedizinische Beratung und Diagnose durch den Hausarzt kann für bewegungseingeschränkte Patienten besonders im ländlichen Raum eine große logistische Erleichterung sein. Dies trifft auch auf die Fernbehandlung durch professionelle Pflegefachkräfte zu. So können Wunden via Videotelefonie begutachtet und Instruktionen zur Wundversorgung durchgegeben werden oder die Entwicklung von Vitalwerten aus der Ferne mit der Pflegefachkraft besprochen werden. Auch in Pflegeheimen kann die Videosprechstunde dazu genutzt werden, die Zahl der für bettlägerige Patienten anstrengenden und kostenintensiven Krankentransporte zu reduzieren. Eine bedenklich aussehende Hautveränderung etwa kann so via Videokonsultation mit dem Hautarzt vorbesprochen werden, bevor der Patient im Zweifel für eine „Kleinigkeit" den Weg zur Arztpraxis antritt.

Die Vorteile sind eindeutig: Die digitale Überbrückung von Distanzen spart Kosten und Zeitaufwand bei den Pflegenden und schont gleichzeitig die Pflegebedürftigen. Experten können schneller einbezogen und eine bereichsübergreifende Versorgung ermöglicht werden – egal wo sich der Pflegebedürftige, die Pflegefachkraft oder Arzt befindet. Der Zugang zu Expertenwissen und Daten unterstützt die Pflegekraft als Schnittstelle zwischen den verschiedenen medizinisch-therapeutischen Professionen. Telecare ermöglicht in Verbindung mit technischen Assistenzsystemen eine längere Versorgung zu Hause. So kann ein Pflegebedürftiger in einer ländlichen Region über die automatisierte Übermittlung von Blutdruck- und Blutzuckerwerten an die Pflegekraft in Kombination mit Videokonsultation länger in seiner gewohnten Umgebung bleiben (Rösler et al., 2018).

Trotz großer Vorteile werden Telecare-Anwendungen noch wenig in der Pflege genutzt. Die Mehrheit der professionell Pflegenden (61 %) kennen sich mit dieser Technologie nicht aus (ebd.) und nur 32 % der ambulanten und 26 % der stationären Pflegenden nutzen Telemedizin-/Telecareanwendungen (Merda et al., 2017).

Oftmals scheitern internetbasierte Lösungen schon an Herausforderungen wie einer fehlenden Infrastruktur. Hat ein ländlich lebender Pflegebedürftiger keinen Internetanschluss oder keine Breitbandverbindung, so kann auch keine stabile Videokonsultation durchgeführt werden.

Die Informationssammlung über Video und Ton ist limitiert, Gerüche beispielsweise können nicht übertragen werden. Auch sind der menschliche Kontakt und die Zuwendung ein essenzieller Bestandteil der Pflegeleistung, sodass Telecare hier vorrangig unterstützen und nicht ersetzen sollte (Rösler et al., 2018).

Robotik in der Pflege

> „Der Roboter ist der Rollator von morgen." Prof. Sami Haddadin, Direktor der Munich School of Robotics and Machine Intelligence, TU München

Der Bereich Robotertechnik ist ein spannender und zukunftsweisender Bereich in der Medizin und Pflege. Assistenzroboter in der häuslichen Pflege können in Zukunft in Kombination mit Telemedizin als Avatar oder – in anderen Worten – als „verlängerter Arm" des Arztes oder Therapeuten eingesetzt werden. Als AAL-Anwendung können Roboter Alltagsaufgaben von Senioren übernehmen – wie z. B. das Türöffnen oder das Aufheben heruntergefallener Dinge. Bis zum Zukunftsbild der menschenähnlichen Roboter-Haushaltshilfe ist es aber noch ein langer Weg. Robotische Unterstützung muss nicht zwingend eine menschliche Form annehmen. Die Roboter-Robbe oder -Puppe als Interaktions- und Wegbegleiter für alleinlebende Senioren sind gute Beispiele dafür. In Pflegeheimen können autonome Roboter logistische

Aufgaben wie Essens- und Medikamentenverteilung übernehmen. Denkbar sind auch robotische Anzüge oder robotische Gelenke für Pflegekräfte oder pflegende Angehörige, die beim Bewegen von bettlägerigen oder bewegungseingeschränkten Patienten unterstützen.

Der Einsatz von Robotertechnik setzt sich in vielen produzierenden Industrien sowie im Servicebereich immer mehr durch. Wir sehen hier drei Anwendungsgebiete:

1. Service- und Transportroboter im Pflegeheim und im Haushalt,
2. robotische Kraft durch Exoskelette und Lifter sowie
3. emotionale Robotik (z. B. therapeutische Tier-Roboter).

Auf die genauen Einsatzbereiche und die Voraussetzungen für die Durchsetzung wird in diesem Buch nicht genau eingegangen.

Ausblick: der Roboter als Avatar für Ärzte und Therapeuten

Die Technische Universität (TU) München hat im April 2018 die Munich School of Robotics and Machine Intelligence gegründet und den Spitzenforscher Sami Haddadin an Bord geholt. Dieser entschied gegen den Ruf des Massachusetts Institute of Technology (MIT) und Stanford und möchte in München digital das europäische Mekka der Maschinenintelligenz aufbauen. Er sieht intelligente Roboterwerkzeuge als verlängerten Arm des Arztes. Er beschreibt seine Vision als „Fernkörper“ und meint damit einen Roboter vor Ort in der Wohnung des Betroffenen als Avatar, der aus der Ferne vom Arzt gesteuert wird. Mit einer solchen Virtual-Reality-Technologie können Ärzte den Roboter auch aus weiter Ferne so steuern, als wären sie vor Ort – können also nicht nur via Sprache oder Video mit dem Betroffenen kommunizieren, sondern diesen auch anfassen und unmittelbar helfen. Technologisch ist es bereits möglich, dass der Arzt spürt, was der Roboter in der Ferne anfasst; er spürt z. B. die Körpertemperatur und die Bewegung. Haddadin sieht besonders in der Rehabilitation ein großes Anwendungsgebiet. Physiotherapeuten könnten sich in den Roboterassistenten einloggen, um nach einer Hüft-OP oder einem Schlaganfall die notwendigen Mobilisierungsübungen durchzuführen. So könnte besonders für Menschen in ländlichen Gebieten eine bestmögliche Versorgung garantiert werden. Laut Haddadin sind Systeme solcher Art bereits im Einsatz, z. B. das Frühmobilisierungsbett. Dieses richtet den Patienten auf und trainiert via Fußpedalen die Beweglichkeit. Die dabei angesetzte Geschwindigkeit, Stärke und Feinfühligkeit wird von einem Physiotherapeuten vorgegeben und danach assistiert der Roboter (Karberg, 2018). Auch Haddadin vertritt die weitverbreitete Meinung, dass der Roboter nicht den Pfleger oder Arzt komplett ersetzen, sondern vor allem assistieren und unterstützen soll.

Für viele ist klar, dass robotische Assistenten in Zukunft auch in der eigenen Wohnung und im Pflegealltag zum Einsatz kommen werden. Heute sind sie jedoch nicht im professionellen Pflegealltag etabliert – noch ist die Technik nicht ausgereift und zu teuer. Prototypen und Pilotprojekte zeigen zwar eine hohe Akzeptanz in den getesteten Pflegeheimen, jedoch sind diese Projekte eine Rarität. Zudem stößt das Thema auf gespaltene und skeptische Meinungen. Die Angst vor einer „Entmenschlichung“ der Pflege ist groß - immer wieder wird betont, dass die robotischen Assistenzsysteme nur eine Unterstützung des Menschen darstellen. Die persönliche Zuwendung für eingeschränkte, alleinlebende Pflegebedürftige ist besonders groß. Nicht zu unterschätzen ist die Kraft eines Lächelns, der Konversation über die Kinder und die menschliche Berührung. Experten warnen, dass die Technik zu mehr Vereinsamung führen kann und Betroffene andere Menschen ihretwegen nicht seltener sehen sollten. Jedoch ist auch klar, dass Pflegende zu viel Zeit mit Aufgaben verbringen, die nichts mit der eigentlichen Pflege zu tun haben. Die körperliche Entlastung durch verminderte Laufwege und Einsatz robotischer Hebewerkzeuge ist bedeutend und das Wissen um diese Option kann dazu führen, dass das Berufsbild des Pflegers wieder attraktiver wird.

Pflegeportale als Schulungsplattform und Coach für Angehörige

Wir wissen, dass die Mehrheit der Pflegebedürftigen zu Hause versorgt wird, gut ein Viertel allein von ihren Angehörigen. Oft sind mehrere Angehörige involviert, die sich verschiedene Aufgaben aufteilen. Die Kundengruppe „Angehörige“ ist ein Markt, der heute von Start-ups und Innovatoren stiefmütterlich behandelt wird. Heute treten immer mehr digital affine Angehörige in die Verantwortung der Pflege und haben somit auch ihre Ansprüche an ein digitales Angebot. Je besser die Angehörigen informiert und weitergebildet sind, desto länger kann eine gute häusliche Versorgung für den Pflegebedürftigen gewährleistet werden. Jedoch ist der bürokratische Dschungel der Pflegeversicherung meist ohne Hilfe nicht leicht zu durchwandern, und die Pflegesituation kommt oft plötzlich und unerwartet. Ähnlich wie die bekannten Gesundheitsplattformen, haben sich auch in der Pflege gleichwertige Portale durchgesetzt. Das 2011 gegründete Serviceportal Pflege.de hat sich mit heute 10 Millionen Besuchern pro Jahr als digitale Anlaufstelle für Senioren und Angehörige durchgesetzt. Die Plattform strebt an, Informationen zu allen Fragen rund um das Leben im Alter sowie komplementäre Services bereitzustellen. So können Nutzer Pflegekräfte, altersgerechte Ausstattungen für die Wohnung und Gesundheitsinformationen zu Krankheiten finden. Im Gegensatz zu vielen anderen Gesundheitsplattformen bietet Pflege.de eine individuelle telefonische sowie lokale Beratung an. Zudem bietet das Unternehmen über ihre zweite Plattform Curabox Pflegehilfsmittel als monatliche Bestellung nach Hause im Abo an. Den Mehrwert der digitalen Bestellungbarkeit und monatlichen automatischen Auslieferung von essenziellen Pflegehilfsmitteln (z. B. Einmalhandschuhe, Desinfektionsspray etc.) haben auch andere Anbieter wie Curablu und Pflegebox erkannt.

Patientenverfügung und und Vorsorgevollmacht sind ein sensibles Thema, da durch sie geregelt wird, welche medizinischen Maßnahmen, oft mit dem Fokus auf lebensverlängernde Maßnahmen, durchgeführt werden dürfen. Start-ups wie Dipat und Meine Patientenverfügung haben hier eine Software entwickelt, die den Angehörigen und Betroffenen hilft, genaue Anweisungen in die richtige medizinische Sprache zu übersetzen. Mit dem Ziel, dass im Notfall der Arzt nach den Wünschen des Betroffenen handeln kann. Die Dokumente werden zudem online gespeichert und können im Notfall mit anderen geteilt werden.

Auch die Krankenkassen, gesetzlich und privat, versuchen ihren Beitrag zur Unterstützung pflegender Angehöriger durch digitale Services zu leisten. Ein Beispiel ist der Pflege-Navigator der AOK, der Betroffenen Informationen zu Pflegeheimen, -diensten, häuslicher Unterstützung und deren Preisen bietet.

Das Berliner Start-up Töchter & Söhne geht einen Schritt weiter und bietet pflegenden Angehörigen den digitalen Pflege-Coach Curendo an. Zwar werden von den Krankenkassen oft Pflegekurse angeboten, aber diese finden mehrtägig und wohnortfern statt. Dies ist für pflegende Angehörige oft nicht umsetzbar. Curendo hat das Marktpotenzial erkannt und stellt eine stark wachsende Kundengruppe in den Mittelpunkt, die in der Pflegeversorgung noch stark vernachlässigt wird – die Gruppe der digital affinen Angehörigen. Das Start-up bietet online verschiedene Kurse und ermächtigt den Kunden, sich selbst, jederzeit und im eigenen Tempo durch vorgefertigtes Kursmaterial zu bilden und eigene Schwerpunkte bei der Kursauswahl zu setzen. Themengebiete wie „Grundlagen der häuslichen Pflege“ und „Alzheimer und Demenz“ wurden in Zusammenarbeit mit deutschen Universitäten und z. B. der Charité Universitätsmedizin Berlin erarbeitet. Das Start-up rechnet direkt mit den Krankenkassen ab und bietet dem Kunden somit einen einfachen Zugang zu medizinischem Wissen (Curendo, n.d.).

Es ist klar, dass digitale Wissensportale und interaktives Aufgabenmanagement große Mehrwerte für pflegende Angehörige bei ihren täglichen Aufgaben bieten können. Aber auch die Angehörigen in der Ferne können so informiert und eingebunden werden. Damit wird für alle involvierten Parteien ortsunabhängig eine dringend notwendige Transparenz geschaffen. Noch ist das digitale Angebot am Markt übersichtlich, jedoch wird der Bedarf an kundenzentrierten, einfach zugänglichen Lösungen für alle Angehörigen steigen, denn die digital geprägte Generation Y rutscht nun langsam in die Verantwortung.

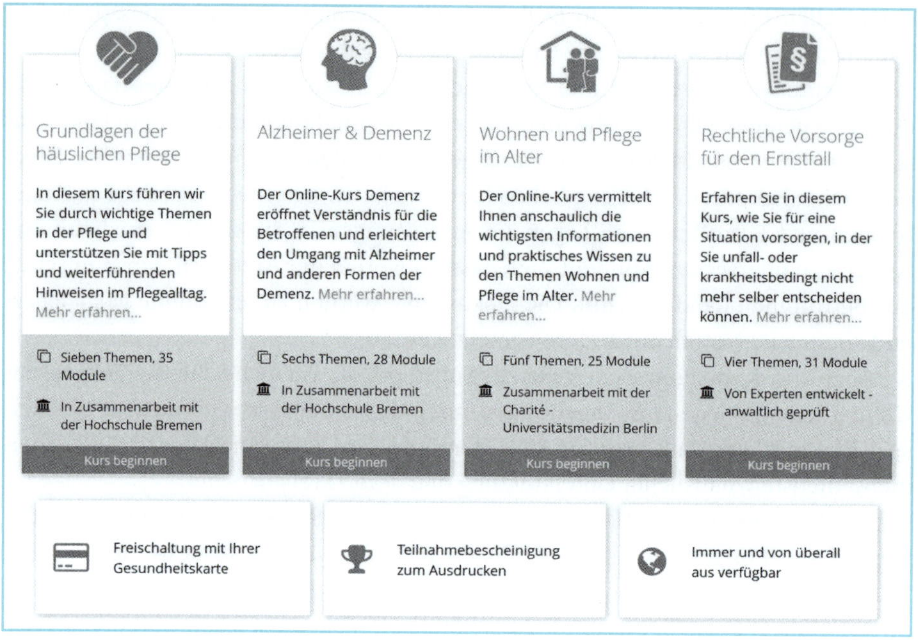

Abbildung 4-34: Curendo-Website, Screenshot der Website, s. Linkverzeichnis [14].

Fazit: Hürdenlauf bis zum digitalen Durchbruch

Die Digitalisierung kann und wird helfen, die Herausforderungen des Pflegemarktes zu bewältigen. Besonders im Vordergrund stehen die Ermöglichung eines lange selbstbestimmten Lebens zu Hause und die Befreiung der Pflegekräfte von repetitiven, manuellen, zeitintensiven und körperlich anstrengenden Aufgaben.

Digitale Lösungen führen zu einem länger selbstbestimmten Leben zu Hause
Die Faktoren eines möglichst lange selbstbestimmten Lebens in einer vertrauten Umgebung liegen in der Befähigung des Betroffenen selbst, der Angehörigen und der ambulanten Pflegedienste. AAL-Lösungen helfen dabei, den Betroffenen durch Notfallsysteme und intelligente Haushaltsgegenstände mehr Sicherheit zu bieten und bei Haushaltsaufgaben zu entlasten. Durch Sensoren und Wearables können Angehörige informiert und bei kritischen Auffälligkeiten gewarnt werden. Im Fall der Versorgung durch einen Angehörigen, können Wissensportale, Online-Coaches und -Services bei der Planung und Durchführung von Pflegemaßnahmen unterstützen und Transparenz herstellen. Die Belastung der Angehörigen kann durch solche Lösungen stark reduziert werden, und so kann die häusliche Versorgung möglichst

lange aufrechterhalten werden. Auch weit entfernt lebende Familienangehörige können über Plattformen informiert und einbezogen werden.

Die Befreiung der professionell Pflegenden durch digitale Lösungen

Die Möglichkeiten, Prozesse im Alltag der professionell Pflegenden zu digitalisieren, werden zu mehr Entlastung und Zeitgewinn führen. Das zeitaufwendige Schreiben von Protokollen wird in Zukunft über Eingabemasken auf Tablets stattfinden, Ressourcen- und Routenplanungen werden von intelligenten Algorithmen effizient aufgestellt und die Interaktion zwischen den Pflegeakteuren wird über Plattformen und digitale Services vernetzt. Transportroboter und robotische Kraft werden die Pfleger körperlich entlasten und damit das Berufsbild wesentlich attraktiver gestalten. Das Ziel: manuelle, repetitive und körperlich anstrengende Aufgaben sukzessive verringern, um dadurch mehr Zeit bei der Betreuung der Pflegebedürftigen investieren zu können. Die Auflösung prozessbedingter Ineffizienzen hat große Auswirkungen auf den Arbeitsalltag und das Arbeitsumfeld der Pflegekräfte.

Fehlendes digitales Grundgerüst

Möglich ist heute vieles und das Angebot an digitalen Lösungen wächst stetig, jedoch ist das Level der Integration von digitalen Lösungen im Pflegealltag niedrig. Dies ist unter anderem darin begründet, dass die Umsetzung oftmals an den grundlegendsten Anforderungen scheitert. Viele Senioren haben weder einen Internetanschluss zu Hause noch besitzen sie ein Smartphone. Viele Smart-Home-Lösungen sind darauf ausgelegt, dass diese Bedingungen erfüllt sind, und werden ausschließlich über Smartphones gesteuert. Anbieter digitaler Lösungen gehen heute soweit, in jedes Gerät eine eigene SIM-Karte mit Internetzugang zu installieren. Dies ist aber kein nachhaltiger und kosteneffizienter Ansatz. Auch die Pflegeheime, besonders in ländlichen Gebieten, benötigen für umfassende Systeme eine schnelle, stabile Internetverbindung. Im nächsten Schritt müsste das komplette Pflegeheim in allen Zimmern WLAN empfangen können. Zudem wäre erforderlich, die Pflegekräfte ausreichend mit mobilen Endgeräten auszustatten.

In einem Pflegeheim wird heute nicht diskutiert, ob autonom fahrende Transportroboter implementiert werden, sondern wer die Verlegung des Breitbandinternetzugangs durch das Landgebiet oder den Stadtteil bezahlt.

Der B2C-Markt ist nicht „ready" – das Zukunftspotenzial aber riesig

Auch auf der Seite der Endkunden ist heute extrem viel möglich, aber wenig umgesetzt. Über die Hälfte aller Pflegebedürftigen sind über 80 Jahre alt: Der Endkunde gehört zur Generation der „Traditionals", die ohne das Internet aufgewachsen sind. Daher sind digitale Medien dieser Generation oftmals fremd und die Handhabung von Smartphones oder Tablets schwierig. Gleichzeitig sind diese Senioren aber auch die Hauptzielgruppe von digitalen Lösungen in der Pflege. Pflege-Start-ups kämpfen damit, dass ihre Zielgruppe ihre Lösungen schlichtweg nicht finden und bedienen kann. Innovation ist hier nicht das Problem, sondern Anwendung und Umsetzung.

„Man muss für eine Pilleneinnahme-Tracking-App ein iPad bedienen können." Marcel Baltes, Gründer und Geschäftsführer der Talea Pflege GmbH

Die mangelnde Fähigkeit und auch Bereitschaft von Pflegebedürftigen und Senioren, digitale Lösungen zu nutzen, stellen heute für Innovatoren eine wesentliche Hürde dar. Viele Geschäftsmodelle wählen den Weg über die Angehörigen. Jedoch auch die pflegenden Angehörigen, wie z.B. die Töchter und Söhne der „Traditionals", gehören auch noch nicht zu der Generation, die vorwiegend mit dem Internet und digitalen Anwendungen aufgewachsen ist. Der B2C-Markt in der Pflege ist für viele Produkte nicht bereit, und Bedienbarkeit bekommt eine neue Bedeutung. Der Markt wird sich jedoch desto mehr rasant drehen, je mehr Menschen der Generationen Y und Z als betroffene Angehörige in die Verantwortung rutschen. Die Nachfrage nach digitalen Lösungen sowie die Bereitschaft, für diese selbst zu zahlen, wird mit den Generationen steigen. Somit aber auch die Ansprüche an die digitale Kundenerfahrung.

Viele teure Insellösungen, aber fehlende Interoperabilität

An Ideen und digitalen Lösungen in der Pflege mangelt es im Prinzip nicht. Besonders im Smart-Home-Bereich gibt es unzählige Anbieter. Jedoch sind diese Produkte so ausgelegt, dass sie zwar ein spezielles Problem lösen, aber oftmals nicht mit anderen Systemen kooperieren können. So muss eine Vielzahl an verschiedenen Produkten einzeln angeschafft werden, um möglichst viele Notfallszenarien abzubilden. „Besonders im Bereich Sensorik muss ein Haus für € 8000 ausgestattet werden, um 50 verschiedene Szenarien abzudecken, von Boden auslegen, über Fensterverschluss bis hin zur digitalen Toilette."[23] Trotz allem reagiert jeder Sensor mit seinem System autark. Die Chance, als holistisches System aufzutreten, um eine möglichst hohe Automatisierung zu gewährleisten, wird heute von niemandem forciert. Es wird eine Plattform gebraucht, die es einfacher macht für Anbieter, ihre Produkte zu platzieren und zu vernetzen, indem sie die einzelnen Lösungen technisch einbettet und entlang der Versorgungskette stützt. Wir sehen heute am Markt, dass sich die Insellösungen allein nicht flächendeckend durchsetzen. Wir sind sicher, dass Smart-Home-Systeme sich durchsetzen werden, jedoch muss der Markt das Missverhältnis von Preis und Leistung noch lösen. Generell sind viele der innovativsten Lösungen heute noch sehr kostenintensiv in der Anschaffung. Besonders die Kosten der robo-

---

23 Marcel Baltes, Mitgründer der Talea Pflege GmbH, im Experteninterview, April 2019

tischen Unterstützung sind für Pflegeheime nicht tragbar – die Roboter-Robbe kostet ca. € 10 000, inklusive Einfuhr aus Japan, und ein Serviceroboter so viel wie das Jahresgehalt einer Pflegefachkraft.

Krankenkassen spielen eine wegweisende Rolle im Smart-Home-Bereich
Die vielleicht wichtigste Frage aus der Sicht der Endkunden ist: Wer bezahlt für die digitalen Lösungen und warum? Die Krankenkassen können eine große Rolle beim digitalen Durchbruch spielen. AAL-Lösungen, wie ein automatisiertes Notrufsystem oder Bettensensorik, sind heute nicht im Leistungskatalog des Hilfsmittelverzeichnisses aufgenommen. So müssen Kunden die Anschaffungskosten komplett allein tragen. Darauf reagieren Betroffene zurückhaltend, da die Kosten für die medizinische Versorgung in Deutschland weitgehend von den Krankenkassen getragen werden. Die gesetzlichen sowie auch die privaten Krankenversicherer können Innovationen konkret vorantreiben, indem sie digitale Lösungen bei der Neufassung des Hilfsmittelverzeichnisses einbringen. Auch Pflegeheime müssen die Kosten für digitale Lösungen oft selber tragen. Die Kostenerstattung der Pflegeeinrichtungen richtet sich nach Personalschlüsseln und nicht nach eingesparten Kosten durch digitalisierte Prozesse oder robotische Assistenten.

4.3.4 Apotheken im Wandel

Die vertraute Apotheke um die Ecke und der persönliche, meist über Jahre aufgebaute Kontakt zum Apotheker sind für viele Menschen auch heute noch ein zentraler Bestandteil der medizinischen Versorgung – besonders für ältere Generationen. Der Apotheker gilt oft bei kleineren Wehwehchen oder bei einer Erkältung als erste physische Anlaufstelle – nach Dr. Google und vor dem Arzt. Aber auch nach dem Arztbesuch erfüllt der Apotheker in seiner Funktion als ausgebildeter Pharmazeut und Gesundheitsberater die verantwortliche Aufgabe, über Medikamente, deren Nebenwirkungen und Wechselwirkungen aufzuklären. Eine wichtige Rolle im fragmentierten Markt der Leistungserbringer, die Medikamente verschreiben, aber nicht miteinander vernetzt sind. Damit treten die Apotheken als Verbindungsstück zwischen Arzt, Pharmahersteller, -logistiker und Patient auf (Abbildung 4-35).

Doch auch die Rolle des Apothekers als stationärer Gesundheitsberater bleibt nicht vom Wandel der Digitalisierung, den Auswirkungen des Online-Shoppings und der Amazon Prime-Auslieferung unberührt (siehe Kap. 2.2). Alle Aspekte der Kundenbeziehung können heute auch online abgebildet werden: von der Produktrecherche und -beratung bis hin zum Kaufabschluss. So beliest sich der mündige und informierte Patient über Inhaltsstoffe und Nebenwirkungen eines Medikaments bereits online und bestellt rezeptfreie Medikamente, Nahrungsergänzungsmittel

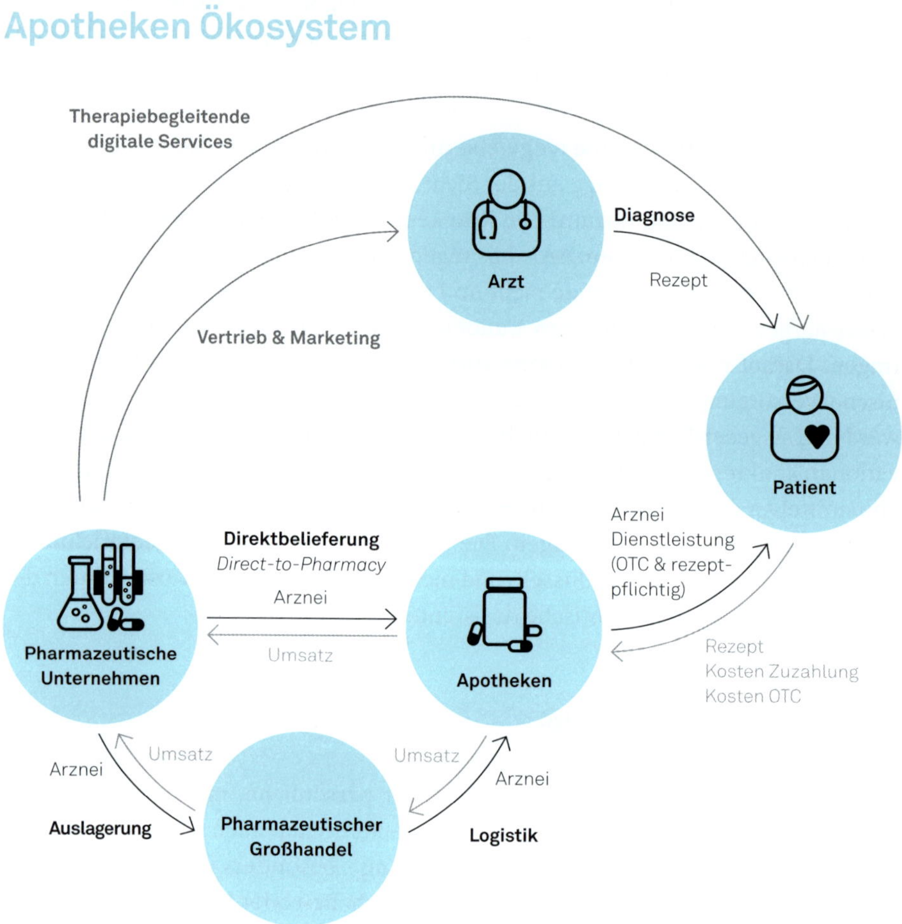

Abbildung 4-35: Das Apotheken-Ökosystem – Verbindungsstück der medizinischen Versorgung

oder Kosmetika über Apothekenportale oder bereits über Amazon. DocMorris bietet inzwischen die beträchtliche Menge von 180 000 Artikeln (Rohrer, 2019) online an, und in Amazons Drogerie-und-Körperpflege-Kategorie, zu der auch eine Vielzahl an rezeptfreien Medikamenten (OTC-Präparate) gehört, findet der Kunden heute über 2,35 Millionen Artikel (Poleshova, 2020c). Der Versandhandel mit OTCs wächst: So wurden im Jahr 2018 bereits 17,7 % der Umsätze online erwirtschaftet – mit einem Wachstum von 8 % zum Vorjahr. Der Shift der Umsätze in den Online-Handel hat dramatische Auswirkungen für die Apotheken. Bis zu rund 20 % Umsatzanteil konnten die Apotheken sonst durch OTCs und apothekenübliche Randprodukte erwirtschaften. In einem generell gewinnschwachen, margendürftigen Apothekengeschäft und in Kombination mit steigenden Ladenmieten sowie fehlendem (Nachfolge-) Personal, resultiert dies für viele kleine Apotheken in erheblichen Problemen. Dabei werden heute gerade einmal 1% der Umsätze für rezeptpflichtige Medikamente online abgebildet (ABDA e.V., 2020) (Abbildung 4-36). Das E-Rezept sowie der Ausbau von technologiegestützen Botenservices wird hier nochmals einen dramatischen Shift hin zu digitalen Plattformen rund um die Patient Journey (Patientenpfad) schaffen. Denn der Gesundheitskunde der Zukunft möchte effizient und bequem von seinem Mobiltelefon aus Medikamente bestellen, entweder direkt nach dem Tele-Arzt-Besuch von zu Hause aus oder auf dem Heimweg von der Praxis. Und am besten wird das Antibiotikum noch am selben Tag über eine Drohne oder einen Botendienst nach Hause geliefert.

Dieser Umbruch hin zum digital gestützten Patientenpfad spiegelt sich in der stetig sinkenden Anzahl an stationären Apotheken seit der Jahrtausendwende wieder. Heute verbucht der Apothekenmarkt die geringste Anzahl an Apotheken seit 30 Jahren. Die Zahl der etwa 19000 Apotheken soll bis 2030 auf unter circa 12000 Apotheken sinken, da sich Umsätze immer mehr in den Online-Handel verschieben werden (Apotheke Adhoc, 2019a). Das Schwinden der Apotheken multipliziert die Schwierigkeiten für den Apothekenhandel, denn, wie man sagt, „aus dem Auge, aus dem Sinn“. Die jungen Generationen kennen die persönliche Apotheker-Patient-Bindung kaum noch. Zudem gründen oder übernehmen immer weniger ausgelernte Pharmazeuten heute eine stationäre Apotheke – sie wollen keinen Kredit aufnehmen für ein schwieriges stationäres Geschäftsmodell. Die Aussicht? Mit dem bestehenden Geschäftsmodell werden langfristig stationäre Apotheken nur noch an Knotenpunkten oder MVZs wirtschaftlich zu führen sein. Deren strategische Lage, direkt auf dem Weg, wird sicher noch lange Relevanz haben, jedoch verlieren stationäre Apotheken im Allgemeinen immer mehr an Kundenzugang und laufen Gefahr, zu Transaktionsgehilfen zu werden. Selbst die hoch angepriesene persönliche Beratung kann über einen Video-Call gänzlich ersetzt werden, genauso wie die persönliche Beratung im Einzelhandel oder die gemütliche Atmosphäre im Buchladen. Harte Zeiten für die Apotheken! Wie reagiert der Markt auf diesen Umbruch?

Die Antwort kann langfristig nur in der Etablierung digitaler Kontaktpunkte liegen sowie in der darauf basierenden Einbettung in den digitalen Patientenpfad. Die Apotheke in ihrem Kern wird zur Abdeckung der Versorgungskette gebraucht, jedoch werden die Interaktion und Dienstleistungen in Zukunft über digitale Kanäle stattfinden. Die Marktakteure streben hier langfristig auch den Aufbau einer Plattform an, die den Patientenpfad abbildet und verschiedene Akteure miteinander verbindet. In anderen Worten: eine Plattform, die den Kunden im Krankheitsfall von Anfang bis Ende (E2E), von der Symptomanalyse über den Arztbesuch bis hin zur Abholung/Auslieferung der Medikamente begleitet.

Apotheke: Zahlen – Daten – Fakten

(1) Kundenkontakt

19.075 öffentliche Apotheken versorgen die Menschen in Deutschland mit Arzneimitteln

23,4 Apotheken je 100.000 Einwohner

150 aktive Versandapotheken in Deutschland

300.000 Botendienste werden täglich durchgeführt

1 Mrd. Patientenkontakte pro Jahr haben öffentliche Apotheken

3,3 Mio. Patienten werden täglich versorgt in öffentlichen Apotheken

(2) Stationäre Apotheken

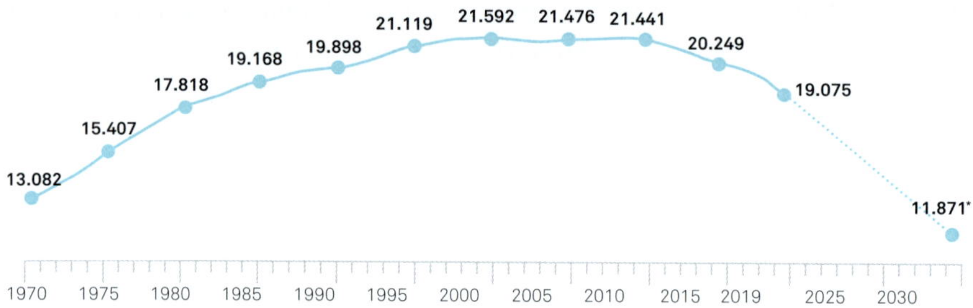

*Negativ Szenario aus "E-Rezept Studie" von Dr. Kaste (2019)

Quelle: Eigene Darstellung angelehnt an (Bundesvereinigung Deutscher Apothekerverbände e.V. (ABDA), 2020), (Apotheke Adhoc, 2019a)

(3) Versandhandel

Umsatz & Absatz von OTC-Produkten:

Rezeptfreie Arzneimittel und Nichtarzneimittel	Absatz 2019			Umsatz 2019		
	in Mio. Packungen	Veränderung zum Vorjahr	Markt-anteil	in Mio. Euro	Veränderung zum Vorjahr	Markt-anteil
Öffentliche Apotheken	796	-0,2 %	84,6%	7.837	2,2%	83,6%
Versandhandel (Inland und Ausland)	145	7,3 %	15,4%	1.537	6,7%	16,4%

Quelle: (Eigene Darstellung angelehnt an Bundesvereinigung Deutscher Apothekerverbände e.V. (ABDA), 2020)

Top 5 Online-Apotheken nach Umsatz in Mio. Euro (2018)

Apotheke	**1.** DocMorris.de	**2.** Shop-Apotheke.de	**3.** Europa-Apotheek.com	**4.** Medpex.de	**5.** Shop.Apotal.de
Umsatz	€ 457 Mio.	€ 229 Mio.	€ 172 Mio.	€ 153 Mio.	€ 148 Mio.

Abbildung 4-36: Infografik ambulante und stationäre Pflege: Zahlen – Daten – Fakten.

(4) Marktgröße nach Umsatz und Absatz

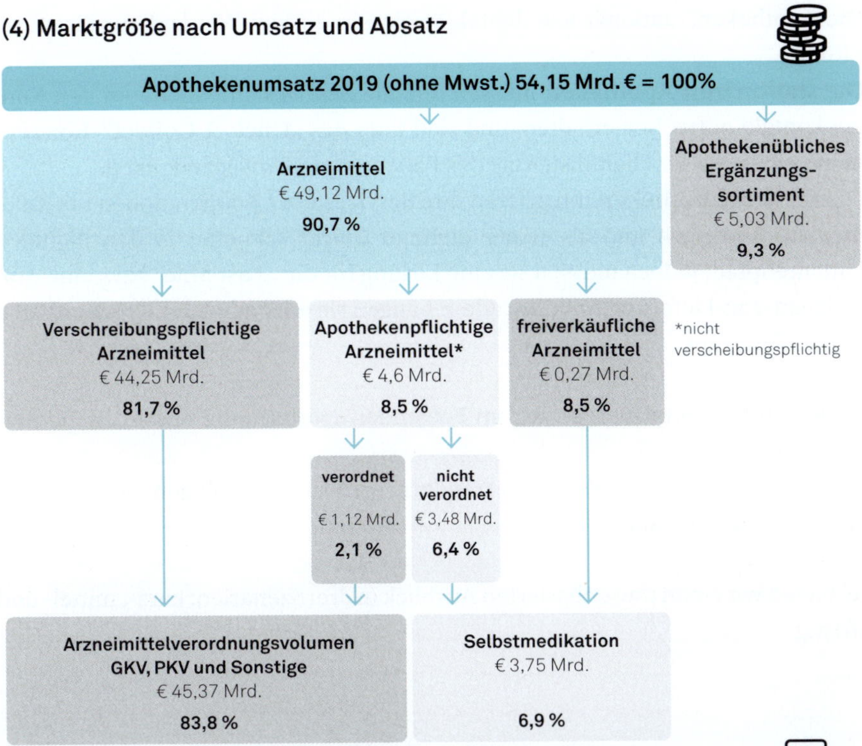

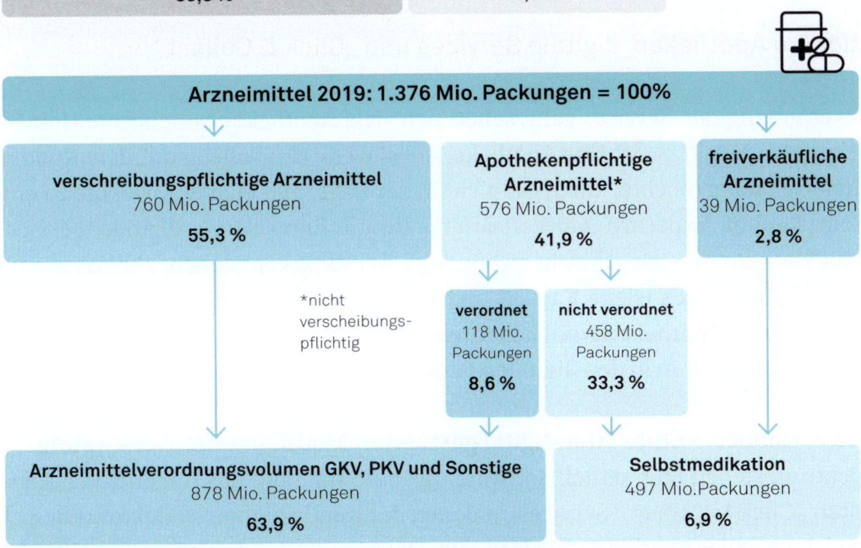

Quelle: (Bundesvereinigung Deutscher Apothekerverbände e.V. (ABDA), 2020))

(5) Wichtigste Themen für Apotheker heute

1 Digitalisierung
2 Konsolidierung im Markt
3 Nachfolgeproblematik

Abbildung 4-36: Fortsetzung

Die Apotheken, stationär wie digital, spielen in diesem Wettlauf zur Plattform eine Rolle:

1. Die **stationären Apotheken** müssen digitale Services aufbauen, um den Kundenkontakt aufrechtzuerhalten, und sind über das **„Click & Collect"-Konzept** heute nicht aus der Digitalisierung des Patientenpfades wegzudenken.
2. Die **Versandapotheken** integrieren ihre Services über Kooperationen mit Telemedizin-Anbietern und als reiner digitaler Player schneller in den digitalen Patientenpfad. Jedoch müssen sie eine Lösung für die „Last Mile" bzw. eine Am-gleichen-Tag-Lieferung finden. Zudem hängen sie am Faden der Regulierungen für das E-Rezept.

Diese beiden Vorgehen werden wir im Folgenden erörtern, um anschließend aufzuzeigen wie

3. **Amazon** den Apothekenmarkt verändern wird und die obigen Bemühungen zunichte machen kann.

Dabei bieten wir einen thesenbasierten Ausblick in drei Szenarien: kurz-, mittel- und langfristig.

Stationäre Apotheken: digitale Services und „Click & Collect"

Wenn es um digitale Services geht, sehen sich viele Apotheken vor enorme Herausforderungen gestellt. So ist eine Apotheke, selbst wenn sie „voll digital" dem Kunden Mehrwerte bieten möchte, allein gar nicht in der Lage, hier eigene Angebote zu entwickeln. Kapital, Expertise und Verständnis für die Entwicklung digitaler Services sind für kleinere Akteure schlecht zu bündeln. Allerdings entstehen, ähnlich wie für die digitale Arztpraxis (siehe Kap. 3.1 und Kap. 6.7), Softwarelösungen, die es auch der stationären Apotheke ermöglichen werden, dem Kunden digitale Leistungen anzubieten und sich so in den digitalen Patientenpfad einzugliedern.

„Click & Collect" – Stufe 1 der digital gestützten Medikamentenversorgung

Im Zentrum stehen hier aktuell Softwareangebote rund um das Angebot von sogenannten „Click & Collect"-Services, in denen der Kunde digital Produkte vorbestellen und dann in der Apotheke abholen kann. Die zwei großen Initiativen sind hier die App des Apotheken-Großhändlers Phoenix „Deine Apotheke" und Burdas „IhreApotheken.de" in Zusammenarbeit mit Noweda. Heute nutzen bereits 3000 Apotheken die App „Deine Apotheke", welche die folgenden Services für den digitalen Kundenkontakt anbietet:

- deutschlandweite Apothekensuche,
- Vorbestellung von Medikamenten (mit oder ohne Rezept) und weiteren apothekennahen Produkten via App,
- Chatfunktion, für Information über den Bestellstatus,
- integriertes Treue-Bonus-Programm (Payback).

Diese Angebote stützen sich auf die deutschlandweite infrastrukturelle Abdeckung, die Apotheken heute noch haben. Denn in den aktuellen Marktgegebenheiten ist das Netzwerk der 19 000 Betriebsstellen noch fast immer der schnellste Weg für Patienten, an verschreibungspflichtige und rezeptfreie Medikamente zu kommen. Gepaart mit guten digitalen Services ist das sicher ein Vorteil, den die Apotheken gegenüber DocMorris, Amazon und Co. vorerst halten können – immer wenn es schnell gehen soll und vor allem wenn ein Rezept im Spiel ist, ist die Apotheke noch Anlaufstelle Nummer eins. Doch diese Stellung wird sich nicht immer halten lassen; Versandapotheken werden durch das E-Rezept aufholen und Amazon wird rezeptfreie Medikamente mit seiner Logistik vor allem in den Ballungsräumen bald innerhalb weniger Stunden liefern können. Doch diese Prämissen beruhen darauf, dass ein Patient bereits genau weiß, welches Produkt er braucht. Wie sieht es denn aus, wenn der Patient die Beratung eines Apothekers aufsucht?

Telepharmazie – der Apotheker als digitaler Gesundheitsberater

Die beratende Rolle des Apothekers ist zentral, doch wird auch sie über kurz oder lang digitalisiert werden. Zwar wenden sich Gesundheitskunden immer öfter an Dr. Google, doch digitale Dienstleister wie Ada oder andere werden den Bedarf an pharmazeutischer Beratung erhöhen. Diesen Bedarf wird der Apotheker in Zukunft nicht nur in der Apotheke selbst, sondern auch digital abdecken können. Die Chatfunktion der eben beschriebenen „Click & Collect"-Angebote ist ein erster Schritt in Richtung Telepharmazie. Die digitale Beratung durch einen Apotheker wurde in Frankreich Ende 2019 sogar in die Erstattung aufgenommen – ein großer Schritt hin zur Telepharmazie. In Deutschland ist die Einführung der Erstattung durch die Krankenversicherer nicht sehr wahrscheinlich, aber ein mögliches Szenario. Sicher kann es sein, dass sich die Rolle des Apothekers so stark wandelt, dass er – wie der Arzt in seiner beratenden Funktion – ebenfalls in erster Linie als Berater rund um Medikamente gesehen und so vom System in die Erstattung aufgenommen wird. Viel wahrscheinlicher sind allerdings Szenarien, in denen entweder der Kunde für den Service des Apothekers über Mikro-Payments zahlt oder in denen der Apotheker seine beratende Funktion, wie heute vor Ort, auch digital als Teil seiner Verkaufsarbeit sieht und diese quasi mit dem Kauf des Produktes mitbezahlt wird.

Sicher haben Apotheker auch Möglichkeiten, durch Offline-Services den Kunden an sich zu binden, etwa durch Ausbau von Zusatzleistungen unterhalb der Arzt-

Schwelle (z. B. durch das Angebot vielfältiger Tests in den Apotheken), jedoch sehen wir diese nur als Tropfen auf den heißen Stein, da der Shift der Umsätze hin in den Online-Handel einen so großen Wandel darstellen wird. Darauf, wie sich dieser Wandel in den Versandapotheken abzeichnet, gehen wir im Folgenden ein.

Online-Apotheken: E-Rezept und die „Last Mile"

Versandapotheken sind in Deutschland heute keine Innovation mehr. Jeder Dritte bestellt Medikamente inzwischen online und führende Online-Apotheken wie DocMorris oder Shop Apotheke sind bekannte Namen im Online-Handel. Seit gut 15 Jahren ist der Versand von Arzneimitteln in Deutschland nun erlaubt und der Markt rutscht nach starken Wachstumsjahren in eine Phase der Konsolidierung. In Deutschland gibt es zwar über 150 aktive Versandapotheken, jedoch sind die Kosten für Logistik und Internetauftritt für eine kleine Apotheke nicht langfristig tragbar (Bundesvereinigung Deutscher Apothekerverbände e. V., 2019).

Die stationären Apotheker haben sich lange und stark gegen die Etablierung von Online-Apotheken und Online-Rabatte gewehrt, und viele stehen diesen auch weiterhin kritisch gegenüber, jedoch hat selbst die Bundesvereinigung Deutscher Apothekerverbände (ABDA) Anfang 2019 öffentlich die Existenz von Versandapotheken akzeptiert, zwar nur in Verbindung mit Zugeständnissen für das eigene Geschäftsmodell, aber so weit, so gut. Auch der ABDA ist klar geworden, dass diese Entwicklung nicht mehr aufzuhalten ist.

Potenziale ausschöpfen über das E-Rezept

Schaut man jedoch auf die Zahlen, dann wird schnell klar, dass Online-Apotheken noch nicht annähernd das Potenzial ihres Marktes ausschöpfen. Gerade einmal knapp über 1 % der rezeptpflichtigen Medikamente werden online erworben. Dabei stellen diese ca. 80 % des Umsatzes einer Apotheke dar. Der Prozess, ein Papierrezept per Post an die Online-Apotheke zu schicken und dann erneut mehrere Tage auf das Eintreffen der Lieferung zu warten, ist für den Akutfall keine Lösung. Kaum verwunderlich ist es, dass Internetapotheken ein enormes Interesse an der Implementierung des E-Rezeptes haben. Das Patientendaten-Schutz-Gesetz (PDSG) sieht vor, dass die gematik die E-Rezept-App entwickelt und die Einführung des E-Rezeptes maßgeblich vorantreiben soll.

Kooperation mit dem Tele-Arzt – KRY und DocMorris

Das E-Rezept allein ist jedoch auch noch nicht die Erfolgsformel, sondern vielmehr die Einbettung der digitalen Rezepteinlösung in ein telemedizinisches Format. So bindet die Online-Apotheke den Kunden schon in der Wahl des Tele-Arzt-Anbieters an sich. Das ist eine Win-win-Situation für beide Seiten: Denn auch der Telemedizin-Anbieter kann so seinen Kunden entlang des Patientenpfades einen digitalen Service offerieren. So ist es nicht verwunderlich, dass der führende Telemedizin-Anbieter KRY zum deutschen Markteintritt als Online-Apotheken-Partner DocMorris gewählt hat. Seit Dezember 2019 können Selbstzahler bzw. privat Krankenversicherte die telemedizinischen Services von KRY nutzen. Diese beinhalten den digitalen Zugang zu einem Arzt via Video und die Erstellung von digitalen Krankschreibungen und Rezepten. Der Kunde kann dann nach der Teleberatung seine Wunschapotheke auswählen – und da ist natürlich auch DocMorris gelistet (DocMorris, n.d.b). Ein Rezept wird dann über die Kooperation direkt an DocMorris gesendet. Dadurch wird dem Kunden bei rezeptpflichtigen Medikamenten der Weg zum Briefkasten erspart und eine signifikante Hürde bzw. ein Medienbruch für den Kunden entfernt. Bei Folgerezepten definitiv eine bequeme Lösung.

Die Stärken einer Online-Apotheke wie DocMorris liegen klar im digitalen Vorsprung bzw. in der Schnittstelle. Für KRY ist es natürlich viel einfacher, *eine* Online-Apotheke wie DocMorris an ihre App „anzudocken", als über 19000 individuelle Apotheken, die zudem in der Mehrheit keinerlei digitale Services vorweisen.

Der digitale Vorsprung zeigt sich auch in Services rund um das digitale Apothekenerlebnis. So bietet DocMorris schon eine Apotheken-App mit integriertem Medikamentenplaner und der Funktion zum Check von Wechselwirkungen an. Beide Services tragen dazu bei, den Kundenkontakt entlang des Patientenpfades durch digitale Kontaktpunkte aufrechtzuerhalten.

Mitte 2020 akquirierte dann die Doc-Morris-Mutter namens Zur Rose Group das deutsche Tele-Arzt-Start-up TeleClinic. Nun wird auch die TeleClinic ihren Patienten eine E-Rezept-Lösung anbieten, welche mit Doc Morris verknüpft wird. TeleClinic ist einer der größten Wettbewerber im deutschen Markt für KRY. So baut der Online-Apotheken-Besitzer seine Marktposition zur Abdeckung des digitalen Patientenpfades weiter aus.

Doch wissen wir, dass eine Online-Apotheke im Akutfall weiterhin nicht die erste Wahl des Kunden sein wird. Denn benötigt der Patient noch am selben Tag ein Antibiotikum, dann wird dieser den Weg auf sich nehmen und zur nächsten erreichbaren Apotheke fahren. Nicht unbedingt, weil er dort besser beraten wird, sondern weil es schnell gehen muss.

„Last Mile" – Wie kommt das Medikament möglichst schnell zum Kunden?

Beim Hausarzt-Patientenpfad ist das sogenannte „Dilemma der Last Mile" eine verheerende Schwäche der Online-Apotheken. Diese sind im Kern keine Logistiker und werden nur bedingt an das Niveau des Pharmagroßhandels oder an die Same Day Delivery von Amazon Prime herankommen. Dies erfordert ebenfalls substantielle Investitionen in den Aufbau von eigenen Lieferketten.

Wie kann also die Online-Apotheke bzw. die zukünftige Gesundheitsplattform es schaffen, dass auch Akutfälle möglichst bequem für den Kunden über ihre Kanäle abgewickelt werden? Da schweben Ideen wie Kooperationen mit Lieferando oder Uber, die den täglichen Kontakt zum Endkunden haben, im Raum. Doch auch hier muss die Logistik der Versandapotheke die Zeitfristen im Hintergrund abbilden können. Die wohl innovativste Lösung des „Last Mile"-Problems ist die Auslieferung von Medikamenten via Drohnen. Im Oktober 2019 kündigte die größte amerikanische Drogerie-Einzelhandelskette CVS Pharmacy eine Kooperation mit dem Paketdienstleister UPS an, um Medikamentenauslieferungen mittels Drohnen zu testen. Eine Kampfansage an Amazon und FedEx, die auch an eigenen Drohnen-Versandsystemen arbeiten (Morse, 2019). Doch solche disruptiven Geschäftsmodelle werden dann doch vorerst in den wesentlich geringer regulierten USA zu finden sein. In Deutschland kann ein DocMorris solche Kooperationen nicht stemmen. Unser Fazit dazu: Die europäischen Online-Apotheken können unserer Meinung nach nicht an das Niveau eines Logistikers wie beispielsweise Amazon herankommen.

Das weiß eine Online-Apotheke wie DocMorris auch und richtet seine Strategie langfristig auf den Aufbau einer Gesundheitsplattform für den Hausarztbesuch aus. Raus aus dem kostenintensiven Geschäft, ein Lagerhaus an der Grenze von Deutschland zu den Niederlanden zu unterhalten, um ihr Versandgeschäft selbst abzubilden, hin zur Plattform, welche die Leistungserbringer digital zusammenführt. Diese Vision der Gesundheitsplattform bzw. des „Ökosystems der Zukunft" kündigt die Zur Rose-Gruppe als Eigentümer von DocMorris bereits in ihrem Geschäftsbericht 2018 an (Zur Rose Group AG, 2019).

Zwischenfazit

An dieser Stelle wird klar, dass sich ein Telemedizin-Anbieter wie KRY im Aufbau eines E2E digital gestützten Hausarzt-Patientenpfades heute nicht nur auf die Online-Apotheken verlassen kann. Telemedizin-Anbieter kommen unserer Meinung nach heute nicht an den stationären Apotheken vorbei. Das letzte Glied der Logistikkette, die persönliche Aushändigung der Arzneimittel an den Kunden, ist noch die klare Stärke der stationären Apotheken. Sollte diese Stärke aber nicht durch Schaffung digitaler Schnittstellen zugänglich gemacht werden, ist sie dennoch nichts wert. Apothekenplattformen wie die Phoenix Apotheken-App und das „Click & Collect"-Prinzip können ein integraler Bestandteil der Digitalisierung des Hausarztbesuches werden.

Die Strategien, die wir in Deutschland sehen, sind ein erster und wichtiger Schritt in Richtung hin zur sektorübergreifenden Plattform. Doch erwarten wir nicht, dass mit diesen Strategien der Wandel vollständig abgedeckt und Mehrwerte so gebündelt werden, dass die Kunden wirklich langfristig gewonnen werden. Die stationären Apotheken werden den Ansprüchen an digitale Services nicht gerecht und die Versandapotheken können die Logistik nicht auf dem Level der Amazon Prime-Realität stemmen.

Es ist kein Geheimnis, dass Amazon schon seit 2017 Pilotprojekte zur „Prime-Apotheke" in Deutschland testet (Wessinger, 2017). In den USA hat Amazon diese schon umgesetzt – weit über ihre eigene Versandapotheke PillPack (heute Amazon Pharmacy) hinaus. Mit ihrem „Amazon Care"-Service kreieren sie heute schon für ihre Mitarbeiter, als Pilotprojekt, den digitalen Hausarztbesuch und bündeln Digital- sowie Logistikexpertise. Der Amazon-Mitarbeiter kann über die „Amazon Care"-App in der virtuellen Arztpraxis über Live- oder Videochat einen Arzt konsultieren und sein Medikament über PillPack entweder innerhalb weniger Stunden an den Arbeitsplatz oder nach Hause liefern lassen oder in einer Apotheke zur Abholung bereitstellen lassen. Amazon ist damit im Rennen um die E2E-Fernbehandlung allen europäischen Playern voraus.

Wir prognostizierten, dass Amazon auch in Deutschland den Online-Apothekenmarkt sowie die telemedizinische Fernbehandlung disrupten wird. Wie genau dieser Prozess aussehen kann, zeigen wir im folgenden Kapitel.

Amazon und die Apotheker – drei Szenarien

Online-Monopolist Amazon – der größte und wertvollste Händler der Welt, dessen weltweiter Umsatz täglich um mehrere Millionen wächst – interessiert sich zunehmend für den deutschen Gesundheitsmarkt. Aber warum will der US-Gigant in den deutschen Gesundheitsmarkt vordringen? Aus genau denselben Gründen, weshalb er sich bereits den Buchhandel und das Geschäft mit Filmen und Musik, den Verkauf von Consumer Electronics, weißen Geräten und Heimwerkerbedarf oder Webhosting und Großhandel vorgeknöpft hat: Weil die Versorgung mit Arzneimitteln und medizinischen Dienstleistungen einen riesigen Markt darstellt, in dem die bestehenden Anbieter aus Sicht des Konzerns ineffizient arbeiten und sich zu hohe Margen genehmigen. Deshalb rechnet sich Amazon hier gute Chancen aus, mit seinem schlankeren Modell den Kunden ein besseres Angebot machen zu können. Denn am Ende ist es klar, dass das wertvollste Unternehmen der Welt den Endkunden mit Abstand am besten versteht und somit erfolgreich in fast jede Industrie problemlos eindringen kann.

Die Aussichten gefallen sicher vielen Marktteilnehmern nicht. Kein Händler, der in seine Fläche und sein Personal investiert hat und ausgesprochene Produktexpertise besitzt, lässt sich gern sagen, dass genau das vielen Kunden egal ist, weil sie zum Anbieter gehen, der billiger verkauft, immer geöffnet hat und auch noch nach Hause liefert. Kein Ladeninhaber, der jeden Monat genau nachrechnen muss, wieviel er sich auszahlen kann, hat dafür Verständnis, wenn man ihm sagt, er nehme eine zu hohe Marge. Aber so ist nun mal der Sachverhalt. Es gibt keinen Grund, warum stationären Apothekern nicht das blühen soll, was Buchhändlern, Elektronikfachhändlern und allen anderen, die mit standardisierten Produkten auf einer stationären Fläche handeln, schon widerfahren ist.

Logistic kills it all

Amazon ist in Bezug auf das Apothekensegment zwar erst in den Startlöchern, aber insgesamt sehr stark aufgestellt. Woher kommt diese Annahme? Einmal ist es die enorme Marktmacht, die Amazon bereits durch die enge Kundenbindung aufgebaut hat, und außerdem ist es das Thema Logistik. In der Disziplin Logistik ist der Konzern derart zu Hause, dass etwa eine eigene Flugzeugflotte eingesetzt und die Lieferung per Drohne getestet wird. Amazon bildet Warenbewegungen innerhalb Europas mittlerweile so effizient ab, dass sich Cross-Border-Verschiebungen bereits bei nationalen Preisunterschieden in Höhe von Cent-Beträgen rechnen. In Deutschland werden derzeit elf Logistikzentren sowie sieben Verteilzentren betrieben. Während traditionelle Logistiker noch an der „Last-Mile"-Lieferung arbeiten hat Amazon bereits über Smart Home Technologien und Alexa Services den Schritt durch die Haustür des Konsumenten bereits umgesetzt. Medikamentenlieferung nicht bis an die Haustür, sondern direkt auf den Küchentisch sind somit keine Zukunftsmusik mehr. Darüber hinaus befassen sich an diversen Standorten Forschungs- und Entwicklungszentren mit neuesten Technologien. Weltweit beschäftigt Amazon 647 500 Mitarbeiter, wobei allein in 2017 über 130 000 neue Stellen entstanden sind. In Deutschland will Amazon aktuell auf 20 000 Mitarbeiter wachsen (Kolb, 2019).

Mit eigenen Marken und Produkten unverzichtbar werden

Derweil lassen sich die Leistungen und Handelsgüter Amazons in drei Gruppen unterteilen: Produkte, Services und Prozesse. Das Produktsortiment umfasst schon lange nicht mehr nur Fremdmarken, sondern zunehmend auch Eigenmarken wie Happy Belly oder Amazon Basics sowie die Geräteserien Echo, Fire TV und Kindle, die Amazon stärker in den Alltag der Kunden integrieren. Die damit verbundenen Dienstleistungen reichen von Prime Streaming-Diensten für Musik über Video bis hin zu Leihbüchereien. Zuletzt zählen auch Prozesse wie der Hosting-Dienstleister AWS zum Leistungsportfolio Amazons in Deutschland. Im Juni 2016 startete zudem Amazon Business in Deutschland, neben den USA damals der zweite B2B-Markt. Zählte das neue Angebot im April 2017 noch 50 000 Kunden, waren es im Dezember 2017 schon 150 000. Anders als in den USA, wo Amazon bereits kleine Krankenhäuser und Städte mit Produkten für den Gesundheitsbereich beliefert, ist Amazon allerdings noch nicht im deutschen B2B-Healthcare-Markt aktiv.

Aber wer wollte wetten, dass das so bleibt? Und wer wollte Geld darauf setzen, dass Amazon – mit seiner in Deutschland bereits verfügbaren Infrastruktur – das lukrative B2C-Arzneimittelgeschäft gänzlich den aus dem Boden sprießenden Online-Apotheken überlassen will? Wir wetten mit – und zwar mit den folgenden **Thesen** zur kurzfristigen, mittelfristigen und langfristigen Entwicklung:

1. **kurzfristige Entwicklung: Amazon und Health Care in 2020**
   1.1. **Analog zur Akquisition von PillPack in den USA wird Amazon in das deutsche Apothekenbusiness vordringen.** Im Juni 2018 stieg Amazon mit der Übernahme der amerikanischen Online-Apotheke PillPack in den Medikamentenhandel ein (Plewinski, 2018). Mit diesem Schritt geht es Amazon neben der Erweiterung seines Portfolios auch um die Skalierung eines ausgefeilten Geschäftsmodells. Es ist naheliegend und nur eine Frage der Zeit, dass Amazon in Deutschland bald ebenfalls in das lukrative Apothekenbusiness einsteigen wird. Hierzu könnte der Gigant eine bestehende Versandapotheke akquirieren oder aber das aboartige Geschäftsmodell von PillPack (siehe 1.2) in den deutschen Markt überführen, sobald der Versand von verschreibungspflichtigen Medikamenten auch hierzulande zugelassen wird.
   1.2. **Amazon ist mehr als ein Paketversender. Wie bei PillPack wird direkt über Amazon zu bestellen einen klaren Kundenmehrwert ergeben.** Zu der Zielgruppe PillPacks zählen insbesondere alte und chronisch kranke Patienten, die ihre Rezepte online einreichen können. Statt komplette Arzneimittelpackungen zu versenden, verpackt PillPack die Medikamente in der benötigten Dosis und beschriftet diese entsprechend. Ausgebildete Apotheker prüfen den Prozess, um sicherzustellen, dass der Patient genau weiß, zu welcher Tageszeit er welche Arznei zu sich nehmen muss. Die von PillPack versandten Dosen decken jeweils den Bedarf eines Monats ab. Im Wettbewerbsumfeld der deutschen Versandapotheken, in dem sich bisher kaum ein Marktteilnehmer durch sein Produkt- oder Dienstleistungsspektrum von der Konkurrenz abheben kann, würde ein solcher Service wie bei PillPack einen klaren Mehrwert für den Kunden bieten. Hinzu käme weiterer Mehrwert für Amazon-Kunden durch die Einbindung von konzerneigenen Services: So könnten die Echo-Geräte mit Alexa dafür genutzt werden, per Spracheingabe Medikamente zu bestellen. Darüber hinaus wäre es denkbar, vom Arzt verschriebene Rezepte über die Kamera in der mobilen App zu scannen, woraufhin die verschriebenen Medikamente automatisch in den Warenkorb gelangen.
   1.3. **Wie mit Basic Care in den USA, bringt Amazon eine exklusive OTC-Eigenmarke auf den Markt.** Im August 2017 hat Amazon in den USA die Marke Basic Care auf den Markt gebracht (Borsch, 2018). Die von Perrigo hergestellte Produktpalette (LaVito, 2018) reicht von Ibuprofen bis zu Haar-

wuchsmitteln. Durch das Anbieten von Arzneimitteln über eine Eigenmarke nutzt Amazon die Preisvergleichbarkeit bei Generika und Preissensibilität der Endkunden für ein besseres Kundenerlebnis und die Intensivierung der Kundenbeziehung.

1.4. **Amazon schließt strategische Allianzen mit führenden Herstellern in der Health-Technology-Branche.** Analog zu der Partnerschaft mit Cerner, einem der weltweit größten Unternehmen für Informationstechnik im Gesundheitswesen, schließt Amazon strategische Partnerschaften mit führenden Unternehmen in der deutschen Pharmaindustrie.

2. **Mittelfristige Entwicklung: Wie Amazon bis 2025 den Gesundheitsmarkt umkrempelt:** Das Modell „flächendeckend stationäre Apotheken" wird zuerst dem Angriff von Amazon irgendwie standhalten müssen. Die Stärken der klassischen Apotheken sind nicht darauf ausgerichtet, einem skalierbaren Online-Konzept und dessen kompetenter Umsetzung etwas entgegensetzen zu können. Vielmehr wird eine Menge „alter" Nachteile durch ein derartiges Konzept umso klarer sichtbar. Regionale Gebundenheit, nur begrenzt mögliche Skalierung, teures und zahlreiches Personal im stationären Bereich und eine Mischmarge aus Rezept- und OTC-Umsätzen waren über Jahrzehnte erhebliche Vorteile der Apotheken – diese drehen sich nun ins Gegenteil. Derzeit geht es den Apotheken noch einigermaßen gut, weil viele Vorschriften die Deutschen regelrecht dazu anhalten, Rezepte bei ihnen einzulösen. Bisher ein schöner Nebeneffekt: Beim Einkauf landen immer auch einige rezeptfreie Waren in der Einkaufstasche der Kunden. Je weniger Kunden allerdings in die Apotheke kommen, desto schneller kippt das System: Sobald der Kunde nicht mehr wegen eines Rezeptes in die Apotheke „muss", wird auch das Segment der OTC-/Mitnahmeprodukte erheblich unter Druck geraten. Ähnlich wie es im Handel passiert, wird auch bei den stationären Apotheken die Abnahme der Kundenzahl erhebliche strukturelle Änderungen mit sich bringen.

2.1. **Das Interesse von Kunden an stationären Handelsmodellen nimmt rapide ab.** 2025 spielt der stationäre Handel neben digitalen Vertriebskanälen nur noch eine untergeordnete Rolle im alltäglichen Leben der Konsumenten. Die Folge: Branchenübergreifend haben Händler in allen Lagen aufgrund abnehmender Besucherfrequenz mit starken Umsatzeinbußen zu kämpfen. Nachdem Amazon mit seinem OTC-Konzept den Apothekern schon einige Frequenzbringer abjagte und 2020 einige rechtliche Hürden für den Versand verschreibungspflichtiger Medikamente aus dem Weg geräumt wurden, blicken stationäre Apotheken auf eine unsichere Zukunft.

2.2. **Die Informationssuche sowie der Einkauf verlagern sich endgültig ins Internet.** Nicht nur der Kauf von Produkten verlagert sich in digitale Kanäle; auch die Informationssuche und der Produktvergleich finden zunehmend online statt. Insbesondere Pharmaprodukte, die über standardisierte Kriterien, Abmessungen und Inhaltsangaben verfügen, können online einfacher verglichen werden. Analog zu Versicherungsvergleichsmaschinen bieten mittlerweile seriös aufgestellte, redaktionell betreute Webseiten gute Übersichten verfügbarer Medikamente an – mit direktem Durchklick zur Bestellung beim günstigsten und schnellsten Anbieter (also: Amazon). Der gesamte Prozess von der Informationssuche bis zum Kaufabschluss kann also online abgebildet werden.

2.3. **Mit der Wahl einer neuen Regierung im Jahr 2021 entfällt das aktuelle Rx-Versandverbot.** Der vierte GroKo-/erste „Jamaika"-Vertrag enthält eine Passage, die eine Abschaffung des Versandverbots für Medikamente beinhaltet. Wo es 2018 hieß (Rohrer, 2018), man stärke „die Apotheke vor Ort" und setze sich für ein Verbot des Versandhandels mit verschreibungspflichtigen Arzneimitteln ein, steht in diesem Vertrag (nicht ohne eine gewisse Ironie): „Wir stärken die Versorgung vor Ort: Einsatz für die Sicherstellung des Versandhandels mit verschreibungspflichtigen Arzneimitteln."

2.4. **Internationale Transparenz erhöht den Druck im deutschen Markt.** Auch im Koalitionsvertrag 2021 ist zu lesen: Die Preisbindung für Arzneimittel fällt. So wird die starke Konkurrenz durch rabattierte Medikamente aus dem Ausland in kürzester Zeit über den deutschen Markt rollen – nicht zuletzt forciert durch Amazon als europäisch agierende Handelsplattform. Der durchschlagende Erfolg der schwarz-bis-grauen Märkte für Arzneimittel aus dem europäischen Ausland im Online-Versand ist nicht mehr zu übersehen, und so versuchen auch die Apotheker die eigene Position durch Preiswettbewerb zu verbessern. Dieses Verhalten ist ebenfalls in vielen B2C-Bereichen (Fashion, Bücher etc.) schon jetzt sichtbar.

2.5. **Amazon bringt mit Minimal Viable Products (MVPs) eine neue Innovationsgeschwindigkeit in das deutsche Gesundheitswesen.** Ähnlich wie im Fall der gemeinschaftlichen Entwicklung des Pantry-Konzepts mit dem Konsumgüterhersteller Procter & Gamble, verbündet sich Amazon auch im Gesundheitswesen mit führenden Herstellern, um neue Konzepte auszuprobieren. Bereits 2017 kooperierten Amazon und Merck (Sullivan, 2017). Sie initiierten einen Entwickler-Contest mit dem Ziel, Alexa-Skills für Diabetespatienten entwickeln zu lassen. Nach der Aufhebung des Versandverbots 2021 wird ein innovativer Ansatz zum Monitoring und zur Einstellung von Insulin auf dem deutschen Markt gelauncht, powered by Amazon. Die Partnerunternehmen testen ähnliche Systeme für Antikoagulationstherapien und – besonders kompliziert – für Dialysen.

2.6. **Amazon überträgt seine Health-Care-Pläne nach Deutschland.** Bereits im Juli 2017 gründete Amazon *1492* (Houser, 2018), ein geheimes Labor für

Innovationen im Gesundheitswesen. Seitdem wurde eine Reihe von Gesundheitsexperten für das Projekt eingestellt, darunter der Seattler Arzt Martin Levine und Taha Kass-Hout, der ehemalige Chief Health Informatics Officer der U.S. Food and Drug Administration (FDA). Nachdem das Team jahrelang das Pressen und Ziehen von Daten aus alten elektronischen Krankenakten perfektioniert hat, stellt Amazon ab 2022 diese Informationen den Verbrauchern und ihren Ärzten zur Verfügung – zunächst nur auf dem US-Markt. Es wird von Marktbeobachtern zu Recht als erster Schritt in Richtung einer Telemedizin-Plattform angesehen. 2024 folgt dann eine Reihe von Gesundheitsanwendungen für bestehende Amazon-Hardware, einschließlich Echo und Dash. Krankenhäuser und Arztpraxen in den USA sind von den Fähigkeiten der Amazon-Sprachassistentin Alexa in Sachen Patientenmanagement und Nachschub begeistert.

3. **Langfristige Entwicklung: Was nach 2025 von Amazon zu erwarten ist:** Stand 2025 hat Amazon nicht nur Verwerfungen im Medikamentenmarkt verursacht, sondern diesen regelrecht aufgerollt. Bereits im Frühjahr 2019 (Apotheke Adhoc, 2019b) brachte sich Amazon in Deutschland mit diversen Personalien in Stellung, damit es pünktlich zur Aufhebung des Fernhandelverbots von verschreibungspflichtigen Medikamenten loslegen konnte. Vor allem chronisch Kranke haben Dienste wie automatischer Nachschub und Alexa schätzen gelernt. Neue Amazon-Health-Produkte, die Anfang der 2020er-Jahre als MVPs mit MedTech-Start-ups auf den US-Markt gebracht wurden, werden nun nach und nach in Deutschland gelauncht. Auch viele ältere Patienten sind von den Leistungen Amazons begeistert. Die 80-Jährigen von 2025 waren nämlich Anfang der 2000er-Jahre die ersten „Silver Surfer“: Eine ganze Rentnergeneration hat schon seit 10 Jahren Smartphones und findet – nun, mit zunehmend schlechterer Sehkraft und nachlassendem Gedächtnis – nichts dabei, Alexa zu fragen, welche der zwei Pillen in dem Umschlag „Dienstag“ gleich nochmal vor dem Mittagessen einzunehmen ist. Soviel zur Ausgangslage 2025. Was unternimmt das nunmehr weltgrößte Unternehmen (dessen Gründer Jeff Bezos übrigens zum Anfang des Jahres 2025 abdankt, da er Ende Januar als US-Präsident eingeschworen wird) als Nächstes im angesichts des fortschreitenden demografischen Wandels nach wie vor höchst attraktiven Gesundheitssektor?
   3.1. **Amazon verstärkt das B2B-Pharmabusiness und beliefert Krankenhäuser und Praxen.** Nachdem es sich den B2C-Arzneimittelhandel mit ein paar europaweit aktiven Pure-Playern mehr oder minder vollständig aufgeteilt hat, entschließt sich Amazon dazu, durch die Belieferung von Gewerbekunden neue Zielgruppen zu erschließen. Schließlich ist der Konzern mit Amazon Business mittlerweile seit bald 10 Jahren in Deutschland vertreten. Die Position im B2B-Handel ist entsprechend stark. Und: Aufgrund des steigen-

den Kostendrucks im Gesundheitssystem – die Babyboomer werden nun gebrechlich und deren immer teureren Behandlungen müssen von einer stark abnehmenden Erwerbsbevölkerung bezahlt werden – und aufwendiger Beschaffungsprozesse ist eine Kooperation mit Amazon Business für Krankenhäuser besonders attraktiv. Mit Lösungen wie die bereits in den USA verbreiteten Dash-Buttons sowie Predictive Purchasing auf Basis von historischen Verbrauchsdaten hilft Amazon, den hektischen Klinikalltag etwas entspannter zu machen. (Dass die Preise unschlagbar günstig sind, muss man wohl nicht extra erwähnen.)

3.2. **Amazon baut seine Vormachtstellung als One-Stop-Solution aus.** Amazon besetzt schon in den 2010er-Jahren relativ weitläufig den Kundenzugang. So gehörten Nahrungsergänzungsmittel schon 2019 zu einer besonders starken Kategorie bei Amazon in Deutschland. Die Nähe zu OTC-Produkten und verschreibungspflichtigen Medikamenten ließ also schon vorher darauf schließen, dass Amazon auch für diese Produkte das Vertrauen der Verbraucher genießen würde. Mithilfe von Geräten wie Echo konnte Amazon zudem seinen Einfluss auf den Kaufprozess des Kunden weiter ausbauen und einen immer größeren Anteil der Haushaltsausgaben für sich beanspruchen. Das Ergebnis: Im Jahr 2025 ist es in vielen Haushalten vollkommen normal, sich mit Alexa über Symptome einer Krankheit zu unterhalten. Zudem stellen von Start-ups in Partnerschaft mit Amazon Health entwickelte Smart Peripherals, wie vernetzte Thermometer, Alexa eine Reihe von Daten direkt zur Verfügung. Und bei einigen besonders fortschrittlichen Arztpraxen sind Termine über Voice zu buchen.

Die Zukunft kann wie hier beschrieben verlaufen oder es setzen sich neue, bislang unbekannte Anbieter am Markt durch. Nur eins ist sicher – es wird nicht so bleiben, wie es zurzeit ist, und die jetzigen Akteure im Gesundheitsmarkt müssen sich die Frage stellen, ob sie in der Zukunft noch einen Mehrwert liefern.

4.3.5 Pharmazeutische Hersteller

Die Pharmaindustrie ist durch einem stark negativ belasteten Ruf gekennzeichnet – weltweit und durch alle Altersgruppen hinweg. Nichtsdestoweniger sind Pharmahersteller ein integraler Bestandteil unseres Gesundheitswesens. Jeder Deutsche hat in seinem Leben Berührungspunkte mit den Arzneimitteln, welche die Pharmaindustrie herstellt. Es ist eine hoch regulierte, akribische und akademisch anspruchsvolle Industrie rund um Moleküle, Wirkstoffentdeckung, klinische Studien, (Gen-)Therapien und Arzneimittelvertrieb. Unser Anspruch in diesem Kapitel ist es nicht, diese Komplexität im Detail zu erklären, sondern zu verdeutlichen, dass auch die Pharmaindustrie in der Transformation steckt – hin zum Patienten und digitalen Services.

„Pharma“ ist eine Multi-Milliarden Euro schwere Industrie (Abbildung 4-37): In 2019 verzeichnete der deutsche Markt Umsätze i.H.v. € 46,4 Mrd. und einen Umsatzanstieg von 7% zum Vorjahr. Diese Umsätze wurden lange von den jeweiligen Blockbustern der einzelnen Pharmahersteller getrieben. Einzelne Medikamente werden als Massenprodukt verkauft und erzielen Millionenumsätze pro Jahr. Die Abteilung „Pharmaceuticals“ von Bayer verzeichnete in 2019 einen Umsatz von € 17,96 Mrd (€ 16,7 Mrd. 2018) (Bayer AG, 2020). In 2019 spielten die „Top 10“-Produkte – wie z.B. der Blutverdünner Xarelto oder Aspirin Cardio – 70% des Pharmaumsatzes (€ 12,479 Mrd.) ein. Bei Boehringer Ingelheim machten in 2018 die „Top 4“-Produkte rund 52% des Gesamtumsatzes der Humanpharmazeutika aus (Boeringer Ingelheim, 2020).

Neuer Wettbewerb

Doch die Pharma-Giganten haben längst verstanden, dass das Geschäftsmodell rund um Pillen und Blockbuster nicht mehr lange zukunftsfähig ist. Denn sobald das Patent eines Blockbusters ausgelaufen ist, steigen die Generikahersteller in den Markt ein. Die Folge: Preisverfall und Umsatzeinbußen. Das einst dominierte Feld der Arzneimittel wird dann von immer mehr Wettbewerbern eingenommen. Sogar Kliniken fangen an, ihre eigenen Medikamente herzustellen und schneiden die Margen der Pharmahersteller und -großhändler ab. In den USA arbeitet Amazon mit dem Generikahersteller Perrigo zusammen und verkauft eigens gebrandete „Amazon Basic Care“-Produkte (nur OTCs) auf ihrer Plattform Amazon Pharmacy direkt an den Endkunden. Die Branche leidet seit Jahren an den Patentausläufen und der Folge des sukzessiv schrumpfenden Umsatzanteils der Blockbuster.

Sinkende Profitabilität

Nun könnte die Annahme naheliegen, dass forschende Pharmahersteller einfach neue Medikamente entwickeln könn(t)en. Doch die extrem angestiegenen Entwicklungskosten und schrumpfende Margen machen deutlich: Das ist heute lange kein attraktives Investment mehr. Die Kosten dafür, ein Medikament auf den Markt zu bringen, sind in den letzten 10 Jahren um 67% rasant gestiegen. Die Rendite der Investition für die Forschung und Entwicklung (F&E) ist jedoch drastisch gesunken, von 10,1% in 2010 auf 1,8% in 2019 (Deloitte LLP, 2019). Somit werden die enormen Entwicklungskosten nicht mehr durch attraktive Margen gerechtfertigt.

Pharma: Zahlen – Daten – Fakten

(1) Pharma Gesamtmarkt nach Umsatz und Absatz

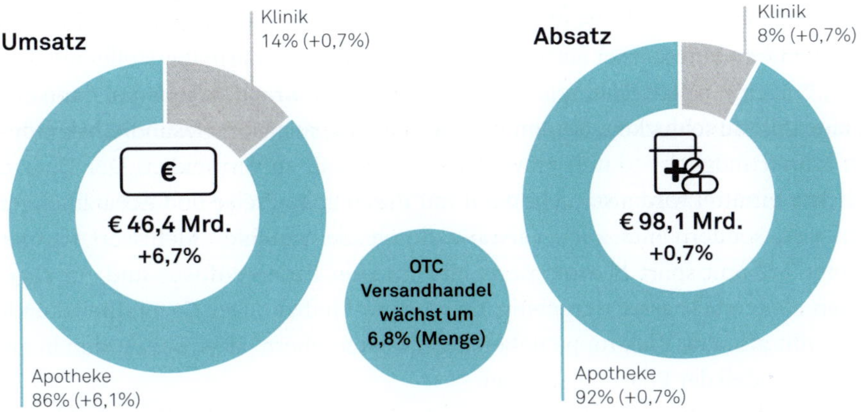

Quelle: (IQVIA Commercial, 2020)

(2) Deutsche Pharmahersteller

(2.1) Forschende Pharmahersteller (Originalhersteller): entwickeln und forschen an eigenen Arzneimitteln.

Top 5 deutsche forschende Pharmahersteller nach Umsatz in Mrd. Euro (2019, weltweit)

Hersteller	Umsatz
1. Bayer	€ 17,962 Mrd. (Geschäftsbereich Pharmaceuticals)
2. Boehringer Ingelheim	€ 13,961 Mrd. (Geschäftsbereich Humanpharma)
3. Merck	€ 6,714 Mrd. (Geschäftsbereich Healthcare)
4. Fresenius Kabi	€ 5,663 Mrd (Produktbereich Arzneimittel, Klinische Ernährung, Infusionstherapie)
5. Stada Arzneimittel	€ 1,074 Mrd. (Konzernumsatz Markenprodukte)

Quelle: (Bayer AG, 2020), (Boehringer Ingelheim, 2020), (Merck Group, 2020), (Fresenius SE & Co. KGaA, 2020), (Stada Arzneimittel AG, 2020)

(2.2) Generikahersteller: produzieren Arzneimittel, deren Patentschutz ausgelaufen ist, und investieren daher nicht in Forschung und Entwicklung. Die Kosteneinsparung ermöglicht ihnen, deutlich geringere Preise anzubieten.

Top 5 Hersteller von Generika und Biosimilars
im deutschen Apothekenmarkt nach Umsatz und Absatz (2018)

Umsatz (€ zu APU)	Absatz (Anzahl Packungen)
1. Hexal (Novartis)	Ratiopharm (Teva)
2. Ratiopharm (Teva)	1 A Pharma (Novartis)
3. Aliud Pharma (stada)	Aliud Pharma (stada)
4. 1 A Pharma (Novartis)	Hexal (Novartis)
5. Heumann (Torrent)	Zentiva Pharma (Zentiva)

Quelle: (IQVIA, 2019)

Abbildung 4-37: Infografik Pharma: Zahlen – Daten – Fakten.

Der Patient als neue Zielgruppe

Dieses Mindset wird auch von den Ärzten und natürlich dem Gesundheitskunden getrieben. Beide wollen bessere Resultate, spürbare Mehrwerte sehen und hinterfragen Medikamente stärker als früher. Auch müssen sich Pharmahersteller mit dem Trend „Prävention statt Therapie“ auseinandersetzen. Krank zu sein und dann einfach eine Pille zu schlucken, für den Rest des Lebens, sucht der Gesundheitskunde – wann immer möglich – durch präventiven Lebensstil zu vermeiden. Der Umsatz durch Arzneimittel wird also nicht mehr nur durch hohe Preise und Absatzmengen beeinflusst, sondern nun auch verstärkt durch die Variable „Mehrwert für den Patienten“. Damit spürt Pharma den Shift hin zum Patientenfokus und zur sogenannten „outcome-based“ (ergebnisorientierten) Medizin. Der Gesundheitskunde rückt damit als neue Zielgruppe neben den „Verschreibern“ bzw. den Ärzten in das Geschäftsmodell der Pharmahersteller.

Auch ist der technologische Wandel nicht an der Pharmaindustrie vorbeigegangen: Die Genomsequenzierung und personalisierte Medizin sowie Sensorik und Live-Tracking von medizinischen Daten bieten Pharma neue Möglichkeiten, ihre Prozesse zu optimieren oder neue Geschäftsfelder und Therapieansätze zu entwickeln. Allerdings unter der herausfordernden Voraussetzung, diese in ihre starren und langatmigen Prozesse zu integrieren.

Das klassische Geschäftsmodell der Pharma-Industrie steht ohne Zweifel unter Druck. Wie muss Pharma ihr Geschäftsmodell nun anpassen, um den digitalen Wandel und die neuen Kundenbedürfnisse zu befriedigen? Pharmahersteller werden in Zukunft nicht mehr Wirkstoffe in Form von Blockbustern anbieten, sondern ein umfassendes Gesundheitsversorgungspaket, das sich aus Medikament/Therapie und digitalen Services entlange der E2E-Kundenerfahrung zusammensetzt. Wie kann das gelingen? Unsere Antwort teilt sich in zwei Strategien:

1. Zum einen muss Pharma ihr Kerngeschäft zukunftsfähig machen und dabei Prozesse optimieren und Produkte um digitale Services sinnvoll ergänzen. Doch der Blick nach Innen wird nicht ausreichen.
2. Gleichzeitig sollte Pharma den Blick nach außen wenden und in dem rasant wachsenden Digital-Health-Markt neue Geschäftsfelder erschließen bzw. sich neu orientieren.

Optimierung des Kerngeschäfts durch digitale Lösungen

Die Wertschöpfungskette ermöglicht den Blick ins „Innere“ eines Pharmaherstellers und zeigt die groben Prozess-Stufen des Geschäftsmodells (Abbildung 4-38). Entlang dieser Wertschöpfungskette gibt es verschiedenste digitale bzw. technologische

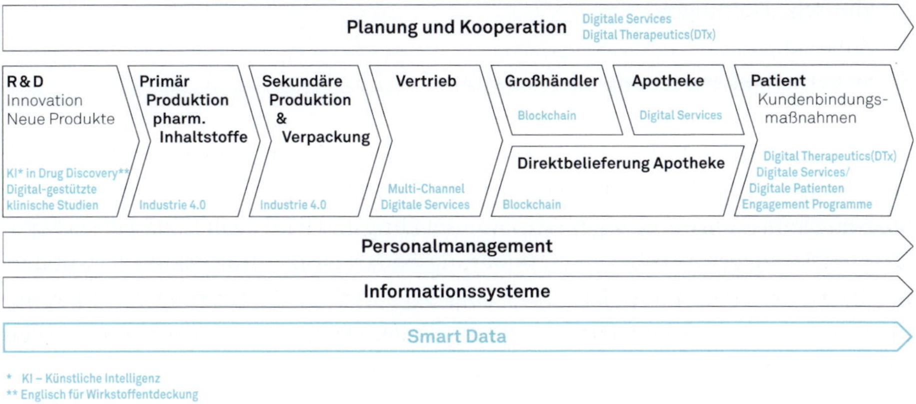

Abbildung 4-38: Wertschöpfungskette der Pharmaindustrie mit digitalen und technologischen Themenfeldern. Quelle: Eigene Darstellung, angelehnt an Michael E. Porter.

Anknüpfungspunkte zur Optimierung. Besonders im Bereich der Produktion und auch in der Logistik sind Themen wie die „Industrie 4.0" (z.B. eine automatisierte und intelligente Produktionsstätte) oder auch blockchainbasierte Lieferketten relevant. Wir möchten uns im Rahmen dieses Kapitels jedoch auf zwei ausgesuchte Bereiche der Wertschöpfung fokussieren, die den Konsumenten (Patienten/Gesundheitskunden) immer stärker einbinden, auf

A. die Forschung und Entwicklung (F&E) und
B. die Kommerzialisierung, die für uns aus Vertrieb und der Patientenbindung besteht.

Forschung und Entwicklung in der Medikamentenentwicklung

Anfang 2020 tummelten sich über 230 KI-Start-ups im Bereich der Medikamentenentwicklung – Anzahl steigend (Smith, 2020). Datenmassen (Big Data), gepaart mit intelligenten Algorithmen, spielen auch in der Pharmabranche eine immer größere Rolle, denn sie wecken die Hoffnung, den Entwicklungsprozess kürzer, kostengünstiger und effizienter zu gestalten. Denn dieser Prozess zur Entwicklung eines neuen Medikamentes dauert durchschnittlich 13,5 Jahre (Abbildung 4-39) (Paul et al., 2010) und kann bis zu € 2,3 Mrd. (DiMasi, Grabowski & Hansen, 2016) verschlingen. In dieser Zeit durchläuft die Medikamentenentwicklung fünf Phasen (Food & Drug Administration [FDA], 2018):

1. Wirkstoffentdeckung,
2. vorklinische Entwicklung,

3. klinische Prüfungen,
4. Zulassung und
5. Sicherheitsüberwachung nach der Zulassung.

In der Wirkstoffentdeckung werden von ca. 4 Mio. Prüfsubstanzen 5000–10 000 getestet und > 10 Substanzen kommen in die Entwicklung. Im Verlauf der klinischen Studien bleibt dann ein einziges Arzneimittel übrig und wird nach 12–15 Jahren zugelassen (Diefenbach, 2018). Der Optimierungsbedarf ist also groß. Kaum verwunderlich ist es, dass Pharma im Jahr 2019 über $ 5,2 Mrd. in die Nutzung von KI in der Medikamentenentwicklung investiert hat, mit dem Fokus auf Informationsverarbei-

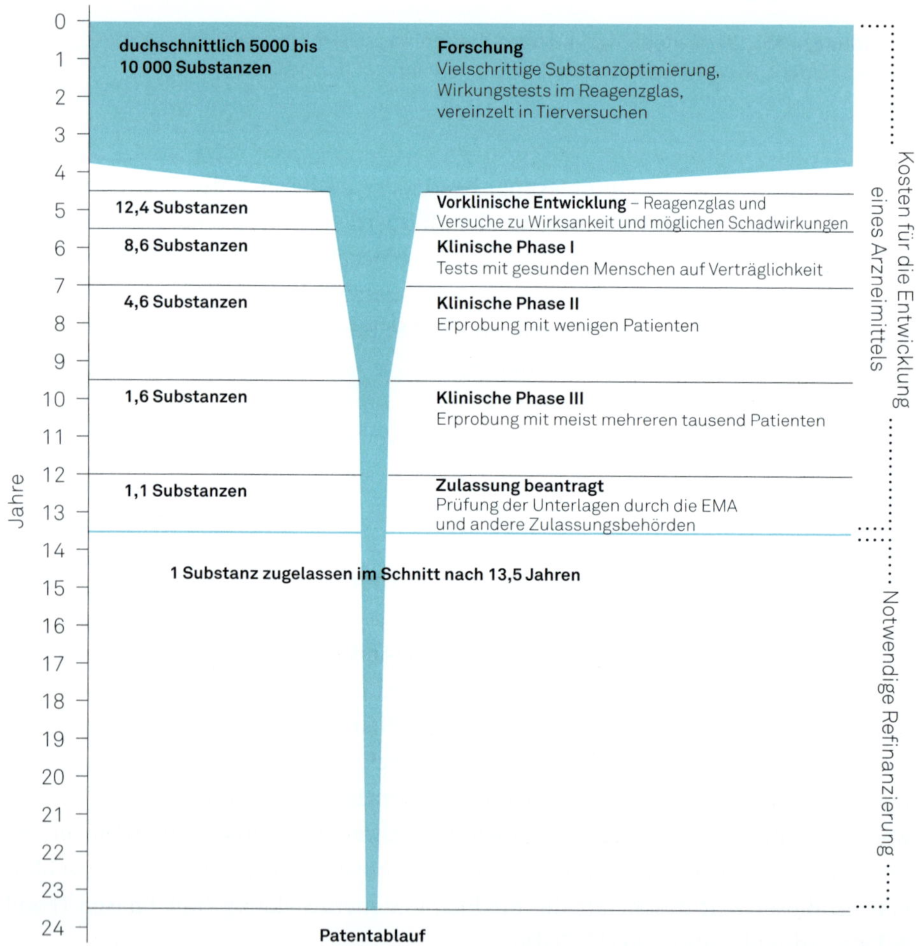

Abbildung 4-39: Medikamentenentwicklung: von der Substanz zum Arzneimittel. Quelle: Paul et al., 2010.

tung und -synthese, Wirkstoffentdeckung (Drug Design) und klinische Studien (Kristensen, 2019).

Und die Hoffnung der Patienten? Die Entdeckung neuer revolutionärer Medikamente. Heute unheilbare Krankheiten wie Krebs, Alzheimer oder Diabetes mit neuen innovativen Arzneimitteln endlich zu besiegen oder zumindest mildern zu können. So groß denkt die Pharmabranche sicherlich nicht immer beim Thema F&E, jedoch ist dies die Zukunft, die durch Daten und technologische Intelligenz möglich sein kann.

KI in der Wirkstoffentdeckung

> „There are billions of decisions needed to find the right molecules and it is a huge decision to precisely engineer a drug." Prof. Andrew Hopkins (BBC News, 2020)

Alles beginnt beim Molekül. Gesucht wird nach Substanzen, die mit einem Zielmolekül im Körper interagieren. Die Substanz bindet sich an das Molekül und initiiert dadurch Prozesse im Körper, die sich positiv auf die Erkrankung auswirken. Die Suche nach diesen Substanzen bzw. Wirkstoffen kann durch intelligente Algorithmen (Deep Learning) auf ein neues Level gehoben werden. Forscher versuchen, in der Interaktion von Substanzen und Molekülen Strukturen zu identifizieren, die Hinweise auf neue Medikamente geben. Dabei wird der Algorithmus mit großen Datensätzen von Deskriptoren (Beschreibungen) pro Wirkstoff gefüttert. Anhand der erlernten Beispiele kann der Algorithmus nun „Vorhersagen zur Interaktion von unerforschten Stoffen mit dem Zielmolekül im Körper treffen" (Pfizer, 2020). Damit kann der Algorithmus auf jegliche Krankheiten angesetzt werden und nicht nur auf einen Wirkstoff. Einen solchen Durchbruch in der Medikamentenentwicklung stellt das Medikament „DSP-1181" dar, das komplett durch KI entwickelt wurde und Zwangsstörungen (OCDs) behandeln soll. Durch die Unterstützung des Algorithmus konnte der Wirkstoff innerhalb von 12 Monaten gefunden werden – ein Prozess, der sonst bis zu 4–5 Jahre gedauert hätte (siehe Abbildung 4-39). Die nächste Phase mit klinischen Studien wird Anfang 2020 gestartet, das Medikament muss seine Wirkung am echten Menschen unter Beweis stellen (BBC News, 2020).

Datenbasierte Rekrutierung für klinische Studien

Nachdem das Medikament und seine Wirkung ausgiebig am Computer und im Labor an lebenden Organismen getestet wurde und weitere Fragestellungen wie die Darreichungsform geklärt sind, geht es in die klinischen Studien – also an den Menschen bzw. Patienten. In drei Phasen wird die Anzahl an teilnehmenden Patienten stufenweise von 20–100 auf bis zu 30 000 erhöht (Diefenbach, 2018). Dabei steht der Pharmahersteller vor der großen Herausforderung, passende Teilnehmer zu finden. So ist es heute für Pharmafirmen fast unmöglich, 30 000 Patienten einer spezifischen Erkrankung effizient zu rekrutieren. Hier können in Zukunft Gesundheitsdatenbanken eine bessere Auswahl an Studienteilnehmern bieten. Doch wo kommen diese Daten her? Aus Politik, Akademie, Wirtschaft und eventuell vom Gesundheitskunden selbst. Die deutschen Regulatoren arbeiten seit 2020 daran, eine staatlich gesteuerte Datenbank über die Krankenkassen aufzubauen. Weltweit bauen Universitäten als Teil ihrer Forschung enorme Genomdatenbanken auf. Aber auch die DH-Start-ups, wie z.B. 23andme oder Nebula Genomics, erfassen kontinuierlich über die angebotene Genomsequenzierung Hunderttausende von Datensätzen. Viele DH-Start-ups verkaufen schon heute anonymisierte Datensätze an die Pharmaindustrie – natürlich ohne dies groß zu vermarkten. Denkbar ist auch, dass in Zukunft der Gesundheitskunde selbst entscheidet, seine Daten über die ePA (ob staatlich über die TI oder von einem Drittanbieter, wie z.B. Vivy) für die Forschung freizugeben. Die Daten werden früher oder später vorhanden sein. Pharma muss dann jedoch einen Weg finden, auf diese Daten zugreifen zu können und eine gezieltere Teilnehmerauswahl zu realisieren.

Smart Data in Echtzeit

Wir glauben, dass der Quantified Self-Trend den Ablauf von klinischen Studien langfristig verändern wird. Heute laufen klinische Studien und ihre Dokumentation über Monate und Jahre. Die Ergebnisse der Studien werden mit einem erheblichen Zeitverzug ausgewertet und Anpassungen können daher nur schleppend realisiert werden. Doch haben sich die Möglichkeiten des Trackings und der Datengenerierung erheblich verbessert. Studienteilnehmer können heute anhand von Sensoren, digitalen Tagebüchern oder Chatbots „live“ überwacht und betreut werden. Die intelligente Auswertung dieser Datensätze nach bestimmten Strukturen heißt „Smart Data“. Noch interessanter ist jedoch die Auswertung in Echtzeit (Real Time). Für uns ist klar: Der lineare Studienprozess wird sich grundlegend verändern, hin zum „In-life Testing“ und „Life Licensing“.

E2E-Kundenerfahrung als neuer Parameter in der Studie

Auch das grundlegende Design von klinischen Studien muss einen neuen Anstrich im Sinne der Kundenzentrizität erhalten. Der Zugang zum Kunden, als immer relevanter werdende Zielgruppe, wird nun schon in den klinischen Studien wichtig. Wenn das Pharmaunternehmen erst anfängt, nach der Zulassung eines Medikaments über die tägliche Handhabung im Alltag (außerhalb des starren Studienrahmens), Kundenzufriedenheit und begleitende digitale Services nachzudenken, dann ist es schlichtweg zu spät. Die E2E-Kundenerfahrung muss schon im Aufbau der Studien verstanden und getestet werden. Nur so kann eine maximale Effizienz in den Studienergebnissen und das Aggregieren der richtigen Daten gewährleistet werden. Der Wirkstoff ist also in der klinischen Testphase zwar der wissenschaftliche Kern, aber die Kundenerfahrung wird maßgeblich zur späteren erfolgreichen Vermarktung beitragen. Denn ohne das frühe Testen der Kundenzufriedenheit in der Anwendung, können später keine Zusatznutzen gerechtfertigt werden oder schlimmer noch, Ärzte und Gesundheitskunden wählen ein Wettbewerbsprodukt mit einer optimierten Kundenerfahrung.

Doch sind Kundennähe, Smart Data und digitale Services keine Kernkompetenzen eines Pharmaherstellers. Zum einen muss Pharma umfassend in eine IT-Infrastruktur sowie in die Digitalkompetenzen ihrer Mitarbeiter investieren. Aber die Erfahrung des Endkundens zu optimieren, wird nicht so einfach sein. Denn Pharma hat historisch und regulatorisch kaum Erfahrung mit dem Endkunden und seinen Wünschen. Die Nutzung von Patientendaten ist streng reglementiert und Pharma darf nur mit hochgradig anonymisierten Daten arbeiten. Damit sind wir heute noch weit weg von datenbasierter Rekrutierung und dem „In-life Testing".

Kommerzialisierung neuer Medikamente: Vermarktung und Kundenbindungsmaßnahmen

Wie eingangs beschrieben, geht die Kommerzialisierung, bzw. die erfolgreiche Vermarktung eines neuen Medikaments heute weit über die alleinige Bereitstellung der Arznei hinaus. Pharma adressiert dieses Thema mit Slogans wie „Beyond the pill" (über die Pille hinaus) oder „Pill+". Die Erfolgskriterien sind dabei eine nahtloses Zusammenarbeiten aus Marketing, Vertrieb, Kooperationen und Kundenbindungsprogrammen. Zu klären gilt: Wie muss das Produkt an den Markt gebracht werden? Welche Differenzierungsfaktoren gibt es? Wie kann der Preis gerechtfertigt werden? Welche begleitenden Dienstleistungen generieren spürbare Mehrwerte?

Digitaler Vertrieb: Arzt und Gesundheitskunde

Eine effiziente und zielgerichtete Kommunikation mit der jeweiligen Zielgruppe Arzt (Klinik/Praxis) und Gesundheitskunde ist ein wichtiges Antriebsrad in der Erfolgsgeschichte des Medikamentes. Der Arzt als Verschreiber muss überzeugt werden, dass das neue Produkt einen Mehrwert für den Patienten schafft. Die traditionellen Vertriebskanäle müssen überdacht werden. Das B2B-Vertriebsmodell der Pharmahersteller beschreibt typischerweise viele Präsenztermine bei den Ärzten und in den Praxen sowie Flyer, Broschüren und Seminare. Doch bevorzugen auch immer mehr Ärzte heute eine digitale Kommunikation. Dabei wünschen sie sich eine personalisierte Ansprache und ein Angebot, das für den individuellen Arzt Sinn macht. In diesem Zusammenhang muss die B2B-Kommunikation Hand in Hand mit der B2C-Kommunikation für Patienten bzw. Endkonsumenten eingebettet sein. So benötigt die Sales-Abteilung nicht nur eine Strategie, wie die Ärzte erreicht werden können, sondern auch eine Strategie, wie man den Kunden informiert und diesen mit auf die „Reise“ nimmt. Wie im E-Commerce-Bereich müssen Pharma-Giganten daher Kompetenzen im Bereich datengetriebene (automatisierte) Kampagnensteuerung aufbauen sowie eine effiziente Multi-Channel-Strategie (online – offline) entwickeln.

Patienten-Engagement-Programme

Ein bestehendes Asset und potenzieller zukünftiger digitaler Hebel der Pharmabranche könnte die Weiterentwicklung oder Ergänzung von Patienten-Engagement-Programmen sein. Im Bereich seltener und chronischer Erkrankungen (z. B. Diabetes, Asthma etc.) arbeiten Pharmahersteller schon lange mit solchen sogenannten „PSPs“ (Patient Support Programs). Dort werden dem Erkrankten neben dem Medikament weitere Informations- und Kommunikationskanäle zur Therapieunterstützung angeboten. Im Kern drehen sich PSPs um die Informationsbereitstellung, damit der Patient das Medikament besser versteht und anwenden kann. Am Anfang waren PSPs Infobroschüren oder patientenfreundliche Beipackzettel. Heute werden Hotlines oder Chats mit Therapeuten eingerichtet. Auch gibt es heute Schulungen zum Umgang mit bestimmten Medikamenten, wie z. B. den Insulin-Pen. So soll der Patient aber auch während der Therapie unterstützt werden und „am Ball bleiben“. Zudem kann über PSPs die Patientensicherheit gefördert werden, indem der Umgang mit Nebenwirkungen geschult wird. Denkbar wäre eine vollständige Digitalisierung und Skalierung dieser Programme – nicht nur für Spezialmedikamente, sondern auch für die massenorientierte Arzneimittelherstellung bzw. akute Krankheiten. Zudem könnten die Programme um digitale Tagebücher, Sensorik bzw. Live-Tracking (Quantified-Self-Trend) oder digitales Monitoring von Nebenwirkungen ergänzt werden. Die Ziele? Verbesserung der Medikamenteneinnahme, Unterstützung des Therapieerfolges, Schaffung von Transparent und Vertrauen. Auch der Arzt wird entlastet, da er dem Erkrankten nicht alles erklären muss und Unterstützung in der Betreuung erhält.

Doch auch hier müssen regulatorische Limitierungen beachtet werden. PSPs und der Rahmen der Interaktion mit dem Kunden sind stark reguliert und die Pharmahersteller eingeschränkt. Das Heilmittelwerbegesetz (HWG) regelt, dass ein PSP erst dann Anwendung findet, wenn eine Therapie bereits vom Arzt verordnet wurde. Zudem darf im Rahmen eines PSPs keinerlei Werbung für ein bestimmtes Produkt vermittelt werden. Hinzu kommt, dass Pharma die PSPs üblicherweise outsourced und damit diese potenzielle Digitalkompetenz nicht in-house aufgebaut hat. So erstellen Marketingagenturen die Informationsunterlagen und unterhalten Callcenter. Auch stellt sich die Frage, wie die Entwicklung dieser digitalen Kundenbindungsprogramme bezahlt wird. Heute werden die Entwicklungskosten eher als

Zusatzkosten gesehen, die keinen direkten Umsatz-Stream generieren. Kein leichtes Umfeld für digitale Innovation. Doch für uns steht jedoch außer Frage, dass Pharma einen Weg finden muss, ihre Medikamente in eine digital gestützte Kundenreise einzubetten, sodass sich der Gesundheitskunde gut betreut und informiert fühlt.

Medikament plus digitale Therapie?

Eines der wohl vielversprechendsten Zukunftsfelder für die Pharmabranche sind Lösungen rund um das Thema Digital Therapeutics (DTx). DTx sind, wie in Kap. 3.4 beschrieben, Softwareprodukte, die eine therapeutische Intervention zur Behandlung und Vorbeugung von Krankheiten liefern. Diese Lösungen müssen klinisch getestet sein und nachweisen, dass sie eine reelle Verhaltensänderung herbeiführen. Dieses „Wirksamkeitssiegel" führt dazu, dass die Lösungen perspektivisch von den Krankenversicherungen erstattet werden. Entweder über Selektivverträge oder über die Möglichkeit, die „App auf Rezept" zu verschreiben (siehe Digitale-Versorgung-Gesetz). Die digitale Lösung, die App, wird also zum Medikament bzw. zur Therapie. Früher haben Kettenraucher Nikotinpflaster gekauft, heute können sich Gesundheitskunden das Rauchen über eine App abgewöhnen. Daher ist der Begriff der „Digital Pill" bzw. der digitalen Pille im Zusammenhang mit dem DTx-Trend entstanden.

Start-ups, die im DTx-Bereich in den Jahren 2018–2019 Lösungen entwickelten, haben in den USA regelrecht geboomt. Der Grund? Die Pharmaindustrie ist als Leitinvestor eingestiegen. Der japanische Pharma-Gigant Otsuka investierte Ende 2018 $ 300 Mio. in den amerikanischen DTx-Inkubator Click Therapeutics. Novartis kooperiert 2018 mit dem DTx-Start-up Pear Therapeutics, um gemeinsam verschreibungspflichtige digitale Therapien zu entwickeln und sicherte Investitionen im zweistelligen Millionenbereich zu.

Pharma hat erkannt, dass DTx-Lösungen als digitale therapiebegleitende Services oder auch als neue Therapie (Ersatz) einsetzbar sind. Denn DTx-Produkte decken Erkrankungen ab, die bisher wenig oder nicht ideal von der Pharmaindustrie adressiert werden. Die heutigen Anwendungsgebiete erstrecken sich über chronische Krankheiten, mentale Gesundheit, Rehabilitation und Suchtmedizin. Erkrankungen, die eine kontinuierliche, repetitive Betreuung sowie Monitoring der Patienten erfordern.

Der Differenzierungsfaktor von DTx-Produkten sind „klinische Studien" – und diese sind genau das Milieu der Pharmaindustrie. Erste Studien zeigen einen hohen und schnellen Wirkungsgrad der DTx-Lösungen. Der Mehrwert kann durch das digitale Set-up schneller nachgewiesen werden als bei klassischen Arzneimitteln. Die Möglichkeit, Medikamente mit hohen Entwicklungskosten durch digitale, leicht skalierbare und in der Entwicklung kostengünstigere Lösungen zu komplementieren oder ersetzen, ist für die unter Margendruck leidende Pharmabranche sehr attraktiv. Bestehende Medikamente können mit DTx-Lösungen unterstützt werden und somit die Therapieakzeptanz und -treue gesteigert werden. Ein Beispiel zur digital gestützten Diabetesbehandlung ist das Start-up mySugr+, das als eines der ersten DTx von Roche aufgekauft wurde.

Und genau das verdeutlicht das Problem: Pharma ist nicht zu Hause im Gebiet der intelligenten Algorithmen und kundenfreundlichen UX-Designs von Apps (UX = User Experience). Sie müssen sich diese technologischen und digitalen Kompetenzen entweder teuer einkaufen oder mit Start-ups/Partnern kooperieren. Das Potenzial von DTx, das bestehende Medikamentenportfolio noch besser am Markt zu positionieren und damit langfristig Umsätze zu stabilisieren, ist groß – und die Kompetenzen gering.

Eine weitere Hürde zum Aufbau eines DTx-Portfolios ist, dass ein Diabetespatient nicht für das eine Medikament die Bayer-App herunterunterladen möchte und für das andere Medikament die Sanofi-App. Besonders chronisch erkrankte Menschen nehmen eine Vielzahl von Medikamenten ein. Hier müsste eine Plattform die verschiedene DTx-Lösungen über alle Anbieter für eine Erkrankung sinnvoll aggregieren. Eine Kollaboration, die durch die Pharmahersteller nicht funktionieren wird.

Neuorientierung – Was kommt nach der Pille?

Digital Therapeutics (DTx) als Arzneimittelersatz

Nun sprachen wir viel über die Einführung eines neuen Medikaments und wie dieses mithilfe von digitalen PSPs oder einer DTx-Lösung besser vermarktet werden kann. Doch der Trend zur Prävention und mehr personalisierter Medizin lässt den Gesundheitskunden infrage stellen, ob ein Medikament überhaupt die richtige Lösung ist. Hier kommen Trends wie „Music as a Pill" bzw. „Algorithm as a Pill" ins Spiel. Der technologische Fortschritt bringt immer mehr innovative „Konkurrenzprodukte" zur klassischen Medizin auf den Markt. Diese orientieren sich in ihrer Natur nah an den individuellen und digitalen Bedürfnissen der Kunden. Ein gutes Beispiel dafür ist das DH-Start-up Mimi Hearing Technologies, das über Technologie den von Tinnitus Betroffenen das Hörerlebnis beim Musikhören zurückgibt. Die App führt einen Hörtest durch und passt dann die Töne beim Musikhören so an, dass Defizite ausbalanciert werden. Digitale Therapien ermöglichen es einem Pharmahersteller also nicht nur, bestehende oder neue Medikamente zu komplementieren, sondern gänzlich neue Erkrankungen ins Portfolio aufzunehmen.

Pharma und die Gesundheitsplattform?
Im Rennen um die Gesundheits-Service-Plattform der Zukunft versucht auch Pharma sich als Mitstreiter zu etablieren. Doch der schlechte Ruf der Branche wird dies nicht möglich machen. Pharmahersteller könnten höchstens eine No-Name Gesundheitsplattform als Investor im Hintergrund etablieren.

Fazit – Was kommt als Nächstes?

Das Digital-Health-Ökosystem wächst rasend schnell und es ist nicht klar, in welche Richtung es für Pharma neben dem Kerngeschäft gehen kann. Die Pharmahersteller haben das Kapital, um Innovationen voranzutreiben. In ihrer Kerntätigkeit, der Arzneimittelforschung, werden sie diesem Anspruch auch gerecht. Doch das Marktumfeld ist zu unattraktiv geworden und der schlechte Ruf hindert die Branche an einem Make-over. Pharma versucht mit allen Mitteln, den digital gestützten Patientenfokus zu erhöhen. Doch Pharma ist der Marktteilnehmer, der am weitesten weg vom Patienten ist und gleichzeitig wird er immer abhängiger von der wachsenden Gesundheitskunden-Zielgruppe. Doch bevor Pharma sich neu orientieren kann, muss das Kerngeschäft erst stabilisiert werden, Punkt 2 (Neuorientierung) kann also ohne Punkt 1 (Optimierung des Kerngeschäfts) nicht erfolgreich sein.

4.4 Regulatoren

Das deutsche Gesundheitssystem ist in einen hoch regulierten Rahmen gezimmert. Die Krankenversicherung, und damit Gesundheit, ist Staatssache in Deutschland. In wohl kaum einer anderen Industrie üben die Regulatoren eine derart ausschlaggebende Gewalt auf die Digitalisierung aus. Die Regulatoren spielen dadurch eine übergreifende Rolle als Befähiger und Wegbereiter der Zukunft des digitalen Gesundheitsmarktes – können aber ebenfalls als Verhinderer und Blockierer agieren.

Doch die Digitalisierung des Gesundheitswesens hat sich als wesentlich komplexer und mühsamer herausgestellt, als es die Regulatoren vor über 15 Jahren geplant hatten: Als 2003 mit dem Gesetz zur Modernisierung der gesetzlichen Krankenversicherung die elektronische Gesundheitskarte (eGK) auf den Weg gebracht wurde sowie Telemedizin auf die politische Agenda rückte, formierte sich Deutschland als digitaler Vorreiter in Europa. Doch über 10 Jahre lang konnten sich die Akteure nicht auf die detaillierte Umsetzung einigen, und vor allem die Lobbyarbeit von vielen verschiedenen Stakeholdern hat zu einem Einfrieren der Bemühungen zur Digitalisierung gesorgt. Die technologischen Entwicklungen überholten die trägen Diskussionen. Im Jahr 2016 dann ein erster Hoffnungsschimmer: Das E-Health-Gesetz brachte die elektronische Patientenakte (ePA) auf den Weg. Doch 2018 brachte der Digital-Health-Index einer Bertelsmann-Studie das deutsche Digitalisierungsdebakel auf den Punkt: Deutschland belegte im europäischen Vergleich den vorletzten Platz. Es war klar, es muss sich etwas ändern, und im Jahr 2018 wurde die Kehrtwendung gestartet.

4.4.1 Fast Track mit Jens Spahn

Mit dem Amtsantritt des Bundesgesundheitsministers Jens Spahn Mitte 2018 sollte dem Gesundheitsmarkt ein „Update“ verpasst werden. Sofort wurde im Bundesgesundheitsministerium (BMG) eine Abteilung für die Digitalisierung des Gesundheitswesens gegründet, mit Gottfried Ludewig an der Spitze. Die Ärztekammer lockerte Mitte 2018 auf ihrem Ärztetag das Fernbehandlungsverbot und sendete ein erhofftes Zeichen in den Markt. Mitte 2019 wurde vom BMG der Health Innovation Hub (hih) als agile unabhängige Einheit im Start-up-Herz von Berlin gegründet. Besetzt mit einem hochkarätigen Team aus den Bereichen Gesundheit, Business, Recht, IT-Architektur und Daten sollen die zukünftigen Gesetzesentwürfe eine zeitgemäße und handfeste Untermalung bekommen. Seither hat Spahn und sein Team eine Rekordzahl an neuen Gesetzen und Reformen auf den Weg gebracht: Ende 2019 zählten wir 20 neue Gesetze in 20 Monaten.

Warum so viele Gesetze?

- Weil bis Sommer 2019 das E-Rezept in Deutschland noch verboten war, 700 Millionen Verordnungen (Rezepte) (Hommel, 2019) als Papierzettel im Jahr über die Theken wandern und dann von den Krankenversicherungen gebügelt und abgeheftet werden.
- Weil heute, im 21. Jahrhundert, noch Menschen an bereits bekannten, tödlichen Wechselwirkungen von Medikamenten sterben.
- Weil die ePA-Voraussetzungen fehlen und in Deutschland bis dato nur eine Chip-Gesundheitskarte etabliert ist, die ausschließlich mit einem Kartenlesegerät funktioniert. Weil wir die mobile ePA auf dem Smartphone brauchen.
- Weil dem Arzt das Schreiben eines Faxes mit über € 0,50 und das einer E-Mail nur mit € 0,28 vergütet wurde.
- Weil unsere Gesetze auf einer Vor-Internet-Ära beruhen und die Gesetzgebung im 21. Jahrhundert ankommen muss.
- Weil die Datenhoheit für alle erfassten Daten (Gesundheitscheck, Befunde etc.) weder dem einzelnen Patienten noch den Ärzten im vollem Umfang digital zur Verfügung steht.

Wir haben in diesem Kapitel eine weniger textlastige und dafür übersichtlichere Darstellung der Themenblöcke gewählt. Die vier relevantesten Gesetze aus 2019 und bis Mitte 2020, für den Gesundheitskunden der Zukunft, werden nacheinander im Zeitverlauf zusammengefasst:

1. TSVG – Terminservice- und Versorgungsgesetz
2. GSAV – Gesetz für mehr Sicherheit in der Arzneimittelversorgung
3. DVG – Digitale-Versorgung-Gesetz
4. PDSG – Patientendaten-Schutz-Gesetz

Dabei gehen wir, wo relevant, auf die folgenden fünf digitalen Initiativen (s.a. Tabelle 4–2) stichpunktartig ein:

- digitale Infrastruktur
- App auf Rezept
- Telemedizin
- Innovation durch Krankenkassen
- Datenbanken

4.4.2 2019 – digitale Grundlagen werden aufgebaut

1. **TSVG – Terminservice- und Versorgungsgesetz** (Gesetz für schnellere Termine und bessere Versorgung)[24]
   - digitale Infrastruktur: ePA

     § Die ePA kommt: Krankenkassen müssen ihren Versicherten ab 2021 eine elektronische Patientenakte anbieten. Der Zugriff auf ePA soll auch unabhängig von der eGK mobil über das Smartphone möglich sein.

     § Der „gelbe Zettel" wird digital: Arbeitsunfähigkeitsbescheinigung wird ab 2021 zwischen Ärzten und Krankenkassen digital übermittelt.

     § Die digitale Triagierung wird vorbereitet: Ab 2020 gibt es eine telefonische 24/7-Servicestelle (Notdienst-Telefon-Nr. 116117) für ambulante Versorgung und Notfälle, sie soll zentrale Anlaufstelle für Patienten werden; die App soll in Planung gegeben werden.
   - in Kraft seit 11. Mai 2019
2. **GSAV – Gesetz für mehr Sicherheit in der Arzneimittelversorgung**
   - digitale Infrastruktur: E-Rezept[25]

     § Einführung des E-Rezeptes: Die Spitzenorganisationen im Gesundheitswesen werden verpflichtet, bis Mitte 2020 die Voraussetzungen für die Verwendung des E-Rezeptes zu schaffen. Modellprojekte werden sofort gestartet, um die technischen Details festzulegen. Das E-Rezept soll über die TI übermittelt werden.
   - in Kraft seit 16. August 2019[26]
3. **DVG – Digitale-Versorgung-Gesetz** (Gesetz für eine bessere Versorgung durch Digitalisierung und Innovation)
   - digitale Infrastruktur: ePA und Telematikinfrastruktur (TI)

     § Alle müssen sich an die TI anschließen: Ärzte, die sich bis März 2020 nicht an die TI angeschlossen haben, werden mit 2,5% Honorarabzügen bestraft. Auch müssen sie ab 2021 nachweisen, dass sie „fit" für ePA sind, über alle erforderlichen Komponenten und Dienste verfügen. Auch die abrechnungsbegründetete Dokumentation soll dann nur noch über TI-fähige Software geschehen. Krankenhäuser müssen sich ab Januar 2021 an die TI anschließen und die erforderlichen Komponenten und Dienste für die ePA nachweisen; sonst droht eine 1%-Kürzung des Rechnungsbetrages von voll- und teilstationären Fällen. Apotheker müssen sich bis September 2020 an

24 Siehe (Bundesministerium für Gesundheit, 2019d)
25 Siehe (Bundesministerium für Gesundheit, 2019e)
26 Siehe (Bundesministerium für Gesundheit, 2019i)

die TI anschließen. Hebammen, Physiotherapeuten, Pflege- und Rehabilitationseinrichtungen können sich freiwillig an die TI anschließen.

§ **Goodbye Fax:** Die Fax-Erstattung wird stufenweise auf ein Viertel der Vergütung für einen elektronischen Brief gesenkt.

§ **Goodbye ePA-Start-ups:** Der § 68 fällt weg – damit können Krankenkassen eine ePA, die von Drittenanbietern angeboten wird (z. B. von Vivy) nicht mehr erstatten; es soll perspektivisch nur noch die eigene TI-basierte ePA genutzt werden.

- Telemedizin

  § **Werbung wird erlaubt – Hallo Tele-Start-ups:** Informationen zur Online-Sprechstunde im Internet für Fernbehandlungen werden erlaubt, wenn nach allgemein anerkannten fachlichen Standards ein persönlicher ärztlicher Kontakt nicht erforderlich ist. Ein Verfahren zur Authentifizierung der Versicherten über Video soll mit den Kassen vereinbart werden.
- App auf Rezept

  § **Digital-Health-Apps sollen erstattet werden:** Krankenkassen müssen digitale und telemedizinische Anwendung in die Satzung aufnehmen. Versicherte haben Anspruch auf digitale Gesundheitsanwendungen der niedrigen Risikoklasse (I oder IIa), welche die „Erkennung, Überwachung, Behandlung oder Linderung von Krankheiten oder Erkennung, Behandlung, Linderung oder Kompensierung von Verletzungen oder Behinderungen" (Deutscher Bundestag, 2019). Erfüllt die App alle Voraussetzungen, müssen die Krankenkassen die Anwendung für 12 Monate (Erprobungszeit) erstatten. In dieser Zeit sollte ein positiver Versorgungseffekt nachgewiesen werden um danach Preise individuell neu zu verhandeln[27].
- Innovation durch Krankenkassen

  § **Krankenkassen als Innovator und Investor:** Krankenkassen können digitale Innovationen in Zusammenarbeit mit Dritten[28] entwickeln und von diesen entwickeln lassen. Entweder durch eine fachlich-inhaltliche Kooperation oder durch den Erwerb von Anteilen. Krankenkassen dürfen im Rahmen des Erwerbs von Investmentvermögen bis zu 2 % ihrer Finanzreserven zur Förderung der Entwicklung digitaler Innovationen verwenden; Bedingungen: Kapitalbindung max. 10 Jahre, Ausschluss von Verlusten, Erwartung eines angemessenen Ertrags.

---

27 Details zur Ausgestaltung der „App auf Rezept" siehe Digitale-Gesundheitsanwendungen-Verordnung (DiGAV), in Kraft seit: 21. April 2020

28 Dritte sind z. B. Hersteller von Medizinprodukten, IT-Unternehmen, Forschungseinrichtungen, Leistungserbringer

- Datenbanken

  § Aufbau einer staatlich gestützten Datenbank: Der Spitzenverband Bund der Krankenkassen wird Datensammelstelle und erhält von den Kassen folgende Daten: Alter, Geschlecht, Wohnort, Versicherungsverhältnis, Kosten- und Leistungsdaten, Vitalstatus, Sterbedatum und Leistungserbringer. Nach Prüfung werden die Daten an das Forschungsdatenzentrum und die Vertrauensstelle übermittelt, um die Daten zugänglich zu machen – z. B. für Krankenkassen und jeweiligen Verbunde, Hochschulen, Beauftragten der Bundesregierung und Landesregierung für Belange der Patienten, Bundesärztekammer oder die Deutsche Krankenhausgesellschaft. Die Gesellschaft für Telematik wird für den grenzüberschreitenden Austausch von Daten auf EU-Ebene verantwortlich.
- in Kraft seit 19. Dezember 2019

4.4.3 2020 – die detaillierte Ausgestaltung geht in die erste Runde

4. **PDSG - Patientendaten-Schutz-Gesetz** (Gesetz zum Schutz elektronischer Patientendaten in der Telematikinfrastruktur)[29]
   - digitale Infrastruktur: ePA und TI

     § Rahmen für das E-Rezept: Ab Januar 2022 startet das E-Rezept bundesweit verpflichtend über die TI. Die gematik soll zügig die passende E-Rezept-App dazu entwickeln, um Rezepte mobil zu speichern. Die Einlösung kann vor Ort in der Apotheke, aber auch online erfolgen. Das kommerzielle Makeln[30] von Rezepten wird verboten, um eine freie Apothekenwahl zu garantieren. Zudem wird das sogenannte „Grüne Rezept"[31] künftig auch digital verschrieben.

     § Weiterentwicklung der ePA: Die ePA bleibt freiwillig für Versicherte. Der Versicherte erhält die Hoheit über seine Daten – er soll entscheiden, ob und welche Daten gespeichert bzw. gelöscht werden und wer auf was für welchen Zeitraum auf diese Daten Zugriff hat. Ab Januar 2021 wird mit einer eingeschränkten Version gestartet. Ab 2022 soll ein umfassendes Berechtigungsmanagement zur Verfügung stehen. Als Kernelement der TI wird die ePA stufenweise ausgerollt: erst Befunde, Arztberichte und Röntgenbilder und ab 2022 auch der Impfausweis, der Mutterpass, das gelbe Untersuchungsheft für Kinder und das Zahn-Bonusheft. Ärzte und Krankenhäuser

---

29 Siehe Bundesministerium für Gesundheit, 2020c

30 Verbotene Absprachen zwischen Ärzten, Apothekern und Dritten

31 Rezept für apothekenpflichtige, nicht verschreibungspflichtige Arzneimittel (OTC)

erhalten einen Zuschlag bei der erstmaligen Befüllung der ePA. Ärzte, Zahnärzte und Apotheker erhalten eine Vergütung, wenn sie Daten in die ePA eintragen.

§ Digitaler Überweisungsschein: Überweisungen zu Fachärzten werden digitalisiert. Die genaue Ausgestaltung soll die Selbstverwaltung planen.

- Datenbanken

  § Freiwillige Datenspende: Ab 2023 können Versicherte ihre pseudonymisierten und verschlüsselten Gesundheitsdaten in der ePA freiwillig der medizinischen Forschung bereitstellen.
- Bundestag, 2./3. Lesung: 03.07.2020, Das Gesetz soll im Herbst 2020 in Kraft treten

Tabelle 4-2: Überblick: digitale Initiativen der deutschen Regierung (2019–2020).

digitale Infrastruktur	App auf Rezept	Telemedizin	Innovation durch Krankenkassen	Datenbanken
• Telematikinfrastruktur • elektronische Patientenakte (ePA) • E-Rezept • elektronische Arbeitsunfähigkeitsbescheinigung • Triagierungs-Notdienstnummer (App) • elektronische Facharztüberweisung	• CE-Zulassung • digitale Gesundheitsanwendungen (DiGA)	Werbung für Fernbehandlung	Investition in Start-ups und Innovation	• Zugriff für Forschung und Entwicklung • grenzübergreifender Datenaustausch innerhalb der EU • Datenspende
§ TSVG § GSAV § DVG § PDSG	§ DVG (§ DiGAV)	§ DVG	§ DVG	§ DVG § PDSG

Fazit

Die Hoffnung, wieder aufzuholen

Es hat sich unzweifelhaft viel getan in der Reform des Gesundheitswesens. Die Rahmenbedingungen sind gesetzt und die Details werden immer weiter ausgearbeitet. Das BMG und das Team um Jens Spahn arbeiten auf Höchstgeschwindigkeit. Deutschland ist das erste Land weltweit, das eine Erstattung von Health-Apps auf Rezept ermöglicht und ist zumindest in diesem Punkt wirklich fortschrittlich. Deutschland kämpft sich gerade von der (fast) letzten Digitalisierungsposition an die Erste. Dazu werden Gesetze am Fließband verabschiedet. Die Gesetzgebung erfüllt hier eine notwendige Rolle und leistet seinen Beitrag, „öffnet die Tore", Innovation zu fördern. Die Überzeugungsarbeit, dass die Services am Ende auch funktionieren, müssen jedoch andere leisten. Die Umsetzung steht also noch aus und diese wird kein Selbstläufer.

Die „App auf Rezept" ist fortschrittlich, jedoch bleibt abzuwarten, ob dieser „Vertriebskanal" am Ende funktioniert, denn warum sollten Ärzte nun „einfach so" Apps verschreiben? Die Start-ups werden nicht daran vorbeikommen, den medizinischen Nutzen über klinische Studien glaubhaft an die Leistungserbringer zu vermitteln. Zudem müssen sie nun verstehen, wie sie Ärzte über ihr Produkt, die Anwendungsmöglichkeiten und Mehrwerte informieren. Eine Aufgabe, an der schon viele Start-ups gescheitert sind.

Das DVG ist nach dem TSVG ein weiterer wichtiger Schritt hin zur Digitalisierung des Gesundheitssystems: Es thematisiert vorrangig die Etablierung einer digitalen Infrastruktur über die TI sowie die ePA und die Nutzung von Daten. Doch das DVG bietet erst einmal nur einen Rahmen.

- Die Gewinner des DVGs sind die Start-ups und Investoren, die digitale Anwendungen nun schneller an den Kunden (Patienten) bringen können. Auch können sich Start-ups nun in einem Spitzenverband organisieren und eingreifen, falls Vertragsverhandlungen mit den Krankenkassen eine Zeit von 12 Monaten überschreiten. Das stärkt ihre Marktposition und bietet zumindest etwas Spielraum, um auf dem politischen Parkett mitzutanzen.
- Die Verlierer des DVGs sind die Krankenversicherer und Krankenhäuser, die unter enormen Druck gestellt werden, in 2020/2021 etlichen Anforderungen (ohne genaue Rahmenbedingungen) zu genügen und Entsprechendes zu etablieren. Jedoch gewinnen die Krankenkassen auch mehr Zugriff auf Daten und dürfen ihren Versicherten (nach ausdrücklicher Zustimmung) innovative Maßnahmen anbieten.

„Die Digitalisierung soll im Alltag der Patienten ankommen" Jens Spahn, Bundesminister für Gesundheit

Das PDSG füllt nun die ambitionierte Hülle des DVGs weiter aus: die ePA und ihre Inhalte nehmen sichtlich an Form an. Die Anreize für Leistungserbringer, die ePA zu befüllen, wurden auch geschaffen. Doch ähnlich wie bei der „App auf Rezept" bleibt hier zu hinterfragen, wie schnell sich eine freiwillige TI-basierte ePA etablieren wird. Wenn Versicherte auf besser ausgestaltete Drittanbieter oder Plattformen zurückgreifen, kann die ePA zum Datengrab werden. Doch die Zeichen stehen gut, denn die digitale Patientenakte eines Drittanbieters wird nicht von den Krankenkassen erstattet.

Doch der Umsetzungszeitraum für die digitale Infrastruktur, TI- und ePA-Anschlussverpflichtungen, ist auf die nächsten 3 Jahre gezogen. Diese Übergangszeit wird gewährt, bis Strafen fällig werden. Dies bedeutet wiederum, dass die ePA frühestens im Jahr 2022 überhaupt mit Daten laufen wird. Hinzu kommt, dass die Krankenkassen die fristgerechte Einführung der ePA jetzt schon als „nicht schaffbar" betiteln. Höchstwahrscheinlich wird die Implementierung einer „rund laufenden" ePA eher drei bis fünf Jahre dauern. Ein sehr langer Zeitraum aus Sicht des Patienten und im Vergleich zu anderen europäischen Ländern. Wenn wir jedoch jetzt nicht endlich anfangen, dann wird sich auch nie etwas ändern. Es bleibt zu sehen, ob so der erhebliche Rückstand des deutschen Systems aufgeholt werden kann. Der Regulierer kann nur die Rahmenbedingungen für eine erfolgreiche Digitalisierung zur Verfügung stellen. Die anderen Akteure des deutschen Gesundheitssystems müssen diese Möglichkeiten jetzt nutzen und erfolgreiche Maßnahmen umsetzen. Erst diese Umsetzung wird über Erfolg oder Misserfolg der neuen Gesetzgebung entscheiden.

4.5 Investoren – Risikokapital für Digital-Health-Start-ups

Digital Health ist längst auf der Agenda der Risikokapitalgeber[32] gelandet. Die immense Marktgröße des Gesundheitsmarktes und das Digitalisierungspotenzial der Industrie zieht zunehmend Kapital an. Die Corona-Pandemie hat diesen Trend nochmals verstärkt. Es ist für viele klar: Der Gesundheitsmarkt ist der nächste Markt, der durch die Digitalisierung stark disruptiert wird. Gerade in der Anfangsphase des immer mehr werdenden Kapitalzuflusses besteht für Start-ups und Investoren noch die Chance, das „Facebook" des Gesundheitsmarktes bzw. eine Plattform, die eine permanente Kundenbindung erzeugen kann, aufzubauen. „Health" ist damit heute einer der wenigen Märkte, in dem Gründer und Investoren noch ein immenses Marktpotenzial abgreifen können – „the next big thing".

4.5.1 Die USA als Vorreiter

Die Summen an investiertem Risikokapital erreichen seit 2017 immer wieder neue Rekordwerte: Im ersten Halbjahr 2020 übersteigt das global investierte Venture Capital Funding (VC) in Digital-Health-Start-ups die 6-Milliarden-Grenze ($ 6,3 Mrd.) mit 214 Deals – wieder ein Anstieg im Vergleich zum Vorjahr (Abbildung 4-40). Das Interesse der Investoren galt in 2020 insbesondere den Bereichen der Telemedizin ($ 1,7 Mrd.), Analyseanwendungen ($ 826 Mio.), und mHealth-Apps ($ 545 Mio.) (Mercom Capital Group, 2020). Was auffällt: Über 80 % dieses Investitionsvolumens wird in den USA investiert. Dort kumuliert sich das Digital-Health-Risikokapital im ersten Halbjahr 2020 auf $ 5.4 Mrd. und 214 Deals (Rock Health) (Chiu et al., n.d.). Der Digital-Health-Markt ist noch ein junger Markt, jedoch haben Start-ups und Investoren in den letzten Jahren wichtige Erfahrungen gesammelt und das Vertrauen in innovative Geschäftsideen ist gewachsen. Dies wird durch stetig wachsende Deal-Größen deutlich. Die Anzahl der Deals wächst nicht mehr überproportional, aber pro Deal wird nun mehr investiert. Im Vergleich zwischen 2011 und 2020 hat sich die Deal-Größe in jeder Finanzierungsphase (Seed, A, B, C, etc.) verdoppelt: Sammelte 2011 ein amerikanisches Start-up in einer Series-A-Runde noch durchschnittlich $ 5 Mio. ein, so erzielen amerikanische Gesundheits-Start-ups heute durchschnittlich $ 9 Mio. (ebd). Doch diese Beträge sind Kleingeld im Vergleich zu den sensationellsten amerikanischen Transaktionen der letzten zwei Jahre. Zu den größten amerikanischen Funding-Runden der letzten Jahre gehören z. B. die

32 vorrangig Venture Capital

Krankenversicherung Clover Health mit $ 500 Mio. (Januar 2019), Devoted Health mit $ 300 Mio. (Oktober 2018) und das Genomics-Unternehmen Grail mit $ 1,2 Mrd. in 2017 und $ 300 Mio. in 2018. Grail gehört mit $ 1,6 Mrd. Investitionsvolumen zum bestfinanziertesten Health-Start-up der Welt. An zweiter Stelle kommt die amerikanische Krankenversicherung Oscar Health mit $ 1,3 Mrd. Gesamt-Investitionsvolumen[33]. Beide Start-ups tummeln sich in der Riege der zwölf US-amerikanischen Health-Unicorns (Unicorn: ein Start-up mit einer Unternehmensbewertung von über 1 Milliarde Euro). Die USA führt damit die Liste der 17 Health Unicorns weltweit mit großem Abstand an. Danach kommen China, mit 3 Unicorns, und die EU mit 2 Unicorns.

Auch haben die USA in den letzten zwei Jahren außerordentliche Akquisitionen gesehen: Amazon akquirierte erst die Versandapotheke PillPack (2018) für $ 770 Mio. (heute Amazon Pharmacy) und nun den Telemedizin-Anbieter Health Navigator. Der Pharma-Gigant Roche akquirierte im Januar 2018 das New Yorker Health-Tech-Start-up Flatiron Health für $ 1,6 Mrd. Das bis dato spektakulärste Merger, auch wenn kein Start-up, lieferte jedoch die Drogerie-Kette CVS, die Ende 2017 die Krankenversicherung Aetna für stolze $ 69 Mrd. kaufte.

Das Thema „Health“ boomt weltweit. Doch was passiert in Europa – und noch wichtiger, in Deutschland? Das britische Gesundheits-Start-up Babylon Health schaffte es, im Sommer 2019 stolze $ 550 Mio. für ihre Wachstumsstrategie (Series C) von mehreren internationalen Investoren einzusammeln. Dies übertrifft

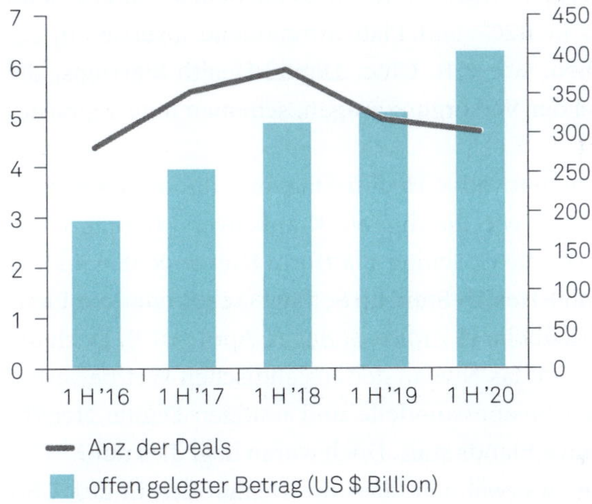

Abbildung 4-40: Digital-Health-VC-Investments. Quelle: Mercom Capital Group, 2020.

33 Siehe Crunchbase

bei Weitem die bis dato größten europäischen Finanzierungsrunden im Digital-Health-Bereich, z. B. die französische Terminbuchungsplattform Docotlib, die im Sommer 2019 ein 150-Millionen-Euro-Investment sicherte und damit zum Health-Unicorn aufstieg. Oder das schwedische Telemedizin-Start-up KRY, das Anfang 2020 ein Investment von € 140 Mio. sicherte. Doch während solche Investitionssummen in den USA auf der Tagesordnung stehen, sind sie in Europa, geschweige denn in Deutschland, noch die absolute Ausnahme.

Dies liegt jedoch nicht am fehlenden Risikokapital. In den letzten 5 Jahren hat das Thema „Health" auch in deutschen Investorenkreisen signifikant an Bedeutung gewonnen. Eine Handvoll VC-Fonds haben eigene Health-Fonds und spezielle Teams mit Gesundheitsfokus aufgesetzt, so wie z. B. Earlybird Health mit € 85 Mio. Einige VC-Fonds wagen sich auch mit größeren Investitionen in den Digital-Health-Bereich, wie z. B. Holzbrink Ventures mit ihrem Investment in das kanadische Telemedizin-Start-up Dialogue i. H. v. $ 40 Mio. (2019). Interessant ist, dass nun auch traditionelle Marktteilnehmer wie die Privaten Krankenversicherer einen eigenen Fond names „Heal Capital" mit einem Investmentvolumen von € 100 Mio. aufgesetzt haben.

Es fehlt also nicht am Geld. Doch stellt man das Portfolio der deutschen VCs und die Investorenliste der großen deutschen Digital-Health-Start-ups gegenüber, wird eine Diskrepanz sichtbar. Die deutschen Erfolgs-Start-ups, wie Ada, Kaia Health oder TeleClinic weisen hauptsächlich internationale Leitinvestoren auf und die deutschen VCs investieren vorrangig in internationale/europäische Start-ups oder spezialisieren sich auf MedTech oder BioTech (siehe Earlybird Health, High-Tech-Gründerfond oder TVM Kapital). Auch wird deutlich, dass die deutschen VCs beim Thema Digital Health vorrangig in B2C- und Plattformmodelle investieren, die Erstattungsmechanismen umgehen, wie z. B. Clue. Digital-Health-Start-ups, die sich in den komplexen Dschungel der Versorgung wagen, scheinen unterrepräsentiert bei deutschen VC-Investoren.

Natürlich gibt es auch deutsche innovative Health-Start-ups, die von deutschen (Leit-)Investoren finanziert werden – wie die digitale Krankenversicherung Ottonova (€ 10 Mio, Series C, Juni 2017), die Coaching-Plattform Humanoo ($ 6,4 Mio., Series A, Februar 2018), das Mental-Health-Start-up Selfapy (Seed) oder die Plattform für medizinische Eingriffe Medbelle ($ 7 Mio., Series A, April 2019). Doch die Investitionsgrößen kommen nicht an das Niveau der ausländischen Wettbewerber heran. Es scheint, die disruptiven Businessmodelle und mutigen Digital-Health-Investments finden außerhalb Deutschlands statt. Doch woran liegt dies nun?

An dieser Stelle ist es wichtig zu erwähnen, dass die Dealgrößen in den USA unter anderem auch die Gehaltsspannen im Silicon Valley wiederspiegeln. Ein Entwickler, der frisch von der Universität kommt, verdient dort als Einsteiger € 150 000 Jahresgehalt. Die Start-ups müssen also grundlegend mehr Geld einsammeln, um ihr Team zu bezahlen.[34] Auch genießen wir Deutschen einen hohen Standard der Gesundheitsversorgung. Obwohl ineffizient, analog und kostenintensiv, sind die Deutschen im Endeffekt trotzdem gut medizinisch grundversorgt. Das bedeutet, dass der spürbare Mehrwert durch digitale Lösungen beim Patienten nicht so extrem ist wie in anderen Ländern. Die Gesundheitsversorgung der Briten durch den National Health Service (NHS) als gesetzliche Krankenversicherung ist befriedigend bis mangelhaft. Dort können Start-ups beim Endnutzer (Patient) extrem hohe Mehrwerte generieren und werden dementsprechend mehr „gehypt" und erhalten größere Investitionssummen.

Jedoch erklärt dies nicht, warum deutsche Risikokapitalgeber sich nicht an deutsche innovative Business-Ideen trauen. Auch in Deutschland gibt es viel zu bewegen im Gesundheitssystem. Auch hier werden disruptive Geschäftsideen entwickelt. Wir glauben, dass die deutschen Investoren zögerlich sind, da Healthcare-Start-ups einen anderen Investitions-Lifecycle vorweisen. Viele der klassischen Investitionskriterien und Key Performance Indicators (KPI) können und sollten bei Healthcare-Start-ups nicht als Messlatte dienen. Die Investoren müssen lernen, den Health-Investitions-Lifecycle zu verstehen, und ihre Investitionsstrategie und Expertise dementsprechend anpassen. Im Folgenden werden wir den Investitions-Lifecycle vorstellen, kurz auf die Health-spezifischen KPIs eingehen und zeigen, wie Investoren sich anpassen können.

4.5.2 Digital-Health-Investitions-Lifecycle

Der Investitions-Lifecycle eines Start-ups wird über das Zusammenspiel von (1) Risiko, (2) Investmentvolumen und (3) Umsatz abgebildet. Diese drei Faktoren hängen maßgeblich vom Geschäftsmodell, den Marktgegebenheiten und Skalierungsmöglichkeiten des Start-ups ab. Aus Sicht eines Investors gilt es, diese Faktoren für jedes individuelle Start-up zu verstehen und zu bewerten. Die Intensität der drei Faktoren verändert sich mit der Reife eines Start-ups. In der Regel verringert sich das Risiko mit dem Markteintritt und an gleicher Stelle steigen das Investitionsvolumen und die Umsätze (siehe Abbildung 4-41). Grundsätzlich streben verschiedene Typen von Investoren unterschiedliche Phasen des Lifecycles an. Der typische Risikokapitalgeber und Frühphaseninvestor (Early Stage) steigt in der Seed-Phase ein und finanziert oft das Wachstum des Start-ups über die weiteren Investmentrunden (Series A, B, C). VC-Investoren steigen typischerweise erst in der Wachstumsphase

34 Experten-Interview Min-Sung Kim

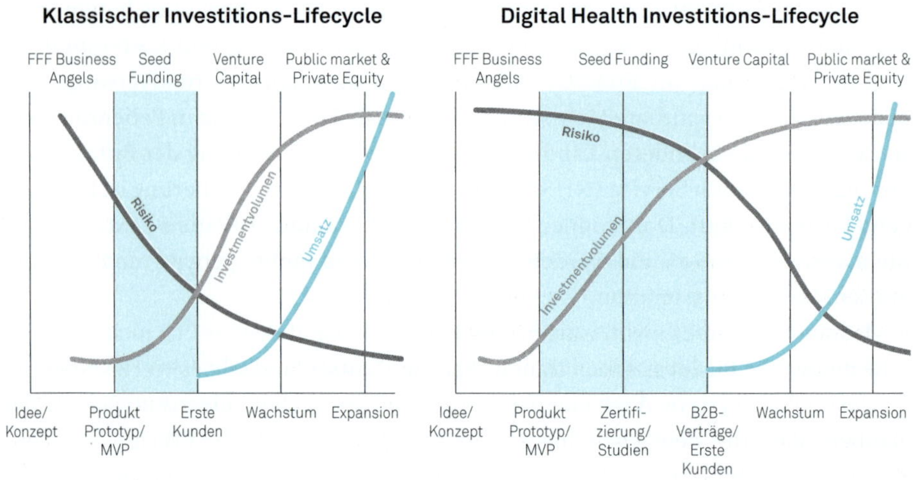

Abbildung 4-41: Investitions-Lifecycle: klassisch vs. Digital Health. FFF: Family, Friends and Fools.

eines Start-ups ein und tragen dann einen bedeutenden Anteil in der kapitalintensiven Wachstumsfinanzierung. An dieser Stelle konnte das Risiko in der Regel durch ausgiebige Produkttests und erste Kundenerfahrungen mit der Markteinführung stark verringert werden, und erste Umsätze stellen sich ein. Daher schauen VC-Investoren bei digitalen Produkten auf Kennzahlen wie Userzahlen, Klickraten und Kundenfeedback. Viele VCs evaluieren jedoch auch Early-Stage- bzw. Seed-Investments, da die Unternehmensbewertung in dieser Phase noch nicht so hoch ist und Anteile zu guten Konditionen erworben werden können. Bei Start-ups mit einem enormen Marktpotenzial ein lukratives Wagnis.

Digital-Health-Start-ups streben natürlich auch einen ausgewogenen und investorenfreundlichen Lifecycle an. Jedoch ist in den letzten Jahren deutlich geworden, dass sich die Investmentfaktoren bei Healthcare-Start-ups anders verhalten: Das **Risiko ist höher**, die **Produktentwicklungsphase ist länger**, was wiederum Auswirkungen auf das erhöhte Investitionsvolumen und die verspätete Umsatzerzielung hat.

Dieses abweichende Verhalten der Investitions-Lifecycle-Faktoren liegt in drei Ursachen begründet:

- Die Zahlungsbereitschaft lässt sich schwer testen.
- Die regulatorische und medizinische Validierung kostet Zeit und Geld.
- Das Gesundheitssystem ist komplex und die Marktakteure verfolgen unterschiedliche Interessen.

Problemkind: Monetarisierung

Viele VCs haben in den letzten 5–10 Jahren stark in Start-ups investiert, die Industrien wie den Handel oder das Bankwesen digitalisiert und disrupted haben. Dabei steht oft im Vordergrund, die physische Filiale – das „brick and mortar" – und die damit verbundene kosten- und zeitintensive Offline-Interaktion mit einer digitalen Kundenerfahrung zu komplementieren oder zu ersetzen – wie z. B. beim digitalen Konto von N26. Kundenbindung und -zufriedenheit sind hier die Zauberworte für Wachstum und die Basis für die Monetarisierungsstrategie. Zufriedene Kunden sind kaufkräftige und wiederkehrende Kunden.

Für Investoren ist dabei also die Zahlungsbereitschaft der Kunden eine richtungsweisende Kennzahl für den Erfolg der Monetarisierungsstrategie. Klassischerweise testen Start-ups so zeitig wie möglich, meist schon mit einem Prototyp, wie viel der Kunde bereit ist, für das Produkt oder die Dienstleistung zu zahlen. Investoren erreichen so mit überschaubaren Investitionen und über wenige Monate hinweg einen „Proof of Concept". Iterativ und agil wird mit einem Prototyp gestartet, das Produkt kontinuierlich verbessert, das Marketing auf die Kundengruppen abgestimmt und immer mehr Umsatz generiert. Jedoch ist dies auf den Healthcare-Bereich nicht 1 : 1 übertragbar, denn Digital-Health-Produkte und -Dienstleistungen sind in der Regel keine Konsumentenprodukte im B2C-Markt. Das bedeutet, dass der Kunde das Produkt zwar konsumiert, es aber selbst nicht zahlt.

Viele Berliner Healthcare Start-ups sind trotzdem vor 3–5 Jahren mit einem B2C-Geschäftsmodell gestartet (1. Generation). Der mHealth- und Wellness-Boom sowie die großen Mehrwerte durch digitale Lösungen haben darauf hoffen lassen, dass die Kunden auch für medizinische Services selbst zahlen würden. Doch die meisten Start-ups mussten schnell lernen, dass Kunden ihre Produkte zwar gut finden und einen Mehrwert erkennen, aber am Ende nicht dafür aus eigener Tasche bezahlen möchten. Das Resultat: Viele Health-Start-ups haben ihr Geschäftsmodell von B2C auf B2B geändert – z. B. Selfapy und Kinderheldin. Heute bauen so gut wie keine Health-Start-ups ihr Geschäftsmodell mehr auf einem Selbstzahlermodell auf, sondern versuchen Verträge mit Krankenversicherungen (Selektivverträge), Kliniken oder Unternehmen (betriebliches Gesundheitsmanagement) auszuhandeln. Die Konsequenz für Health-Start-ups ist dabei zweiteilig: Sie müssen ein Produkt entwickeln, das auf den Endnutzer (Patient/Gesundheitskunde) ausgerichtet ist und dort klare Mehrwerte erzeugt und gleichzeitig aber auch Mehrwerte für den B2B-Partner (Krankenversicherung) hervorbringt und hier auf Zahlungsbereitschaft trifft. Damit ist eine Digital-Health-Lösung in den meisten Fällen ein B2B2C-Produkt (Business to Business to Consumer).

Die Krankenversicherungen sind dabei als Kostenerstatter im Gesundheitswesen kaum zu umgehen. Die Monetarisierungsstrategie und damit der Erfolg des

Geschäftsmodells eines Health-Start-ups hängen zwangsläufig von der Kooperationsbereitschaft und den Entscheidungsprozessen der Krankenversicherungen ab. Diese Abhängigkeit von den Versicherungen hat eine Reihe an Konsequenzen für Start-ups und ihre Investoren.

Zahlungsbereitschaft lässt sich schwer testen

Die Zahlungsbereitschaft als Indikator für Kundennutzen und -zufriedenheit kann nicht wie bei Konsumentenprodukten früh getestet und verbessert werden. Die meisten Health-Start-ups können erst realistische Nutzerdaten und Monetarisierungsnachweise vorlegen, wenn es einen Vertrag mit den Krankenversicherungen gibt, gezieltes Marketing – auf die Versicherten gerichtet – betrieben wird und ein effizienter Prozess zur Kostenerstattung für den Kunden eingerichtet wurde. In anderen Worten: Es muss erst das gesamte Produkt entwickelt und zertifiziert werden sowie aufwendiger B2B-Vertrieb zur Erstattungsfähigkeit erfolgen, bevor am eigentlichen Kunden getestet und monetarisiert wird. Dieser B2B-Vertrieb wird auch oft von „Insidern" kontrolliert und ist daher für junge Mitarbeiter von Start-ups nicht leicht aufzubauen, vielmehr müssen teure, erfahrene bzw. gut vernetzte Mitarbeiter aus der Branche „eingekauft" werden. Dieser zeitaufwendige und kostenintensive Prozess bis zum Kundenzugang und Markteintritt birgt ein Risiko, das von den Investoren finanziell getragen werden muss. Das schreckt Investoren natürlich erst einmal ab. Nicht verwunderlich ist es, dass Investoren sich in Health-/Wellness-Geschäftsmodellen mit B2C-Bereich oder in Plattformmodellen wohler fühlen. Wollen sie jedoch das enorme Marktpotenzial des Gesundheitsmarktes freilegen, dann kommen sie zu einem nicht an den Krankenversicherungen und auch nicht am Zertifizierungsprozess vorbei.

Das Digitale-Versorgung-Gesetz (DVG) und die Möglichkeit, Apps über ein Rezept in die Erstattung zu bringen, entschärft die Hürde der Selektivverträge für Start-ups in Zukunft hoffentlich enorm (siehe Kap. 4.4). Jedoch müssen die Health-Lösungen trotzdem vorerst die Zertifizierung und weitere regulatorische Anforderungen erfüllen. Im Prinzip wurde aber die Verhandlungszeit für einen Selektivvertrag mit den Krankenversicherungen abgekürzt. Ist die Zertifizierung einmal geschafft, gibt es über den (ambulanten) Arzt einen Zugang zum Kunden, auch ohne Selektivvertrag – zumindest für die ersten 12 Monate. Eine Chance für Start-ups, schneller am Endnutzer zu lernen, und eine Risikoentlastung für Health-Investoren.

Validierung: Langer Atem im Zertifizierungsprozess und bei klinischen Studien

Wenn es um Gesundheit und Heilung geht, sprechen wir von Menschenleben. Eine Digital-Health-Lösung, die Therapiebestandteile digitalisiert, Diagnosen stellt oder medizinische Daten auswertet, löst „echte" Probleme und darf keine Fehler machen. Validierungs- und Vertrauensnachweise sind für Healthcare-Start-ups also erfolgsentscheidend. Ein digitales Bankkonto von N26 ist eine „Commodity", ein Luxusprodukt unserer weit entwickelten Gesellschaft; klar löst auch sie viele Probleme, aber am Ende ist es nicht gesundheitseinschränkend oder lebensgefährlich, wenn das digitale Konto mal einen halben Tag offline ist. Eine Migräne-App lindert einen echten Schmerz und kann die Lebensqualität von Millionen von Menschen nachhaltig verbessern.

Empfiehlt der Algorithmus von Netflix eine Serie, die für den Nutzer nicht interessant ist, dann ist dieser höchstens etwas genervt. Diagnostiziert der Algorithmus eines Symptom-Checkers fälschlicherweise Krebs oder erkennt ein Medikamenten-Checker eine kritische Kombination aus verschiedenen Medikamenten nicht, können Menschenleben gefährdet sein. Die Notwendigkeit der Validierung und Qualitätsprüfung von Digital-Health-Produkten ist unstrittig. Die Validierung des medizinischen Nutzens kann über klinische Studien erfolgen und die Qualitätsprüfung gewährleistet die CE-Zertifizierung. In Deutschland und in der EU wird dies mit der Zertifizierung zum Medizinprodukt gewährleistet, die durch ein CE-Zeichen dargestellt wird, daher auch CE-Zertifizierung genannt wird. Nicht jedes Healthcare-Start-up benötigt diese Zertifizierung, jedoch die meisten. Zielt die Lösung auf einen medizinischen Zweck ab und wird sie beim Menschen angewendet, dann *ist* sie ein Medizinprodukt und *muss* zertifiziert werden (Bundesministerium für Gesundheit, 2019b).

Insight

Definition „Medizinprodukt"

> „Medizinprodukte sind Produkte mit medizinischer Zweckbestimmung, die vom Hersteller für die Anwendung beim Menschen bestimmt sind. Dazu gehören Implantate, Produkte zur Injektion, Infusion, Transfusion und Dialyse, humanmedizinische Instrumente, *Software*, Katheter, Herzschrittmacher, Dentalprodukte, Verbandstoffe, Sehhilfen, Röntgengeräte, Kondome, ärztliche Instrumente, Labordiagnostika, Produkte zur Empfängnisregelung sowie In-vitro-Diagnostika."

Quelle: Bundesministerium für Gesundheit (2019b) (Hervorhebung durch die Autoren).

Die Zertifizierung ist bei Digital-Health-Start-ups ein zentraler Bestandteil der Produktentwicklung und verschiebt den Zeitpunkt des Markteintritts im Vergleich zu anderen digitalen Lösungen signifikant nach hinten. Das Healthcare-Start-up

Merantix beispielsweise erlangte im Oktober 2019 als erste KI-basierte Software zur Brustkrebsvorsorge die CE-Zertifizierung. Die Produktentwicklung und der parallel laufende Zertifizierungsprozess dauerten 2,5 Jahre. Der nächste Schritt für Merantix nach diesem Meilenstein: Kommerzialisierung bzw. Verhandlungen zur Erstattungsfähigkeit mit den Krankenkassenverbänden (Stüber, 2019). Zalando launchte noch im Gründungsjahr 2018 die umfangreiche Online-Shoppingplattform und erreichte nach 2 Jahren einen Nettoumsatz von € 150 Mio. Auch wenn der Gesetzgeber sich bemüht, den Zertifizierungsprozess effizienter zu gestalten, ist es dennoch ein langwieriger Prozess mit vielen Anforderungen, der den Markteintritt, den Kundenzugang und die Kommerzialisierung verzögert. Wieder ein Risiko, das ein Investor in Kauf nehmen und finanzieren muss.

Komplexes Marktsystem

Wie wir in den Kapiteln zuvor gesehen haben, ist das Gesundheitssystem mit all seinen Marktakteuren ein komplexes Gebilde. Die Dynamik aus Patient (Gesundheitskunde), Kostenerstatter und Leistungserbringer erscheint zwar auf den ersten Blick klar strukturiert und man könnte meinen, dass diese Gruppen gemeinsam auf ein Ziel zuarbeiten. Jedoch ist der Patient heute kaum involviert in jegliche Prozesse rund um seine Gesundheit. Die Kostenerstatter sind stattdessen der Dreh- und Angelpunkt und diktieren den Leistungserbringern die möglichst kostengünstigsten Rahmenbedingungen. Auch wenn viele Krankenversicherungen sich zum patientenzentrierten Gesundheitsdienstleister entwickeln wollen, ist ihr Geschäftsmodell von Kosteneinsparungen geprägt. Die Leistungserbringer sind vielfältig, stark fragmentiert und vor allem nicht vernetzt. Jeder kämpft für sich und manchmal auch gegeneinander. Zusätzlich ist der Gesundheitsmarkt im Vergleich zu anderen Industrien stark reguliert und bürokratisiert. Gesetzliche Institutionen sind auf allen Ebenen involviert. Für Start-ups und industriefremde Investoren kein einfaches Umfeld. Allein die Anzahl an Marktakteuren bringt Intransparenz und Komplexität in das System. Nun kann man argumentieren, dass auch andere Industrien komplexe Marktstrukturen vorweisen. Ja, das ist in der Tat wahr, jedoch sind die Interessen in vielen anderen Industrien in eine Fahrtrichtung ausgerichtet. Im Handel bemühen sich alle Akteure der Wertschöpfungskette, ein Produkt am Ende an den Kunden zu bringen. Im Gesundheitswesen sollte dies auch der Fall sein: Unabhängig vom Versicherungsanbieter, Krankenhausträger und Medikamentenhersteller sollte der Patient (Gesundheitskunde) segmentübergreifend die medizinisch beste, auf ihn ausgerichtete und kostengünstigste Behandlung bekommen. Leider ist das allerdings nicht die Realität, und Start-ups stoßen schnell an bürokratische und regulatorische Hürden, unkooperative Marktteilnehmer sowie auseinanderlaufende Interessen.

Investment-KPIs für Digital-Health-Start-ups

Viele der Investitionskriterien und Maßstäbe, die Risikokapitalgeber an ihre E-Commerce- oder Fintech-Start-ups anlegen, funktionieren nicht bei Healthcare-Start-ups. Setzen Investoren die klassische Wachstums- und Marketingmesslatte an, dann scheitern Health-Start-up entweder mit jedem Reporting oder verhungern finanziell. Doch was sind die klassischen KPIs, die als Messlatte in Investorengesprächen angesetzt werden? Wenn diese nicht aussagekräftig sind, worauf sollten Investoren bei Health-Start-ups achten?

Schauen wir zunächst auf die klassischen Investment-KPIs. Bei Konsumentenprodukten stehen typischerweise von Anfang an – auch in der Frühphasenfinanzierung – **Marketing- und Wachstums-KPIs** im Vordergrund (Tabelle 4-3).

Ein E-Commerce-Start-up kann nach 6 Monaten Produktentwicklung und User-Tests nicht nur die in Tabelle 4-3 aufgeführten KPIs vorlegen, sondern hat außerdem ein prall gefülltes Backlog mit Verbesserungsmaßnahmen aus zahlreichen Kundentransaktionen. Ein Digital-Health-Start-up, das eine Lösung in der Versorgung entwickelt, hat nach 6 Monaten eventuell auch schon einen Prototyp, aber könnte keine Aussagen zu den obigen KPIs geben. Höchstwahrscheinlich baut das Start-up gerade eine Beta-Testgruppe auf und bezahlt passende Kandidaten, um Feedback zu geben. Zeitgleich wird extrem viel Zeit in die Akquise von Ärzten oder Kliniken gesteckt, denn ohne deren Unterstützung wird das Produkt nicht erfolgreich. Der Zertifizierungsprozess ist verstanden, aber das Produkt ist noch nicht ausgereift genug um den Prozess zu starten. Ohne die nahende Zertifizierung sind Gespräche mit den Krankenversicherungen reine Zeitverschwendung. Der Customer Lifetime Value (CLV) ist eine schwierige Größe im Gesundheitsbereich, denn viele der medizinischen Lösungen wollen den Patienten heilen – er soll also nicht mehr wiederkommen, nachdem er die Lösung genutzt hat. Auch sind Abo-Modelle und unterschiedliche Preispakete (z. B. Basis, Profi, Premium) im B2B-Kontext für die Krankenkassen kein attraktives Vergütungsmodell. Aus Sicht der Krankenkasse sind eher ein Lizenzmodell oder eine Bezahlung nach Nutzung sinnvoll.

Bei Digital-Health-Start-ups sind in der Anfangsphase neben den üblichen KPIs, wie Marktpotenzial, aber auch **Vertrauens-/Validierungs- und Vertriebs-KPIs** ausschlaggebend. Deshalb werden wir im Folgenden ausschließlich auf diese abweichenden KPIs (Tabelle 4-4) eingehen.

Vertrauenswürdigkeit und Validierung

Neben Wachstumszahlen (z. B. Anzahl Nutzer, Umsätze) steht bei Digital-Health-Geschäftsmodellen stärker die Vertrauenswürdigkeit im Mittelpunkt. Erlangte Zertifizierungen oder Qualitätssiegel signalisieren zum einen Konformität mit den rechtlichen Anforderungen und zum anderen auch Disziplin und Durchhaltever-

Tabelle 4-3: Klassische Investment-KPIs (Key Performance Indicators).

Key Performance Indicator	
Month-to-Month Growth	monatliches Wachstum (%): Wachstum der aktiven Kunden, Transaktionen, Umsatz, etc.
Conversion Rate	Konversionsrate: Verhältnis von Lead (z. B. Webseitenbesuch) zu Kaufabschluss
Customer Acquisition Cost (CAC)	Kosten, einen neuen Kunden zu akquirieren
Retention Rate	Verbleibquote: wiederkehrende Transaktionen von bestehenden Kunden, „Treue-Kennzahl der Stammkunden"
Customer Lifetime Value (CLV)	Wert (Kaufkraft) eines Kunden über den Kundenlebenszyklus hinweg
Pricing Model	Preismodell: Aufbau Abo-/Subscription-Modell, Landing-Page-Test verschiedener Preispakete

Tabelle 4-4: Investment-KPIs (Key Performance Indicators) bei Digital-Health-Start-ups.

Key Performance Indicator	
Anzahl abgeschlossener B2B-Verträge	Anzahl Selektivverträge mit Krankenkassen; Anzahl Verträge mit Kliniken, MVZs, Praxen, etc.
Pipeline B2B-Verträge	Anzahl B2B-Partner pro Vertriebsphase, z. B.: Mit wie vielen Krankenkassen werden Gespräche geführt, werden Vertragsdetails verhandelt oder steht ein Vertragsentwurf im Raum?
Status Zertifizierungsprozess	Anforderungsliste für Zertifizierung und Umsetzungsplanung
Klinische Studien	Anzahl, Kosten und Erfolg durchgeführter Studien; Anzahl und Methode geplanter Studien
	Reputation der Kooperationspartner

mögen durch den langatmigen Evaluierungsprozess. Die Medizinprodukt-Zertifizierung ist ein notwendiger Schritt und signalisiert unter anderem die Konformität zu den EU-Datenschutzrichtlinien. Jedoch bedeutet dies allein nicht, dass Krankenversicherungen, Ärzte und Patienten der Lösung vertrauen und an die Wirksamkeit glauben. Digital-Health-Start-ups stehen oft in der Kritik, nicht nachweisen zu können, dass ihre Lösung einen medizinisch nachweisbaren Effekt/Mehrwert hat. Daher sind z. B. medizinische Vergleichtests und klinische Studien wichtige Validierungs-KPIs. Doch sind auch medizinische Studien im Vergleich zu Kundenumfragen oder Studien in anderen Industrien stark reguliert. Sie müssen umfangreiche akademische Anforderungen erfüllen, um von medizinischen Institutionen ernst genommen zu werden. Dabei versuchen Start-ups oft mit Spezialkliniken, Krankenhäusern oder Forschungseinrichtungen (Uni-Kliniken) zu kooperieren. Ein Partner wie die Charité Berlin, als weltweit ausgezeichnete Universitätsklinik, strahlt Vertrauenswürdigkeit aus und ermöglicht schnellen Zugang zur richtigen Zielgruppe.

Aus Sicht eines Investors sind klinische Studien als Validierungs-KPI extrem wichtig, jedoch verbirgt sich auch ein Risiko hinter dem Thema. Als Finanzier hat ein VC kein Interesse, die ersten Studien zu einem noch unvalidierten Thema zu sponsern. Denn der Prozess ist langatmig und damit kostenintensiv. Die Ergebnisse der Studie können jedoch im Nachgang auch vom Wettbewerb genutzt werden. Es gibt keine Intellectual Property (IP) im klassischen Sinne. Im Digital-Therapeutics-Bereich kann ein Start-up seine Lösung schwer schützen und Wettbewerber können nach dem Validierungsprozess leicht in den Markt eintreten, ohne die Kosten amortisieren zu müssen. Ein Szenario, das ein VC in jedem Fall vermeiden will.

B2B-Vertriebsfähigkeit

Da die Kunden in den meisten Fällen nicht für Digital-Health-Lösungen zahlen, sondern die Erwartungshaltung besteht, dass Krankenversicherungen die Kosten für medizinische Leistungen erstatten, macht es für viele Health-Start-ups Sinn, einen B2B-Vertrieb aufbauen.

Statt die Anzahl an aktiven Kunden jeden Monat zu messen, ist die B2B-Pipeline und die Anzahl verhandelter Selektivverträge hier eine sinnvolle KPI. Auch dieser Prozess ist langatmig und mit vielen Anforderungen verbunden. Ein ausgehandelter Selektivvertrag beweist, dass sich das Start-ups durch die bürokratischen Anforderungen und langen Entscheidungswege der Versicherung gebissen hat – was bis zu 3 Jahre dauern kann. Zusätzlich ist ein abgeschlossener Selektivvertrag auch ein Signal, dass der Versicherer an den Mehrwert der Lösung glaubt.

An dieser Stelle ist wichtig zu erwähnen, dass die klassischen Marketing-KPIs auch nicht völlig unrelevant für Health-Start-ups sind. Als B2B2C-Produkt muss ein Start-up die Dynamiken und Vertriebsstrategien des B2B-Marktes meistern, um zu monetarisieren, und gleichzeitig die Marketing- und Usability-Expertise eines B2C-Produktes erreichen. Denn am Ende nutzt der Patient/Gesundheitskunde die Lösung. Wenn der Nutzer keinen Mehrwert empfindet, die Anwendung umständlich ist oder der Kunde schlichtweg nicht auf die Lösung aufmerksam wird, dann ist die Lösung für die Krankenversicherer auch nicht interessant. Wenn das Health-Start-up nach dem Markteintritt wachsen möchte, dann sind Marketing- und Wachstums-KPIs gleichermaßen ausschlaggebend für den Erfolg des Geschäftsmodells,

z. B. Marketing-KPIs rund um das Thema Suchmaschinen-Optimierung, wie Clickrates und der CAC, oder Zufriedenheits-KPIs, wie der Net Promoter Score.

Erfolgsfaktor Team: Arzt = Gründer?
Der Markt hat in den letzten Jahren viele Ärzte als „First-Time Founder" hervorgebracht. Aus Sicht eines Investors nicht unbedingt eine Stärke, denn die fehlende Business- und Gründungserfahrung kann das Start-up viel Lehrgeld kosten. Heute sieht der Markt immer mehr Seriengründer (Serial Entrepreneur) in Health-Start-ups einsteigen. Solche Gründer haben oft schon mehrere Unternehmen in anderen Industrien aufgebaut. Investoren begrüßen diese Entwicklung, denn ein erfahrener Entrepreneur kann im Zweifel besser einschätzen, ob und wann der nächste B2B-Deal kommt. Auch einen Experten für den Zertifizierungsprozess an Bord zu haben, erhöht die Erfolgswahrscheinlichkeiten. Das Team ist auch hier einer der größten Erfolgsfaktoren bei einem Early-Stage-Start-up. Oft investieren Seed-Investoren und Business Angels vorrangig in das Team und ihre Fähigkeiten. Der Mix macht es am Ende: ein starkes Team mit Experten aus dem Gesundheitssystem, mit Gründungserfahrung und mit Zertifizierungs-Know-how.

4.5.3 Umdenken wird benötigt in der Digital-Investitions-Strategie

Fragt man heute Health-Start-ups, wie schwer es war, in den letzten Jahren Geld für ihre Lösungen einzusammeln, oder wie die Erfahrungen mit VC-Investoren waren, dann bekommt man oft nur ein zynisches Lachen. Die letzten Jahre sind nicht einfach für Health-Start-ups in Deutschland gewesen. Es gibt viel Risikokapital im Markt, jedoch mussten auch die VCs erst über die letzten Jahre lernen, wie Healthcare „tickt". Die Leidtragenden sind die Start-ups, die anhand falscher KPIs gemessen werden, keine Finanzierung erhalten und daran scheitern. Die Investoren spielen eine ausschlaggebende Rolle im Markt, um Innovation voranzutreiben, und wenn sie von der digitalen, patientenzentrierten Transformation im Gesundheitswesen profitieren wollen, dann müssen sie ihre Investmentstrategie auf die Digital-Health-Umgebung anpassen:

- **spezialisiertes Team:** Investoren müssen ein Expertenteam aufbauen, das den Gesundheitsmarkt, die Marktteilnehmer und ihre Dynamiken kennt und versteht. Wie in einem Start-up macht es hier wieder der Mix: Die Analysten sollten in der Lage sein, zum einen das Geschäftsmodell und die Monetarisierungsstrategie verstehen zu können und zum anderen auch medizinische Studien und Vertriebswege über Ärzte einschätzen zu können.
- **Health-Fund mit längerem Investitionshorizont:** Die Produktentwicklungsphase bis zur Kommerzialisierung dauert länger bei Health-Start-ups, sobald eine Zertifizierung und die Kooperation mit Versicherern notwendig wird. Ein

klassischer VC-Fond hat einen Haltezeitraum pro Start-up von 3–5 Jahren bis ein Exit bzw. die Realisierung der Rendite angestrebt wird. Das liegt daran, dass ein VC-Fund meist für 10 Jahre angelegt wird und die Investoren des Funds dann ihre versprochene Rendite erwarten (5 Jahre Invest und 5 Jahre Divest). Digital-Health-Start-ups können eine solche Zeitschiene oft nicht leisten. VC-Investoren sollten daher eigene Funds speziell für Healthcare anlegen und dort einem langfristigen Investitionszeitraum von mehr als 5 Jahren ansetzen.

- **Sourcing mit Digital-Health-KPIs:** Das Analystenteam muss in der Lage sein, im Screening von potenziellen Investments die richtigen Fragen zu stellen und gesundheitsspezifische KPIs anzusetzen. Werden die richtigen KPIs angesetzt, kann ein Investor das Risiko und auch die Erfolgschancen deutlich besser einschätzen.
- **Netzwerk im Gesundheits-Ökosystem aufbauen:** Investoren sollten sich ein Netzwerk im Gesundheitsmarkt aufbauen, besonders mit den erfolgskritischen Marktakteuren. Angesichts der hohen Abhängigkeit von den Krankenversicherungen, sollten Investoren sich um den Austausch und Kooperationen bemühen. Das kann allen Health-Start-ups im Portfolio helfen.

Insight

Earlybird Venture Capital – der andere VC-Fund

Der Venture-Capital-Fund Earlybird hat schon Ende 2013 erkannt, dass Investments im Bereich Gesundheit und Life Science eine andere Investitionsstrategie benötigen. Dazu hat das Unternehmen im Jahr 2016 einen eigenen Fond mit € 85 Mio. aufgesetzt. Dieser strebt Investments in eine Reihe spannender Themen im Gesundheitsmarkt an: Digital Health, Medical Devices, BioPharma, R&D Tools, Diagnostics und Plattformtechnologien. Der Patient und die Nutzenmaximierung (Patient Benefit) soll dabei immer im Fokus stehen:

> „Wir wollen, dass kranke Menschen wieder gesund werden oder gesunde Menschen gesund bleiben. Das macht den Fond krisensicher." Christoph Massner, Associate.

Die zugrunde liegende Argumentation lautet, dass, wenn eine Lösung die Menschen schneller und besser heilt, sie dann auch in der Krise angenommen wird. „Commodities" sind in der Krise schnell vom Markt verschwunden. Eine wahrer Ansatz, der das Potenzial des Gesundheitsmarktes weiter unterstreicht. Zudem hat Earlybird es geschafft, sich strukturell den Ansprüchen des Gesundheitsmarktes anzupassen:

- **spezialisiertes Team:** Earlybird hat ein erfahrenes und spezialisiertes Team aus promovierten Naturwissenschaftlern oder Industrieexperten aus dem Gesundheitsmarkt (z. B. Pharma) aufgestellt.
- **Health-Fund mit längerem Investitionshorizont:** Der Fund ist auf einen Runway von 10 Jahren ausgelegt und sichert ihren Portfolio-Unternehmen dieses langfristige Commitment zu. Gesucht wird nicht nach einem sogenannten „Silver Bullet" (kaufen und verkaufen nach 3 Jahren, mit dem angestrebten Rendite-Multiple).

- **Netzwerk im Gesundheits-Ökosystem aufbauen:** Eine Besonderheit des Funds ist es, dass die Barmer als zweitgrößte Krankenkasse Deutschlands involviert ist. Somit hat sich der VC einen der relevantesten Marktteilnehmer in den „inneren Kreis" gesetzt. Dafür hat die Barmer eine Ausnahme erwirkt. Natürlich ist das up- und downside-begrenzt. Start-ups sind die letzten Jahre an der Zusammenarbeit mit den Krankenkassen gescheitert. Die Krankenkassen verstehen den Start-up-Markt und ihre digitalen Produkte nicht und die Start-ups gehen im bürokratischen Dschungel und bei langsamen Entscheidungswegen verloren. Earlybird platziert sich somit genau in der Mitte: Die Barmer sieht als einzige Krankenkasse Pitch-Decks am Fließband und hat Zugang zu Industrieexperten. Die Start-ups können neben einem Investor auch den Zugang zu den Kassen in einem konstruktiven Set-up gewinnen. Win-win-Situation für alle? Die Barmer hat durch den Screeningprozesses mit dem Fund mit verschiedenen Start-ups Selektivverträge abgeschlossen, z. B. mit Pelvina und wellabe.
- **Sourcing mit Digital Health KPIs:** Vertrauens-/Validierungs-KPIs wie die Zertifizierung und klinische Studien sind für den Fund wichtige Investitionskriterien. Aber auch Fragen, wie das Start-up seine Lösung schützen und skalieren will, spielen eine ausschlaggebende Rolle. Zudem bringt die Nähe zur Barmer Krankenversicherung Wissensaustausch über den Prozess in die Erstattung (Selektivverträge) in das Investmentteam.

(Quelle: Experten-Interview Dr. Christoph Massner, Earlybird Venture Capital)

4.5.4 Fazit: hohes Risiko, hohe Rendite

In Deutschland ist im Start-up-Markt viel passiert in den letzten 5–10 Jahren. Etliche Start-ups haben Fehler gemacht, sind gescheitert oder haben sich neu definiert. Die sogenannte 1. Generation an Gesundheits-Start-ups ist „gelebt" und hat aus Sicht der Investoren ihr Lehrgeld gezahlt. Die Zielrichtung „Hauptsache digital" und die starre Übertragung von E-Commerce-Mechanismen auf den Gesundheitsmarkt sind gescheitert. Die Digital-Health-Start-ups heute sind „wissenschaftlicher", orientieren sich mehr am Gesundheitsmarkt und kennen die Vertrauens- und Validierungs-KPIs[35]. Gleichzeitig stellt sich bei den Investoren auch eine Professionalisierung ein. Die Investoren haben den Markt aufmerksam beobachtet und – spricht man heute mit den VC-Fonds, dann warten sie im Digital-Health-Bereich anscheinend „nur" noch auf den „Venture Case". Damit sollte die neue Welle der Digital-Health-Start-ups und die Investoren sich annähern.

Jedoch beobachten viele Investoren den Markt noch immer aus sicherer Distanz. Der perfekte Venture Case ist nicht so leicht im Gesundheitswesen. Themen wie Digital Therapeutics jedoch sind den Investoren weiterhin noch zu „soft" – ein soge-

35 Experten-Interview Christoph Massner, Earlybird Venture Capital

nannter „Long Shot“. Die Kosten der klinischen Studien, fehlende Schutzmechanismen sowie ein risikoreicher und verlängerter Investment-Lifecycle sind schwierige Faktoren. Das Risiko wollen viele VCs heute noch nicht tragen. Für Start-ups bedeutet dies, dass sie die aufwendige Produktentwicklungsphase, inklusive Zertifizierung und Studien, anderweitig finanzieren müssen. Das ist extrem schwierig über so einen langen Zeitraum. Daher sagen wir „Traut euch!“. Denn wir brauchen eine mutigere VC-Branche. Ohne das notwendige Kapital können die Start-ups sich nicht weiterentwickeln und am Ende bleibt das immense Potenzial des deutschen Gesundheitsmarktes unausgeschöpft.

Zuletzt möchten wir erwähnen, dass im Digital-Health-Bereich nicht jedes Geschäftsmodell die aufwendige Zertifizierung und klinische Studien benötigt. Die Praxissoftware Doctolib ist bisher ein B2B-Modell, in dem der Arzt bezahlt, und daher leichter skalierbar und leichter zu verstehen für klassische Digital-Investoren. Auch im Bereich Wellness und Supplements oder Genomics werden die Tücken des Gesundheitsmarktes umgangen und der Endkunde direkt angesprochen. Geschäftsmodelle, die über das betriebliche Gesundheitsmanagement von Unternehmen monetarisieren, tricksen das Gesundheitssystem ebenfalls aus. Das Digital-Health-Start-up wellabe (vorher Bodylabs) bietet beispielsweise medizinische Services an, wie einen kompletten Gesundheitscheck inklusive Blutbild, aber am Ende zahlt nicht die Krankenkasse, sondern der Arbeitgeber. Doch werden diese Geschäftsmodelle die medizinische Versorgung in den Arztpraxen, im Krankenhaus oder beim Patienten zu Hause nicht revolutionieren.

4.6 Fazit: Das kundenzentrierte Gesundheits(kunden)-Ökosystem

Wir haben verstanden, dass sich kein Marktteilnehmer dem digitalen Wandel mehr entziehen kann. Jeder einzelne Mitstreiter sieht sich vor große Herausforderungen gestellt. Kern dieser Veränderungen ist die Weiterentwicklung des Patienten zum digitalen und mündigen Gesundheitskunden. Dieser fordert wahre Kundenzentrizität von allen Marktteilnehmern ein – so wie er es aus anderen Industrien auch gewöhnt ist. Das Gefüge des Ökosystems verschiebt sich somit zu einem Netzwerk aus Gesundheitsdienstleistern, und im Mittelpunkt steht der Gesundheitskunde (Abbildung 4-42).

So beanspruchten die Kostenträger über Jahrzehnte eine Macht im Ökosystem, die nicht für den Patienten einzahlt. Doch das Machtgefüge ist gebrochen und der Patient wird ab jetzt den Ton angeben. Daher muss jeder Marktteilnehmer eine Strategie entwickeln, die auf die Bedürfnisse des Gesundheitskunden in Zukunft eingeht. Die Kostenträger möchten sich vom passiven Kostenerstatter zum proaktiven Gesundheitsförderer transformieren. Die Ärzte wandeln sich zum On-Demand-Tele-Dienstleister und datenbasierten Berater für den Kunden. Die Krankenhäuser bauen digitale Services entlang des Patientenpfades auf, um die Medizin „wieder menschlicher“ und patientenzentriert zu gestalten. Auch in der Pflege etablieren sich digitale Strukturen und Marktplatzmodelle. Die Apotheken bauen ebenfalls

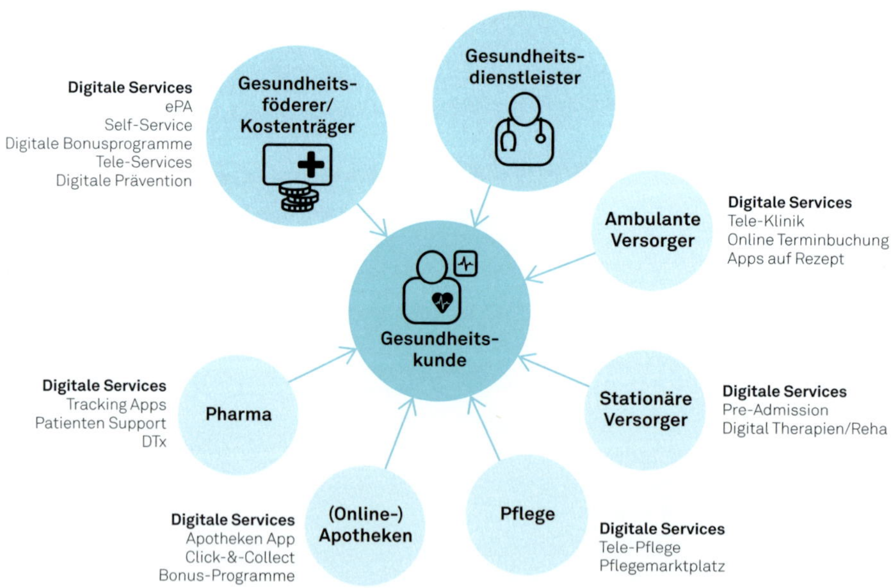

Abbildung 4-42: Gesundheitskunden-Ökosystem.

digitale Services auf, um den Kundenkontakt nicht an die Online-Apotheken oder gar Amazon zu verlieren. Selbst die pharmazeutischen Hersteller richten ihren R&D-Prozess auf Kundenmehrwerte und Zusatzservices aus. Allen ist klar: Derjenige Player, der keine Gesundheitskunden-Strategie entwickelt, wird früher oder später aussterben. Doch um wahre kundenzentrierte Dienstleistungen anbieten zu können, müssen die Mitstreiter eine nahtlose (sektorübergreifende) Kundenerfahrung kreieren. Dies wird aus unserer Sicht nur über Plattformen gelingen – dazu mehr im folgenden Kapitel.

5 Die Zukunft der Gesundheitsplattform

Das Rennen um den ersten Platz – die Etablierung der führenden Gesundheitsplattform – ist längst gestartet. Verschiedene Marktakteure versuchen, über ihre Kundenschnittstellen den Zugang zum Gesundheitskunden auszubauen und verschiedene Services entlang des Patientenpfades anzubieten. Das mehr oder weniger offensichtliche Ziel: den Kunden langfristig zu binden und somit Marktführerschaft zu halten – im Krankheitsfall, aber auch als Gesundheitscoach über das ganze Leben hinweg.

Doch bleibt es eine große Herausforderung, den gesamten Patientenpfad des heutigen Gesundheitskunden abzudecken. Der deutsche Gesundheitsmarkt ist fragmentiert, zum Großteil noch analog und schwerfällig. Um das Ziel zu erreichen, müssen sich die einzelnen Marktakteure vernetzen – und wir haben im Ökosystem-Kapitel (Kap. 4) gesehen: Das tun sie auch! Denn der Gesundheitsmarkt wird immer kundenzentrierter. Warum? Weil der Gesundheitskunde diesen Service schlichtweg einfordert und seine Erfahrungen aus anderen Lebensbereichen auch auf seine Gesundheit anwenden will. Wir haben gelernt, dass in solch kundenzentrierten Märkten derjenige Mitstreiter gewinnt, der es schafft, den Kunden über eine möglichst bequeme, schnelle und eingebettete Lösung an sich zu binden.

Die Gunst des Patienten zu gewinnen und ihn auf seiner Reise langfristig zu begleiten bzw. zu steuern, ist für die verschiedenen Marktteilnehmer aus unterschiedlichsten Gründen wichtig: Die Krankenversicherungen kämpfen um junge gesunde Kunden, die Ärzte und Krankenhäuser wollen den Patienten-Funnel nicht an Google abgeben und die Apotheken wollen von Amazon nicht wegrationalisiert werden. Die Lösung bzw. das Endziel ist jedoch das Gleiche: eine Plattform, die den Kunden erreicht, die relevanten Akteure vernetzt sowie kundenorientierte Services und innovative Technologien in Einklang bringt.

Bei vielen Akteuren des Gesundheitsmarktes schwebt die Angst im Raum, von den Tech-Giganten wie Google, Amazon oder Apple aus dem Rennen gestoßen zu werden. Amazon bedroht bei den stationären Apotheken sogar das komplette Geschäftsmodell, ihre Daseinsberechtigung. Die Folge? Die Marktakteure bemühen sich, den Kundenkontakt nicht gänzlich zu verlieren, vor allem nicht an marktfremde Technologieunternehmen, und begeben sich in den Wettkampf zur digitalen Plattform.

Wir sehen heute unterschiedliche Herangehensweisen im Aufbau dieser „Gesundheitsplattform der Zukunft". In den vorangehenden Kapiteln haben wir ausführlich gezeigt, wie die einzelnen Marktteilnehmer versuchen, über digitale Services Teil der sich etablierenden Plattform-Ökonomie zu werden. In diesem Kapitel werden wir darüber sprechen,

1. wie die Gesundheitsplattform(en) der Zukunft aussehen kann (können),
2. was für eine Rolle die Tech-Giganten heute schon in diesem Wettlauf einnehmen und
3. welche Kompetenzen aus unserer Sicht zum Erfolg führen werden.
4. Zum Schluss werden wir aufzeigen, wie die Mitstreiter im Hinblick auf die Erfolgskompetenzen aufgestellt sind.

5.1 Die Plattform „Gesundheit as a Service" – Der Gesundheits-Coach, Triagierung durch das System und der digitale Hausarztbesuch

Starten wir mit der Frage: **Wie definieren wir eine Plattform – speziell im Gesundheitsmarkt?** Eine Plattform bietet eine **Infrastruktur** mit Kundenzugang, auf der **Services** unterschiedlicher Anbieter zusammenlaufen, die dem Kunden einen **höchstmöglichen Nutzen** bieten. Zudem schafft es die Plattform, große Teile des **gesamten Patientenpfades** abzubilden oder Schnittstellen zwischen den Marktakteuren zu schaffen.

Das allein macht eine erfolgreiche Plattform jedoch noch nicht aus. Eine Plattform wird sich prinzipiell dann langfristig durchsetzen, wenn sie es schafft, die Kundenbeziehung für sich zu gewinnen. In anderen Worten: All die Bedürfnisse des Kunden werden in einem Ausmaß befriedigt, dass er proaktiv nur noch diese Plattform als (Erst-)Dienstleister auswählt. Eben genau das, was Amazon mit „Amazon Commerce" geschafft hat (siehe Kap. 2.2). Zwei Drittel aller Kunden steuern bei ihrer Produktsuche nicht mehr Google an, sondern starten ihre Suche direkt auf Amazon (Magana, 2019). Die Angebotsauswahl wird vom Kunden als ausreichend/vollständig bewertet und der Preis als am günstigsten empfunden. Es wird keine weitere Plattform angesteuert, um diese Annahmen zu überprüfen oder ein Zweitangebot einzuholen. Mit diesem Kundenzugang hat Amazon eine Plattformökonomie geschaffen, in der das Unternehmen als Hersteller, Händler, Werbetreibender, Zahlungsdienstleister und Paketkurier auftritt und entlang der Wertschöpfungskette die Margen einkassiert. Das Konzept der Markenbindung ist aufgelöst und wurde ersetzt durch Amazons Erfolgsrezept aus Preis, Verfügbarkeit und Auswahl.

5.1.1 Plattformökonomie: die (heutigen) Anwendungsgebiete der Plattformen

Nun stellt sich die Frage: Wie sieht eine solche umfassende Plattform im Gesundheitsmarkt genau aus? Wir wissen, es gibt nicht den einen universellen Patientenpfad (Abbildung 5-1). Menschen sowie Erkrankungen sind individuell und benötigen verschiedene Services und Abläufe, z. B. benötigt eine Schwangere eine andere Betreuung als ein Diabetiker.

Nicht verwunderlich ist es also, dass Services und Plattformgedanken von verschiedenen Leistungserbringern und für verschiedene Anwendungsfälle aus dem Boden sprießen. Man könnte fast sagen: Jeder Marktteilnehmer im Gesundheits-

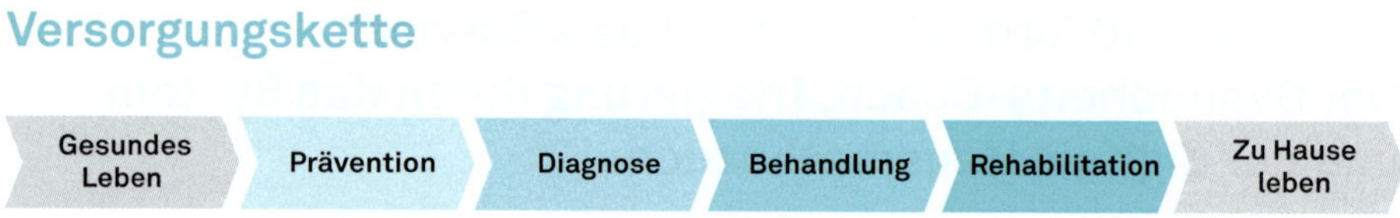

Abbildung 5-1: Versorgungskette/Patientenpfad.

wesen versucht gerade, eine Plattform für seine Zielgruppe aufzusetzen. Wir werden im Rahmen dieses Buches zwischen drei generellen Anwendungsbereichen für Plattformstrategien unterscheiden, basierend auf drei Patientenpfaden (Patient Journey) (Tabelle 5-1):

1. Die **„Ich bin gesund"-Journey**: eine Plattform als Gesundheits-Coach
2. Die „Ich bin krank"-Journey:
   (a) **„Ich fühle mich krank"-Journey** (Diagnose-Journey): eine Plattform für die Triagierung und für den digitalen Hausarztbesuch
   (b) **„Ich bin in Behandlung"-Journey:** eine Plattform für digitale Therapien und Monitoring

„Ich bin gesund"-Journey: der Gesundheits-Coach

Die sogenannte „Gesundheitsreise" bezieht sich auf den Anfang der Versorgungskette, also auf den gesunden Kunden, der durch Prävention seine Gesundheit fördert. Digitale Services zielen darauf ab, seinen Gesundheitszustand möglichst lange aufrechtzuerhalten und zu optimieren. Doch auch im Krankheitsfall werden diese Services nicht obsolet, sondern ergänzen eine „Krankheitsreise" als stetiger Begleiter.

Services rund um den Gesundheits-Coach basieren auf der Sammlung von Gesundheitsdaten. Der Quantified-Self-Trend bildet hier die Basis: Fitness, Ernährungs- und Lifestyle-Daten des Gesundheitskunden werden genutzt, um diesen darauf aufbauend präventive und selbstoptimierende Services anzubieten. Die Aktivitäts-/Fitnesstracker entwickeln sich stetig weiter zu Medizingeräten. So ist es kaum verwunderlich, dass die Geräte der führenden Anbieter von Aktivitätstrackern (z.B. Fitbit, Garmin, Withings) neben den klassischen Schritt- und Pulsmessungsfunktionen, nun auch Schlaf- und/oder Herzfrequenzmessung enthalten. Einhergehend mit den neuen Messfunktionen werden Services wie EKG-Auswertungen und Schlafanalysen angeboten. Wir sammeln Daten nicht nur über sensorbasierte Tracker, sondern auch heute schon unzählige Daten über unser Smartphone und in Zukunft auch medizinische Daten über die ePA.

Die Entwicklung von Fitness/Lifestyle zu Medizin ist in diesem Markt besonders deutlich. Wir wissen heute, dass Gesundheit von verschiedenen Lifestylefaktoren bedingt wird und die Integration von Lifestyle-Daten in die medizinische Behandlung ist unaufhaltsam. Warum? Weil wir die Lifestyle-Daten schon heute messen können. In Zukunft werden sich Aktivitätstracker bzw. Wearables enorm weiterentwickeln. Sie werden immer kleiner und smarter sowie in mehr Gegenstände unseres Alltags integriert. So können in Zukunft Diabetiker ihren Blutzucker über Kontaktlinse und App messen, Sportler tracken ihren Fitnesslevel mit intelligenter Kleidung und Biomarker-Auswertungen werden täglich von der intelligenten Toilette über den Urin erstellt. Mischen wir nun noch Genomdaten in den Topf, ist wiederum ein neues Level an personalisierten Services erreichbar.

Der nächste logische Schritt ist nun die sinnvolle Verschmelzung dieser Daten und die Ableitung von Empfehlungen und Services. Dabei muss eine Plattform nicht alle Daten selbst erheben, sondern die Datenmasse am Markt sinnvoll für sich nutzen, die Daten aggregieren, analysieren und verständlich für den Kunden aufbereiten. Eine solche Plattform kann dann z. B. anhand von Lifestyle-Daten einen Risikoindex für Diabetes erstellen und darauf aufbauend relevante Informationen und Digital-Health-Anwendungen zur Prävention anbieten. Cross-Selling von Wearables, Fitnessclub-Mitgliedschaften, Nahrungsergänzungsmitteln oder weiteren Medizinprodukten laufen dabei Hand in Hand.

Ultimatives Ziel ist es, den Gesundheitskunden dauerhaft, also sein Leben lang, zu begleiten und dabei immer mehr Daten über den Kunden zu sammeln, um passgenaue Gesundheitsservices für den jeweiligen Lebensabschnitt oder den Lifestyle des Kunden anbieten zu können.

„Ich fühle mich krank"-Journey

Der Patientenpfad einer „Krankheitsreise" startet in der Regel mit dem Beobachten von Symptomen oder medizinischen Auffälligkeiten (durch den Patienten oder einen Algorithmus), auf das eine Diagnose und eine Behandlung folgt. Wir werden im Folgenden den Aufbau von Plattformen für die Diagnose (a) und die Behandlung (b) getrennt betrachten (vgl. Tabelle 5-1):

„Ich fühle mich krank"-Journey (a): eine Plattform für die Triagierung und für den digitalen Hausarztbesuch

Wir sehen heute einen klaren Trend, dass den Kern einer Serviceplattform für den Krankheitsfall der digitale Arzt bzw. der Besuch in der digitalen Arztpraxis darstellt. Doch auch bevor ein Kunde mit einem Arzt digital spricht, muss eine Plattform entscheiden, ob ein Arztbesuch nötig ist und welcher Arzt der richtige ist. Wir nennen diesen davorliegenden Prozess „Triagierung". Was heißt das genau?

Tabelle 5-1: Übersicht: Plattform-Typen und -Funktionen.

Plattform		Funktionen
1. Gesundheits-Coach/ Lebensbegleiter – „Ich bin gesund"-Journey		• Gesundheitsdaten (Fitness- und Lifestyle-Daten, Genomics) • Digital-Health-Anwendungen: Prävention • Notfallsysteme
2. Diagnose und Behandlung	**a) Triagierung und Hausarztbesuch** – „Ich fühle mich krank"-Journey	• Gesundheitsdaten (ePA) • digitale (Vor-)Diagnose • Triagierung zum z. B. Tele-Arzt, Terminvereinbarung ambulanter/stationärer Versorger, Notaufnahme etc. • Fernbehandlung • digitales Rezept und Krankschreibung • Apotheken-Touchpoints (Online- und stationäre Apotheke) • „Last Mile": Hauszustellung durch z. B. Kurierdienst, Versand über Drohnen, etc. • Notfallsysteme
	b) Behandlungsbegleitung – „Ich bin in Behandlung"-Journey	• Austausch zwischen Gesundheitskunden/ Patienten und Ärzten • Digital-Health-Anwendungen: Therapie (DTx) • klinische Studien/Forschungsdaten

Triagierung

Der Begriff „Triagierung" wird im medizinischen Kontext in der Notaufnahme benutzt: „Triagierung bedeutet die Ersteinschätzung eines bis dahin unbekannten Patienten mit einer akut aufgetretenen Gesundheitsstörung, die zunächst als medizinischer Notfall angesehen wird" (Möckel, Reiter, Lindner & Slagman, 2019). Wir möchten die Anwendung des Begriffes erweitern und meinen im Folgenden mit Triagierung ein Lotsen durch das Gesundheitssystem bzw. eine Ersteinschätzung, welche die Auswahl des passenden Leistungserbringers zur Folge hat. Dabei muss der Patient nicht unbekannt sein.

Gehen wir einen Detailgrad tiefer in diesen Prozess: Der Patient heute nimmt Beschwerden wahr, z. B. ihm ist übel, er hat starke Bauchkrämpfe und Fieber. Nun muss er sich entscheiden: Tut er nichts und bleibt zu Hause, geht er in eine Apotheke, zu seinem Hausarzt, zu einem Facharzt oder eventuell in die Notaufnahme? Diese Entscheidung wird in Zukunft von einer Plattform bzw. einem Algorithmus unterstützt werden. Hier kommen Symptom-Checker ins Spiel, die anhand von Fragebögen, Logikbäumen und intelligenten Algorithmen notwendige Daten abfragen, um eine Erstdiagnose, basierend auf Statistiken, auszugeben. Das Digital-Health-

Start-up Ada Health ist hier der deutsche Vorreiter. Das digitale Erst-Assessment bzw. die digitale Vordiagnose wird genutzt, um Patienten den Weg durch den Dschungel der Leistungserbringer zu zeigen. Besonders die Pandemie hat mit ihren Corona-Bots hier angesetzt. Kommen wir zu unserem Beispiel zurück: Die Plattform analysiert die angegebenen Symptome und sagt dem Patienten, dass er mit einer Wahrscheinlichkeit von 78 % an einem Magen-Darm-Virus erkrankt ist. Mit diesem Erst-Assessment schlägt die App nun vor, mit einem Hausarzt via Video-Chat zu sprechen, und bietet auf Knopfdruck an, mit dem Tele-Service von KRY zu verbinden und innerhalb von 15 Minuten mit einem Arzt zu sprechen. Sollte ein Tele-Arzt nicht der richtige Ansprechpartner sein, wird die Plattform dem Kunden eine digitale Terminvergabe bei dem passenden lokalen Leistungserbringer, ob ambulant oder stationär, anbieten. Im besten Falle kann die Plattform auch eine Liste an Notaufnahmen und die dortige Wartezeit bereitstellen.

Die digitale Triagierung hat viele Vorteile: Der Patient erhält von Beginn seiner Krankheitsreise an eine professionelle, strukturierte und medizinisch fundierte Beratung, was ihm wiederum Zeit erspart und Sicherheit gibt. Ärzte und Krankenhäuser werden entlastet, da unnötig gefüllte Wartezimmer oder Notaufnahmen verhindert werden. Aus unserer Sicht wird die digitale Selbstdiagnose und die darauf folgende Triagierung über eine Plattform die Dynamik unseres Gesundheitswesens im Kern disruptieren. In einer perfekten Welt erhält der Patient die für ihn in der Situation bestmöglichste medizinische Versorgung. Jedoch wird ein solch digital gesteuertes Symptom-Assessment vor allem den „Patienten-Funnel“ für Ärzte und Krankenhäuser stark beeinflussen. Die Plattform, die sich hier durchsetzen wird, wird auch darüber entscheiden, welche Krankenhäuser, Praxen und Ärzte dem Kunden angeboten werden – somit ein erfolgskritischer Faktor für Leistungserbringer in Zukunft. (Die Bündelung von digitalen Services rund um die Notaufnahme/Notfälle wird an dieser Stelle vernachlässigt.)

Digitaler Hausarztbesuch

Mit der Triagierung hat die digitale Krankheitsreise jedoch gerade erst begonnen. Die Mehrzahl der Patienten im Wartezimmer des Hausarztes benötigen schlichtweg eine Krankschreibung. Dies geht damit einher, dass die gängigen Volks-„Wehwehchen“, wie z. B. eine Erkältung, nicht umfangreich medizinisch behandelt werden müssen, viele Medikamente rezeptfrei erhältlich sind und in der Regel einfach Ruhe benötigt wird. Für diese Fälle ist der digitale Hausarztbesuch optimal. Eine Serviceplattform, die diesen Prozess ganzheitlich abdecken kann, wird sich unserer Meinung nach in 2020 entwickeln. Nachdem der Symptom-Checker also den Ernst bzw. Nicht-Ernst der Lage erkannt hat, kann der Gesundheitskunde innerhalb von Minuten bequem von zu Hause aus mit einem Arzt sprechen und erhält ggf. anschließend eine elektronische Krankschreibung und ein E-Rezept für die Medikamente. Der nächste Schritt ist nun, dass mit einem Klick die Medikamente online bestellt werden können und innerhalb von Stunden entweder in eine Apotheke in der Nähe („Click & Collect") oder nach Hause geliefert werden. Für die Auslieferung nach Hause, auch „the Last Mile" genannt, schwirren verschiedene Konzepte im Raum, von der „Mitauslieferung" der Medikamente durch Lieferando- oder Uber-Fahrer, über Amazon Prime Logistics bis hin zur Lieferung durch Drohnen. Das Ziel ist es, den gängigen Hausarztbesuch E2E, also vom Symptomauftreten bis zur Medikamentenauslieferung, digital gestützt als nahtlosen Service abzubilden. Dies erfordert die Vernetzung von verschiedenen Leistungserbringern, z.B. Ärzten, Apotheken, aber auch Logistikern. Daher wird eine Plattform benötigt, die es schafft, diese miteinander zu vernetzen oder selbst abzubilden. Diese Plattform kann in Zukunft als erster Ansprechpartner für einen erkrankten Gesundheitskunden agieren, kurzfristig direkt nach der initialen „Dr. Google"-Suche und langfristig als sogenannter „1st-Click" bzw. führende Health-App auf dem Mobiltelefon.

„Ich bin in Behandlung" (b): eine Plattform für digitale Therapien und Monitoring

Nach der Diagnose ist das nächste Digitalisierungsfeld der Versorgungskette die Behandlung. Hier entwickeln sich verschiedene Anwendungsgebiete im Bereich Digital Therapeutics, wie z.B. die Diabetes-App mySugr oder die Physiotherapie-App Kaia Health. Dabei geht es zum einen darum, den Gesundheitskunden im Verlauf seiner (z.T. chronischen) Krankheit zu begleiten, zu motivieren, aber auch zu monitoren. Hier kann in Zukunft ebenfalls die Patient-Arzt-Kommunikation verbessert werden. So bringt der Gesundheitskunde in Zukunft beim regelmäßigen Check-up seine Daten aus der digitalen Therapie mit und Arzt und Patient werten die Daten gemeinsam aus. Auch wird eine so umfangreiche digitale Betreuung neue Wege für klinische Studien und Forschungsdaten eröffnen. Auch bei der Behandlung im Krankenhaus werden sich Plattformen aufbauen, die den Patienten z.B. über die anstehende OP oder Termine informieren, Maßnahmen zur Vorbereitung auf den Krankenhausaufenthalt bereitstellen und all das mit einem Entertainmentprogramm am Krankenbett verbinden.

Der Gesundheitskunde der Zukunft möchte solche Anwendungen möglichst integriert mit anderen Gesundheits-Apps haben. Daher glauben wir, dass DTx-Services entweder in die Gesundheitsreise eingebettet werden oder als Verlängerung der Diagnose über eine Diagnoseplattform angeboten werden.

Nach der Behandlung steht in vielen Fällen die Rehabilitation an. Auch hier entwickeln sich im Digital Health zunehmend Anwendungen, wie z.B. Caspar Health. Die einzelnen Anwendungen innerhalb der Kategorien der Versorgungskette werden in Zukunft immer mehr verschmelzen, sodass der Kunde entlang seiner Krankheitsreise optimal medizinisch versorgt wird.

5.1.2 Plattformökonomie

Kann eine einzige Plattform das alles abdecken – Gesundheits- sowie Krankheitsreisen? Wir sagen Nein. Wir glauben daran, dass sich am Ende verschiedene Plattformen mit Schlüsselakteuren entwickeln werden. Diese werden dann im nächsten Schritt anfangen, miteinander zu kooperieren, um den Kunden eine bessere Kundenerfahrung zu bieten. Es wird sich ein funktionierendes Netzwerk aus Plattformen entfalten, die miteinander agieren. So kann in Zukunft sichergestellt werden, dass verschiedenste Patientenpfade digital gestützt abgebildet werden können. Das Stichwort ist also Vernetzung. Roman Rittweger, Gründer und CEO von Ottonova, vergleicht dieses Netzwerk an Plattformen mit dem Beispiel eines Laptops: Ein MacBook gehört zu Apple, darauf laufen Microsoft-Applikationen und wir schreiben E-Mails über Googlemail. Für den Kunden ist heute nicht mehr ersichtlich, wer genau welchen Service anbietet, und das muss er auch nicht wissen. Wichtig ist, dass alle Services reibungslos miteinander agieren.

Trotzdem wird es langfristig auch nicht 20 verschiedene Anbieter geben. Wir glauben, dass sich 2–5 Gesundheits-Apps pro Nutzer durchsetzen werden. Interoperabilität ist wesentlich, aber der Markt wird sich auch konsolidieren und Schlüsselakteure werden große Teile der Versorgungskette abbilden. Wer kann das sein und welche Fähigkeiten müssen dafür zusammenkommen?

5.2 Die Rolle der Tech-Giganten im Wettrennen um die führende Gesundheitsplattform

Nachdem wir im Kapitel „Ökosystem“ (Kap. 4) ausführlich auf die Marktteilnehmer des Gesundheitsmarktes eingegangen sind, möchten wir nunmehr marktfremde Wettbewerber aus dem Technologiesektor betrachten.

Die Tech-Giganten Google, Amazon und Apple tummeln sich bereits heute in allen Bereichen des Gesundheits-Ökosystems[36] (Abbildung 5-2). Mehr oder weniger sichtbar für die Außenwelt entwickeln sie Krankenhaussoftware, Medizin-Apps, sammeln Daten und investieren sogar in die Erforschung von neuen Medikamenten und Therapien. Ihre Stärken in Künstlicher Intelligenz, User Experience, Sensorik und mobilen Anwendungen sprechen die Kundenbedürfnisse der digitalen Generation an. Im Folgenden werden wir einen kurzen Einblick geben, wie die Tech-Giganten über ihre spezifischen Technologie- und User-Experience-Stärken in den Gesundheitsmarkt eindringen[37]. Dabei werden wir uns vorrangig auf aktuelle Projekte/Initiativen aus den Jahren 2019–2020 fokussieren.

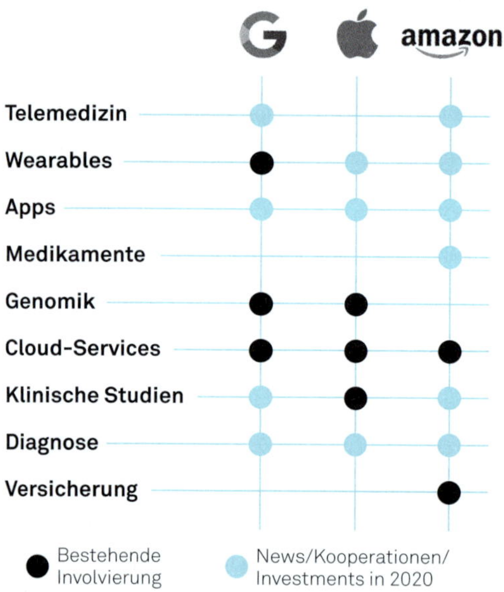

Abbildung 5-2: Überblick: Tech-Giganten im Gesundheitsmarkt (international).

36 Wir vernachlässigen in diesem Kapitel weitere Tech-Giganten wie Microsoft, Facebook, Tencent etc.

37 Wir erstellen hier keine vollständige Liste aller Gesundheitsprojekte.

5.2.1 Google – Gigant der Daten und Kraftwerk der Künstlichen Intelligenz

Aus der Entwicklungsgeschichte des World Wide Web herrührend, wohnt Google eine unbestreitbare Datenmacht und -intelligenz inne, wie kaum einem anderen Mitstreiter. Als beständige und erste Anlaufstelle im Netz nimmt „Dr. Google" einen bemerkenswerten fast „natürlichen" Vordersitz im Bereich digitale Gesundheit ein. Schließlich weiß Google, wo und wann sich Erkältungsepidemien ausbreiten, ob die Suchende schwanger ist oder nach Medizinprodukten sucht – denn Google weiß, welche Suchbegriffe kranke Menschen verwenden. Langfristig möchte Google „die Bedürfnisse der Patienten antizipieren, bevor sie entstehen" (Molor-Erdene, 2019). Dazu wurde in 2018 der Algorithmus für Gesundheitsthemen umfassend erneuert, um bessere Ergebnisse zu erreichen (ebd.). Doch Google ist heute sehr viel mehr als eine Suchmaschine. Seit der Gründung und über Jahrzehnte hinweg hat Google unaufhörlich in die Entwicklung von intelligenten Algorithmen bzw. Künstlicher Intelligenz (KI) investiert. CB Insights betitelt Google passend als $ 800 Mrd. schweres globales Kraftwerk für Künstliche Intelligenz (CB Insights, n.d.). So agiert z.B. die Google-Tochter Verily als Forschungsunternehmen im Gesundheitsbereich und treibt „Mondflug"-Projekte voran, welche die Anwendung von KI in der Diagnostik sowie im F&E-Prozess erforscht. Aber auch medizinische Geräte sind Gegenstand der Forschungsprojekte, z.B. die Entwicklung einer intelligenten Kontaktlinse. Calico, ein weiteres Forschungsunternehmen von Google, geht einer weiteren „Mondflug"-Mission nach: Lösungen gegen das menschliche Altern zu entwickeln. Auch Googles führende Forschungsunternehmen Google AI und DeepMind fokussieren sich immer weiter auf Health-Themen. Ein Schwerpunkt ist die Analyse von medizinischem Bildmaterial, dies soll Ärzte in Zukunft bei der Diagnose unterstützen (Ramsey, 2019). Zudem gilt Google als Spitzenreiter der Digital-Health-Investments unter den Tech-Giganten – mit 92 Deals in 57 Portfoliounternehmen (CB Insights, 2019a). Googles Start-up-Investmentfokus liegt laut CB Insights dabei in der Genomforschung, klinischen Studien und Versicherungen. So hat Google z.B. in 23andme (US) sowie in die aufstrebenden privaten US-amerikanischen Krankenversicherungen Oscar Health und Clover Health investiert (ebd).

Googles Interesse am patientennahen Gesundheitsmarkt kann über 10 Jahre zurückverfolgt werden. Bereits 2008 hat Google die Plattform „Google Health" für die Zusammenführung von Ärzten, Krankenhäusern und Patienten mit einer integrierten ePA gegründet. Der Patient sollte die volle Herrschaft über seine Daten erlangen. Google war damals seiner Zeit voraus. Der Patient war nicht bereit, fehlender „Product Market Fit", und die Plattform wurde aufgrund geringer Nutzungszahlen 2011 wieder eingestellt (Ottolini, 2015). Doch das war für Google keine richtungsweisende Entwicklung. Ganz im Gegenteil: Mit Aktivitätstracker, Datenerfassung und Prozessoptimierung im Krankenhaus und KI in der Diagnostik hat sich Google, für den Endkunden fast unbemerkt, im Gesundheitsmarkt ausgebreitet. Im Vormarsch ihrer Daten- und KI-Herrschaft hat Google in 2019/2020 mit drei Themen Schlagzeilen geschrieben, die nur eine Auswahl aus dem Portfolio des Daten-Giganten sind.

Markteintritt in den Aktivitätstracker-Markt (Wearables Market)

In 2019 wagt Google einen gewaltigen Schritt in den Fitnesstracker-Markt – bei Apple (mit ihrer Apple Watch) eines der am schnellsten wachsenden Segmente. Erst erwarb Google Anfang 2019 die Rechte an Fossil's Smartwatch Technologie für $ 40 Mio. und kaufte schließlich Ende 2019 Fitbit für $ 2,1 Mrd. (Techcrunch, 2019). Fitbit stellt Fitnesstracker im Uhrenformat her und verbuchte 2018 einen Umsatz von $ 1,5 Mrd. Die Tracker beinhalten einen Schrittzähler, können allerdings auch Körperparameter wie Herzfrequenz und Schlafqualität erfassen. Durch die Übernahme sicherte sich Google die Daten von über 100 Millionen verkauften Fitbits (Lovett & Muoio, 2019). Fitbit war bereits dabei, eine Coaching- und Fitnessplattform aufzubauen, die jetzt in das Google-Universum integriert wird. Damit positioniert sich Google an der Frontlinie neben Apple, und es zeichnet sich ab, dass Google dem Smartwatch-Marktführer Apple ernsthafte Konkurrenz machen möchte. Wir glauben, dass beide Tech-Unternehmen diesen Markt in Zukunft dominieren werden. Die Tragweite dieser Marktentwicklung ist für den Endkunden oftmals nicht klar. Google erlangt über Fitbit Zugang zu Milliarden von Gesundheitsdaten, was den Daten-Giganten in die beste Ausgangsposition bringt, eine Gesundheitscoach-Plattform aufzubauen. Doch genau das ist Ende 2020 noch der Grund warum der Google-Fitbit-Deal von den amerikanischen Kartellbehörden eingefroren bleibt. Verbraucherschutzorganisationen warnen vor einer missbräuchlichen Nutzung der Fitbit-Daten durch Google. Wir glauben, dass der Deal am Ende wahrscheinlich durchgehen wird. Aber Google wird wahrscheinlich auch Zugeständnisse oder Offenlegungen zur Datenverarbeitung leisten müssen – eine Hürde aber definitiv kein Ende für Google's langfristige Strategie.

Datenerfassung und Plattformaufbau im Krankenhaus

Die Bekanntmachung des Projekts „Nightingale" Ende 2019 zeigt die beeindruckende Reichweite an Datenmasse und Intelligenz, die Google inzwischen im Gesundheitswesen erreicht hat. Das Projekt stellt die bisher umfangreichste Kooperation zwischen einem Leistungserbringer und einem Tech-Giganten dar. Nightingale ist der Deckname der bereits in 2018 gestarteten und zuerst geheimen Kooperation mit Ascension, einer der größten Krankenhausketten in den USA mit 2600 Krankenhäusern, Arztpraxen und anderen medizinischen Einrichtungen. Das Projekt zielt darauf ab, Gesundheitsdaten entlang des Krankenhaus-Patientenpfades zu sammeln. Neben den Basisdaten wie Name, Alter, Adresse werden von den Ärzten und Krankenschwestern weitere Daten wie z. B. Röntgenbilder, Labortests, Medikationspläne, medizinische Vorgeschichte eingepflegt. Bis 2020 sollen Daten von 50 Millionen Ascension-Patienten auf Googles Cloud gespeichert sein. Google verwendet diese Daten, um ihre Algorithmen darauf zu trainieren, die Patientenakten nach bestimmten Merkmalen zu durchforsten, um Muster in Krankheitsverläufen zu entdecken. Der Deal für das Krankenhaus? Google nutzt die Daten unter anderem für diverse Services zur Verbesserung der medizinischen Versorgung, z. B. Empfehlungen für Therapiepläne oder Untersuchungen, sowie zur Optimierung von Krankenhausabläufen, z. B. Beratung bei Ersatz oder Aufstockung von medizinischen Teams (Copeland, 2019). Langfristig soll eine massive Datenbank und intelligente Suchmaschine für Patientendaten und Krankheiten entstehen, die auch an andere Krankenhäuser verkauft werden soll (Hurtz, 2019). Mit der Bekanntmachung des Projekts steht Google stark in der Kritik, denn Patienten und Ärzte sollen über die Verwendung der medizinischen Daten nicht aufgeklärt worden sein (Molor-Erdene, 2019).

Ende 2019 verkündete Google eine Kooperation mit der weltberühmten Mayo Clinic, um mit der Google-Cloud die digitale Transformation zu unterstützen (Anastasijevic, 2019). Google verschafft der Deal erneut Zugang zu weiteren Patienteninformationen.

KI-basierte Diagnostik

Anfang 2020 veröffentlichte Google eine Studie, die belegt, dass der von Google entwickelte Algorithmus Brustkrebs besser erkennt als es ein Mensch vermag. In Großbritannien (GB) trat die Software gegen das 4-Augen-Prinzip an, also gegen zwei Ärzte, die sich gegenseitig kontrollierten, und in den USA gegen einen Arzt bzw. Radiologen, der die Mammografie-Aufnahmen beurteilte. Die Software konnte die Falsch-negativ-Rate in den USA um 5,7 % und in GB um 1,2 % senken. Der Algorithmus ist somit nicht nur genauso gut wie erfahrene Spezialisten, sondern verringert die Rate, in der Brustkrebs übersehen wird. Hier steckt ein großes Potenzial – zum einen, Ärzte zu entlasten, und zum anderen, Fehlerraten weiter zu minimieren (Lovett, 2020).

5.2.2 Amazon – Der digitale Hausarztbesuch ist mit „Amazon Care" in den USA schon Realität

Amazon, als weiteres Schwergewicht der Tech-Giganten, ist im Gesundheitswesen auch weit über seine „Heimat" als E-Commerce-Marktplatz hinausgewachsen. Die News über Amazon und die Aktivitäten im Gesundheitsmarkt haben sich in 2019–2020 förmlich überschlagen. Dabei standen drei Themen im Vordergrund: der digitale Hausarztbesuch, die Alexa-Sprachtechnologie im medizinischen Kontext sowie Kooperationen im Krankenversicherungsmarkt. Mitte 2020 kommt überraschend ein neuer Produktlaunch: Amazon steigt mit einem eigenen Tracker in den umkämpften Wearables-Markt ein.

Digitaler Hausarztbesuch – „Amazon Care"

Der Apothekenmarkt wird unbestreitbar grundlegend von Amazon disruptiert werden (siehe Kap. 4.3.4) – jedoch ist das nur ein Stop auf der Reise zum eigentlichen Ziel: der führenden kundenzentrierten Gesundheits-Serviceplattform. Ähnlich wie im E-Commerce versucht Amazon eine Plattform aufzubauen, welche die gesamte Wertschöpfungskette des Patientenpfades „End to End" (E2E) abdeckt. Amazon stützt sich dabei auf die Stärken des Unternehmens im E-Commerce, in Logistics und digitalen Services und adressiert hier zuerst den digitalen Hausarztbesuch.

Aus Sicht der Öffentlichkeit begann alles mit der Akquisition von PillPack in 2018. Doch seit Ende 2017 verkauft Amazon in den USA bereits rezeptfreie Medikamente des Generikaherstellers Perrigo unter der Eigenmarke „Basic Care". Allergie- und Schmerzmittel, wie z. B. Ibuprofen, oder Nikotinersatzmittel werden seitdem an den Apotheken vorbei mit erheblichen Preisunterschieden bequem über Amazons Marktplatz direkt an den Kunden verkauft (Guttmann, 2018). Die Akquisition von PillPack ermöglichte es Amazon dann über Nacht, auch rezeptpflichtige Medikamente als Online-Apotheke zu vertreiben und dies zudem noch personalisiert und im Monats-Abo. Diesen Service vermarktet Amazon nun seit Mitte 2019 an über 100 Millionen Prime-Mitglieder (Abbildung 5-3) (Potts, 2019). Wir erwarten, dass die Adoptionsrate für Prime-Kunden hoch ausfallen wird, was eine gewaltige Marktreichweite und Hebelwirkung für Amazon bedeutet.

In 2019 überschlugen sich dann die Ereignisse: Amazon hat in den USA den Gesundheitsservice „Amazon Care" als Pilotprojekt für ihre 14000 Mitarbeiter in Seattle gelauncht (September 2019), das Telemedizin-Start-up Health Navigator akquiriert (Oktober 2019) und positioniert sich mit PillPack als Amazon Pharmacy (November 2019). Alle Ereignisse zahlen auf die E2E-Abdeckung des digitalen Arztbesuches unter dem einheitlichen Deckmantel von Amazon ein. Im Mittelpunkt

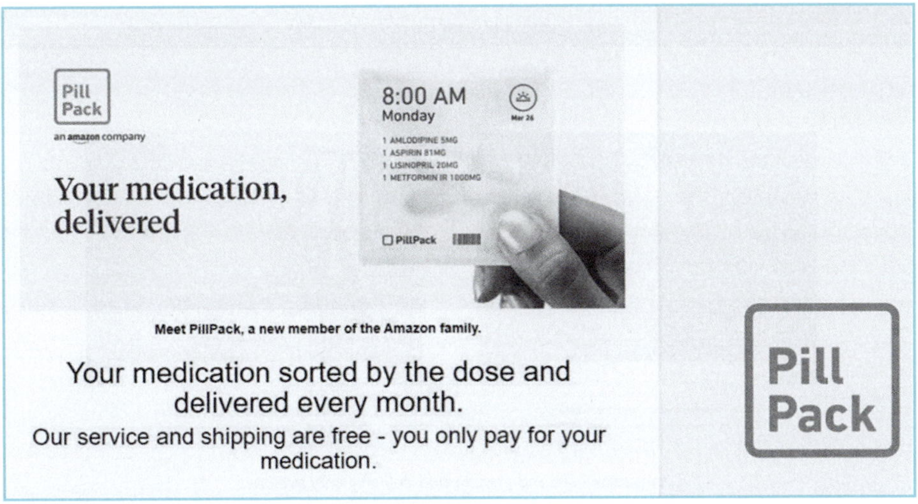

Abbildung 5-3: PillPack-Werbung für Amazon Prime-Mitglieder, Screenshot der Website, s. Linkverzeichnis [15].

steht dabei die Plattform „Amazon Care“ als virtuelle Klinik: Kunden können vom Krankenbett zu Hause über die App on demand einen Tele-Arzt (via Chat oder Video) erreichen, können die Krankschreibung digital direkt an Amazon versenden und über PillPack ihre Medikamente ins Büro oder nach Hause liefern lassen. Somit ist es Amazon gelungen, als erster Player schon heute den gesamten Patientenpfad eines Hausarztbesuches digital gestützt abzubilden und mit logistischen Services auch die „Last Mile“ aus einer Hand abzudecken. Zusätzlich bietet Amazon Care auch Offline-Services an, z. B. kann auf Wunsch eine Krankenschwester nach Hause bestellt werden. Die Behandlung zu Hause auf Knopfdruck wird damit Realität. Wir erwarten, dass dieser „Medicine at Home“-Trend im Zusammenhang mit personalisierter Medizin in der Zukunft immer stärker wird. Die Akquisition von Health Navigator lässt den nächsten Schritt schon erraten: das Digital-Health-Start-up bietet verschiedene telemedizinische Services an, darunter die digitale Ferndiagnose und Ersteinschätzung mithilfe von Checklisten. Das Ziel ist es, den Kunden dabei zu unterstützen, zu entscheiden, ob er zu Hause bleibt, zu einem Arzt oder sogar in die Notaufnahme geht. Dies ist also der Triagierungsprozess, der nach dem Auftreten von Symptomen und vor der virtuellen Klinik kommt. Laut Amazon wird der Service schnellstmöglich in Amazon Care integriert.

Während der Pandemie (Mitte 2020) erweiterte Amazon die Testgruppe von ihren Seattle-Office Mitarbeitern auf die Fabrikarbeiter in den Logisitklagern in der Nähe der Zentrale. Zudem startete Amazon in Kooperation mit der Gates Foundation ein Corona-Selbsttest-Programm über die Plattform. Selbsttest-Kits für zu

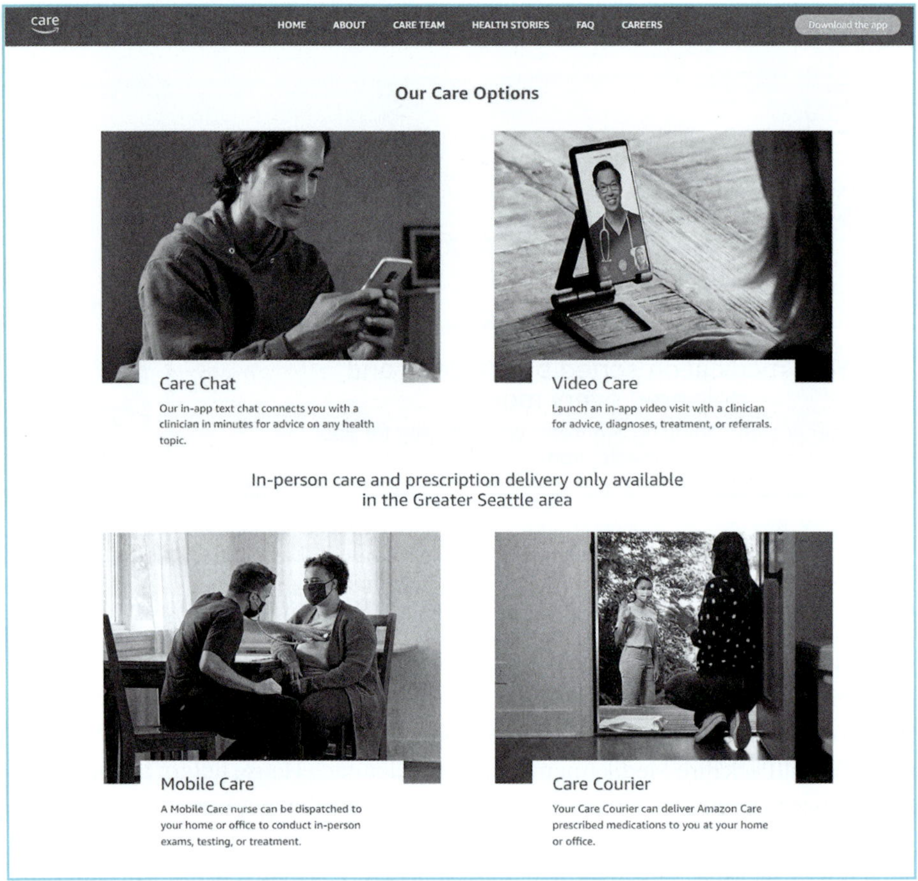

Abbildung 5-4: Amazon Care Options, Screenshot der Website, s. Linkverzeichnis [16].

Hause werden von Amazon Care Fahrern ausgeliefert, die Proben wieder eingesammelt und zu FDA-geprüften Teststellen gebracht.

Damit testet Amazon verschiedene zukunftsweisende Modelle und schafft es als erster Tech-Gigant, die Online- und Offline-Gesundheitswelt mit den eigenen Services zu verschmelzen.

Sprachtechnologie für die Medizin

Amazons Spracherkennungssoftware wird in zwei Bereichen eingesetzt, (1) beim Endkunden (B2C) zu Hause via Alexa bei der Medikamenteneinnahme und (2) im B2B-Kontext, im Krankenhaus zum transkribieren der Behandlungsdokumentation:

1. Amazons Sprachassistent Alexa wurde Ende 2019 in den USA um die Funktion erweitert, an die Einnahme von Medikamenten zu erinnern. Der Kunde erlaubt Alexa, die Daten von medizinischen Rezepten einzulesen, und somit kann die Software Erinnerungen zur Einnahme sowie zum Auffüllen von Beständen ausgeben. Der nächste Schritt ist die Erweiterung des medizinischen Vokabulars von Alexa, sodass sie als medizinischer Helfer agieren kann. Alexa hat somit das Potenzial, zum ersten Ansprechpartner neben „Dr. Google" und neben der digitalen Krankenschwester aufzusteigen. Ein Szenario: Der Gesundheitskunde wacht in der Frühe mit Beschwerden auf und bittet Alexa über die Spracherkennung, zuerst die Symptome zu checken, dann einen Arzt über Amazon Care auszuwählen oder direkt Medikamente bei der Amazon Pharmacy zu bestellen.
2. Auch im Klinikalltag kann Sprachtechnologie große Mehrwerte leisten. Ärzte verbringen sehr viel Zeit mit der Dokumentation von Behandlungen. Ende 2019 launchte Amazon Web Services eine Software zur automatisierten Spracherkennung im medizinischen Kontext. Die Software ermöglicht es Ärzten, die Notizen einer Behandlung oder Operation zu diktieren und als geschriebenen Text zu dokumentieren. Amazon trainiert die Algorithmen schon heute auf medizinisches Fachvokabular, das gleichermaßen im B2C- und B2B-Kontext genutzt werden kann.

Haven – die Zukunft der Krankenversicherungen

Ähnlich wie Google, schaut Amazon auch auf den Krankenversicherungsmarkt. Das Joint Venture „Haven" mit JP Morgan and Berkshire Hathaway strebt an, Lösungen zu entwickeln, die das Navigieren durch das komplexe Gesundheitssystem verbessern und erschwingliche Behandlungen sowie Medikamente zugänglich machen.

Amazon sagt „halo" und steigt überraschend in den Wearables-Markt ein

In 2019 rätselte die Welt noch darüber was Amazon wohl damit meinte, als sie verkündeten an einem Gerät zu arbeiten, welches Gefühle lesen kann. Ein Jahr später im August 2020, mitten in der Corona-Pandemie, kam dann der (doch überraschende) Produktlaunch eines Amazon Gesundheitstrackers namens „halo". Eine Armbanduhr-Ähnliches Gerät, welches ganz nach in Quantified-Self-Manier verschiedene Fitness-KPIs misst: Puls, Schrittanzahl, Körpertemperatur, etc. Doch der Differenzierungsfaktor von Amazon ist raffiniert, denn er spricht die Gefühlslage der Nutzer an – ein Ansatz, den kein anderer Wettbewerber bisher so prominent eingenommen hat. Anhand von zusätzlich verbauten Mikrofonen soll die Stimmhöhe, der Sprechrythmus und das Sprechtempo analysiert werden. Diese Daten soll dann Rückschlüsse auf die Stimmungslage des Nutzers bieten. Über die Zeit erstellt Amazon dann ein „Gefühlstagebuch" für den Nutzer. Zusätzlich überrascht Halo mit einer Bodyscan-Funktion. Über die dazugehörige App werden Fotos des eigenen Körpers gemacht und über 3D-Bildanalyse wird der Körperfettanteil ausgerechnet. (Moorstedt, 2020).

Die Gefühle der Kunden zu verstehen zahlt wieder in die Strategie und höchste Priorität von Amazon ein: die Kundenzufriedenheit zu erhöhen.

5.2.3 Apple – König unter den „Trackern" von Gesundheitsdaten

Apple ist ähnlich wie Google stark in unserem Alltag etabliert. Wir sind es so sehr gewöhnt, tagtäglich mit Apple-Produkten (z. B. iPhone, iWatch, iPad) zu interagieren, dass dem Endkunden die gewaltige Präsenz (bzw. der Kundenzugang) des Tech-Giganten im eigenen Leben fast nicht mehr klar ist. Auch Apple baut zum einen (1) den B2C-Kundenzugang zu Gesundheitsdaten über das iPhone und die Apple Watch aus, aber involviert sich auch (2) im B2B-Bereich über klinische Studien.

Digitale Patientenakte, HealthKit und Apple Watch – von Lifestyle zu Medizin

Jeder iPhone-Besitzer nutzt seit 2014 automatisch mindestens eine Gesundheits-App, das vorinstallierte „HealthKit" von Apple. Dieses misst automatisch im Hintergrund die Aktivitäten seines Besitzers (z. B. Schritte, Stockwerke). Das HealthKit kann mit der Apple Watch und vielen existierenden Health-Apps im App-Store verbunden werden. Auch Notfalldaten und Organspende-Angaben können darüber eingepflegt werden. Sehr sinnvoll, denn in der Regel haben die meisten Menschen ihr Mobiltelefon immer dabei.

Neben dem iPhone zählt die Apple Smartwatch auch zum führenden Gesundheitsdaten-Input für Apple. Die Statistiken sind beeindruckend: Im Jahr 2018 hat Apple 45 Millionen Smartwatches verkauft und deckt damit rund 50 % des Smartwatch-Marktes ab. Der Kunde interagiert ständig mit dem Tracker - die Besitzer schauen 60- bis 80-mal am Tag auf das Display an ihrem Handgelenk (Lynkova, 2019). Apple aggregiert über die Apple Watch, das HealthKit und über Apps von Drittanbietern unzählige Gesundheitsdaten der Kunden und baut ähnlich wie Google eine führende Rolle rund um intelligente Datenauswertung auf. Mit der Smartwatch als Aktivitätstracker ist Apple früh in den Fitness- und Wellnessmarkt eingetreten und führte Anfang 2019 als erster Anbieter die medizinische Funktion eines EKGs und einer Herzrhythmusstörungs-Analyse ein. Apple führte damit die Entwicklung des Quantified-Self-Trends von Lifestyle zu Medizin im Massenmarkt an. Apple zielt damit darauf ab, genug Daten zu sammeln, um den Kunden eine digitale Gesundheitsakte anbieten zu können. In Kooperation mit dem Department of Veterans Affairs (Ministerium für Veteranenangelegenheiten) launchte Apple im November 2019 für die iOS-Nutzer unter den 9 Millionen amerikanischen Veteranen die digitale Patientenakte „Health Records". Die Akte ist Teil der Apple-Health-App und beinhaltet unter anderem Informationen über Allergien, Impfungen, Laborwerte und die medizinische Vorgeschichte (Abbildung 5-5). Über 1200 Institutionen nehmen bereits an diesem Programm teil (Apple Inc, 2019a).

Klinische Studien

Apple nutzt die Smartwatch-Technologie und den immensen Kundenzugang auch für klinische Studien. Nach der erfolgreich abgeschlossenen Herzgesundheitsstudie in Kooperation mit der Stanford University in 2018 erweitert Apple nun die Themen

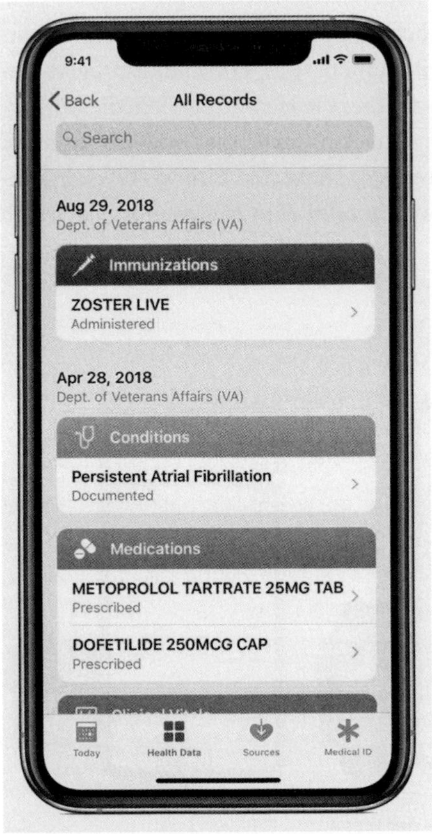

Abbildung 5-5:
Apple Health Records, Screenshot der Website, s. Linkverzeichnis [17].

sowie den Studienumfang. Seit November 2019 kann jeder iOS-Nutzer in den USA die Research-App runterladen und an drei klinischen Studien – zum Thema Frauengesundheit (Women's Health Study), Bewegung und Herzgesundheit (Heart and Movement Study) sowie Hörvermögen (Hearing Study) – teilnehmen. Die initiale Studie verlief über einen Zeitraum von einem Jahr, die neuen Studien hingegen sind auf zwei (Hörvermögen) bis 10 Jahre (Frauengesundheit) ausgelegt. Apple kooperiert bei den Studien mit namhaften amerikanischen Partnern aus Akademie, Politik und Gesundheitsinstitutionen, wie Harvard, dem National Institute of Environmental Health Sciences (NIEHS), der American Heart Association, dem Brigham Women's Hospital und der World Health Organization (WHO) (Apple Inc, 2019b). Apple kann somit unter dem Research-Deckmantel erneut Millionen von Gesundheitsdaten abgreifen.

Der nächste logische Schritt für Apple sind Gesundheits-Services. Alle notwendigen Fähigkeiten und Voraussetzungen sind gegeben: Datenerfassung über die Apple Watch, Datenspeicherung bzw. -aggregation im HealthKit, App-Entwicklungsfähigkeiten. Telemedizinische Anwendungen oder Chatbots sind in sehr greifbarer Nähe (CB Insights, 2019b).

In Zeiten der Pandemie, im Juli 2020, möchte Apple an der „Coronavirus Wearables Study" der Stanford Universität teilnehmen. Ein Forschungsprojekt zur Corona-Früherkennung mithilfe von Trackern. Über die Hearzfreuqenz, die Körpertemperatur und die Sauerstoffsättigung im Blut soll der Virus entdeckt werden, bevor die offensichtlichen Symptome ausbrechen. Nicht alle Fitness-Tracker können diese Kennzahlen messen. Der Markt erwartet mit dem nächsten Apple Watch Update, jedoch genau diese (Phelan, 2020).

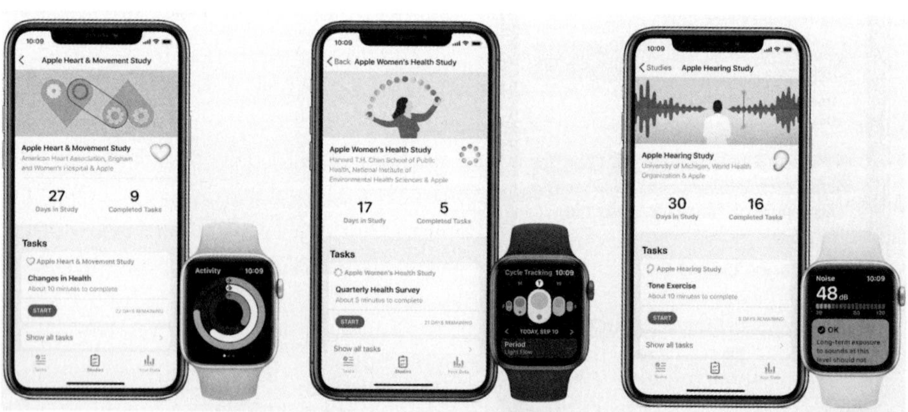

Abbildung 5-6: Apple-Watch-Studien, Screenshot der Website, s. Linkverzeichnis [18].

5.3 Plattformkompetenzen der Gesundheitsplattform

Wir haben einleitend erklärt, dass eine Plattform nur dann langfristig erfolgreich sein kann, wenn sie es schafft, eine Kundenbeziehung aufzubauen sowie den Kunden beständig an sich zu binden. Im E-Commerce-Markt hat Amazon das „bedingungslose" Vertrauen der Kunden mit dem „Virtuous Cycle" und seinen Erfolgskompetenzen Preis, Verfügbarkeit und Angebot erreicht. Kann dieses bewährte Konzept auf den Gesundheitsmarkt übertragen werden? Nein, denn z.B. der Preis und die Verfügbarkeit von Dienstleistungen sind im deutschen Markt weniger kritische Faktoren. Der Kunde selbst zahlt nicht, sondern die Krankenversicherung, und damit ist die Preissensibilität gleich null. Auch sind wir Deutschen trotz ineffizienter, analoger Prozesse medizinisch gut versorgt. Nichtsdestoweniger ist dieses bewährte Konzept wegweisend und wir haben darauf aufbauend eigene gesundheitsmarktspezifische Erfolgskompetenzen entwickelt. Aus unserer Sicht muss die führende Gesundheitsplattform der Zukunft drei Kompetenzen meistern:

1. **Vertrauen:** Unternehmensimage und Kundenmeinungen, Qualitätssiegel, Datensicherheit, Bewertungsmechanismen und Verlässlichkeit der Services
2. **Empfehlung:** Beratung, Betreuung und Steuerung des Gesundheitskunden durch das System
3. **Zugang:** Abdeckung des Patientenpfades, Angebotsvielfalt (Anzahl) von Services sowie Schnittstellen zu sektorübergreifenden Leistungserbringern

5.3.1 Plattformkompetenz Vertrauen

Vertrauenswürdigkeit spielt im medizinischen Kontext eine wichtige Rolle – schließlich geht es um die eigene Gesundheit, das eigene Leben. Damit eine Plattform im Gesundheitsmarkt erfolgreich sein kann, muss der Anbieter verstehen, wie sie Seriosität und Glaubwürdigkeit an den Kunden signalisiert. In allererster Linie geht es hier um eine erfolgreiche Unternehmenskommunikation, Imageaufbau durch authentische Patientengeschichten und die öffentliche Meinung über Verlässlichkeit der Angebote und über das Erfolgsversprechen des Unternehmens. Hierzu gehören aber auch rechtliche Qualitätssiegel, wie z.B. Zertifizierungen der Produkte und Services, oder der Nachweis von Datensicherungs- und Schutzmaßnahmen. Eine Vertrauens-KPI können auch die Vermarktung von Umfragen, klinischen Studien oder die Erstattbarkeit bei Krankenversicherungen sein. Medizinisches Fachwissen muss dabei nicht von der Plattform selbst geleistet werden, jedoch muss der Eindruck beim Endkunden geweckt werden, dass die Dienstleister auf der Plattform ein hohes Qualitätsmaß an Fachwissen besitzen. Dabei sind eine patientengerechte Kommunikation sowie digitale Marketingfähigkeiten ausschlaggebend. Ein weiterer wichtiger Faktor sind Bewertungsmechanismen: Können Kunden Feedback und eine Bewertung hinterlassen, wird Transparenz kreiert und die Endkunden befähigt. Abschließend kann auch das Markenimage bzw. die Reputation des Plattformanbieters in die Wahrnehmung der Nutzer einfließen. Hier können Tech-Giganten, die oft in der Kritik stehen, Daten ihrer Kunden für eigene Zwecke auszunutzen, im Vergleich zu etablierten Gesundheitsinstitutionen wie Apotheken, Krankenhäusern oder Krankenkassen weniger gut abschneiden.

5.3.2 Plattformkompetenz Empfehlung

Der Gesundheitskunde sammelt immer mehr Daten rund um sein Leben und seine Gesundheit. Doch am Ende generieren die bloße Datenakkumulation oder limitierte Auswertungen zu Fitness, Schlaf oder Puls keine tiefen Mehrwerte – sie werden oft nicht in Zusammenhang gesetzt. Die Gesundheitsplattform der Zukunft muss es schaffen, die vorliegenden Informationen und Daten sinnvoll zu aggregieren und zusammenhängend auszuwerten, um im nächsten Schritt individualisierte Empfehlungen auszugeben. Zudem wird der heutige Gesundheitskunde im Falle einer ernsten Erkrankung im Dschungel der Leistungserbringer oftmals allein gelassen – ob bei der Suche nach einem Spezialisten oder nach Informationen rund um eine Operation. Der Kunde möchte am Ende an die Hand genommen werden, verstehen, was mit ihm passiert, und durch die individuellen Krankheitserfahrungen und Lebensabschnitte geführt werden. Hier muss eine Plattform Fähigkeiten rund um Datenmanagement und intelligente Algorithmen aufbauen. Wichtig ist dabei, dass datenbasierte Empfehlungen und Informationen ausgegeben werden können – zur richtigen Zeit und passend zur Situation. Etwas, was die Krankenversicherer mit ihrem Vorhaben der Wandlung zum Gesundheitsdienstleister anstreben.

5.3.3 Plattformkompetenz Zugang

Der fragmentierte deutsche Gesundheitsmarkt stiftet, wie oben beschrieben, Unmut und Hilflosigkeit beim Patienten. Der nächste Schritt für die Plattform ist es, nach der intelligenten Handlungsempfehlung auch den Zugang zum entsprechenden Leistungserbringer oder zum digitalen Dienstleister herstellen zu können. Um dies zu erreichen, muss die Plattform ein großes Portfolio bzw. eine hohe Anzahl an Services anbieten sowie umfangreiche Schnittstellen zu sektor- und fachbereichsübergreifenden Leistungserbringern (z. B. Fachärzten, Kliniken, Apotheken) aufbauen, mit dem Ziel, ärztliche Leistungen, digitale Therapien oder Wellness- und Gesundheitsprodukte über eine Plattform für den Kunden erreichbar bzw. zugänglich zu machen. Also möglichst viel des Online- und Offline-Patientenpfades abzudecken.

5.4 Das Rennen um die führende Gesundheitsplattform – Teamaufstellung und Chancen

Neben den Tech-Giganten versuchen, wie im Ökosystem-Kapitel (Kap. 4) beschrieben, auch Marktakteure aus dem Gesundheitsmarkt, Plattformmodelle zu etablieren: z. B. versuchen die Krankenkassen als Gesundheitsdienstleister, die umfassende Plattform über das gesamtes Leben der Kunden hinweg zu werden, die niederländische Versandapotheke DocMorris möchte weg von Lagerhallen für Medikamentenversand hin zur Serviceplattform für den digitalen Arztbesuch, der intelligente Symptom-Checker Ada Health kann in Zukunft die erste Anlaufstelle in der digitalen Krankheitsreise werden und die Krankenhäuser versuchen, den Patienten über eine Triagierungsplattform in ihre Häuser zu steuern. Und die Liste der Mitspieler wird immer länger!

Diese verschiedenen Mitstreiter im Rennen zur führenden Gesundheitsplattform lassen sich zu sieben „Mannschaften" gruppieren:

- **Tech-Giganten** mit Tech-Infrastruktur und Dateneigentum, wie Google, Amazon und Apple,
- **Krankenversicherungen**, wie die gesetzliche Techniker Krankenkasse (TK) oder die private AXA,
- **Telemedizin-Anbieter** als Versorgungsnetzwerk, wie die TeleClinic oder KRY,
- **Versandapotheken**, wie DocMorris,
- **Digital-Health-Start-ups**, wie der Symptom-Checker Ada Health oder die digitale Therapie mySugr,
- **Krankenhäuser**, wie die privaten Helios-Kliniken
- **pharmazeutische Hersteller**, wie die Bayer AG.

Im nächsten Schritt bewerten wir die Plattformkompetenzen jeder Mannschaft (siehe Tabelle 5-2). Man würde glauben, dass die alteingesessenen Marktteilnehmer des Gesundheitsmarktes hier in Führung gehen, jedoch ist das Gegenteil der Fall. Das **Sieger-Pult in puncto Plattformkompetenzen** sieht wie folgt aus:

1. Tech-Giganten: Amazon/Google/Apple
2. Telemedizin-Anbieter
3. Krankenversicherungen
4. Digital-Health-Start-ups

Datenbasierte Dienstleistungen und langjährige Erfahrung im Aufbau von Marktplätzen bzw. Plattformen ist Teil der Tech-DNA. Daher positionieren die Tech-Giganten sich, im Gegensatz zu den Gesundheits-Mitstreitern, am stärksten bei den Schlüsselkompetenzen Empfehlungen und Zugang.

Den zweiten Platz ergattern die Telemedizin-Anbieter als kleine (Nischen-)Player, die jedoch als Kernelement des digitalen Arztbesuches in Kombination mit ihren Kompetenzen großes Potenzial zeigen, ihre Services entlang des Patientenpfades auszuweiten. Wir sehen eine solche Entwicklung beim TeleClinik – Zur Rose-Deal.

Die Krankenversicherungen folgen dicht darauf: Sie punkten am stärksten in der Vertrauens-Kompetenz, da sie sich über Jahrhunderte hinweg, um medizinische Angelegenheiten kümmernd, das Vertrauen der Patienten gewonnen haben. Zudem positionieren sie sich in der Art ihres Geschäftsmodells ja bereits als Schnittstelle zu allen Leistungserbringern: Ärzte, Krankenhäuser, aber auch Start-ups kooperieren mit den Versicherern. Wir haben deren Kompetenz, jedoch „nur" mit einer „3" bewertet, da sie den potenziellen Zugang aufgrund ihrer Entscheidungsschwerfälligkeit und fehlendem digitalem Verständnis nicht vollständig ausnutzen können.

Die Digital-Health-Start-ups positionieren sich im guten Mittelfeld und zeigen gute Kompetenzen im Bereich Empfehlung, da sie in der Regel mit innovativer Technologie und intelligenten Algorithmen arbeiten. Jedoch adressieren die zukunftsweisenden Lösungen die junge Generation, und es fällt Start-ups im Vergleich zu anderen Mitstreitern schwerer, Vertrauen aufzubauen. Das liegt unter anderem daran, dass sie noch nicht die Masse erreichen und teilweise nur ein spezielles Krankheitsbild adressieren (z. B. mySugr). Diese Natur des Geschäftsmodells limitiert die Möglichkeit, verschiedenste Services rund um das Kernprodukt einzugliedern, daher verlieren Start-ups in der Kompetenz Zugang an Wettbewerbskraft.

Die Krankenhäuser bzw. Kliniken liegen gleichermaßen im guten Mittelfeld. Sie punkten, ähnlich wie die Versicherer, in der Kompetenz Vertrauen, aber weisen in ihren Teams kaum Fähigkeiten vor, datengetrieben Entscheidungen bzw. intelligente Algorithmen zu implementieren. Auch gelingt es Krankenhäusern kaum, außerhalb ihrer „vier Wände" Services aufzubauen. Potenziell hätten sie, ähnlich wie bei den Versicherern, eine gute Ausgangslage, um Services entlang des Patientenpfades aufzubauen, aber schöpfen diese nicht aus und bauen hier keine digitale Kompetenz auf.

Die Verlierer in Bezug auf die Plattformkompetenzen sind die Pharmahersteller und die Online-Apotheken. Die Online-Apotheken schneiden im Durchschnitt nicht schlecht ab, aber können sich nicht klar abgrenzen. Sie schwimmen im Wettlauf neben den anderen her. Potenziell können sie Vertrauen aufbauen und besitzen schon heute die Möglichkeit, Empfehlungen auszusprechen, jedoch verfügen sie am Ende nur über limitierte Daten und Fähigkeiten, intelligente Empfehlungen auszugeben. In ihrer Kernrolle als Medikamenten-Herausgeber werden sie ohne Frage Teil einer Plattform werden, aber diese nicht selbst aufbauen. Denn ihr Zugang zu weiteren Services entlang des Patientenpfades ist limitiert. Die Pharmahersteller positionieren sich am schlechtesten im Rennen um die kundenzentrierte Gesundheitsplattform. Das liegt u.a. begründet in der Natur ihres Geschäftsmodells – sie sind zu weit weg vom Kunden und schaffen es nicht ausreichend, sich in kundennahen Services sichtbar zu integrieren. In der Kompetenz Vertrauen positionieren sie sich aufgrund der negativ belasteten Außenwahrnehmung schlecht.

Aus jeder „Mannschaft" stellen wir im Kapitel Use Cases (Kap. 6) mindestens einen „Mitstreiter" detailliert vor, analysieren geschäftsmodellkritische Fragen und geben eine Einschätzung zur Marktpositionierung.

5.4.1 Fazit

Die Bewertung der Kompetenzen zeichnet ein Zukunftsbild der tech-dominierten Gesundheitswelt. Neben den Plattformkompetenzen weisen die Tech-Giganten zusätzlich einen immensen Kundenzugang vor. Das iPhone, Siri, „Dr.Google", Alexa und Amazons Marktplatz sind in einem Ausmaß in den digitalen Alltag des Gesundheitskunden integriert, wie es kein anderer Mitstreiter vorweisen kann. Fast unbemerkt sammeln die Tech-Giganten über die existierenden Kanäle unzählige Daten über ihre Kunden, kennen deren Lebensumstände und Alltagsabläufe sowie ihr Verhalten und ihre Präferenzen. Diese Stärken in den Gesundheitsmarkt zu übertragen, ist der nächste logische Schritt für die Giganten.

Doch noch ist dieser Zukunftsgedanke keine Realität in Deutschland und es ist auch noch nicht wirklich klar, wer das Rennen wann gewinnen wird. Denn auch ein Amazon oder Google muss sich wie andere Mitstreiter durch den deutschen bürokratischen Dschungel sowie den hoch regulierten und fragmentierten Markt schlagen. Auch ausländische Super-Versorger wie PingAn werden durch unsere Gesetze aus dem Land gehalten. Hinzu kommt, dass Deutschland im Vergleich zu den USA oder China nur ein kleiner Markt ist – mit unseren knapp 83 Millionen Einwohnern stellen wir einen Rand-Markt für die globalen Wettstreiter dar. So sehen wir, dass Amazon zwar in den USA mit dem „Amazon Care"-Programm anfängt, den digitalen Hausarztbesuch E2E digital abzudecken, jedoch wird es noch eine Weile dauern, bis Amazon das Gleiche in Deutschland umsetzen kann. Das ist die Chance bzw. das Zeitfenster für die nationalen Marktteilnehmer des Gesundheitsmarktes. Wir glauben, dass die Tech-Giganten früher oder später definitiv in den deutschen Markt eintreten werden. Die Entwicklungen in den USA sind hier wegweisend und in 3–5 Jahren werden wir diese auch in Deutschland sehen. Jedoch werden in der Zwischenzeit hierzulande die deutschen Player den Weg ebnen und langfristig einen guten zweiten Platz hinter den Tech-Giganten einnehmen. Diese Chancen sollten die deutschen Mitstreiter nutzen und die fehlenden Kompetenzen auffüllen. Dabei spielen die Fähigkeiten, Datenbanken aufzusetzen und anhand dieser intelligente Algorithmen zu trainieren, eine große Rolle. Auch die Plattformkompetenz, verschiedene Services in eine Kun-

Tabelle 5-2: Bewertung der Plattformkompetenzen der sieben „Mannschaften".

Plattformkompetenz	Tech-Giganten (Amazon/ Google/Apple)	Krankenversicherungen (TK/AXA)	Telemedizin-Anbieter (TeleClinic/KRY)	Versandapotheken (DocMorris)	DH-Start-ups (Ada Health/ mySugr)	Krankenhäuser (Helios)	Pharmahersteller (Bayer)
Vertrauen Kann dieser Player im Gesundheitsmarkt beim Endkunden Vertrauen aufbauen?	3	5	4	3	3	5	1
Empfehlung Hat der Player die Kompetenzen, datengetrieben Gesundheitsempfehlungen abzugeben?	5	2	4	3	4	2	2
Zugang Hat der Player die Kompetenzen, Zugang zu einem breiten Gesundheitsangebot zu etablieren?	4	3	3	2	2	2	1
Summe	12	10	11	8	9	9	4

Skala: 1–5; 1 = Kompetenz ist gering ausgeprägt; 5 = Kompetenz ist stark ausgeprägt.

denerfahrung zu integrieren, gehören dazu. Hier können schwerfällige, alteingesessene Mitstreiter von der Dynamik und Innovationskraft der Start-ups profitieren.

Wer am Ende dieses anspruchsvolle Rennen ohne Verluste oder Crashes auf der Überholspur gewinnen wird, können wir nicht sagen. Aber am Ende wird es der Gesundheitskunde entscheiden! Die Marktteilnehmer werden ultimativ dem unbedingten Kundenfokus unterworfen, den die Digitalisierung bereits in vielen anderen Branchen als einzigen Erfolgsfaktor etabliert hat. Somit bietet die Digitalisierung der Gesundheitsbranchen viele Chancen und wird schon bald zu erheblichen Verbesserungen für den Endkunden führen. Eine Diagnose, welche die Autoren dieses Buches voller Spannung und Freude in die Zukunft blicken lässt.

6 Use Cases (Fallbeispiele)

Wir arbeiten im Rahmen dieses Buches mit Use Cases (Anwendungsfällen), da wir den Gesundheitsmarkt auch aus einer praxisnahen und trotzdem analytischen und innovativen Perspektive betrachten wollen. Wir glauben, dass die Use Cases zusätzliche Mehrwerte bieten, die einzelnen Marktteilnehmer und Innovationstreiber hinter den Trends besser zu verstehen. Wir erwähnten in den vorangehenden Kapiteln viele verschiedene Marktteilnehmer, aber die im Folgenden vorgestellten Use Cases stellen unserer Meinung nach den spannendsten Querschnitt dar.

6.1 Aufbau der Use Cases

Die Use Cases sind in vier Teile strukturiert:

1. Kurzprofil und Icons,
2. Story (Unternehmensgeschichte),
3. Geschäftsmodellanalyse,
4. Marktpositionierung und die Einschätzung von uns als Autoren.

6.1.1 Einordnung der Use-Case-Icons

Zusätzlich ordnen wir anhand von Icons jedes Unternehmen in vier Kategorien ein (Tabelle 6-1): Ist das Unternehmen ein Start-up oder ein traditioneller Marktteilnehmer (Traditional)? Wo ist das Unternehmen im Gesundheits-Ökosystem angesiedelt? Welchen Markttrend spricht das Geschäftsmodell an? Wie hoch schätzen wir die Schlagkraft bzw. die Disruptiveness des Geschäftsmodells ein?

6.1.2 Geschäftsmodellanalyse

Wir haben uns bei der Analyse des Geschäftsmodells bewusst gegen die Verwendung des Tools Business Model Canvas entschieden. Unser Ziel ist es, über fünf bewusst ausgewählte Fragen die Kernelemente und Erfolgsfaktoren des Geschäftsmodells herauszukristallisieren. Dabei unterscheiden sich die Fragen zum Teil, je nachdem, ob sie zu einem Start-up oder einem Traditional gestellt werden:

1. Was ist der USP für den Kunden?
2. Wie verdient das Unternehmen/Start-up Geld?
   - Start-up:
     3. Wo steht das Unternehmen auf dem Weg zur kritischen Masse?
     4. Welche traditionellen Player werden disrupted?
     5. Was muss passieren, damit sich das Unternehmen durchsetzt?
   - Traditional:
     3. Wo steht das Unternehmen auf dem Weg zur Digitalisierung?
     4. Welche Innovationen/Start-ups bedrohen das Kerngeschäft?
     5. Welche Schwächen könnten in Zukunft kritisch werden?

Tabelle 6-1: Use-Case-Icons.

Kategorie	Zuordnung
Use-Case-Art 	• Start-up • tradioneller Player (Traditional)
Ökosystem 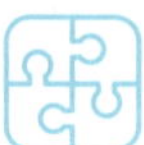	• Kostenträger • Leistungserbringer: stationäre Versorger/ambulante Versorger • Pflege • Handel: Apotheken • Pharma
Markttrend 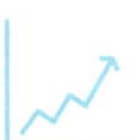	• digitale Infrastruktur • digitaler Zugang • Quantified Self • digitale Versorgung • individiuelle Versorgung
Disruptiveness 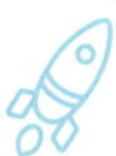	Skala von 1–5 (Einschätzung der Autoren): 1 = wenig bis keine Disruption 5 = starke Disruption

6.1.3 Marktpositionierung

Die Darstellung der Marktposition erfolgt pro Use Case in Form eines Spinnendiagramms, welche die relevanten Faktoren und ihre Bewertung veranschaulichen. Diese Faktoren und ihre Bewertungsskalen werden in Tabelle 6-2 detailliert erklärt.

Tabelle 6-2: Marktpositionierung (Spinnendiagramme).

Faktor	Bewertung (1–5)	kurze Begründung
Personalisierung	x/5	Fähigkeit der Lösung, sich an den individuellen Patienten anzupassen (1 = gering; 5 = hoch)
Technologische Innovation	x/5	Grad der technologischen Innovation durch Datennutzung/intelligente Algorithmen (1 = gering; 5 = hoch)
Angebotsvielfalt	x/5	Anzahl der Dienstleistungen/Produkte (1 = gering; 5 = hoch)
Spezialisierung	x/5	Fokussierung auf eine Kategorie/Nische im Markt (1 = gering; 5 = hoch)
Preis	x/5	Differenzierung über den Preis (5 = kostenlos; 1= Premium/hochpreisig)
User Experience	x/5	Fokussierung auf die Kundenerfahrung oder Grad des UX/UI-Fokus (1 = gering; 5 = hoch)
Skalierbarkeit	x/5	Möglichkeit des qualitativen und quantitativen Wachstums (Wie leicht ist dieses möglich?) (1= gering; 5 = hoch)
Nachhaltigkeit	x/5	Schutz des Geschäftsmodells vor Copycats, gesetzlichen Veränderungen/Regulationen, Rechtsstreit (1 = gering; 5 = hoch)

UX = User Experience; UI = User Interface

6.2 Verzeichnis der Use Cases

(Tabelle 6-3).

Tabelle 6-3: Verzeichnis der Use Cases.

lfd. Nr.	Start-up/Traditional	Ökosystem	Markttrend
1	AXA Konzern AG – Vorreiter der privaten Krankenversicherungen	Kostenträger (PKV)	–
2	Techniker Krankenkasse – Vorreiter der gesetzlichen Krankenversicherungen	Kostenträger (GKV)	–
3	Ottonova – ein Longshot zur digitalen Krankenversicherung	Kostenträger	–
4	Ping An (China) – das Digital-Health-Powerhouse aus China	Kostenträger	–
5	Doctolib (Frankreich) – der Boom der digitalen Terminbuchung	ambulante Versorger	digitale Infrastruktur
6	Jameda – „Fünf Sterne"-Bewertung oder Alptraum für den Arzt	ambulante Versorger	digitale Infrastruktur
7	Vivy – vom Vorreiter der digitalen Patientenakte zum Auslaufmodell	ambulante Versorger	digitale Infrastruktur
8	KRY – auf dem Weg zur europäischen Telemedizin-Plattform	ambulante Versorger	digitaler Zugang
9	TeleClinic – Telemedizin made in Germany	ambulante Versorger	digitaler Zugang
10	Ada Health – Disruption made in Germany	ambulante Versorger	digitale Versorgung
11	mySugr – Vorreiter der digitalen Therapien für Diabetiker	ambulante Versorger	digitale Versorgung
12	Lykon – der erste Schritt zur individualisierten Medizin	ambulante Versorger	individuelle Versorgung

lfd. Nr.	Start-up/Traditional	Ökosystem	Markttrend
13	Proteus Digital Health (US) – Medikamenteneinnahme der nächsten Generation	ambulante Versorger	individuelle Versorgung
14	Theranos (US) – die Neun-Milliarden-Dollar-Lüge	ambulante Versorger	individuelle Versorgung
15	23andme (US) – DNA Analyse für € 99	ambulante Versorger	individuelle Versorgung
16	One Medical (US) – der moderne Gesundheits-Concierge	ambulante Versorger	–
17	Helios Kliniken – wie die Zukunft der Krankenhäuser aussehen kann	stationäre Versorger	–
18	Lindera – intelligente Algorithmen in der Pflege	ambulante und stationäre Pflege	digitale Versorgung
19	DocMorris – Deutschlands erste Online-Apotheke wird erwachsen (und geht bald in Rente?)	Handel: Apotheken	–
20	PillPack by Amazon Pharmacy – Online-Apotheke mit Raketenantrieb (USA)	Handel: Apotheken	–
21	Zava – für alle Themen, die du nicht mit deinen Arzt besprechen willst	Handel: Apotheken	–
22	Bayer G4A – Pharma erfindet sich neu	pharmazeutische Hersteller	–

Traditional	Kostenträger	—	1**2**345

6.3 AXA Konzern AG – Vorreiter der privaten Krankenversicherungen

6.3.1 Kurzprofil

1817, Paris, Frankreich	9038 (D) (AXA, n.d.c)	1,5 Millionen Versicherte (D)	n.a.	Gesundheits-portal

Die AXA ist der Vorreiter der Digitalisierung unter den privaten Krankenversicherungen. Mit ihrem digitalen Angebot „Meine Gesundheit“ starteten sie als einer der Ersten die ePA und sind auf dem Weg zur Gesundheitsplattform. Zudem launchte sie mit dem „ActiveMe“-Tarif den ersten digitalen Tarif für den Gesundheitskunden der Zukunft.

6.3.2 Story

Seit 1817 versichert die AXA Privatpersonen und Unternehmen, heute in insgesamt 64 Ländern. Mit über € 100 Mrd. Umsatz gehört die börsennotierte Aktiengesellschaft zu den größten Versicherungen der Welt (Süddeutsche Zeitung, 2019), wobei ein Zehntel des Geschäfts auf den deutschen Markt entfällt. Mit einem Marktanteil von 7,74 % ist die AXA die viertgrößte private Krankenversicherung und diejenige unter den Top 5 mit dem meisten Wachstum (Wenig, 2018). In einer Branche, die durch Kosteneinsparungen geprägt ist, ist sie eine der ersten Versicherungen in Deutschland, die stark in die Digitalisierung investiert hat. Über € 600 Mio. hat die AXA unter Deutschland-Chef Alexander Vollert bereits in die digitale Transformation investiert und damit auch einen umfangreichen Kulturwandel eingeleitet. Neben der Integration von neuen digitalen Services, wurde ebenfalls darauf Wert gelegt, dass in Zukunft papierlos und im Sinne der „New Way of Working“-Initiative flexibel und modern gearbeitet wird (Kunz, 2019).

Ein Data-Innovation-Lab ist für die Entwicklung kundenfreundlicher Produkte zuständig, die mittlerweile alle smartphone-kompatibel sein sollten. Dazu gehören zusätzliche digitale Services, aber auch digitale Tarife, wie der „ActiveMe"-Tarif, der gesunde und sportliche Lebensweisen der Kunden durch Rabatte und Rückerstattungen belohnt. Das in Kooperation mit der CompuGroup Medical entwickelte Gesundheitsportal „Meine Gesundheit" deckt die digitale Administration vollständig ab. Das Portal ist für alle Versicherten nicht nur eine ePA, sondern bietet auch die Möglichkeit zur selbstständigen Verwaltung von Daten, Dokumenten und Verträgen. Außerdem unterstützt die App bei der Ärzte- und Terminfindung und der Einnahme von Medikamenten und hat bereits telemedizinische Services integriert. Alle Ärzte, die ein Arztinformationssystem von CompuGroup nutzen, sind angebunden. So kann ein AXA-Versicherter im Portal nach Ärzten in seiner Nähe suchen und sehen, welche Praxen digitale Rechnungslegung und Online-Terminbuchungen anbieten. Dementsprechend wurden mit dem Launch des Portals 60 000 Ärzte in ganz Deutschland in das Portal integriert (AXA, 2018a). Kaum verwunderlich ist, dass „Meine Gesundheit" bereits als White-Label-Lösung für andere Versicherungen angeboten wird.

Neben dem Kerngeschäft ist der AXA auch die Entwicklung der sehr erfolgreichen Begleit-App „WayGuard" gelungen (270 000 Nutzer in Deutschland), mittels welcher der Notarzt mit einem Knopfdruck gerufen werden kann.

6.3.3 Geschäftsmodell

Was ist der USP für den Kunden?

AXA schafft es wie keine andere Krankenversicherung, die digitalen Bedürfnisse des Gesundheitskunden anzusprechen und ständig weiterzuentwickeln. Ihr Gesundheitsportal bildet die Basis des digitalen Patientenpfades und hat das Potenzial, diesen in Zukunft ganzheitlich abzudecken. Gleichzeitig strahlt die AXA die Sicherheit und das Vertrauen einer jahrhundertealten Versicherung aus, was ihr im Gegensatz zu den digitalen Pure Playern einen klaren Wettbewerbsvorteil verschafft.

Wie verdient das Unternehmen/Start-up Geld?

Wie bei allen klassischen Krankenversicherungen wird der Umsatz über Mitgliederbeiträge generiert. In 2018 erwirtschaftete die AXA € 3,13 Mrd. Beitragseinnahmen (brutto) mit insgesamt 1,78 Millionen deutschen Versicherten, davon 795 000 in der Krankheitskosten-Vollversicherung (AXA, n.d.e). Trotz großer Investitionen in digitale Maßnahmen und Produkte konnte die AXA durch aktives Kostenmanagement ihre Ausgaben stabil halten (AXA, 2018b). Neben den üblichen Produkten einer PKV bietet die AXA mit ihrem ActiveMe-Tarif bereits Tarife an, die vollständig digital abgebildet werden.

Wo steht das Unternehmen auf dem Weg zur Digitalisierung?

Im Vergleich zu ihren Wettbewerbern ist die AXA der digitale Vorreiter der deutschen privaten Krankenversicherungen. Das Gesundheitsportal „Meine Gesundheit" ist dabei die Grundlage für die elektronische Patientenakte und den Selfservice. Außerdem bietet das Portal bereits die Online-Sprechstunde an und unterstützt ihre Kunden mit allerhand Informationen rund um die Diagnose. In Zukunft muss die AXA jedoch weitere Kooperationen eingehen, um zur wahren Gesundheitsplattform heranzuwachsen, die den gesamten Patientenpfad abdeckt – wie z. B. durch mehr Services rund um Präventionsmaßnahmen.

In Großbritannien ist sie mit ihren Active-Plus-Portal den nächsten Schritt zum Ökosystem rund um die Krankenversicherung schon gegangen. Dort ist der digitale Tarif mit dem AXA Health Store verbunden, wo Versicherte Rabatte für Fitnesstracker, Fitness-Studios, Nahrungsergänzungsmittel oder Erlebnisreisen erhalten. Damit geht AXA weit über ein Portfolio an digitalen Services hinaus und baut ein ganzes Ökosystem rund um die aktive Gesundheitsförderung seiner Kunden. Es ist zu erwarten, dass AXA dieses Modell auch in Deutschland einführen wird.

Welche Innovationen/Start-ups bedrohen das Kerngeschäft?

Zum einen wird die AXA von innovativen Start-ups bedroht, denen es durch ihre flexiblen Strukturen und ihre Organisationskultur deutlich leichter fällt, alle Prozesse sofort digital abzubilden und neue Services zu integrieren. Im deutschen Markt ist Ottonova der direkte Wettbewerber, der sich als Krankenversicherung für die Smartphone-Generation positioniert hat und vollständig durch die App mit seinen Kunden interagiert.

Zum anderen haben traditionelle Wettbewerber verstanden, dass sich das Geschäftsmodell grundlegend ändern muss: Digitale Services, wie Selfservices und die ePA, gehören mittlerweile zum Standard. Auch steht die AXA mit den GKVen im Wettbewerb, denn auch wenn die Mehrheit der GKV-Versicherten nicht wechseln können, kann ein Teil der PKV-Versicherten jederzeit zurück in die GKV wechseln – oder kann sich aufgrund der Einkommenshöhe zwischen beiden entscheiden. Auf der GKV-Seite steht als digitale Konkurrenz die Techniker Krankenkasse. Entscheidend wird dabei sein, wem die Ansprache der jungen Zielgruppe am besten gelingt.

Welche Schwächen könnten in Zukunft kritisch werden?

Eine Schwäche, welche die AXA in Zukunft überwinden muss, ist die Trägheit eines Schwergewichts, das sich über 200 Jahre nicht großartig verändern musste. Anders als bei den innovativen Start-ups, setzt der Anspruch, eine Gesundheitsplattform auf die Beine zu stellen, nicht nur eine Veränderung des Produktportfolios, sondern einen vollständigen Kulturwandel voraus, der trotz umfangreicher Maßnahmen Jahre in Anspruch nehmen kann. Den digitalen Pure Playern, wie Ottonova, fällt die Integration und Entwicklung neuer Services erheblich leichter.

Was muss passieren, damit sich das Unternehmen durchsetzt?

Hürden aus Marktsicht
Auch wenn die AXA sich deutlich von ihren Konkurrenten hervorhebt, ist es mit der reinen Digitalisierung der Prozesse noch nicht getan. Durch „Meine Gesundheit" muss es der AXA gelingen, die vollständigen Patientenpfade abzudecken und in Zukunft weiterhin innovative Services in ihr Portal (die Plattform) zu integrieren. Außerdem sollte AXA weiterhin digitale Produkte entwickeln, die vollständig an die neuen Kundenbedürfnisse angepasst sind. Der ActiveMe-Tarif setzt dabei ein gutes Beispiel für die Digitalisierung des Produktportfolios.

6.3.4 Marktpositionierung

Die AXA (Abbildung 6-1) schafft es mit ihrem E-Portal und dem ActiveMe-Tarif, ihre Kunden individueller anzusprechen als viele andere Krankenversicherungen. Auch im Bereich User Experience punktet sie im Vergleich zum Wettbewerb. Sie hat es mit ihren Digitalisierungsmaßnahmen geschafft, sich stabil im Markt zu platzieren, da traditionelle Wettbewerber das E-Portal und die Arztsystem-Vernetzung durch den Partner CompuGroup nicht so schnell kopieren oder beim Launch von digitalen Tarifen nachziehen können.

Fazit der Autoren

Die AXA ist auf einem guten Weg! Das E-Portal „Meine Gesundheit" bildet eine solide Basis, auf der nun aufgebaut werden kann. In Deutschland kämpft aber auch die AXA mit alten Strukturen und muss weiterhin investieren und wahre Kundenzentrierung verstehen. Die Wandlung zur umfassenden Gesundheitsplattform ist noch

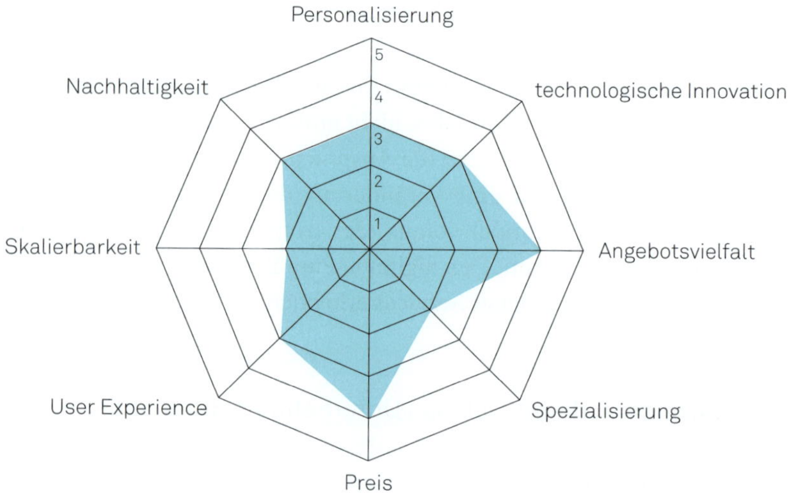

Abbildung 6-1: Marktpositionierung der AXA Konzern AG.

in vollem Gange und es bleibt abzuwarten, inwieweit digitale Services in diese integriert werden. Vielversprechend ist, dass auch die Notwendigkeit eines internen Kulturwandels offenbar im Top-Management angekommen ist – „Du“ statt “Sie”, offene Büros und papierloses Arbeiten. Eine wichtige Voraussetzung für wahren Wandel in einem Unternehmen – wie man so schön sagt: „Der Fisch stinkt vom Kopfe her.“

Interessant wird auch sein zu beobachten, ob AXA die digitalen Geschäftsmodelle ihrer europäischen Schwestern in Deutschland integriert. Der britische AXA Active-Plus-Tarif und der passende AXA Health Shop gehen weit über ein Portfolio an digitalen Services hinaus und bauen ein umfassendes Ökosystem rund um die aktive Gesundheitsförderung ihrer Kunden auf. Noch gibt es keinen Mitstreiter, der eine solche Plattformstrategie umsetzt. Wird AXA wieder der Vorreiter sein? Wir denken, die Erfolgschancen sind hoch.

Nennenswerte Wettbewerber

- **Top 3 in Deutschland:**
  - Ottonova
  - Debeka/DKV/Allianz (nach Marktanteil)
  - Barmenia/Hallesche (nach Digitalisierungsgrad)
- **Top 3 weltweit:**
  - Vitality Health (UK)
  - Oscar Health (USA)
  - Ping An Insurance (China)

Traditional	Kostenträger	—	12345

6.4 Die Techniker Krankenkasse (TK) – Vorreiter der gesetzlichen Krankenversicherungen

6.4.1 Kurzprofil

1884, Hamburg (D)	14000 (Techniker Krankenkasse, 2019c)	10,5 Mio. Versicherte (Techniker Krankenkasse, 2019f)	n.a.	Gesundheits-portal

Die Techniker ist in Bezug auf die Digitalisierung die fortschrittlichste der gesetzlichen Krankenkassen.

6.4.2 Story

Bereits 1884 durch den deutschen Technikerverband ins Leben gerufen, war die TK zunächst eine Berufskrankenkasse für Techniker, Ingenieure und Architekten. Seitdem Kassen 1996 in Deutschland für Versicherte frei wählbar sind, hat sich die TK mit 10,8 Millionen Versicherten (Techniker Krankenkasse, n.d.d) zur aktuell größten individuellen Krankenkasse Deutschlands entwickelt und verzeichnet in den letzten Jahren von allen Kassen den höchsten Versichertenzuwachs (Radtke, 2020d).

Als eine der ersten deutschen GKVen wagte die TK bereits 1995 ihren Weg in das Internet und gilt seither als Innovationsführer unter den Krankenkassen. Heutzutage werden viele der administrativen Prozesse bereits vollständig über die TK-App abgewickelt. In Kooperation mit IBM entwickelte die Techniker bereits ihre eigene, in die TK App integrierte, elektronische Patientenakte namens „TK-Safe“. Diese ermöglicht ihren Kunden den vollen Zugriff auf bisherige Arztbesuche, Röntgenbilder, verschriebene Medikamente und Impfungen. Darüber hinaus bietet die TK ihren Kunden weitere digitale Services an, zu denen unter anderem der TK-Doc als mobile medizinische

Beratung oder TK Smart Relax als Entspannungstrainer gehören (Techniker Krankenkasse, 2019d). 2019 wurde die TK zum 13. Mal in Folge vom Wirtschaftsmagazin Focus Money zu Deutschlands bester Krankenkasse gewählt (Techniker Krankenkasse, 2019e). Neben ihrem Kerngeschäft unterstützt die TK mit ihrem Förderprogramm BlueBeyond als Kooperationspartner und Mentor innovative Unternehmen bei der Umsetzung ihrer Ideen und betreut in diesem Rahmen bereits zwei Start-ups. Zudem vergibt die TK in Kooperation mit dem Handelsblatt seit 2016 den unter Start-ups heiß begehrten „Health"-Award. Dies ermöglicht es der TK, Hunderte von Start-ups in einem strukturellen Rahmen kennenzulernen.

6.4.3 Geschäftsmodell

Was ist der USP für den Kunden?

Als einzige gesetzliche Krankenkasse deckt die TK bereits die komplette Versorgungskette mit verschiedenen digitalen Services ab und entspricht von allen Krankenversicherungen am ehesten der Idee eines ganzheitlichen Gesundheitsförderers. Neben ihrer ePA „TK-Safe" bietet sie ihren Kunden eine Reihe an digitalen Zusatzleistungen, die durch unterschiedliche Zielsetzungen an verschiedene Punkte des Patientenpfades anknüpfen. Im Vergleich zu ihren Mitbewerbern hebt sich die TK dadurch deutlich ab.

Wie verdient das Unternehmen/Start-up Geld?

Die Einnahmestrukturen sind wie bei allen gesetzlichen Krankenkassen gesetzlich geregelt. Die Einnahmen setzen sich aus dem festgelegten Beitragssatz von 14,6 % und dem von der Krankenkasse frei bestimmbaren Zusatzbeitrag zusammen, die vom Gehalt des erwerbstätigen Versicherten abgezogen werden. Die TK senkte 2019 ihren Zusatzbeitrag um 0,2 auf 0,7 % und ist dadurch eine der günstigeren Krankenkassen (Krankenkassen Deutschland, n.d.).

Wo steht das Unternehmen auf dem Weg zur Digitalisierung?

Die TK hebt sich von ihren Mitbewerbern in Bezug auf digitale Services deutlich ab. Abgesehen davon bietet sie ein umfangreiches Angebot an zusätzlichen Services an. Dazu gehört das TK-Diabetestagebuch, die Diagnoseauskunft-App zur Entschlüsselung von Codes auf Krankschreibungen oder die TK-Allergie-App. Hinzu kommt ein informativer Bereich, der inspirierende Artikel und Informationen rund um das Thema Gesundheit enthält (Techniker Krankenkasse, n.d.g). Ende 2019 startete die TK als erste Kasse ein Pilotprojekt zur Fernbehandlung per Videosprechstunde für ihre 14000 Mitarbeiter. Der voll digitale Hausarztbesuch soll Realität für ihre Versicherten werden: Aus dem Krankenbett kann über eine Video-App der Arzt konsultiert werden. Die Arbeitsunfähigkeitsbescheinigung wird digital erstellt und direkt an die TK (als Arbeitgeber) übermittelt. Verschriebene Medikamente werden über ein E-Rezept in der App gespeichert und können auf dem Smartphone abgerufen und bei einer Partnerapotheke eingelöst werden (Techniker Krankenkasse, 2019g). Im Sommer 2020 erweiterten sie das Angebot der TK-Onlinesprechstunde auf alle Versicherten. Ein großer Schritt Richtung Gesundheitsplattform, welche die typische Krankheitsreise des Hausarztbesuches abbildet und die verschiedenen Akteure vernetzt. Der TK gelingt es, den Nutzer in den Fokus zu rücken und sich durch ihr umfangreiches Angebot als Gesundheitspartner zu positionieren. Die TK ist ihren Mitbewerbern dadurch um einiges voraus, jedoch sind ihre finanziellen Mittel durch das gesetzliche Verbot der Darlehensaufnahme begrenzt, sodass weitere Investitionen vor allem mit Kosteneinsparungen einhergehen.

Welche Innovationen/Start-ups bedrohen das Kerngeschäft?

Durch ihre Stellung als gesetzliche Krankenversicherung kommt die Bedrohung für die TK aus dem eigenen Markt. Der größte Mitbewerber dabei ist die Barmer, die nach der TK den höchsten Mitgliederzuwachs verzeichnet und mit über 9 Millionen Versicherten auch die zweitgrößte individuelle Kasse Deutschlands ist. Der entscheidende Faktor wird sein, wem es besser gelingt, neue Generationen erfolgreich anzusprechen und sich bei ihnen als moderne und digitale Krankenkasse zu positionieren. Eine langfristige Bedrohung für den Bestand an freiwilligen Mitgliedern sind die privaten Krankenversicherungen, die finanzielle Mittel weniger restriktiv allokieren können und dadurch innovativere Produkte entwickeln und einfacher integrieren können. Jedoch ist die Anzahl der Privatversicherten im Gegensatz zu den gesetzlich Versicherten leicht sinkend.

Welche Schwächen könnten in Zukunft kritisch werden?

Die Techniker Krankenkasse wird in Zukunft damit kämpfen, dass es ihr durch gesetzliche Regulierungen an Flexibilität fehlt. Die Digitalisierung ist häufig an hohe Investitionen gebunden, welche die TK selbst finanzieren muss und dennoch muss ihr Zusatzbeitrag wettbewerbsfähig bleiben. Außerdem werden sie als eine der ältesten Kassen Deutschlands und durch die einhergehenden starren Strukturen mit den Implikationen des digitalen Wandels zu kämpfen haben.

6.4.4 Marktpositionierung

Die TK (Abbildung 6-2) schafft es, durch die schier große Anzahl an digitalen Services, ihren Versicherten ein höher personalisiertes Angebot anzubieten als andere Krankenkassen. Diese Angebotsvielfalt der verschiedenen digitalen Services positioniert die TK stark am Markt. Die TK-App, die TK-Safe und der digitale Hausarztbesuch via Video-App sind dabei durchaus innovativ in ihrem Markt. Die Skalierbarkeit wird durch regulierte Finanzmittel gebremst, aber durch die hohe Anzahl an Versicherten und die Vorreiterstellung kann gut Momentum aufgenommen werden.

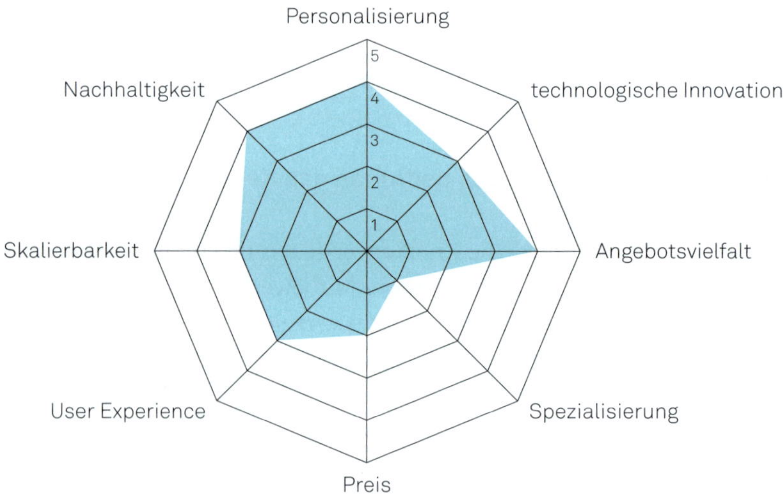

Abbildung 6-2: Marktpositionierung der Techniker Krankenkasse.

Fazit der Autoren

Die TK hebt sich in Sachen Digitalisierung klar vom verstaubten Krankenkassen-Image ab und zeigt, dass die Digitalisierung auch in den starrsten Strukturen des deutschen Gesundheitswesens möglich ist. Es macht Spaß, diese Entwicklungen zu beobachten, und wir sind gespannt mit wem die TK in Zukunft Kooperationen eingehen wird. Partnerschaften sind aus unserer Sicht ein kritischer Erfolgsfaktor für die Versicherer. Die TK hatte beispielsweise mit dem zukunftsweisenden Digital-

Health-Start-up Ada Health kooperiert. Eine Krankenkasse mit digitalem Symptom-Checker? Das wäre wirklich etwas Innovatives, also „next Level“. Umso enttäuschender waren die Nachrichten, dass die Kooperation aufgrund von Datenschutzbedenken Ende 2019 aufgelöst wurde.

Im digitalen Aufrüsten der Krankenversicherer – und angesichts des potenziellen Markteintritts der Tech-Giganten – bleibt allerdings abzuwarten, ob sie den sich wandelnden Kunden auch in Zukunft bedienen können. Die Frage dabei lautet, ob die digitalen Services wirklich die junge Generation ansprechen, denn UX/UI sind keine Stärken einer GKV.

Das Angebot der Videosprechstunde zeigt jedoch, dass die TK weiter bestrebt ist, Vorreiter zu bleiben. Der Test an den eigenen Mitarbeitern erinnert schmeichelhaft an Amazon und ihr gleichzeitig laufendes Pilotoprojekt Amazon Care. Dort testete Amazon genau diesen digitalen Hausarztbesuch zuerst für ihre Mitarbeiter in Seattle – mit dem Unterschied, dass Amazon auch die Auslieferung der Medikamente gleich übernehmen kann.

Nennenswerte Wettbewerber

- **Top 3 in Deutschland:**
  - Allgemeine Ortskrankenkassen (AOK)
  - Barmer
  - DAK Gesundheit
- **Top 3 weltweit:**
  - Vitality (UK)
  - Oscar Health (USA)
  - Ping An Insurance (China)

Start-up | Kostenträger | — | 1 **2** 3 4 5

6.5 ottonova – ein Longshot zur digitalen Krankenversicherung

6.5.1 Kurzprofil

2015, München; 2017: Launch der ersten Produkte	>100 (ottonova, n. d.)	2018: <1000 vollversicherte Kunden (Reim, 2018)	Series C, € 40 Mio.	Cloud-basierte Plattform

ottonova ist Deutschlands erste private Krankenversicherung für die Smartphone-Generation und die erste PKV-Neugründung seit 17 Jahren. Das InsurTech-Start-up darf als erste digitale Krankenkasse als Risikoträger agieren und versucht so, den Markt aufzumischen.

6.5.2 Story

Namentlich angelehnt an Otto von Bismarck, der in Deutschland vor über 140 Jahren die Krankenversicherung einführte, ist ottonova die erste komplett digitale Krankenvollversicherung Deutschlands. ottonova ist somit die Antwort auf eine sich demografisch wandelnde Gesellschaft und die schleppende Digitalisierung der Gesundheits- und Versicherungsbranche. Sie strebt an, die alten Strukturen vollständig aufzulösen und jegliche Kommunikation mobil und über digitale Kanäle abzuwickeln. Im Gegensatz zu anderen PKVen vermarktet ottonova sich somit nicht als Rechnungsstelle, sondern als aktiver Partner seiner Kunden. Über die Smartphone-App, den Concierge-Service oder den Customer Support kann der Versicherte verschiedene digitale Services abrufen, wie z. B. einen Arzt finden und mit diesem einen

Termin oder eine Videokonsultation vereinbaren. Auch kann der Versicherte mobil Fragen zur Versicherung klären und Rechnungen einscannen. Einige dieser Services, wie z. B. die Videokonsultation, werden über Partner angeboten (ottonova, 2019).

Nach der Gründung im Dezember 2015 konnten, noch vor dem Launch 2017, € 40 Mio. an Investments eingesammelt werden, bei denen sich unter anderem die Debeka, eine der größten privaten Krankenversicherungen Deutschlands, beteiligte (Neuhaus, 2017). Die BaFin-Zulassung ermöglicht dem InsurTech-Start-up, als alleiniger Risikoträger zu agieren, und stellt damit die erste PKV-Neugründung seit 17 Jahren dar (Bakir, 2018). Derzeit bietet ottonova zwei Vollversicherungen und mehrere Zusatztarife an.

Dennoch ist ottonovas Wachstum seit dem Launch verhalten. Das ursprünglich gesetzte Ziel, in 2020 mit 12000 Versicherten den Break-even zu erreichen, musste revidiert werden. Ende 2018 konnte die Versicherung noch nicht die Zahl 1000 Vollversicherte knacken (Reim, 2018) und hält sich seitdem bedeckt, was seine Versichertenzahlen angeht (Schnor, 2019b). Nicht verwunderlich, dass ottonova ihre Strategie komplett überdenkt. Die gezielte Ansprache der Zielgruppe im Internet wird durch eine massentaugliche Marketingkampagne ergänzt (Rößer, 2019). Außerdem wird der Fokus vom Direktvertrieb zum Vertrieb über Partner verschoben (VersicherungsJournal, 2019). Ein weiteres Standbein wird über das Verkaufen der eigens entwickelten digitalen Lösungen für die Versicherungsbranche aufgebaut, was die zukünftige Entwicklung des Unternehmens besonders spannend macht (Bergfeld, 2019).

6.5.3 Geschäftsmodell

Was ist der USP für den Kunden?

ottonova hebt sich durch die volle digitale Abbildung ihrer Produkte und Services von der Konkurrenz ab und fokussiert sich auf die Vorteile, die damit einhergehen: Transparenz, Einfachheit und Schnelligkeit. Der ottonova Concierge-Service ist die Anlaufstelle bei allen Fragen der Versicherten – egal ob Tarif, Rechnung oder Arztsuche. Damit ist ottonova seinerzeit mit einem extrem innovativen Angebot gestartet und hat auch heute noch Services (wie die Terminhistorie), die andere KVen nicht haben.

Wie verdient das Unternehmen/Start-up Geld?

Wie klassische PKVen, generiert ottonova Einnahmen über die Mitgliederbeiträge. Ziel jedoch ist, die Zahl des Eintretens von Versicherungsfällen zu minimieren und dadurch Kosten zu senken. Zusätzlich baut ottonova über die Gründung des Joint Ventures Global Scale Solution einen B2B-Arm auf: Sie verkauft eigens entwickelte cloudbasierte Technologie an andere Versicherungen (Bergfeld, 2019).

Wo steht das Unternehmen auf dem Weg zur kritischen Masse?

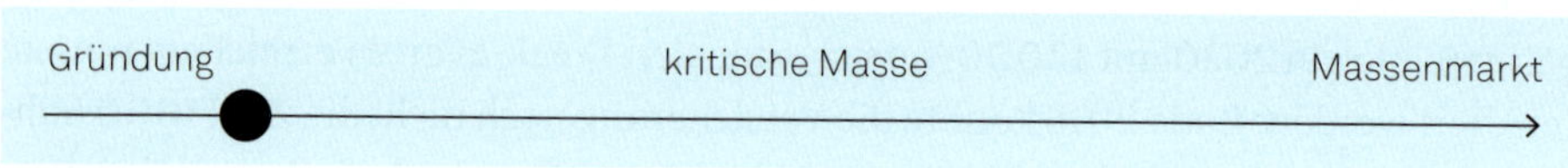

In Deutschland haben etwa 9 Millionen Menschen eine private Krankenvollversicherung abgeschlossen. Der kleinste Anbieter ist die DEVK mit 1400 Vollversicherten, der größte die Debeka mit 2,4 Millionen. ottonova hatte Ende 2018 mit ihren Vollversicherungen nur dreistellige Kundenzahlen erreicht (Reim, 2018). Das selbst deklarierte Ziel der Profitabilität mit 12000 Versicherten bis zum Jahr 2020 wird ottonova trotz mehreren gelaunchten Zusatztarifen nach eigenen Aussagen verfehlen (Schnor, 2019b). ottonova steht damit noch am Anfang, eine hochgradig veraltete Industrie zu disrupten.

Welche traditionellen Player werden disrupted?

Durch ottonova werden vor allem traditionelle PKVen und Zusatzversicherer disruptiert, die ihre Kommunikation und Prozesse nicht vollständig digital abgebildet haben. Die Frage bleibt jedoch bestehen, wie lange diese brauchen werden, um ihr Kerngeschäft zu digitalisieren. ottonova ist mit einer innovativen Cloud-Technologie und kundenzentrierten UX/UI in 2017 gestartet und ihren Mitstreitern in diesen Bereichen auch heute voraus. Jedoch geht ihr Alleinstellungsmerkmal verloren, sobald die Konkurrenz ihre Prozesse ebenfalls über eine App abbilden kann.

Was muss passieren, damit sich das Unternehmen durchsetzt?

Hürden aus Marktsicht

In Zukunft wird ottonova damit zu kämpfen haben, dass etablierte PKVen in Bezug auf digitalisierte Prozesse aufholen werden, sodass „100 % digital" als USP nicht mehr ausreichen wird, um sich von der Konkurrenz abheben zu können. AXA ist dabei ein Player, der dies versucht und im Gegensatz zu ottonova das langjährige Vertrauen ihrer Kunden genießt. Interessant wird es sein, zu beobachten, wie ottonova Vertrauen und über digitale Services weitere Mehrwerte schafft, um Wechsler für sich zu gewinnen. Letztlich wird es schwierig werden, relevante Kundenzahlen ohne hohe Investitionen in einer konservativen Branche für sich zu gewinnen. So kann ottonova den Markt nur knacken, wenn sie (1) Marketing, (2) Vertrieb und (3) Umdenken in der Bevölkerung vereint. Dieses Umdenken meint vor allem Vertrauen auf das langfristige Bestehen und auf das Einhalten von Versorgungsversprechen in einer ungewissen Zukunft des Start-ups. Denn die potenziellen Versicherten fragen sich, wo das Start-up in 20 Jahren stehen wird.

6.5.4 Marktpositionierung

ottonova (Abbildung 6-3) positioniert sich vor allem im Bereich User Experience und Personalisierung. Die individuelle Betreuung erfolgt durch den ottonova-Concierge, gekoppelt mit einer userfreundlichen App, die eine unkomplizierte Handhabung

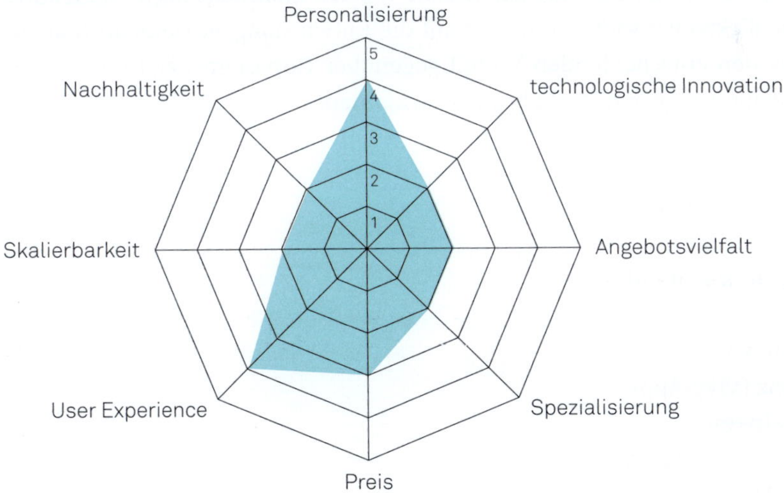

Abbildung 6-3: Marktpositionierung der ottonova.

aller Krankenversicherungsangelegenheiten erlaubt. Kundenzufriedenheit scheint sehr hoch, wenn man NPS-Analysen und Vergleichsportalen Glauben schenkt. Eine klare Nachhaltigkeit des Angebotes muss erst noch bewiesen werden, da andere PKVen durch bessere digitale Services das aktuelle Alleinstellungsmerkmal ottonovas kurz- bis mittelfristig einholen können.

Fazit der Autoren

Heute in den sich konsolidierenden Markt der Krankenversicherer einzusteigen, ist nicht nur extrem aufwendig (vor allem da eine Lizenz erworben werden muss), sondern auch kostenintensiv. Und das in einem Markt, der nicht gerade boomt und der sich durch den demografischen Wandel und die Bevölkerungsentwicklung in Deutschland auf erhebliche Herausforderungen einstellen muss. Umso beeindruckender ist es, dass ottonova ins Rennen geht und versucht, vor allem junge Kunden zu gewinnen und damit dem Strukturproblem der meisten Versicherer etwas aus dem Weg zu gehen. Kudos den Investoren, die an die Vision und das Wertversprechen einer jungen, hippen und digitalen privaten Krankenversicherung glauben. Die Aussicht auf Wachstum ist aus Sicht der Autoren weiterhin da, aber die Chancen, sich am Markt nennenswert durchzusetzen, schätzen wir eher gering ein. Warum? Weil die etablierten PKVen extrem in digitale Services investieren und ottonovas Wertversprechen dadurch an Bedeutung verliert. Aber an sich kommt alles zusammen, was es braucht, um zu wachsen (erfahrene Gründer, Kapital, Vision), nur muss das Team dringend die richtige Kundenakquise-Strategie finden – damit steht und fällt am Ende der Erfolg. Die Wachstumsziele wurden mehrmals nach unten korrigiert und so blicken wir weiter gespannt auf die Entwicklungen. Denn als Start-up hat ottonova den entscheidenden Vorteil gegenüber Corporates: agil und schnell neue Entwicklungen an den Markt bringen zu können.

Nennenswerte Wettbewerber

- **Top 3 in Deutschland:**
  - AXA
  - Barmenia
  - Allianz (Vivy-App)
- **Top 3 weltweit:**
  - Oscar Health (USA)
  - Ping An Insurance (China)
  - Vitality (UK)

Traditional	Kostenträger	—	1234**5**

6.6 Ping An Good Doctor – das Digital-Health-Powerhouse aus China

6.6.1 Kurzprofil

1988, Shenzen, China	376 900 (Statista, 2019)	>315 Millionen	n.a.	Plattform

Ping Ans Healthcare-Plattform „Good Doctor" ist mit über 315 Millionen registrierten Nutzern die größte Healthcare-Plattform der Welt.

6.6.2 Story

1988 in Shenzhen, China, gegründet, ist Ping An Insurance heutzutage die größte Versicherung der Welt. In der Forbes Global 200, der Liste der größten Unternehmen weltweit, belegte Ping An direkt hinter Apple Platz Nr. 7 (Forbes, n.d.). Ping An expandierte zügig zum Finanzdienstleistungssektor und entwickelte sich nach und nach zu einem Technologie-Unternehmen (Finanzwelt, 2019). Das Produkt- und Serviceangebot deckt dabei mit Automobil, Gesundheit, Finanzen und Immobilien verschiedenste Bereiche ab, sodass sich ein Ökosystem entwickelt, das vor allem von Cross Selling profitiert.

Healthcare ist „nur" eine der Sparten, in denen Ping An aktiv ist, aber das klingt fast lächerlich, wenn man bedenkt, dass Ping Ans „Good Doctor" die führende „One Stop"- Gesundheits-Ökosystem-Plattform der Welt ist – mit über 315 Millionen registrierten Nutzern. Dabei ist es Ping An gelungen, Innovationen und digitale Lösungen erfolgreich zu integrieren und seine Kunden in den Mittelpunkt des Geschäftsmodells zu stellen. Good Doctor hat für seine Versicherten ein ganzheitliches Versorgungssystem mit unzähligen Partnern aufgebaut, ein geschlossener Kreis aus über 3000 Krankenhäusern, 1600 Health Check-Up-Center, 1700 Zahnarztkliniken, 150 Schönheitskliniken und über 47000 weitere Kliniken in ihrem Cloud-Netzwerk. Auf ihrer Plattform vereint Ping An die Online- und Offline-Erfahrung der Gesundheitsreise und deckt den Patientenpfad nahtlos und 24/7 ab (Ping An Healthcare & Technology Company Limited, n.d.b).

6.6.3 Geschäftsmodell

Was ist der USP für den Kunden?

Ping Ans Good-Doctor-USP ist die sektorübergreifende Abdeckung aller Kundenbedürfnisse entlang des Patientenpfades. Über die One-Stop-Gesundheitsplattform kann der Nutzer sich online beispielsweise über telemedizinische Dienste beraten lassen, Medikamente kaufen und diese innerhalb von kürzester Zeit liefern lassen oder an einen zuständigen Arzt oder Krankenhaus vermittelt werden. Durch die Anbindung von Apotheken, Ärzten und Krankenhäusern bietet Ping An seinen Kunden ein umfassendes Ökosystem.

Wie verdient das Unternehmen/Start-up Geld?

Mit einem Jahresumsatz im Jahr 2018 von umgerechnet etwa € 138,6 Mrd. ist Ping An das größte Versicherungsunternehmen der Welt. Ping An Healthcare and Technology, das Healthcare-Tochterunternehmen, verzeichnete im ersten Halbjahr 2019 einen Umsatz von € 292 Mio., was im Vergleich zum Vorjahr einem Wachstum von 102,4 % entspricht. Allein durch medizinische Online-Dienste über Good Doctor wurden € 43,3 Mio. eingenommen. Die Monetarisierung gelingt Ping An Healthcare and Technology durch eine monatliche Gebühr, die bereits 2,2 Millionen Menschen bereit sind zu zahlen. Es besteht ebenfalls die Option, eine VIP-Mitgliedschaft einzugehen, um exklusiven Zugang zu Experten und Krankenhäusern zu erhalten (BioSpectrum Asia, 2019).

Wo steht das Unternehmen auf dem Weg zur kritischen Masse?

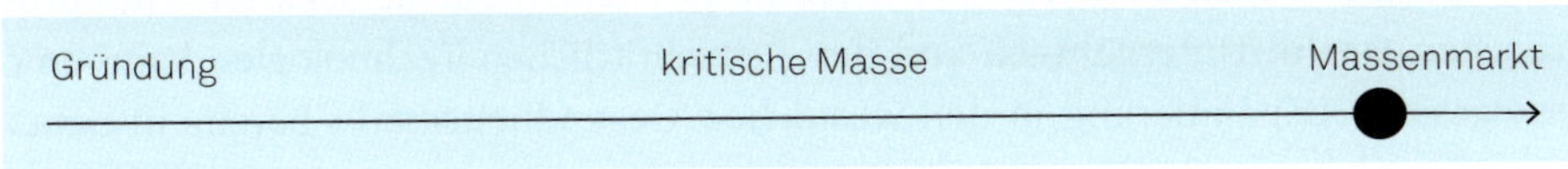

Als die größte Versicherung der Welt hat Ping An den Massenmarkt erreicht. Mit über 300 Millionen registrierten Nutzern, 62,7 Millionen aktiven monatlichen Nutzern und 650 000 täglichen Beratungsinteraktionen ist der Traffic der Plattform gewaltig (PR Newswire, 2019). Schon lange bestehen die ersten Pläne zur Internationalisierung. Die Ausweitung auf den südostasiatischen Markt wurde bereits angekündigt (Sito, 2018). In den USA ist über die Finanztechnologie-Tochter OneConnect ein Börsengang in der Höhe von etwa $ 500 Mio. geplant (Zmudzinski, 2019). Aber auch in Europa war Ping An bereits aktiv. Durch Beteiligungen an der britischen HSBC-Bank und dem Berliner Fintech-Start-up Finleap versucht Ping An, in Europa Fuß zu fassen (Versicherungswirtschaft heute, 2019). Vor allem über die Technologien und Akquisitionen wird Ping An in naher Zukunft weiter in die westlichen Länder expandieren.

Welche traditionellen Player werden disrupted?

Ping An gelingt es durch seine Plattform, Online- und Offline-Services nahtlos zu verbinden. Das dadurch entstehende Ökosystem geht weit über das klassische Modell einer Krankenversicherung hinaus. Zudem kann Ping An über die Anbindung von über 3000 Krankenhäusern und unzähligen Partner-Kliniken die gesamte Patient Journey abbilden. Digitale Technologien wie die Telemedizin werden bereits erfolgreich eingesetzt. Ping An hat in China den gesamten Gesundheitsmarkt disrupted. Die Frage bleibt, wann Ping An das auch in anderen Ländern gelingen kann.

Was muss passieren, damit sich das Unternehmen durchsetzt?

Hürden aus Marktsicht

Daten gelten als das neue Gold des digitalen Zeitalters. Mit 315 Millionen registrierten Nutzern, der Masse an persönlichen Daten, auf die Ping An Zugriff hat, und der Fortschrittlichkeit der eingesetzten Technologien ist Ping An den westlichen Unternehmen weit voraus. Ein derartiges Geschäftsmodell wäre allerdings in Europa nicht umsetzbar. Ping An besitzt absolute Datenhoheit und es ist fragwürdig, in welcher Form diese sehr sensiblen Daten benutzt werden. Wegen der deutlich strengeren

Regulierungen erfolgt die Expandierung in die westlichen Länder über Akquisitionen – zunächst im Finanzmarkt. Durch die passenden Partnerschaften mit europäischen Health-Unternehmen und ihre fortschrittlichen Technologien kann eine erfolgreiche Expandierung in den westlichen Gesundheitsmarkt bereits in naher Zukunft erfolgen.

6.6.4 Marktpositionierung

Der Einsatz von neuen Technologien, die Daten-Gewalt und Ping Ans Kundenfokus sind in diesem Ausmaß nirgends auf der Welt vorzufinden (Abbildung 6-4). Ping An verzeichnet daher eine äußerst starke Marktmacht über fast alle Positionierungsfaktoren. Allerdings ist der große Erfolg bedingt durch die geringen Regulierungen und Merkmale des chinesischen Gesundheitsmarkts. In anderen Ländern, wie z.B. in Deutschland, ist das Geschäftsmodell aufgrund von Regularien nicht replizierbar, sodass die Art und Weise der Internationalisierung über Erfolg oder Misserfolg der Skalierung entscheiden wird.

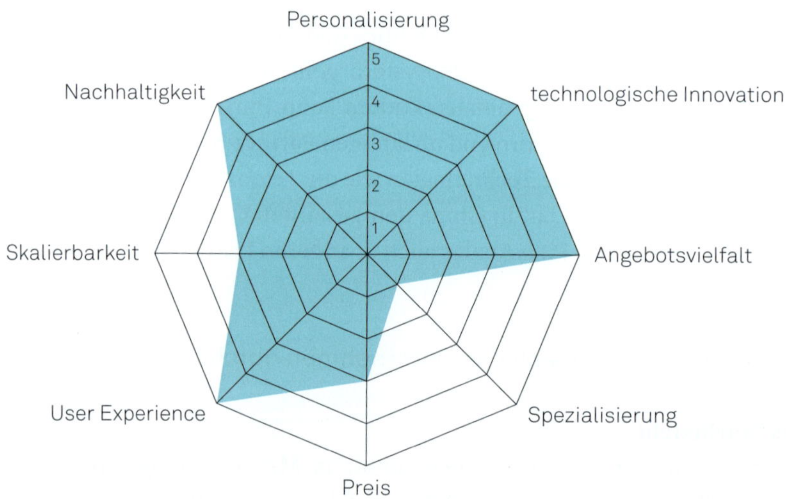

Abbildung 6-4: Marktpositionierung von Ping An.

Fazit der Autoren

Viele der deutschen Marktteilnehmer im Gesundheitswesen haben noch nie etwas von Ping An oder Good Doctor gehört. Das sollten sie aber, denn so kann die Zukunft der Medizin aussehen. Der Blick nach China lässt uns erstaunen und zugleich erschaudern. Die schiere Masse an 315 Millionen registrierten Nutzern ist durch die deutsche Brille unbegreiflich – 3,5-mal die Bevölkerung von Deutschland. Zum Vergleich: Amazon hat in den USA 112 Millionen registrierte Prime-Mitglieder (Clement, 2020). Von den rund 1,4 Mrd. Chinesen (World Bank Group, n.d.) ist demnach jeder Fünfte bei Good Doctor registriert. Die Masse an Daten, welche die Nutzer generieren, ist mit westlichen Standards nicht vergleichbar. Sollte sich Ping An entscheiden, in den deutschen Markt einzutreten, dann würde das Unternehmen uns als „kleinen Markt" nebenbei bedienen. Ähnlich wie im E-Commerce hat der chinesische Markt den Aufbau von Unternehmen in riesigen Dimensionen ermöglicht. Doch die Internationalisierung sieht schwierig aus, aufgrund deutlich komplexerer Marktverhältnisse. Die Wahrscheinlichkeit, dass Ping An in den deutschen Gesundheitsmarkt eintritt, ist aufgrund von Regularien gering. So ist es einer Krankenversicherung in Deutschland nicht erlaubt, ein eigenes medizinisches Team (rund 1200 Fachkräfte; Koh, 2019) bzw. Ärzte anzustellen. Auch der europäische Datenschutz steht im Gegensatz zu dem wenig regulierten chinesischen Datenschutz.

Nichtsdestoweniger sollten wir Ping An nicht unterschätzen und vor allem von ihm lernen. Wie designed Ping An die Services? Wie wurde das Ökosystem aufgebaut? Wie vernetzt Ping An Offline und Online? Was sind seine Lösungen für die ländlichen Gebiete in China? Denn vergleicht man Ping An mit dem deutschen Gesundheitsmarkt – sind wir im Tal der Ahnungslosen.

Nennenswerte Wettbewerber

- **Top 3 in Deutschland:**
  - Ottonova
  - Debeka
  - Allianz
- **Top 3 weltweit:**
  - United Healthcare Group (US)
  - Zhong An (Ch)
  - AXA (F)

Start-up	ambulante Versorger	digitale Infrastuktur	12**3**45

6.7 Doctolib – der Boom der digitalen Terminbuchung

6.7.1 Kurzprofil

2013, Paris (F); 2016: Launch in D	1500	60 Mio. Webseitennutzer pro Monat	Series E, € 234 Mio.	Terminbuchungs-Plattform

Doctolib ist ein absolutes Schwergewicht und das erste europäische Unicorn im Digital-Health-Bereich (excl. BioTech). Doctolib hat es geschafft, den stark fragmentierten Markt der ambulanten und stationären Leistungserbringer mit einer digitalen B2B-Lösung großflächig zu gewinnen.

6.7.2 Story

Doctolib ist die europäische Erfolgsgeschichte im digitalen Gesundheitsmarkt. Nach nunmehr sechs Jahren wurde das deutsch-französische Start-up 2019 das erste europäische Unicorn[38] im Digital-Health-Bereich[39]. Doctolib hat das geschafft, woran viele vergleichbare Start-ups scheitern: Das Unternehmen hat die vielzähligen Arztpraxen und verschiedenen Krankenhäuser großflächig mit ihrem Produkt erreichen und digitalisieren können.

Das Start-up wurde 2013 in Paris gegründet und entwickelte das bis heute bestehende Kernprodukt: ein Portal, über das Patienten rund um die Uhr freie Arzttermine in Echtzeit buchen können. Verknüpft ist die Online-Buchungsplattform mit einer webbasierten Softwarelösung zum digitalen Termin- und Patientenmanage-

38 Von Finanzexperten geschätzter Unternehmenswert: > 1 Mrd. Dollar
39 BioTech-Firmen werden hier vernachlässigt.

ment für Arztpraxen und Gesundheitseinrichtungen. Durch eine einfache Bedienung und Entlastung des Telefons sparen sowohl Patienten als auch Arztpraxen wertvolle Zeit. Da der Patient seine Buchungen online verfolgen kann und automatisch per SMS/E-Mail erinnert wird, reduziert sich auch die Häufigkeit von Terminausfällen.

Das in Frankreich gestartete Geschäftsmodell ist seit 2016 mit einer selbstständigen Tochtergesellschaft ebenfalls am deutschen Markt platziert. Beide Unternehmen stehen in einem sehr engen Austausch, verfügen jedoch über jeweils eigene Ressourcen. Mit ihrem letzten Investment kommunizierten sie eine klare Wachstumsstrategie für Deutschland.

Die Software zur Online-Terminbuchung zeigt zunehmend das Potenzial auf, sich als etablierte Kontaktschnittstelle zwischen Arzt und Patient zu entwickeln und damit eine flächendeckende digitale Infrastruktur in der Arzt-Patienten-Kommunikation zu schaffen. Somit könnte sich die Dienstleistung dauerhaft in den Bereich des digitalen Zugangs von Arzt zu Patient entwickeln.

Das Unternehmen übernahm 2019 den französischen Telemedizinanbieter MonDocteur. Seitdem bietet Doctolib seinen Kunden in Frankreich ebenfalls telemedizinische Services an. Diese Dienstleistung ist vollintegriert in das bisherige Websoftware-Termintool. Das Ausstellen von E-Rezepten und die Verknüpfung mit weiteren Gesundheitsdienstleistungen ist Anfang 2020 auch in Deutschland gefolgt. Mit dem Produkt „Doctolip-Pro" bietet das Unternehmen nun auch eine KBV-zertifizierte Videosprechstundenlösung für Ärzte an.

Doctolib vertreibt ein Software-as-a-Service-Modell (SaaS) im Baukastenprinzip und schafft damit ein neues High-End-Erlebnis für Ärzte und Patienten. Das Start-up hat umfangreiche Investitionen in den Vertrieb des Produktes getätigt und profitiert stark von dem engen persönlichen Kontakt zu Ärzten und Gesundheitseinrichtungen. Dauerhaft können voraussichtlich weitere Services platzieren werden.

Das Unternehmen verfolgt die Vision, den Weg der Patientenversorgung und den Zugang zu Gesundheitsdienstleistungen zu verbessern. Doctolib kann durch starkes Wachstum und den kontinuierlich steigenden Bekanntheitsgrad einen wichtigen Beitrag zur Transformation des europäischen Gesundheitssystems leisten. Als Terminbuchungsplattform unterliegt Doctolib kaum gesetzlichen Vorschriften. Im Bereich Telemedizin und E-Rezept konnte die positive Entwicklung bisher lediglich etwas ausgebremst werden. Jedoch öffnet sich die europäische Politik zusehends für vergleichbare Modelle und weiterem Wachstum sollte wenig im Wege stehen.

6.7.3 Geschäftsmodell

Was ist der USP für den Kunden?

Das Geschäftsmodell von Doctolib ist darauf ausgelegt, Mehrwerte für den Patienten zu generieren, die wiederum Mehrwerte für den Leistungserbringer kreieren – also eine gefühlte Win-win-Situation für beide. Je mehr Patienten auf der Plattform sind, desto mehr Leistungserbringer wollen auch mit von der Partie sein, und mit dem steigenden Angebot an Leistungserbringern kommen auch mehr Patienten.

Leistungserbringer können Neukunden gewinnen und gleichzeitig ihren Bestandskunden einen verbesserten Service durch die Online-Terminbuchung bieten. Durch die optimierte Vernetzung und stärkere Sichtbarkeit im Internet können Ärzte ohne großen Aufwand neue Patienten akquirieren. Der Patient (Endnutzer) auf der anderen Seite kann jederzeit Termine bei Leistungserbringern buchen und diese online verwalten. Automatisch wird per SMS eine Terminerinnerung versandt. Doctolib kann von Patienten ebenfalls als Adress- und Verwaltungstool für Ärzte genutzt werden. Neben der Zeitersparnis durch entfallende Telefongespräche eröffnen sich neue Möglichkeiten der Terminkoordination und des Praxismanagements. Im gesamten Prozess profitiert der Leistungserbringer von der persönlichen Betreuung durch einen Mitarbeiter von Doctolib. Für viele der bereits bestehenden Praxis-Softwaresysteme kann bei individuellem Bedarf des Arztes eine Schnittstelle eingerichtet werden.

Wie verdient das Unternehmen/Start-up Geld?

Das Terminbuchungstool ist für den Endkunden kostenlos. Leistungserbringer zahlen in einem Abo-Modell € 129 im Monat. In Frankreich können Ärzte für zusätzliche € 79 pro Monat Fernbehandlungen über Doctolib anbieten und durchführen. Die Kosten für den Telemedizin-Service trägt der Patient bislang selbst – der Betrag wird allerdings im Nachgang von der Krankenkasse erstattet. Darüber hinaus setzt das Unternehmen auf eine transparente Darstellung der Kosten für eine Nutzung der Leistungen. In den vorhandenen Produktkategorien sind alle verfügbaren Services inklusive. Dabei bleiben die anfallenden Kosten davon unberührt, wie viele Patienten beispielsweise einen Termin über die Plattform gebucht haben.

Wo steht das Unternehmen auf dem Weg zur kritischen Masse?

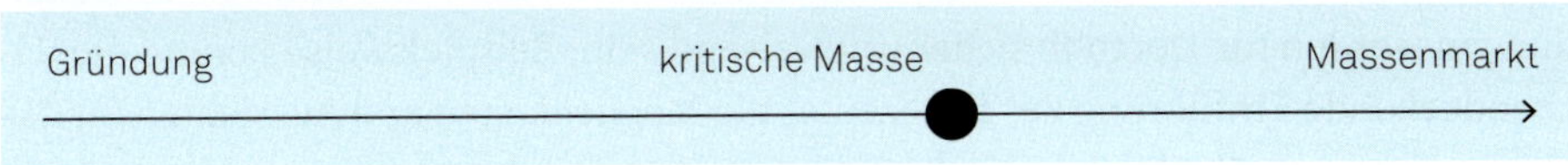

Doctolib hat den Zugang zu dem stark fragmentierten Markt der beinahe unzähligen Arztpraxen in Deutschland und Frankreich durch sein Angebot deutlich verbessert. Inzwischen profitiert das Unternehmen von einer großen Anzahl an Ärzten und Nutzern der Dienstleistung – in Deutschland sind das über 5000 Arztpraxen, europaweit 1 Million Ärzte (Lau, 2019b). Mitte 2019 verzeichnete die Plattform 2 Millionen deutsche Besucher pro Monat, europaweit sogar 40 Millionen Besucher. Durch die Akquisition des französischen Wettbewerbers MonDocteur konnte die Durchdringung des Marktes besonders in Frankreich erheblich gesteigert werden. Doch noch hat Doctolib den wichtigsten Mitstreiter in Deutschland – Jameda – nicht übertrumpft, dieser wirbt mit 275 000 Ärzten. Doctolibs Kampfansage lautet daraufhin, bis Ende 2019 auf 10 000 Ärzte in Deutschland zu wachsen.

Welche traditionellen Player werden disrupted?

Die Kommunikation zwischen Arzt und Patient wird zunehmend digitalisiert und dadurch wird sich vor allem der Alltag der Praxismitarbeiter und Ärzte ändern. Diese Entwicklung wird zukünftig kaum noch aufzuhalten sein. Die Möglichkeit der Online-Terminvereinbarung wird in wenigen Jahren zum Standard der Gesundheitsbranche geworden sein. Ärzte, die den Service nicht anbieten, werden langfristig durch jene ersetzt, die ihren Patienten Dienste wie Doctolib zur Verfügung stellen. Bislang wird die Plattform meist neben den etablierten Softwaretools zum Praxismanagement eingesetzt. Die Softwarehersteller werden durch die Terminbuchungen von Doctolib nicht gezwungenermaßen verdrängt, sondern vielmehr ergänzt. Jedoch könnten die zahlreichen Softwarehersteller dauerhaft durch das umfangreiche Serviceangebot ganzheitlich ersetzt werden.

Was muss passieren, damit sich das Unternehmen durchsetzt?

Hürden aus Marktsicht
Im Kern-Geschäftsmodell gibt es eigentlich kaum Hürden. In der Weiterentwicklung der Angebote sind sicher noch einige vorhanden: Der angebotene Service im Bereich Telemedizin ist durch die Krankenkassen in Frankreich bereits erstattungs-

fähig, aber umständlich für den Patienten. In Deutschland ist die Erstattbarkeit von Telemedizin auf dem besten Wege, endlich etabliert zu werden. Politische Entscheidungen werden für Doctolib sicher wegweisend sein. Beispielsweise könnte die flächendeckende Einführung des E-Rezeptes die Möglichkeiten und Aussichten für das Unternehmen maßgeblich beeinflussen.

6.7.4 Marktpositionierung

Doctolib (Abbildung 6-5) positioniert sich über eine neu gedachte User Experience, sowohl des Patienten als auch des Arztes, wenn es um Arztwahl und -terminfindung geht. Die bequeme Online-Buchung und die softwaregestützte Terminverwaltung für Praxen erleichtern den Alltag, und das zu einem attraktiven Preis. Damit baut sich das französisch-deutsche Start-up nachhaltigen Zugang zum Kunden auf und somit ein Geschäftsmodell, das zwar technologisch leicht zu kopieren ist, allerdings durch die starke Vertriebspower und Präsenz im Markt vorerst gesichert scheint. Strategisch scheint Doctolib sich zu bemühen, die Angebotsvielfalt zu erweitern und das Angebot von Telemedizin in ihr Portfolio aufzunehmen.

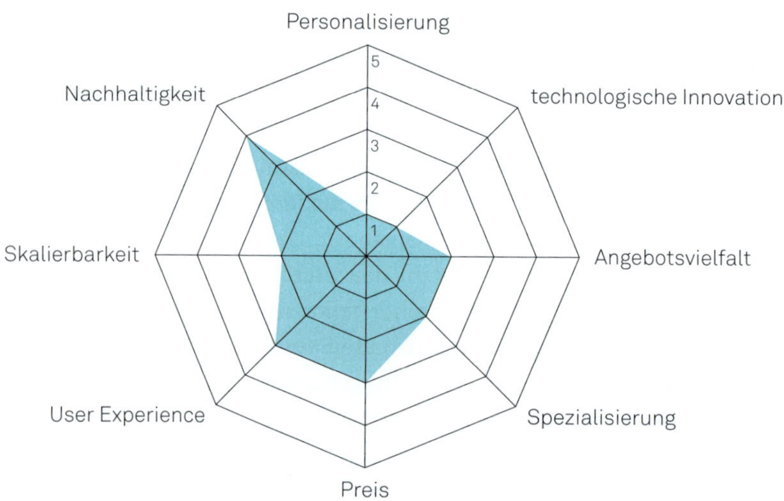

Abbildung 6-5: Marktpositionierung von Doctolib.

Fazit der Autoren

Aus Sicht der Autoren ist Doctolib in Europa nicht mehr zu stoppen. Der Aufbau einer beeindruckenden Vertriebspower zahlt sich aus und Doctolib ist dort erfolgreich, wo viele Start-ups scheitern – in der flächendeckenden Akquise und Bindung von Arztpraxen.

Die spannendste Frage ist nun eigentlich: Was kommt als Nächstes für Doctolib? Ganz sicher wird das Unternehmen nicht da stehen bleiben und sich zufrieden geben, dass die zahlreichen Praxen gewonnen wurden und es im Alltag der Praxen nachhaltig etabliert ist. Es gibt – jetzt wo der Fuß in der Tür ist – eine einzigartige Chance, hier weitere Innovationen zu entwickeln und sich immer tiefer in den Praxisalltag zu etablieren. Der enge Kontakt zum Arzt wird Doctolib langfristig zum Erfolg verhelfen, und wir sagen voraus, dass sich die Plattform dadurch gegenüber der Konkurrenz durchsetzt und ein solides Monetarisierungsmodell sie zu einem der spannendsten Digital-Health-Innovatoren Europas macht. Wir werden mit Spannung beobachten, ob und wie Doctolib die Entwicklungen der ePA, des E-Rezeptes und der Telemedizin für sich nutzen kann.

Nennenswerte Wettbewerber

- **Top 3 in Deutschland**[40]
  - Jameda GmbH
  - arzttermine.de (ärzte.de MediService GmbH & Co. KG)
  - Samedi GmbH
- **Top 2 weltweit**
  - ZocDoc (USA)
  - Practo (Indien)

40 Telemedizin wird hier vernachlässigt, siehe Use Case KRY und TeleClinic.

Traditional	ambulante Versorger	digitale Infrastuktur	1**2**345

6.8 Jameda – „Fünf Sterne"-Bewertung oder Alptraum für den Arzt

6.8.1 Kurzprofil

2007, München (D)	>150	6 Mio. Patienten im Monat	Aquisition durch Burda Digital GmbH für ca. € 47 Mio.	Termin-buchungs-Plattform

Jameda ist heute das größte Arzt-Patienten-Portal in Deutschland. In 2007 startete Jameda als einer der ersten Disruptoren im Digital-Health-Markt und brachte Transparenz und Kundenzentrierung an den Tisch. Der Markt schaut in den letzten Jahren gespannt auf neue Strategien des „Oldies".

6.8.2 Story

Jameda hat im Zeitalter von „Dr. Google" (siehe Kap. 2.1) einen mutigen Schritt gewagt und deutsche Ärzte zur Bewertung freigegeben. Die Online-Kundenrezensionen für Produkte und Dienstleistungen wurden immer populärer, jedoch waren Arztbewertungen durch Patienten zur Zeit der Gründung des Unternehmens für viele noch undenkbar. Jameda brach als erstes Unternehmen dieses Tabu und kategorisierte Ärzte als Dienstleister. Hierdurch geriet das Start-up über die Jahre in diverse Rechtsstreits mit Leistungserbringern. In den meisten Fällen wurden diese zugunsten der Meinungsfreiheit entschieden. Durch die Anpassung von Prüfverfahren für den Schutz vor Manipulation hatten die Herausforderungen keine negativen Auswirkungen auf das Geschäftsmodell. Vielmehr profitierte das Unternehmen von der medialen Aufmerksamkeit und wuchs zur ersten großen Internetplattform im Gesundheitsbereich in Deutschland heran.

Mittlerweile können Patienten ihre Ärzte nach einer stattgefundenen Behandlung anhand von fünf Hauptkriterien und weiteren Beurteilungsrahmen auf dem Portal bewerten. Die Bewertungsfunktion wurde so, auch im Vergleich mit der von Google (also der Konkurrenz), um viele wichtige Aspekte erweitert. Hierdurch konnte eine transparente Informationsquelle für Patienten geschaffen werden, die nach dem für sie am geeignetsten Arzt suchen. Seit 2015 ist es ebenfalls möglich, Arzttermine auf der Plattform zu buchen. Für kooperierende Ärzte bietet Jameda verschiedene Schnittstellen zu Kalendersystemen der gängigsten Praxissoftware-Hersteller an. Der Terminkalender ist allerdings auch ohne Integration als browserbasiertes Tool nutzbar.

Das Potenzial von Jameda haben verschiedene Verlagshäuser früh erkannt und so übernahm die Focus AG 2011 das Unternehmen. In 2016 wurde Jameda anschließend vom Burda Digital Verlag aufgekauft. Nach wie vor verzeichnet die Plattform ein stetiges Wachstum der Anzahl an Bewertungen. Auch die Zahl der registrierten Ärzte ist inzwischen auf 275000 gestiegen. Durch den Kauf von Patientus, einem Anbieter von Videosprechstunden, rüstete Jameda sich 2017 gegen aufstrebende Wettbewerber. Für den Burda-Verlag ist die Plattform und der Digital-Health-Bereich eines seiner größten strategischen Wachstumsfelder. Es sind Investitionen in Höhe von € 20 Mio. geplant, um die Plattform von Jameda weiter auszubauen, zum relevantesten Bindeglied zwischen Ärzten und Patienten wachsen zu lassen (Hofer, 2019).

6.8.3 Geschäftsmodell

Was ist der USP für den Kunden?

Das Unternehmen verfügt über einen einzigartigen Zugang zum Markt sowie eine direkte Verbindung zum Patienten bzw. Endnutzer. Suchen Patienten im Internet nach Informationen über ihre Symptome, nach möglichen Behandlungsformen oder Leistungserbringern werden sie mit großer Wahrscheinlichkeit auch mit Jameda in Berührung kommen. Für viele Nutzer sind die Arztbewertungen der häufigste Grund, die Seite zu besuchen. Das größte Alleinstellungsmerkmal ist allerdings die Tiefe der Informationen – so unterstützt Jameda bei der Suche nach dem angebotenen Leistungsspektrum, der vorhandenen Infrastruktur und Praxisausstattung, der Organisationsform, dem Verhalten von Angestellten, der Erreichbarkeit sowie der Art und Weise der Kommunikation, den Hygienezuständen, der Effizienz und weiteren Kriterien von Ärzten. Ebenso wurde der fragmentierte Arztmarkt online zugänglich gemacht. Patienten können jederzeit vom Mobiltelefon aus Leistungserbringer miteinander vergleichen und direkt Termine buchen.

Dem Arzt bietet Jameda die Möglichkeit, Neukunden zu akquirieren und sich auf der Plattform zu positionieren. Somit nutzt das Unternehmen die Nachfrage von Patienten nach Rezensionen über Ärzte und schafft durch den Kundenstamm ein Produkt, das den Leistungserbringern einen großen Mehrwert bieten kann.

Wie verdient das Unternehmen/Start-up Geld?

Alle Leistungen sind für die Patienten (Endnutzer) kostenfrei. Ärzte sind prinzipiell, auch ohne eine Registrierung auf der Plattform, mit Namen, Adresse und Praxis-Öffnungszeiten zu finden. Leistungserbringer können über einen kostenlosen Basiszugang die Daten ihres Profils anpassen. Ein dreistufiges Preismodell zwischen € 69 und € 139 im Monat beinhaltet Services in unterschiedlichen Umfängen. Die Bandbreite reicht von erweiterten Möglichkeiten des Online-Auftritts über einen Aufstieg im Ranking, bis hin zu den Terminbuchungs- und Telemedizin-Services.

Wo steht das Unternehmen auf dem Weg zur Digitalisierung?

Als Jameda 2007 seine ersten Schritte wagte, war der Grad der Digitalisierung darauf ausgerichtet bzw. dadurch begrenzt, dass der Anbieter vor allem Transparenz durch die Plattform schaffte. Zu diesen Zeiten war das eine Innovation. Heute ist die von Jameda verwendete Technologie allgegenwärtig und keine bahnbrechende Neuerscheinung mehr. Betrachten wir das gesamte Leistungsspektrum des Unternehmens, ist festzustellen, dass die Digitalisierung inzwischen nicht mehr up to date ist und sich Konkurrenten in einigen Punkten bereits von der Bewertungsplattform abheben.

Welche Innovationen/Start-ups bedrohen das Kerngeschäft?

Als direkte Konkurrenten stehen Doctolib und Jameda im Bereich der Arzttermin-Buchungsportale im Wettkampf. Das Digital-Health-Unicorn Doctolib ist hier ein ernst zu nehmender Wettbewerber, denn Jameda konnte bisher die junge Generation weniger gut ansprechen. Innovative Wettbewerber können dort einen besseren Zugang erlangen und somit Jameda mittelfristig verdrängen. Welche der Plattformen mehr Terminvereinbarungen für Ärzte generiert oder sich durch zusätzliche Services behaupten kann, wird sich in Zukunft zeigen.

Welche Schwächen könnten in Zukunft kritisch werden?

Es ist eher unklar, wie sich der Markt und die in ihm agierenden Wettbewerber zukünftig entwickeln werden. Das Unternehmen hat bereits tiefgreifende Anpassungen im User Interface vorgenommenen und scheint bereit zu sein, sich an die Marktverhältnisse sowie die Bedürfnisse von Ärzten und Nutzern anzupassen. Seit der Gründung ist es Jameda gelungen, viele Patienten für sich zu gewinnen und sich als führender Anbieter zur Bewertung von Ärzten zu etablieren. Jedoch ist für das Unternehmen auch die Beziehung zu den Ärzten äußerst relevant. Das Verhältnis zu einigen Leistungserbringern ist nach etlichen Gerichtsverfahren, nett gesagt, „ausbaufähig". Auch im Jahr 2019 hat sich Jameda nicht bei allen Ärzten beliebt gemacht. Trotz eines Urteils des Bundesgerichtshofes weigert sich das Unternehmen, negative Bewertungen zu löschen (Schmid-Petersen, 2019). Da das Bewertungsportal alle Ärzte listet, ob gewollt oder nicht, und sowohl positive als auch extrem negative Rezensionen zulässt, fühlen sich manche Leistungserbringer unter Zwang gestellt. Sollte das Unternehmen es dauerhaft nicht schaffen, die positive Bindung zu den Ärzten aufrechtzuerhalten, könnte dies zu starken Umsatzeinbußen führen und die Wirtschaftlichkeit bedrohen.

6.8.4 Marktpositionierung

Jamedas Positionierung (Abbildung 6-6) hat sich über die Jahre gemeinsam mit dem Markt stark gewandelt. Die digitalen Arztprofile sind heute keine technologische Innovation mehr und Themen wie User Experience und Personalisierung sind nicht von Jameda besetzt, die heute als Teil von Burda eher als Dinosaurier in die Kategorie „Corporate" fällt und weniger als innovatives Tech-Start-up einzuordnen ist. Jameda positioniert sich vielmehr über kostenfreien Zugang zu detaillierten Informationen zu Ärzten und Therapeuten in Deutschland sowie über eine Preisstaffelung für Ärzte, die ihre Profile selbst mitgestalten wollen. Die generelle Skalierbarkeit des Modells ist ebenfalls gegeben, jedoch gibt der Markt hier neben Google Maps und Doctolib auch immer weniger Wachstumsmöglichkeiten her. Die Angebotsvielfalt ist überschaubar, allerdings ist in Zukunft zu erwarten, dass sich diese erweitert, wie z. B. durch Telemedizin.

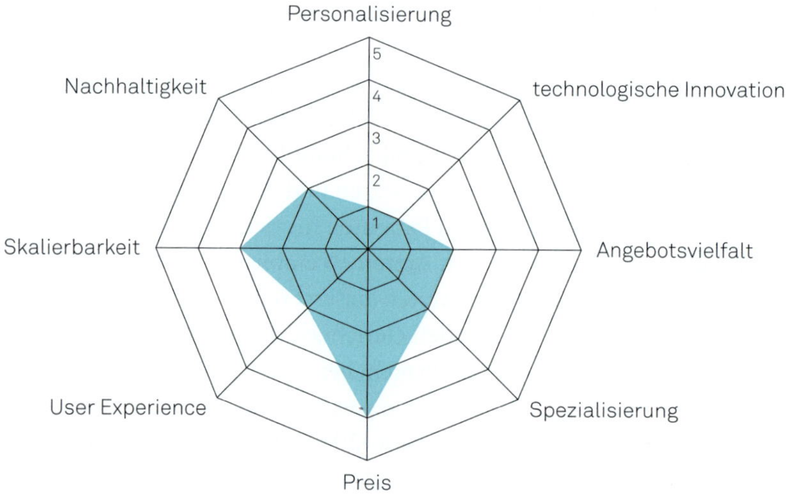

Abbildung 6-6: Marktpositionierung von Jameda.

Einschätzung der Autoren

Wer sich schon etwas länger im Digital-Health-Bereich bewegt, der konnte mit Jameda wunderbar einen Start-up-Zyklus beobachten, wie er im Buche steht. Von Innovationsführerschaft über Nutzer-Wachstum, Etablierung im System, bis hin zum Exit und dem Verlust der Innovationskraft als Resultat. Allein dafür gehört Jameda absolut in dieses Buch!

Ob Jameda damit nun in die Geschichtsbücher eingeht oder ob das Unternehmen auch eine spannende Zukunft hat, finden die Autoren fraglich. In Verlagshaushänden und mit ernst zu nehmendem Wettbewerb wie Doctolib geht es nun mehr denn je um mehr. Denn Innovationskraft hat Jameda lange nicht mehr gezeigt und stellt sich, beäugt sich von außen, seit ein paar Jahren etwas langweilig dar. Doch vielleicht weckt die Konkurrenz im Markt den schlafenden Dinosaurier ja auch wieder auf. Immerhin gab es dafür ja gerade frisches Geld. Was sollte Jameda mit dem neuen Kapital am besten machen, um zukunftsfähig zu bleiben? Aus Sicht der Autoren muss Jameda es schaffen, sein Markenbild und die Bekanntheit im Markt so zu etablieren, dass es gelingt, sich gegen Doctolib durchzusetzen. Denn aus unserer Sicht ist der Markt ein The-winner-takes-it-all-Markt. Noch verzeichnet Jameda deutlich mehr Traffic als Doctolib, hat also Marktmacht und Chancen, doch gewinnt Doctolib durch die positivere Beziehung zu Ärzten immer mehr Praxen hinzu, was Jameda spürt und sich ergo neu erfinden muss.

Nennenswerte Wettbewerber

- **Top 3 in Deutschland:**
  - Sanego
  - Arzt-Auskunft
  - Ärzte.de
- **Top 3 weltweit:**
  - Doctor.com
  - Google
  - Yelp

Start-up | ambulante Versorger | digitale Infrastuktur | 12**3**45

6.9 Vivy – vom Vorreiter der digitalen Patientenakte zum Auslaufmodell?

6.9.1 Kurzprofil

2017, Berlin (D)	51–200	n.a.	n.a.	Daten-management, Big Data

Vivy war als Deutschlands erste versicherungsübergreifende elektronische Patientenakte digitaler Vorreiter, muss sich nun aber aufgrund neuer Regularien komplett neu erfinden.

6.9.2 Story

Ab 2021 ist es für jede gesetzliche Krankenkasse verpflichtend, ihren Versicherten eine elektronische Patientenakte anzubieten (Bundesministerium für Gesundheit, 2019d). Das 2017 in Berlin gegründete Start-up Vivy setzt als erste versicherungsübergreifende ePA genau dort an. Die Idee des Gründers Christian Rebernik, der zuvor CTO bei der Banking-App N26 war, ist es, Krankenkassen, Patienten und Leistungserbringer zu vernetzen und alle gesundheitsbezogenen Daten in einer Plattform zu verbinden. Der Endnutzer erhält eine App, die Gesundheitsakte, Impfpass, Medikationsplan, Notfalldaten und eine Arztsuche-Funktion enthält. Nachdem das Start-up eine Ausschreibung eines Krankenkassen-Bündnisses gewonnen hatte, ist die App mittlerweile für die Versicherten von über 32 Krankenkassen und vier privaten Krankenversicherungen kostenlos erhältlich und erreicht damit in Deutschland 17,7 Millionen potenzielle Kunden (Vivy, 2019). Mit 70 % der Anteile ist die Allianz Haupteigentümer und Vivy hat mir ihr einen finanzstarken strategischen Investor gewonnen, der sein großes Netzwerk und seine langjährige Erfahrung im Gesundheitsbereich einbringen kann (Vivy, n.d.a). Doch mit der Verabschiedung des DVG

Ende 2019 gab es einen drastischen Rückschlag für Vivy. Denn das Gesetz definiert, dass die 2021 eingeführte ePA der Krankenkassen TI-basiert laufen muss. Die Option, eine ePA von einem Drittanbieter zu nutzen, fällt ab 2022 endgültig weg: Die gesetzliche Grundlage für diese Nutzung ist der § 68 des Fünften Sozialgesetzbuches und dieser wird mit dem DVG außer Kraft gesetzt. Vivy hat sich dafür entschieden, sich nicht an die TI anzubinden. Nun muss das Start-up sein Geschäftsmodell grundlegend überdenken und neue Monetarisierungsmodelle erkunden.

6.9.3 Geschäftsmodell

Was ist der USP für den Kunden?

Durch Vivy hat der Patient alle seine Unterlagen digital an einem Punkt und erhält damit die Kontrolle und Transparenz über seine gesundheitlichen Informationen. In der App werden jegliche Daten gespeichert, beispielsweise Befunde, Röntgenbilder, der Impfpass und ein Medikationsplan. Weitere digitale Services, wie die Arztsuche, runden das Angebot ab. Im Gegensatz zu konkurrierenden ePAs, wie die TK-Safe der Techniker Krankenkasse, ist Vivy mit 36 Krankenversicherungen kompatibel und kostenlos erhältlich (Vivy, n.d.b). Bei einem Versicherungswechsel verringert dies die Wechselkosten für den Endnutzer.

Wie verdient das Unternehmen/Start-up Geld?

Vivy ist für Versicherte der Versicherungspartner kostenlos erhältlich. Zahlen muss die Versicherung, die ihren Kunden Vivys Service anbieten möchte. Das Monetarisierungsmodell scheint zu funktionieren: Das Netzwerk ist seit der Gründung stetig gewachsen. Das zukünftige Monetarisierungsmodell ist vorerst unklar. Denkbar ist die Entwicklung hin zum Gesundheitscoach und dann der Weg in die Erstattung über die Leistungserbringer als „App auf Rezept" oder über Selektivverträge.

Wo steht das Unternehmen auf dem Weg zur kritischen Masse?

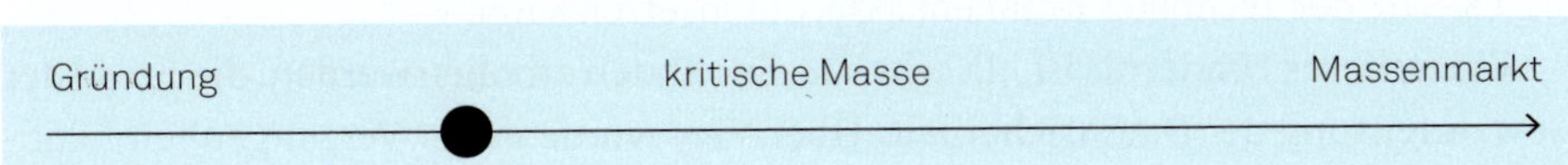

Trotz unbekannter Nutzerzahlen konnte Vivy in den letzten zwei Jahren zahlreiche Krankenversicherungen als Partner dazugewinnen – u.a. große PKVen wie die Gothaer und GKVen wie die DAK Gesundheit. Somit haben 17,7 Millionen Versicherte bereits heute kostenlosen Zugriff auf die App. Allerdings liegt es in der Verantwortung der Versicherungspartner, Vivy zu bewerben, um neue Nutzer unter ihren Versicherten zu gewinnen. Des Weiteren müssen Kooperationen mit Kliniken und Praxen abgeschlossen werden, um das volle Potenzial der App auszuschöpfen.

Welche traditionellen Player werden disrupted?

Vivy disrupted keine Marktakteure, sondern schafft neue Kommunikationswege durch die digitale Vernetzung von Krankenkassen, Leistungserbringern und Patienten. Vivy bietet dabei eine ganzheitliche Lösung für Versicherungen, die sich digitaler aufstellen möchten oder bis 2021 nicht die Ressourcen haben, eine eigene ePA aufzubauen. Größere Akteure, die sich der Kooperation verschließen, müssen ihre eigene ePA aufbauen, um wettbewerbsfähig bleiben zu können. Dies ist der Techniker Krankenkasse mit ihrer ePA TK-Safe bereits gelungen.

Was muss passieren, damit sich das Unternehmen durchsetzt?

Hürden aus Marktsicht
Das im Mai 2019 verabschiedete Terminservice- und Versorgungsgesetz (TSVG) sieht vor, dass Krankenkassen verpflichtet sind, spätestens ab 2021 eine elektronische Patientenakte anzubieten (Bundesministerium für Gesundheit, 2019d). Allerdings ist es bei einer Plattform von Bedeutung, dass alle Akteure aktiv in diese involviert werden. Kooperationen mit Kliniken und Praxen werden erfolgsentscheidend sein, um sich im Markt zu etablieren. Über Vivy können die jeweils zuständigen Ärzte auf die Gesundheitshistorie ihrer Patienten zugreifen und ihnen Dokumente digital zusenden. Jedoch ist der Mehrwert für diese Marktteilnehmer im Zweifel nicht groß genug, um den Aufwand einer Integration von Vivy in die IT-Struktur zu rechtfertigen. Eine flächendeckende Marktakzeptanz ist für Vivy folglich die größte Herausforderung und wird darüber entscheiden, ob sich die Plattform in Zukunft gegen Mitbewerber, wie die TK-Safe der Techniker Krankenkasse, durchsetzen kann.

Ein weiteres Hindernis ist, da sehr sensible Daten erhoben werden, die Frage der Gewährleistung der Datensicherheit. Über Vivy wurde in der Vergangenheit häufiger kritisch berichtet, da ihre Infrastruktur erhebliche Sicherheitsmängel aufwies (Peitz, 2018). Im Kampf um eine flächendeckende Marktakzeptanz ist eine negative Berichterstattung zum Thema Sicherheit ein herber Rückschlag.

6.9.4 Marktpositionierung

Vivys Stärken (Abbildung 6-7) liegen in der Skalierbarkeit der White-Label-Lösung und ihr gleichzeitig umfangreiches Netzwerk an Partnern. Copycats können diese B2B-Vertriebsstärke nicht so einfach nachbauen. Jedoch ist Vivys Nachhaltigkeit stark gefährdet, da die Versicherungen nunmehr ihre eigenen Lösungen aufbauen müssen. Die hohe Skalierbarkeit geht auf Kosten der Angebotsvielfalt und Spezialisierung: Vivy biete ein Produkt für alle an. Zwar kann Vivy sich mit ihrem UX-Design noch stark am Markt platzieren, liegt jedoch in Sachen technologische Innovation auch nur im unteren Mittelfeld.

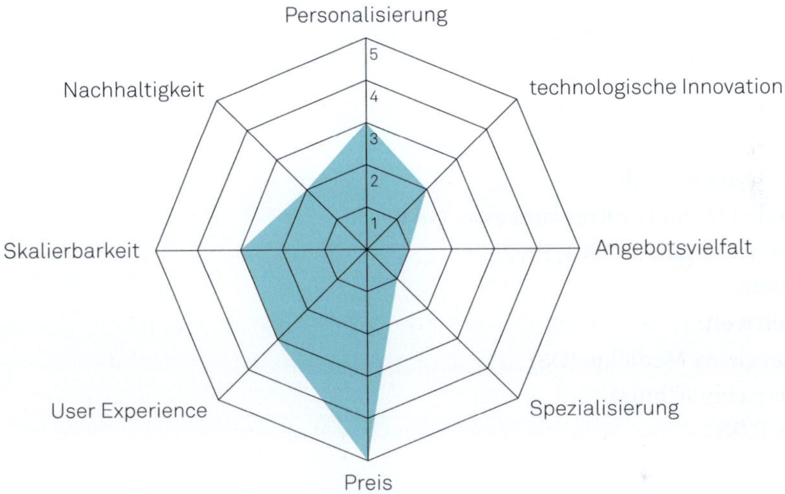

Abbildung 6-7: Marktpositionierung von Vivy.

Fazit der Autoren

Vivy gehört im Gesundheits-Ökosystem zu den Vorzeige-Start-ups unter den Patientenakten-Anbietern. Die White-Label-Lösung ist hier für viele Krankenversicherer eine bequeme Lösung, der Anforderung einer ePA gerecht zu werden. Unter Ärzten genießt Vivy eher einen schlechten Ruf. Als Vorreiter sah sich Vivy großen Widerständen ausgesetzt. Nichtsdestoweniger zollen wir Vivy den verdienten Respekt, sich in einem derart schwerfälligen Umfeld zu behaupten.

Mit dem DVG, das im Januar 2020 in Kraft trat, hat sich einiges für Vivy geändert. Die Entscheider hinter Vivy wollen, soweit uns bekannt, nicht, dass Vivy zu einer TI-basierten Patientenakte wird. Somit bricht jedoch das bestehende

Geschäftsmodell der Patientenakte weg. Heute wird die Anwendung noch von den Partner-Krankenkassen erstattet, aber schließlich muss ab 2021 die TI-basierte ePA genutzt werden und Vivy ersetzen. Mit Auslaufen der Übergangsfrist im März 2022 wird Vivy, Stand heute, nicht mehr erstattbar sein. Nun muss Vivy das Geschäftsmodell und die Monetarisierungsstrategie neu definieren. Die Anwendung soll weiterhin für Patienten kostenfrei bleiben. Vivy könnte probieren, Selektivverträge mit den Kassen auszuhandeln, jedoch kannibalisiert sich die Anwendung teilweise mit der eigenen ePA. Ein anderer Weg ist die Zulassung als Medizinprodukt, dann könnte dieses als App verschrieben werden. Dafür muss Vivy dann aber auch Studien vorlegen. Gelingt dem Health-Start-up die Neuausrichtung nicht, könnte dies das Ende für Vivy bedeuten. Damit würde Vivy vom Vorreiter der digitalen Patientenakte zum Auslaufmodell abfallen.

Nennenswerte Wettbewerber

- **Top 3 in Deutschland:**
  - TK-Safe (Techniker Krankenkasse, GKV)
  - Meine Gesundheit (AXA, PKV)
  - Vitabook
- **Top 3 weltweit:**
  - Modernizing Medicine (US)
  - 1mdata.com (China)
  - Zesty (UK)

Start-up | ambulante Versorger | digitaler Zugang | 1**2**345

6.10 KRY – auf dem Weg zur europäischen Telemedizin-Plattform

6.10.1 Kurzprofil

2014, Stockholm (S)	300	1 Mio. Patienten behandelt (KRY, n.d.a)	Series C, € 219 Mio.	Video-telefonie-Plattform

Unter den zahlreichen Telemedizin-Start-ups ist KRY der relevanteste Player in Europa, mit dem größten Funding. Seit der Gründung wächst der Anbieter sehr schnell und baut mit über 1 Million digitalen Arztterminen seine starke Position am europäischen Markt immer weiter aus.

6.10.2 Story

Das Start-up gehört inzwischen ohne Frage zu den führenden Digital-Health-Unternehmen in Europa. KRY ist eine feste Größe im Segment der Dienstleister für Telemedizin und ein Paradebeispiel für den Trend „digitaler Zugang" (siehe Kap. 3.2). Die Idee ist simpel: Die Interaktion zwischen Arzt und Patient wird digitalisiert, indem Patienten zeit- und ortsunabhängigen Zugang zu Leistungserbringern über die KRY-App erhalten. Der Tele-Arzt kann nach seiner Diagnose dann, wie jede ambulante Praxis, Rezepte und Überweisungen zu anderen Ärzten elektronisch ausstellen (KRY, n.d.b).

Das Unternehmen ist 2014 unter idealen Marktbedingungen an den Start gegangen: Durch die Offenheit gegenüber digitalen Lösung in schwedischen Gesetzen und somit kaum vorhandenen Einschränkungen, konnte KRY sich schnell als dominanter Anbieter in seiner Heimat etablieren. Die Landesgrenzen sollten als Begrenzung des Einzugsbereichs des Zielmarktes schnell überwunden werden und die Expansion in die Europäische Union wurde zügig umgesetzt.

Nach Verbreitung in Schweden und Norwegen expandierte das Unternehmen im Jahr 2018 in die großen europäischen Märkte Großbritannien, Frankreich (Markenname „Livi") und schließlich im Dezember 2019 auch nach Deutschland. KRY geht dabei bei seiner Expansionsstrategie überlegt und strategisch vor. Die strukturellen Unterschiede des jeweiligen Gesundheitssystems, die Digitalisierungspotenziale und die agierenden Konkurrenten werden umfassend analysiert und dann systematisch angegangen: So treibt KRY beispielsweise in Deutschland vor allem die längst überfällige Einführung des E-Rezeptes maßgeblich voran (Lau, 2019c). Schließlich werden in Schweden heute 99 % aller Rezepte digital eingelöst. Kein deutsches Telemedizin-Start-up kann auf einen solchen Erfahrungsschatz zurückgreifen. Und KRY nimmt sich natürlich nichts weniger vor, als mit 7000 deutschen Apotheken in naher Zukunft zu kooperieren, welche die digitalen Rezepte annehmen sollen – wobei KRY zum Launch zunächst die Kooperation mit DocMorris bekanntgab. Der klassische Hausarztbesuch soll somit größtenteils disruptiert werden können. Im Sommer 2020 erhielt KRY (kurz nach TeleClinic) auch die KBV-Zertifizierung, welche den Ärzten auf der Plattform eine Abrechnung mit allen GKVs ermöglicht.

Die Zahlen sprechen für KRY: Das Start-up ist in fünf europäischen Ländern aktiv und beschäftigt neben 300 Mitarbeitern insgesamt 600 Mediziner (KRY, n.d.a). Neben der ärztlichen Versorgung bietet das Unternehmen in Schweden seit 2018 auch einen Service zur Online-Psychotherapie an. Anfang 2020 konnte das Start-up erneut eine beträchtliche Funding-Runde von € 140 Mio. auf die Beine stellen und ist mit einem Gesamt-Funding von rund € 219 Mio. (Crunchbase, n.d.c) eines der am besten finanzierten Digital-Health-Start-ups in Europa.

6.10.3 Geschäftsmodell

Was ist der USP für den Kunden (Patienten)?

Aus Sicht der Patienten ist der größte Vorteil durch den telemedizinischen Service die immense Zeitersparnis. Dem Nutzer wird der Weg zur Arztpraxis und die hier verbrachte Wartezeit erspart. Stattdessen benötigt der Patient lediglich einen Internetzugang und muss selten länger als 30 Minuten bis zum Beginn des Gesprächs warten. Der ortsunabhängige Zugang zu Ärzten und Therapeuten ist insbesondere im ländlichen Raum sowie bei stark ausgelasteten Spezialisten ein großer Vorteil gegenüber der klassischen Versorgung in einer Praxis. Das E-Rezept oder die direkte Überweisung zu einem Experten können ebenfalls problemlos vom Arzt über das Smartphone ausgestellt werden.

Wie verdient das Start-up Geld?

Die Monetarisierung wird bisher je nach Land unterschiedlich realisiert. In Deutschland ist KRY erst mit den privaten Krankenversicherungen gestartet, aber seit Mitte 2020 kann jeder GKV-Versicherte den Service nutzen. Die Fahrtrichtung ist klar: Der Service soll für den Patienten kostenlos sein und über die Versicherung getragen werden – so wie auch in Schweden.

Wo steht das Unternehmen auf dem Weg zur kritischen Masse?

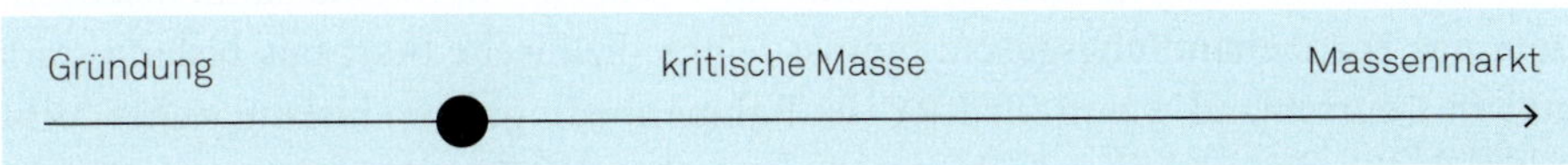

KRY ist der bedeutendste Anbieter im Bereich Telemedizin in Europa, mit mehr als 1 Million erfolgreich behandelter Patienten. In Schweden hat sich das Start-up bereits als führender Telemedizin-Dienstleister etabliert. Dort wurden im Jahr 2018 mehr als 3 % aller Termine bei Allgemeinmedizinern via KRY digital vollzogen (Lomas, 2018). Hier scheint der Anbieter sich bereits fest etabliert zu haben. Sicher hat KRY genug Zeit und Geld, um zu expandieren, doch steht das Start-up auch vor großen Aufgaben. Effektive Lobbyarbeit ist dabei ein wichtiger Faktor, um in ganz Europa weiter Fuß zu fassen. Orientieren wir uns an den abgeschlossenen Investmentrunden, können wir von einer positiven Unternehmensentwicklung ausgehen. In 2020 sammelte das Start-up die stolze Summe von € 140 Mio. ein. Soweit also ein klarer Erfolgskurs und vermutlich kann KRY in naher Zukunft die kritische Masse überwinden. Jedoch gibt es bis dahin auch noch einige Hürden zu überwinden.

Welche traditionellen Player werden disrupted?

Die ambulanten Versorger werden durch die noch geringe Marktpräsenz von KRY vorerst nur geringfügig beeinträchtigt, jedoch wird ein Wachstum der Telemedizin, beflügelt durch die Pandemie, diese Marktteilnehmer stark disruptieren. Ärzte müssen dann entweder umdenken und selbst telemedizinische Termine anbieten oder darauf hoffen, dass ihre loyale Patientenbasis sowie die Arztbesuche, die in der Telemedizin nicht abgedeckt werden können, sie bis in die Rente mittragen. Für viele wird es sicher ein Mischmodell aus Tele- und ambulanter Medizin. So findet sich ein ganz neuer Arbeitsalltag, der abwechslungsreicher und in der Tendenz flexibler gestaltbar wird, aber auch gut koordiniert sein will.

Dieser Umbruch des Versorgungssystems wandelt die Rolle des Arztes deutlich: Er wird mehr und mehr zum Dienstleister. Der erhöhte Fokus auf die Patienten und die On-Demand-Logik von KRY sorgen dafür, dass in Zukunft nicht mehr der Doktor den Patienten empfängt, sondern sich der Gesundheitskunde für den Abruf der Leistung eines Arztes entscheidet.

Was muss passieren, damit sich das Unternehmen durchsetzt?

Markthürden

Eine Herausforderung für KRY ist die aktuelle Rechtslage in Deutschland. Insbesondere das Fernbehandlungsgesetz bremst telemedizinische Start-ups bislang stark aus. In Deutschland waren für KRY die Rahmenbedingungen bislang sicher nicht optimal, allerdings ist eine Auflösung der bestehenden Einschränkungen in absehbarer Zukunft äußerst realistisch.

Die Beschränkung, dass Ärzte nur 20 % ihrer Leistungen mit einer Videosprechstunde abrechnen dürfen, wurde bis Ende 2020 gelockert. Wir erwarten, dass diese Lockerung dauerhaft bestand haben wird. Jedoch wird die Videosprechstunde noch nicht vom Staat höher incentiviert als eine F-2-F-Beratung.

Nachdem KRY nun die Hürde der Monetarisierung geschafft hat, steht das Start-up vor einer neuen und aus unserer Sicht der größten Herausforderung: gute Ärzte auf ihre Plattform zu bekommen. Der Anreiz für einen Arzt, unter den Deckmantel von KRY „einer von vielen" zu werden, ist nicht unbedingt interessant für den deutschen Hausarzt. Dieser kann nämlich auch einfach einen der vielen White-Label Anbieter auswählen und eine eigene Videosprechstunde für seine Praxis anbieten.

6.10.4 Marktpositionierung

KRY (Abbildung 6-8) positioniert sich mit einer überzeugenden User Experience (UX). Die App ist sehr nutzerfreundlich und erreicht hohe Standards in der UX. Das Modell ermöglicht Patienten im Vergleich zum Status quo enorme Zeitersparnis und Komfort beim Arztbesuch. Ebenfalls punktet KRY hoch in der Skalierbarkeit. Das schwedische Start-up hat sehr schnell die Expansion in ganz Europa beeindruckend umgesetzt. Die Technologie an sich ist dabei sehr gut zu skalieren, die länderspezifische Expertise und Lobbyarbeit vor Ort jedoch nicht – hier muss KRY bereit sein, weiterhin viel Zeit, Geduld und Kapital zu investieren, um europaweit wachsen zu können. Die Nachhaltigkeit ist hier allerdings nicht stark ausgeprägt: Nun, da die regulatorischen Einschränkungen gekippt sind, sieht sich KRY mit vielen Wettbewerbern im Markt. Auch ist das Konzept an sich leicht nachzuahmen. Techno-

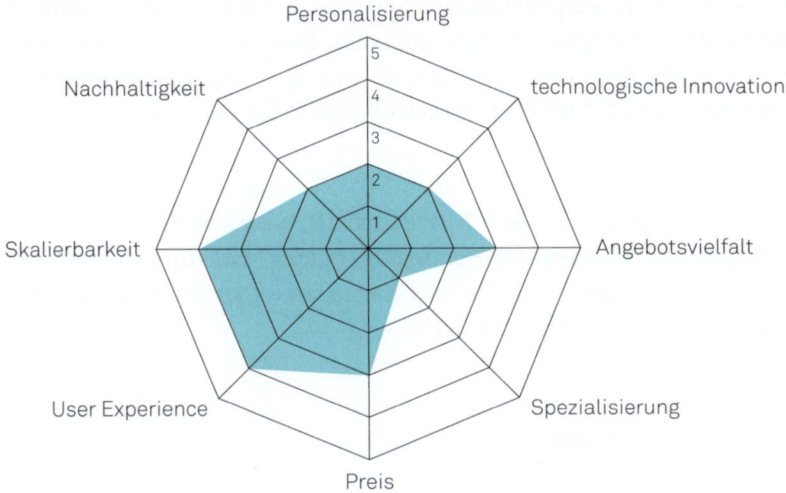

Abbildung 6-8: Marktpositionierung von KRY.

logisch kann man sich hier kaum vom Wettbewerb unterscheiden, denn die Technologie für Videotelefonie – die Skype schon 2003 launchte – ist heute nichts Innovatives mehr.

Fazit der Autoren

Die Telemedizin ist einer der relevantesten Trends für die Zukunft des deutschen Gesundheitsmarktes. KRY hat sich in diesem Segment als der größte Player Europas herauskristallisiert. Durch das außerordentlich umfangreiche Funding hat das Unternehmen große Chancen, sich auch in Zukunft vom Wettbewerb abzuheben. Jedoch ist bislang schwer zu erkennen, mit welchen Alleinstellungsmerkmalen das Start-up seine Konkurrenten dauerhaft verdrängen kann. Ein innovativer Technologie-USP fehlt bisher. Der Weg, den das schwedische Gazellenunternehmen aktuell einschlagen hat, erweist sich bislang aufgrund von politischen Verhältnissen als ein steiniger Pfad. KRY ist mitunter der erste Player, der viel Geld in europaweites Lobbying investiert. Davon wird dauerhaft der gesamte Wettbewerb profitieren. Dies könnte sich langfristig eher als Nachteil erweisen. Jedoch wird hierdurch auch eine klare Vorreiterposition eingenommen.

Wagen wir einen groben Zukunftsausblick: Für KRY wird es auf Dauer zwei kritische Erfolgsfaktoren geben, die es zu bewältigen gilt, um ein beständiger Teil des Gesundheitsmarktes zu werden. Sollte das Start-up es schaffen, sich dauerhaft und fest in den digital gestützten Patientenpfad einzubetten, wird in Europa kein anderer Marktteilnehmer das Unternehmen mehr aufhalten können. Denkbar wäre eine umfassende Serviceplattform. Beispielsweise könnte sich eine Kooperation zwischen Ada als Diagnosetool, KRY als E-Rezept-Provider und eine der vielen online Apotheken als effektives Dreiergespann erweisen. Der Durchbruch scheint in greifbarer Nähe zu sein mit der nun vorhandenen KBV-Zertifizierung (9 Monate nach Markteintritt) – jedoch auch nur, wenn KRY es schafft, ausreichend Ärzte für ihre Plattform zu begeistern. Digital affine Kunden über gutes Marketing auf die Plattform zu leiten, sollte keine Probleme für KRY darstellen – aber dann müssen auch ausreichend Ärzte diese Nachfrage decken können.

Nennenswerte Wettbewerber

- **Top 4 in Deutschland:**
  - TeleClinic (D)
  - Medi24 (CH)
  - Medgate (CH)
  - edoctors (CH)
- **Top 2 weltweit:**
  - Doctor On Demand (USA)
  - Teladoc (USA)

Start-up | ambulante Versorger | digitaler Zugang | 1**2**345

6.11 TeleClinic – Telemedizin made in Germany

6.11.1 Kurzprofil

2015, München (D)	60	> 100 000 Patienten	Series A, € 9 Mio.	Video-telefonie-Plattform

TeleClinic ist das Telemedizin-Start-up mit dem größten Potenzial auf dem deutschen Digital-Health-Markt.

6.11.2 Story

Seit der Gründung 2015 in München ermöglicht TeleClinic den digitalen Arztbesuch und damit den einfachen und schnellen Zugang zu ärztlicher Versorgung. Die TeleClinic-Ärzte - ausschließlich mit deutscher Approbation - sind rund um die Uhr, auch an Wochenenden und Feiertagen, erreichbar. Über 250 Ärzte aus 30 unterschiedlichen Fachrichtungen sind auf der Plattform abrufbar. Die Ärzte stellen anhand von Bildern, Telefonaten oder Videochats eine Diagnose und können anschließend dem Patienten (Privat-)Rezepte und Krankschreibungen digital zusenden. TeleClinic hat in 2020 ein unglaubliches Wachstum erlebt. Schon in den ersten Monaten 2020 sorgt die Corona Pandemie für einen Boom digitaler Arztbesuche. Hatte TeleClinic in 2019 teilweise monatlich noch 250 bis 300 Anrufe per Telefon oder Videochat (Braun, 2019), so werden im Mai 2020 dann 8000 Patienten bei TeleClinic behandelt. Ein weiterer Meilenstein wird ebenfalls im Mai erreicht: Das Start-up erlangt endlich die Zertifizierung durch die Kassenärztliche Bundesvereinigung (KBV) und kann dadurch ihre Leistungen gesetzlich Versicherten als

Versicherungsleistung anbieten.[41] Die Kassen zahlen den Service von Mo.–Sa. von 07:00 Uhr – 19:00 Uhr. Ein Durchbruch! Auch arbeitet Teleclinic weiter an einer integrierten E-Rezept Lösung. Mit dem Folgeprojekt „Gerda“ (Geschützter E-Rezept-Dienst der Apotheken) testet die TeleClinic Mitte 2019 eine Lösung (SWR Aktuell, 2019), die 2020 allerdings nicht mehr genutzt wird. Hier dürfte sie aber das Interesse an einer schnellen E-Rezept-Lösung deutlich steigen lassen, denn im Juli 2020 verkündete die DocMorris-Mutter Zur Rose die Akquisition von TeleClinic für einen mittleren zweistelligen Millionenbetrag. Das Ziel: den digitalen Hausarztbesuch vollständig digital auf ihrer Gesundheitsplattform abzubilden.

6.11.3 Geschäftsmodell

Was ist der USP für den Kunden?

TeleClinic ermöglicht es dem Patienten, ohne lange Wartezeiten innerhalb von 15 Minuten einen Tele-Arzt zu erreichen oder einen Wunschtermin zeitlich flexibel zu buchen. Rezepte und Krankschreibungen können nach der Diagnose digital versendet werden. Hinzu kommt, dass die Ärzte neben den üblichen Arbeitszeiten auch abends und an Wochenenden und Feiertagen erreichbar sind. Mit entsprechender Erlaubnis vom Patienten kann der Arzt während des Gesprächs medizinische Daten des Versicherten abrufen und einsehen, sodass Doppel- und Voruntersuchungen zum großen Teil entfallen.

Wie verdient das Unternehmen/Start-up Geld?

Die Kosten des Tele-Services wird seit Mitte 2020 neben den PKVs auch von den gesetzlichen Krankenversicherungen getragen (vorher Selbstzahler). Die Kosten werden gemäß der Gebührenordnung für Ärzte (GOÄ) berechnet.

---

41 Damit Kassenärzte die Videosprechstunde als Leistung abrechnen können, müssen sie einen Anbieter wählen der durch die Kassenärztlichen Bundesvereinigung (KBV) zertifiziert wurde. Die Zertifizierung belegt, dass der Anbieter den Anforderungen des $31(b) Bundesmantelvertrags der KBV entspricht. Diese Anforderungen beziehen sich vorrangig auf Datenschutzthemen, wie z.B. E2E-Verschlüsselung, Peer-2-Peer Verbindung, keine Einsicht in Daten oder Gespräche durch den Anbieter und die Daten werden innerhalb der EU gespeichert

Wo steht das Unternehmen auf dem Weg zur kritischen Masse?

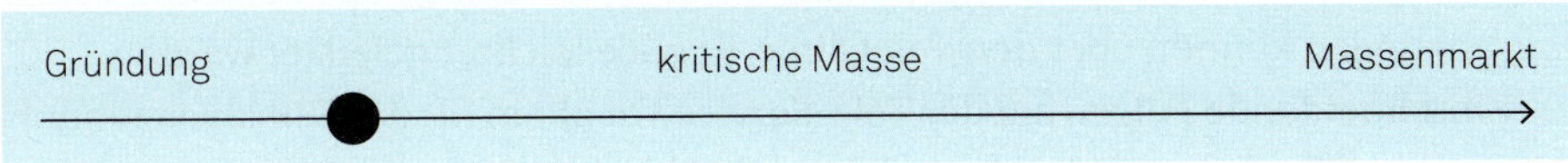

TeleClinic und allgemein die Telemedizin stehen in Deutschland noch am Anfang einer großen Reise. 2018 boten nur 400 Ärzte in Deutschland die Videosprechstunde an. Das entspricht nicht einmal 1 % aller Ärzte in Deutschland (MDR Wissen, n.d.). Obwohl TeleClinic mit über 250 Ärzten, 100 000 behandelten Patienten und der KBV-Zertifzierung zu den größten Akteuren gehört, sind die Infrastruktur sowie die rechtlichen und wirtschaftlichen Bedingungen in Deutschland schwierig. Doch nachdem die Verabschiedung des DVG die rechtlichen Bedingungen zur Fernbehandlung weiter gelockert und in der Pandemie (zeitweise) jegliche Abrechnungslimitation außer Kraft gesetzt wurden, sah die Videosprechstunde einen vorher nicht dagewesenen Boom. Wir erwarten einen stetigen Anstieg der Nachfrage von telemedizinischen Services beschleunigt durch die Pandemie. Doch die TeleClinic ist nicht der einzige Mitstreiter um diesen Zukunftsmarkt: Medi24 (CH), Medgate (CH), eedoctors (CH) und, nicht zu vergessen, der europäische Vorreiter KRY (Schweden) stürzen sich ebenfalls ins Rennen. Auch haben wir gesehen, dass die kleinen B2B-Software-Anbieter in der Pandemie viele Ärzte für sich gewinnen können. Diese Anbieter sind oft White-Label-Lösungen und bieten dem Arzt ein webbasiertes Tool für seine Praxis an. So bleibt der Arzt unabhängig und muss sich nicht als „TeleClinic-Arzt" in eine Masse von Ärzten einordnen.

TeleClinic ist auf einem guten Weg hin zur kritischen Masse, denn sie haben in 2020 zwei ausschlaggebend Punkte erreicht: (1) Die Kooperation mit Partnern entlang des digitalen Patientenpfades (E-Rezept & Online-Apotheken und (2) die Kooperation mit den GKVen (Zertifizierung). Die TeleClinic hat einen Vorteil gegenüber den anderen prominenten Mitstreitern: Sie ist in ihrem Heimatmarkt und hat schon über die letzten Jahre und verschiendene Pilotprojekte wertvolle Partnerschaften mit den Kassen aufgebaut.

Welche traditionellen Player werden disrupted?

Telemedizinische Services werden vorrangig den klassischen Hausarztbesuch transformieren. Fünfundzwanzig Prozent aller Arztbesuche in Deutschland sind auf eine für den Arbeitgeber benötigte Krankschreibung zurückzuführen (Kunst, 2019). Durch das telemedizinische Angebot werden Patienten hierfür und für Besuche bei Bagatellerkrankungen in Zukunft nicht mehr im Wartezimmer der ambulanten Versorger sitzen. Dies hat eine erhebliche Zeit- und Kostenersparnis für Patient, Arzt und langfristig für das Gesundheitssystem zur Folge. Auch Check-ups bei chronischen Erkrankungen können über den TeleClinic-Service leichter geleistet werden.

Einschneidende Folgen hat der Tele-Service vor allem für das Selbstverständnis des Arztes. Plötzlich ruft der Arzt nicht mehr den Patienten ins Behandlungszimmer, sondern der Kunde ruft den Arzt auf Abruf an den Screen. Die Ärzte agieren somit als Dienstleister, was vor allem für ältere Ärzte eine völlig fremde Situation darstellt. Gleichwohl wird die Telemedizin keine Arztpraxis in nächster Zeit vollständig ersetzen. Es gibt Anwendungsfälle, wie eine Erkältung, Hautausschlag oder eine Magen-Darm-Erkrankung, die sich sehr gut für die Telekonsultation aus dem Krankenbett eignen, andere Anwendungsfälle wiederum nicht. Mittelfristig wird es auf ein Mischmodell aus Tele- und ambulanter Behandlung hinauslaufen. Für uns ist klar: Langfristig werden Ärzte, die keine Tele-Services anbieten, von Ärzten mit diesen Services ersetzt werden.

In der Pandemie haben das auch viele ambulante Ärzte erkannt und sich in Scharen bei Videosprechstunden-Anbietern (oft kostenlos) angemeldet. Nur blieb in Zeiten der Pandemie die Nachfrage durch den Patienten eher dürftig. Das soll aber nichts heißen, denn der Markt steht in den Startlöchern, und wir erwarten, dass der digitale Hausarztbesuch in wenigen Jahren ein fester Bestandteil unserer Krankheitsreise sein wird.

Was muss passieren, damit sich das Unternehmen durchsetzt?

Hürden aus Marktsicht

Damit TeleClinic sich durchsetzt, müssen einige Hürden regulativer Natur überwunden werden. Die Abrechnungs-Limitierung, dass Ärzte nur 20 % ihrer Leistungen für telemedizinische Services abrechnen dürfen, wird gelockert, aber vorerst nur zeitweise. Zudem ist ein telemedizinisches Angebot für die Ärzte in Deutschland bisher noch nicht lukrativ: Ärzte können eine F2F-Konsultation mit ähnlichem Zeitaufwand für mehr als doppelt so viel abrechnen. Hinzu kommt, dass ein Tele-Arzt quartalsweise maximal € 200 Technikpauschale abrechnen darf, wobei die einmalige Anschaffung aller technischen Geräte selbst getragen werden muss (MDR Wissen, n.d.). In Zeiten der Pandemie, mit der Einführung des E-Rezepts und verschiedenen telemedizinischen Inzentivierungsprogrammen wird der Markt 2020 Momentum aufnehmen. Doch die Heirat mit der DocMorris-Gruppe birgt auch Nachteile. Die Apotheker kritisieren den Deal scharf und cancelten zeitweise die Zusammenarbeit mit TeleClinic. Zwei disruptive Marktteilnehmer müssen hier nun einen Weg finden, nicht nur Ärzte für ihre Plattform zu rekrutieren, sondern auch sektorenübergreifend weitere Marktteilnehmer als Partner zu gewinnen.

6.11.4 Marktpositionierung

TeleClinics Positionierung (Abbildung 6-9) ist vor allem auf User Experience und Skalierbarkeit ausgerichtet. Das TeleClinic-Team hat großen Fokus auf UX und UI gelegt und erfolgreich digitale Services wie das E-Rezept oder die digitale Zusendung von Dokumenten in die App integriert. Durch die Lockerungen der Fernbehandlung in 2019 und 2020 sowie Ergatterung der KBV-Zertifizierung weist TeleClinic nun ein hohes Skalierungspotenzial auf - sollten sie es denn schaffen, sich gegen Wettbewerber wie KRY oder den White-Label-Lösungen durchzusetzen. Ein Vorteil gegenüber den europäischen Wettbewerbern ist, dass TeleClinic ein deutsches Start-up ist - Heimatvorteil. Waren vorher Partnerschaften mit Kassen ein kritischer Erfolgsfaktor so sind es jetzt Partnerschaften mit Apotheken und Ärzten, um die Plattform zu befüllen und einen reibungslosen Prozess zu gewährleisten.

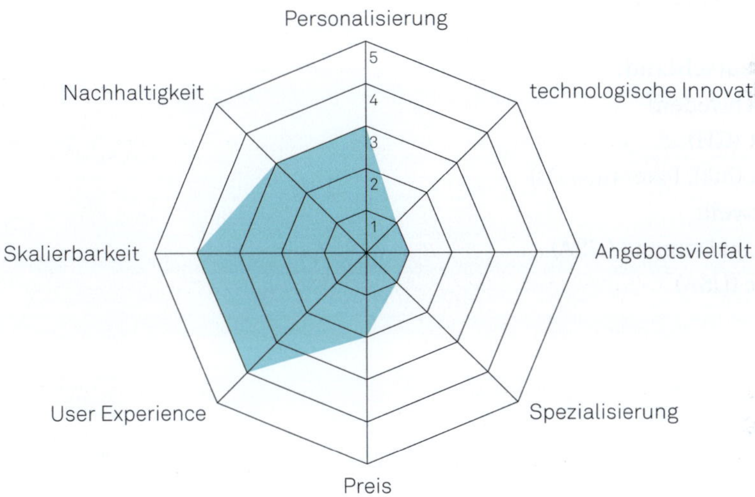

Abbildung 6-9: Marktpositionierung von TeleClinic.

Fazit der Autoren

TeleClinic ist aus Sicht der Autoren eins der spannendsten Digital-Health-Start-ups aus Deutschland und stellt zusammen mit der Zur Rose-Gruppe nun als erster deutscher Player eine Gesundheitsplattform dar, welche Amazon Care ähnelt. Durch die KBV-Zertifizierung kann TeleClinic seit Mitte 2020 endlich den Massenmarkt angehen und wir hoffen, dass die Zur Rose Gruppe das nötige Kleingeld für umfassende Marketingausgaben bereitstellt.

An sich ist TeleClinic als Anbieter auch leicht austauschbar, denn die Technologie ist simpel und sowohl Ärzte als auch Kunden haben kaum Wechselkosten und können ganz einfach den Anbieter mit dem besten Service/Preis wählen. Der Markteintritt von KRY ist kritisch zu beobachten, da die schwedische App in Sachen Usability, Image und Marketingoptimierung das Rennen gewinnt.

Ein weiterer kritischer Erfolgsfaktor ist die Entwicklung des Ärzte-Pools, wenn TeleClinic weiter wachsen will. Aus Sicht der Autoren kann die Ärzteakquise zum entscheidenden Bottleneck werden. Ausreichend Dienstleister zu finden, wird immer wichtig bleiben, da dieser Teil nicht skalierbar ist, und es wird immer schwerer, die guten Ärzte zu erreichen, da diese bereits ausgelastet sind in ihren Praxen. Hier besteht die Gefahr, dass in Zukunft nur noch die Ärzte kommen, die nicht ausgelastet und daher nicht gut sind.

Nennenswerte Wettbewerber

- **Top 3 in Deutschland:**
  - KRY (Schweden)
  - Medi24 (CH)
  - Jameda (inkl. Patentius) (D)
- **Top 2 weltweit:**
  - Doctor on Demand (USA)
  - Teladoc (USA)

Wo steht das Unternehmen auf dem Weg zur kritischen Masse?

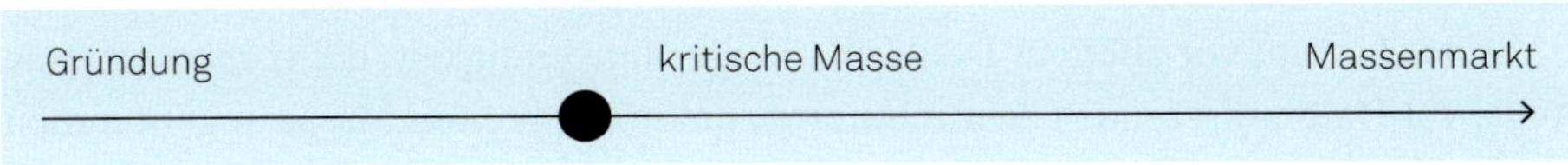

Für den Gesundheitsmarkt hat Ada eine beeindruckende Anzahl an Usern gewonnen. Jedoch als weltweite App für die breite Masse besteht allerdings noch extrem viel Luft nach oben. Im zukünftigen Wachstum spielen Kooperationen und Partnerschaften, wie z. B. mit Krankenhäusern, sicher eine große Rolle.

Welche traditionellen Player werden disrupted?

Die beschriebene Entwicklung disrupted vor allem den Hausarzt, aber auch den Gesundheitskunden. Spinnt man dies ein paar Jahre in die Zukunft, so kann die Technologie Anamnese und Erstgespräche beim Arzt ersetzen und gängige Krankheitsbilder identifizieren. Zudem lernt der Kunde, dass Gesundheit nicht nur über eine Mensch-zu-Mensch-Beziehung „konsumiert“ werden muss, sondern es andere Arten der Behandlung gibt, die erst durch Technologie möglich werden.

Auch kann Ada in der Zukunft den „Patienten-Funnel“ von Ärzten und Krankenhäusern verändern. Denn der nächste Schritt nach der algorithmusbasierten Ersteinschätzung ist die Empfehlung, was der Kunde als Nächstes tun soll: Tele-Arzt, Terminbuchung beim Haus-/Facharzt, Notaufnahme. Sollte Ada ein massentaugliches Tool werden, dann wird es auch beeinflussen, welche Ärzte auf ihrer Plattform empfohlen werden.

Des Weiteren ist eine genaue Verfolgung von Krankheitsverläufen über Ländergrenzen hinaus möglich. Durch die Aufzeichnung und Analyse diverser Anamnesen können Infektionskrankheiten frühzeitig diagnostiziert werden, was die Arbeit von Gesundheitsämtern fortschrittlicher gestalten wird.

Was muss passieren, damit sich das Unternehmen durchsetzt?

Markthürden

Die beiden großen Wachstumshürden für Ada sind heute die Verbesserung der Technologie und die Akzeptanz des Unternehmens bei großen Kooperationspartnern im Gesundheitsmarkt. Beides geht dabei Hand in Hand, da Ada nur mit verlässlichen Ergebnissen an die großen Kooperationen kommt, während diese ihr im

Gegenzug zu den Datenmengen verhelfen würden, mit denen Ada die Algorithmen schärfen kann.

Hinzu kommt vor allem in Deutschland die Notwendigkeit, die vorherrschende Angst vor Datenmissbrauch zu minimieren, um in der breiten Masse angenommen zu werden.

6.12.4 Marktpositionierung

Ada ist vielseitig positioniert und kann vor allem im Preis (kostenfrei für den User) und in Skalierbarkeit punkten (Abbildung 6-10). Schon heute ist Ada in 130 Ländern aktiv und kann als User-facing-App ganz einfach übersetzt werden, der Algorithmus bleibt gleich. Das bietet enorme Wachstumspotenziale in einem Markt, der gerade komplett umgekrempelt wird. Auch Innovation und Nachhaltigkeit sind hoch, da die intelligenten Algorithmen auf enorm hohen Datenmengen beruhen und die Datenpools schwer nachzubauen sind. Bei Nachhaltigkeit fehlt Ada zu den 5 Punkten allerdings noch die Etablierung unter Gesundheitsexperten wie Ärzten, Apothekern und anderen, die heute das Produkt eher mit Skepsis betrachten und bemängeln, dass Adas Ergebnisse nicht verlässlich genug seien. In der User Experience gewinnt Ada mit schlichtem, intuitivem Design, allerdings nur 3 Punkte, da der User sich zur Beantwortung unzähliger Fragen durch ein langatmiges Ausfüllen von Fragebögen kämpfen muss, um eine Empfehlung zu erhalten.

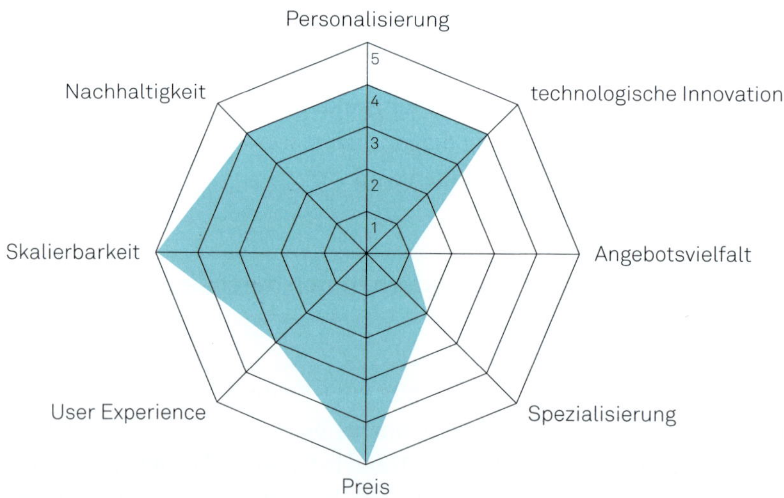

Abbildung 6-10: Marktpositionierung von Ada Health.

Fazit der Autoren

Unumstritten ist Ada eines der Vorzeige-Start-ups im Gesundheitsmarkt. Wir sind beeindruckt, was das Team geschafft hat, und glauben daran, dass Ada trotz der Herausforderungen in 2019 und 2020 weiterhin wachsen wird. Absolut erfolgsentscheidend wird hier der Zugang zu weiterem Wachstumspotenzial in der nahen Zukunft sein. Außerdem erfolgsentscheidend wird sein, ob Ada in spätestens 3–4 Jahren ein erfolgreiches Monetarisierungsmodell etablieren kann.

Adas Modell geht über das hinaus, was man auf den ersten Blick begreift. Richtig spannend wird es aus unserer Sicht, wenn die Technologie im B2B- und B2G-Bereich Anwendung findet (z. B. in der ambulanten und stationären Versorgung, bei der länderübergreifenden Analyse von Krankheitsverläufen bzw. bei Gesundheitsämtern, in der Entwicklungshilfe etc.). Bis dahin gibt es aber noch einiges zu tun. Ada wird zwar von allen Marktteilnehmern als Innovator bewundert, jedoch macht die App noch zu viele Fehler und deshalb bestaunen die großen Player das Spektakel noch aus der Distanz. Aus unserer Sicht aber nur eine Frage der Zeit.

Sorge machen uns die Enwicklungen im Jahr 2020: der Verlust der TK-Kooperation und das angekratzte Datenschutz-Image hat Ada zurückgeworfen und seitdem ist es eher ruhig um das Start-up.

Kurzum: Es macht echt Spaß zu beobachten, wie ein Health-Start-up made in Berlin es sich zum Ziel gesetzt hat, nichts weniger als den weltweiten Massenmarkt zu erobern, doch wir warten gespannt auf den nächsten Move.

Nennenswerte Wettbewerber

- **Top 3 weltweit:**
  - Babylon Health (UK)
  - WebMD (USA)
  - KHealth (USA)

Start-up | ambulante Versorger | digitale Versorgung | 12345

6.13 mySugr – Vorreiter der digitalen Therapie für Diabetiker

6.13.1 Kurzprofil

2012, Wien (A)	101–250	> 2 Mio. Nutzer (global)	Akquisition durch Roche für € 74 Mio.	Tracking-Software

mySugr ist eines der ältesten Digital-Health-Start-ups im Bereich Digital Therapeutics und das erste, das durch einen weltweit agierenden Konzern übernommen wurde.

6.13.2 Story

mySugr hat sich früh mit einer digitalen Lösung im Bereich Diabetes etabliert und eine App entwickelt, die das Tracking und Monitoring von Diabetes-Gesundheitsdaten vereinfacht. Nach drei Finanzierungsrunden gelang es dem Digital-Health-Vorzeige-Start-up bereits, Investitionen von über € 6 Mio. einzusammeln (Crunchbase, n.d.h). Zu den Hauptinvestoren der letzten Runde gehörte auch der Roche Venture Fund. Die Partnerschaft schien zu funktionieren: 2017 übernahm der Schweizer Pharmakonzern alle Anteile des Diabetes-Start-ups für € 74 Mio., um eine führende offene Plattform für digitales Diabetes-Management zu schaffen. Der Pharma-Riese ist damit früh in den strategischen Aufbau von „Digital Therapeutics"-Angeboten gestartet. In Kombination mit der Marke Accu-Chek, die seit mehr als 40 Jahren führend in den Bereichen Diabetes-Managementsystemen und -services ist, bietet Roche Diabetikern ein ganzheitliches Produktangebot, um Diabetes im Alltag besser zu bewältigen und zu therapieren.

Die App integriert im ersten Schritt die Daten zahlreicher Diabetes-Trackinggeräte von Drittanbietern in der App oder durch händisches Eintragen, die dann als individuelle Statistik aufgezeichnet und ausgewertet werden. Dabei enthalten die

Daten Angaben zum Blutzucker, zu verzehrten Kohlenhydraten und zu Insulinspritzen im Tages-, Wochen-, Monats- und Quartalsüberblick. Zusätzliche Features sind automatische Datenreports für den Arztbesuch sowie direkter Zugang zu einem Coaching-Programm für die Diabetes-Aufklärung und -Begleitung. Heute bietet mySugar ein ganzes Diabetes-Management-Paket an, was neben der App auch Messgeräte beinhaltet. Diese übertragen die Daten dann automatisiert in die App.

In Deutschland kooperiert mySugr mit acht Krankenversicherungen, die ihren Versicherten die Kosten für das mySugr-Servicepaket, eine Versandbox bestehend aus App, Blutzuckermessgerät, Teststreifen und einem Beratungsangebot, fast vollständig erstatten. Über diese Kooperation erreicht mySugr die Zielgruppe effizient und hat weltweit 2 Mio. Nutzer aufgebaut (mySugr, 2019).

6.13.3 Geschäftsmodell

Was ist der USP für den Kunden?

Der USP von mySugr liegt vor allem in der Userfreundlichkeit der App, die genau versteht, was ein Diabetiker braucht. Kein Wunder, denn mySugr wurde von Diabetikern (Gründerteam) für Diabetiker entwickelt und konnte einige Jahre und viele Millionen investieren, um die bestmögliche App für einen klaren Use Case zu bauen. Ausschlaggebend für das gesunde Leben eines Diabetikers ist ein genaues Verständnis der Blutzuckerwerte in Echtzeit und im Zeitverlauf. Das kinderleichte Tracking dieser Daten in der App fördert ein selbstverantwortliches Diabetesmanagement und begleitet Diabetiker im Alltag zwischen den Arztbesuchen.

Wie verdient das Unternehmen/Start-up Geld?

Die Monetarisierung des Geschäftsmodells läuft über die Kooperationen mit den Krankenversicherungen, die für jede Nutzung zahlen müssen. Das Serviceangebot ist bei zwei Krankenkassen und fünf privaten Krankenversicherungen erhältlich. In den USA ist das mySugr-Paket für $ 49 zu erwerben. Neben der Pro-Version der App, die in allen Paketen enthalten oder für € 2,99 monatlich zu erwerben ist, gibt es die App kostenlos als Basisversion.

Wo steht das Unternehmen auf dem Weg zur kritischen Masse?

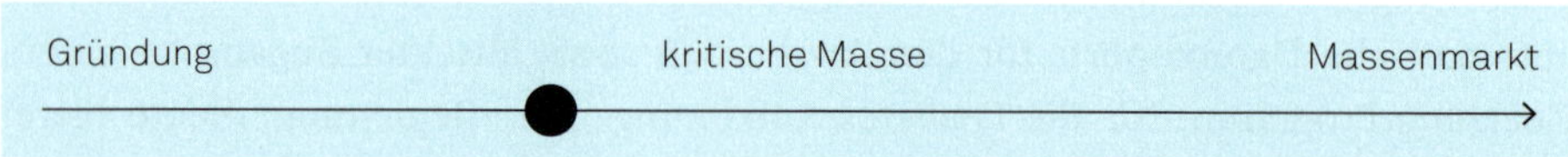

Mitte 2017 knackte das Team von mySugr die 1-Mio.-Nutzer-Marke (Gdanietz, 2017) und konnte die Zahl seitdem verdoppeln (mySugr, 2019). Die Übernahme und Eingliederung in die Roche-Gruppe ermöglichte es dem Unternehmen, vom Netzwerk des Pharmakonzerns zu profitieren und Momentum aufzunehmen. In Deutschland wird die Skalierung weiterhin nur über Kooperationen mit großen Krankenversicherungen gelingen. Bisher kann mySugrs Angebot 6 Mio. Versicherten zur Verfügung gestellt werden (mySugr, n.d.b).

Welche traditionellen Player werden disrupted?

Die Therapie von Diabetes wird hauptsächlich immer noch vom zuständigen Arzt übernommen. mySugr begleitet und optimiert diese Therapie, indem der Patient Eigenverantwortung übernimmt, von Experten beraten wird und seine Werte selber messen und kontrollieren kann. Durch die Einbettung der App in das Roche-Portfolio erhalten Diabetiker eine Rundumlösung für das eigene Diabetesmanagement. Als Resultat kann die Anzahl an Arztbesuchen minimiert werden, sodass das Gesundheitssystem langfristig entlastet wird. Die Lösung komplementiert und verbessert eine bestehende Therapie, somit werden keine Marktteilnehmer existenziell bedroht.

Was muss passieren, damit sich das Unternehmen durchsetzt?

Markthürden

mySugr ist die Internationalisierung schnell gelungen. Die Selbstzahlerbereitschaft für das Produkt ist jedoch in vielen Ländern gering. Folglich müssen Kostenträger vom Produkt- und Serviceangebot überzeugt werden, denn nur durch eine Ausweitung der Kooperationen gelingt eine Skalierung national und international. Die Übernahme durch Roche war für diese Zielstellung ein Schritt in die richtige Richtung. Allerdings hat die entstandene Partnerschaft auch ihre Hindernisse. Der Zusammenstoß zweier unterschiedlicher Kulturen und die Eingliederung eines Start-ups in den Kontext eines traditionellen Pharmaunternehmens führen häufig zu Abstrichen in der Geschwindigkeit und Entscheidungsunabhängigkeit.

6.13.4 Marktpositionierung

mySugr glänzt durch seine Kundenzentrierung. Die von Diabetikern entwickelten Produkte und Services sind alle am Patienten ausgerichtet, um diesem das Leben so einfach wie möglich zu gestalten. Diesen USP und die kostenlose Verfügbarkeit heißt es beizubehalten. Deshalb wird es in Zukunft darauf ankommen, die Kostenträger von den kostensenkenden Effekten zu überzeugen und als Partner zu gewinnen, um erfolgreich skalieren zu können (Abbildung 6-11).

Fazit der Autoren

Ein „Oldie but Goodie" – mySugr ist heute sicherlich nicht mehr das innovativste Start-up, aber trotzdem hat das Unternehmen extrem früh bewiesen, was im Digital-Health-Markt möglich ist. Besonders Spaß macht dabei, zu sehen, wie sehr sich für mySugr die Kundenzentriertheit ausgezahlt hat. Durch die Integration von Drittanbietern hat mySugr eine der ersten Nischen-Plattformen aufgebaut – was mySugr zum perfekten Akquisitionsobjekt für Roche machte, um eine Gesundheitsplattform im Bereich Diabetes zu etablieren. Auch zeigt mySugr, wie sich ein Quantified-Self-Produkt (Diabetes-Tagesbuch) in eine digitale Therapie (DTx) weiterentwickeln kann und mit einem digitalen umfassenden Ansatz positive Verhaltensänderungen beim Patienten erreicht.

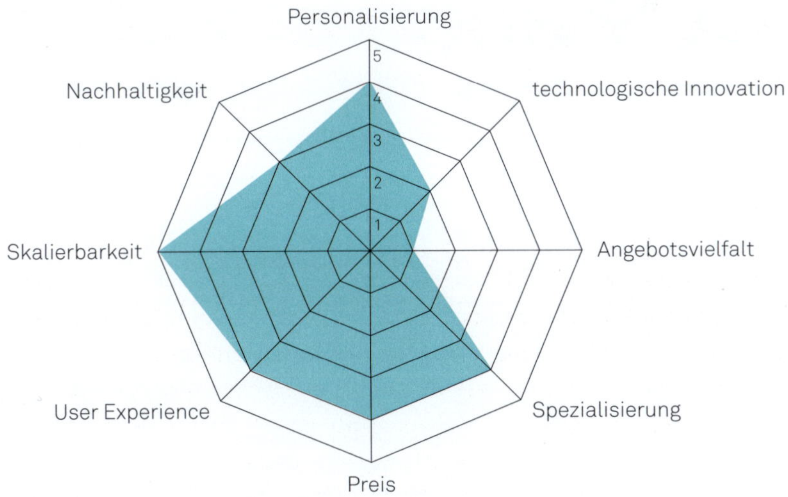

Abbildung 6-11: Marktpositionierung von mySugr.

Nennenswerte Wettbewerber

- **Top 3 in Deutschland:**.
  - Emperra
  - SiDiary Diabetes-Management
  - DiabetesConnect
- **Top 3 weltweit:**
  - One Drop (US)
  - Livongo Health (US)
  - Zhangshang Tangyi (CH)

Start-up	ambulante Versorger	individuelle Versorgung	1 2 **3** 4 5

6.14 Lykon – der erste Schritt zur individualisierten Medizin

6.14.1 Kurzprofil

2015, Berlin (D); 2016: Launch der Website	30	n.a.	Series A	At-home-Testing, DNA-Test

Lykon ist Vorreiter im Bereich individuelle Versorgung durch online-Blut- und DNA-Tests und einer der größten deutschen Exits eines Health-Start-ups in Deutschland.

6.14.2 Story

Unter dem Namen Vimeda verkaufte Gründer Tobias Teuber mit seinem in Berlin gegründeten Start-up zunächst Selbsttests aller Art (u.a. Schwangerschafts-, Allergie- oder Nahrungsmittelunverträglichkeitstests). Im Bluttest wurde für die Analyse der Blutwerte die Technologie des US-amerikanischen Unternehmens Neoteryx verwendet, das kurze Zeit später Vimeda für einen zweistelligen Millionenbetrag übernahm. Trotz keiner nennenswerten Umsätze, wurde das Start-up dadurch zu einem der ersten Exits eines deutschen Health-Start-ups (Schlenk, 2017). Ausgelöst durch den Theranos-Skandal und die damit verbundene Marktstimmung in Bezug auf Bluttests blieb der Erfolg auf dem amerikanischen Markt allerdings aus, sodass Gründer Tobias Teuber 2017 das Unternehmen fast vollständig zurückkaufte (25 % verblieben bei Neoteryx) und unter dem Namen Lykon mit dem strategischen Investor Amedes Medizinische Dienstleistungen (40 % der Anteile) einen neuen Anlauf startete (Brücken, 2018). Der Fokus liegt nun auf den Bluttests, mit deren Hilfe der Verbraucher seine Fitness und Ernährung sowie langfristig sein Wohlbefinden optimieren kann.

Inzwischen hat sich das Produktportfolio stark weiterentwickelt. Lykon bietet in Deutschland und Großbritannien eine Bandbreite an Bluttests für unterschiedliche Zwecke an, die über den Online-Shop bequem nach Hause versendet und eigenständig verwendet werden können. Nach dem Versand in das nächste Labor sind die Ergebnisse bereits nach wenigen Tagen in einem Dashboard über die App und online einsehbar. Alle Tests sind außerdem im Abo-Modell erhältlich, sodass die personalisierten Ernährungs- und Sportempfehlungen, die anhand der Blutwerte den Kunden via App kommuniziert werden, umgesetzt und der Fortschritt über erneute Tests langfristig verfolgt werden kann. Zusätzlich wird exklusiv auf dem deutschen Markt ein DNA-Test angeboten, der – basierend auf einer Speichelanalyse – bei der Gewichtskontrolle unterstützt. Während der Corona-Pandemie brachte Lykon in Kooperation mit TeleClinic einen Covid-19-Antikörper-Labortest für zu Hause auf den Markt und platzierte sich als führender Ht-Home-testing-Anbieter. Zunächst mit herkömmlichen Tests gestartet, platziert sich Lykon heute als Plattform für Selbstoptimierer, die auf Basis ihrer Blutwerte ihre Gesundheit langfristig verbessern wollen.

6.14.3 Geschäftsmodell

Was ist der USP für den Kunden?

Abgesehen von dem Vorteil der einfacheren und günstigeren Abwicklung, im Vergleich zum Test beim Hausarzt, bildet Lykon die Testergebnisse zudem in der Form eines Dashboards online und in der App ab. Zusätzlich beinhaltet ein ausführlicher Testbericht neben umfangreichen und für den Endkunden verständlichen Erläuterungen noch Handlungsempfehlungen in Bezug auf Fitness und Ernährung. Der Fokus liegt, im Gegensatz zum ärztlichen Blutbild, nicht auf Erkrankungen, sondern auf der Optimierung der Biomarker (dazu zählen u. a. Proteine, Hormone und Stoffwechselprodukte) und – im Abo-Modell – auf dem langfristigen Tracking dieser Werte, deren Berücksichtigung im Zusammenhang mit Fitness und Ernährung letzten Endes zu einem erhöhten Wohlbefinden führen soll.

Wie verdient das Unternehmen/Start-up Geld?

Lykon bietet seinen Kunden ein breites Produktportfolio an Tests an, die je nach Zielsetzung unterschiedliche Biomarker erfassen. Jeder Bluttest wird außerdem im Abo-Modell angeboten, sodass die Entwicklung der Blutwerte über den Verlauf der Zeit getrackt werden kann. Hinzu kommen ein DNA-Test und ein Bluttest zur Erstellung eines individualisierten Müslis von MyMuesli. Der Covid-19 Antikörpertest kann entweder von TeleClinic-Arzt verschrieben werden oder über die Website für € 66,99 bestellt werden. Neben den Tests verkauft Lykon noch eine kleine Auswahl an Nahrungsergänzungsmitteln über ihren Online-Shop. Parallel zum B2C-Geschäft bietet Lykon ein auf den Bluttests basierendes Programm für Unternehmen an, welche die Gesundheit ihrer Mitarbeiter langfristig optimieren wollen.

Wo steht das Unternehmen auf dem Weg zur kritischen Masse?

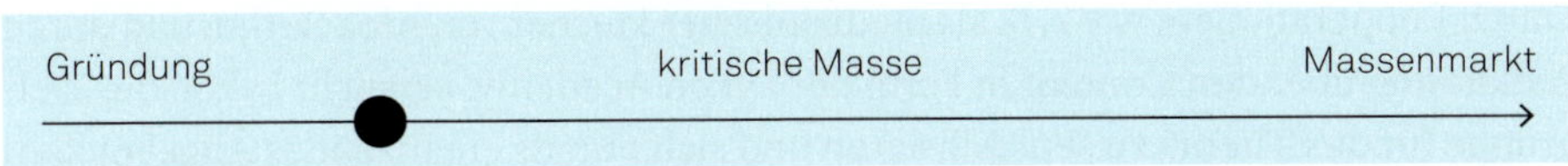

Der Theranos-Skandal hat Lykon weit zurückgeworfen. Das erschütterte Vertrauen in punktuelle Bluttests und die Sensibilität der Investoren bremsen Lykons Weg zur kritischen Masse. Auch muss der Kunde noch lernen, dass Bluttests zu Hause gemacht werden können. Das Thema ist generell auch ein schwieriges Thema, da Nadeln und Blut mit Ängsten und Schmerz verbunden werden. Dadurch ist der Markt in Deutschland und die Anzahl an Mitbewerbern noch sehr übersichtlich – was sich aber auch als eine große Chance erweisen könnte. Die Pandemie hat den Testing-Markt jedoch stark angekurbelt und könnte enorme Wachstumschancen für Lykon bedeuten.

Welche traditionellen Player werden disrupted?

Der Selbsttest für zu Hause disruptiert Krankenhäuser, Hausärzte und das klinische Labor, das die Proben verarbeitet. Allerdings liegt im Gegensatz zum medizinischen Blutbild, das bei akuten Beschwerden und Erkrankungen (noch) nicht zu ersetzen ist, der Fokus auf der Optimierung des Wohlbefindens (Wellness und Fitness). Langfristig füttert Lykon den Trend der Selbstoptimierer und der personalisierten Medizin und profitiert dabei von der Entwicklung, dass Medizin, Fitness und Ernährung immer näher zusammenrücken. Dadurch werden Ernährungsberater und -ratgeber disruptiert. Denn im Gegensatz zu den herkömmlichen Ernährungsberatern basiert Lykon die Handlungsempfehlungen auf medizinischen Befunden.

Was muss passieren, damit sich das Unternehmen durchsetzt?

Hürden aus Marktsicht

Eine große Herausforderung wird der Vertrauensaufbau beim Endkunden in einem sehr sensiblen Markt. Das Verständnis, dass Dienstleistungen, die vorher Ärzte übernommen haben, auch einfach von zu Hause aus selbst durchgeführt werden können, kommt nicht von heute auf morgen. Eine breite mediale Abdeckung des Theranos-Skandals hat Lykon auch noch auf einen Schlag um Jahre zurückgeworfen. Durch Kooperationen, wie z. B. als medizinischer Partner von Alba Berlin, und durch Aufklärung über den Content in Form der Lykon Academy, versucht Lykon die Zielgruppe für das Thema zu sensibilisieren und sich nur als ergänzendes Angebot zum ärztlichen Blutbild zu positionieren. Allerdings wird trotz großer Bemühungen noch einige Zeit vergehen, bis sich dieses Vertrauen in der Gesellschaft manifestiert.

Des Weiteren müssen die Hürden des streng regulierten Gesundheitsmarkts überwunden werden, da alle Tests, die Lykon anbietet und in Zukunft anbieten will, zertifiziert sein müssen. Voraussetzung dafür ist Beachtung eines Katalogs an rechtlichen Anforderungen, hohe Datensicherheit und ein hohes Qualitätsmanagement (Kyriasoglou, 2016).

6.14.4 Marktpositionierung

Lykons technologische Innovation ist verhältnismäßig gering, da die Tests in klassischen Laboren gemacht werden und somit nur die Selbstdurchführung des Tests zu Hause und der Versand der Proben „innovativ“ sind. Vielmehr positioniert sich Lykons Modell über Personalisierung, Spezialisierung und User Experience (Abbildung 6-12):

- Personalisierung: Die individuellen Testergebnisse sind nach vorliegendem Schema der Analyse komplett individualisiert, mit personalisierten Handlungsempfehlungen, dank simpler Empfehlungsalgorithmen.
- Spezialisierung: Lykon ist spezialisiert auf punktuelle Bluttests für zu Hause, die weniger medizinische Aussagen als vielmehr die Optimierung des Wohlbefindens als Ziel haben.
- User Experience: Die Tests sind – nach der Überwindung, sich selbst Blut abzunehmen – einfach anwendbar, erbringen zeitnahe Testergebnisse, welche die Sprache der Kunden sprechen: Die Ergebnisse sind nicht im medizinischen Fachjargon verfasst, sondern leicht verständlich und können direkt in einer App angezeigt und im zeitlichen Verlauf getrackt werden.

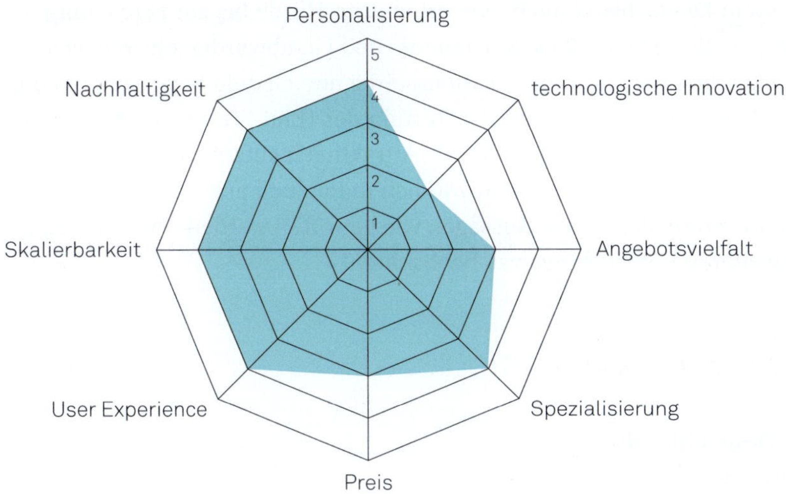

Abbildung 6-12: Marktpositionierung von Lykon.

Die Skalierbarkeit ist groß, mit der Einschränkung, dass ausreichend Laborkapazität gegeben sein muss und dass länderspezifische Regularien die Internationalisierung erschweren können.

Einschätzung der Autoren

Lykon ist ein perfektes Beispiel dafür, dass sich Innovationen aus dem Bereich Wellness in den Health-Markt weiterentwickeln. Das Modell ist aus Sicht der Autoren attraktiv, allerdings mit recht großen Markthürden, die es noch zu überwinden gilt. Die Marktchancen schätzen wir als sehr hoch ein. Noch stecken Selbsttests in den Kinderschuhen, doch ist dies der nächste logische Schritt nach Fitnesstrackern und Ernährungs-Apps: einen tieferen Einblick in die ganz individuellen Blut- und DNA-Werte zu bekommen und diese im Zeitverlauf beobachten zu können. Gerade für Zielgruppen wie Veganer, Menschen, die abnehmen wollen, oder Hochleistungssportler hat Lykon hier einen klaren USP, der allerdings auch seinen Preis hat. Auch hat sich Lykon mit den Covid-19 Antikörpertest stark im Markt positioniert. Uns ist kein anderer Anbieter bekannt, der das geschafft hat.

Aus unserer Sicht ist Lykon einer der wenigen Anbieter in Deutschland, der das Prinzip des „Gesundheitscoachings“ verstanden hat, indem er einen ehemals vermeintlich komplizierten, medizinischen Bereich simpel und verständlich verpackt und direkt auf den Alltag des Kunden übersetzt. Das finden wir spannend, sehen aber vor allem in Deutschland auch eine erhebliche Hürde bis zur Erreichung der kritischen Masse, denn hier gilt es, Vertrauens- und Glaubwürdigkeit zu beweisen. Hier muss Lykon erst noch Kommunikationsstärke und Geduld beweisen, um dies zu erreichen. Schaut man sich heute das Terrain der (Blut-)Testauswertungen an, sehen wir großes Potenzial, im Massenmarkt Attraktivität aufzubauen, allerdings ist es schwer zu beurteilen, wie tief Lykon wirklich individuell auf die Testergebnisse eingeht und inwiefern allgemeine Aussagen wie getroffen werden. Insofern freuen wir uns, die weiteren Entwicklungen zu beobachten!

Nennenswerte Wettbewerber

- **Top 3 in Deutschland:**
  - Cerascreen
  - for you eHealth
  - medivere diagnostics
- **Top 4 weltweit:**
  - LiveSmart (UK)
  - thriva (UK)
  - EverlyWell (USA)
  - Baze (CH)

Start-up | ambulante Versorger | individuelle Versorgung | 1 2 3 **4** 5

6.15 Proteus Digital Health – Medikamenteneinnahme der nächsten Generation

6.15.1 Kurzprofil

2001, Redwood City (USA)	>200 (2019)	n.a.	Series H, $ 487 Mio.	Sensorik (Smart Pills & Patch)

Proteus' „Digitale Pille" war eines der ersten zugelassenen digitalen Arzneimittel mit einer hoch innovativen Technologie.

6.15.2 Story

Das Silicon Valley-Start-up ging 2001 mit einer ungewöhnlichen und stark innovativen Idee an den Markt: Ein sandkorngroßer Sensor soll als Tracking-Tool mit der Medizin zusammen eingenommen werden. Beim Kontakt mit der Magensäure wird ein Signal an das am Körper angebrachte Sensor-Patch gesendet, das die Informationen verarbeitet und auf dem mobilen Endgerät (und mit der Erlaubnis des Patienten in der Proteus-Cloud) speichert. Zusätzlich werden durch das Patch die Herzrate, Aktivitäts- und Ruhephasen aufgezeichnet. Auf das Portal mit den Informationen aus der Cloud können je nach Abstimmung mit dem Patienten der Arzt, Pfleger und/oder Freunde und Familie zugreifen. Durch die einsehbaren Daten sollen die Patienten mehr in ihre Behandlung einbezogen, Therapien optimiert und die Kosten für das Gesundheitssystem minimiert werden. Denn allein im Gesundheitswesen in den USA entsteht jährlich ein Schaden von $ 528 Mrd. durch die falsche Einnahme von Medikamenten (Proteus Digital Health Inc., n.d.c). Durch die Technologie von Proteus soll die Einnahme transparent gemacht werden.

Bereits 2012 wurde die Sensortechnologie erstmals von der Food and Drug Administration (FDA) zugelassen und findet seitdem vereinzelt bei Arzneimitteln gegen Bluthochdruck und Hepatitis-C Verwendung (Borsch, 2017). Seit 2016 wird die Technologie bereits bei alltäglichen Patienten in den Krankenhäusern von Barton Health eingesetzt und 2017 folgte die offizielle Markteinführung von Abilify MyCite, einem Arzneimittel (in Form von Tabletten mit Sensor) gegen Schizophrenie, das in Kooperation mit dem japanischen Pharma-Giganten Otsuka als Zulassungsinhaber entwickelt wurde (Proteus Digital Health Inc., 2017).

Trotz vieler Vorteile der Technologie gab es einige Bedenken zur Datensicherheit und Freiwilligkeit der Kontrolle. Denn es kann sich bei Nichteinnahme der Arzneimittel auch um eine bewusste Entscheidung des Patienten handeln. Eine Überwachung der Einnahme durch den verantwortlichen Arzt ist dabei nicht ausreichend, um eine korrekte Einnahme zu garantieren. In enger Zusammenarbeit mit dem Patienten müssen die Gründe für die inkorrekte Medikamentierung verstanden werden, um anschließend an diesen arbeiten zu können. Als eins der ersten Digital Health Unicorns mit einer beeindruckenden Bewertung von € 1,5 Mrd., galt Proteus als absoluter Vordenker und Gestalter einer Zukunft mit personalisierter Medizin. Doch schon Ende 2019 zeichneten sich große Cash-Schwierigkeiten ab. Proteus musste viele Mitarbeiter kurzfristig entlassen, weil sie es nicht schafften, eine 100 Mio. Dollar-Funding zu beenden. Die Firma konnte mit einer 5 Mio. Dollar-Notfallfinanzierung noch gerettet werden, sowie viele Mitarbeiter wieder zurückgeholt werden. Jedoch gelang es Proteus nicht wieder, finanzielle Stabilität zu erreichen. Im Juni 2020 meldete das Unternehmen Insolvenz an.

6.15.3 Geschäftsmodell

Was ist der USP für den Kunden?

Proteus' Technologie unterstützt Patienten bei der kontrollierten Einnahme von Arzneimitteln und der Entwicklung von gesunden Gewohnheiten. Auf Basis der Daten konnten der Arzt bzw. Pfleger die Medikation objektiv anpassen und auf diese Weise die Therapieergebnisse datengestützt optimieren. Langfristig sollte das Gesundheitssystem und dadurch der Kostenträger entlastet werden, da angenommen wird, dass durch eine vermehrt korrekte Einnahme der verschriebenen Medizin die Anzahl von Arztbesuchen und die Behandlungszeit verringert werden kann.

Wie verdient das Unternehmen/Start-up Geld?

Als reines Tech-Start-up war Proteus abhängig von Kooperationen mit Pharmakonzernen, Ärzten und Krankenversicherungen, welche die Technologie einsetzen. Denn nur wenn die Arzneimittel, die mit dem Sensor ausgestattet sind, von den Ärzten verschrieben werden, können Umsätze generiert werden. Beispiele sind die Kooperationen mit der Krankenhauskette Barton Health und dem Pharma-Unternehmen Otsuka Pharmaceutical.

Zahlen sollte der Endkunde bzw. Kostenträger, sodass es von Bedeutung ist, diese durch wissenschaftliche Resultate von dem Nutzen der Sensor-Technologie zu überzeugen. Dabei waren die Preise bis zu Insolvenz von Proteus extrem hoch und signifikante Synergieeffekte und Preissenkungen konnten nie umgesetzt werden.

Wo steht das Unternehmen auf dem Weg zur kritischen Masse?

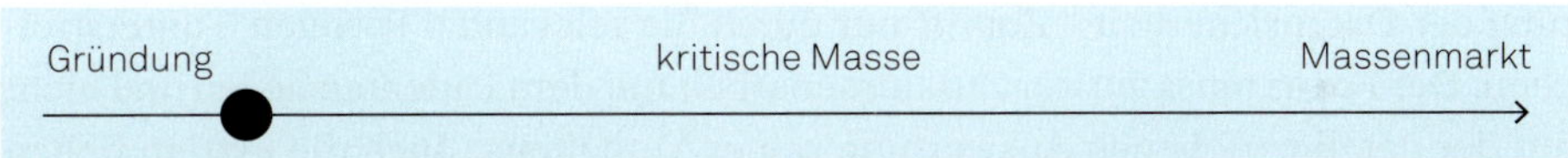

Proteus war trotz Millionenfundings noch weit davon entfernt, mit seiner Lösung eine kritische Masse zu erreichen. Erst eine kleine Auswahl an Arzneimitteln war als digitale Medizin für den breiten Markt zugänglich. Ein großer Anteil war dabei noch in der Forschung. Proteus bemüht sich dabei, das Potenzial ihrer Technologie wissenschaftlich über veröffentlichte Studien zu belegen (Proteus Digital Health Inc., n.d.d). Dies ist ein langer, aber notwendiger Prozess, damit die Bedenken der Öffentlichkeit zum Thema Datenschutz und Kontrolle beschwichtigt werden können. Nach eigenen Angaben des Unternehmens hatten über 1000 Patienten die digitale Pille ausprobiert. Insgesamt resultieren daraus 195000 Arzneimitteleinnahmen (Au-Yeung, 2019). Proteus hatte zu seiner Zeit kaum Wettbewerber.

Welche traditionellen Player werden disrupted?

Proteus' Technologie disrupted keinen Marktteilnehmer im Kern, sondern sollte vielmehr die Effektivität der Prozesse der Pharmaindustrie ergänzen und optimieren. Der Sensor wird in der Regel in Kombination mit den jeweiligen Arzneimitteln verkauft, sodass Kooperationen mit Pharmakonzernen und Ärzten bzw. Krankenhäusern unabdingbar waren. Individuelle Behandlungen wurden durch die Technologie kontrollierbar, sodass Kosten durch die falsche Einnahme von Arzneimitteln minimiert werden sollten.

Was muss passieren, damit sich das Unternehmen durchsetzt?

Hürden aus Marktsicht

In einem Zeitalter, in dem Innovationen immer mehr auf Daten fußen, ist Datensicherheit ein Thema, mit dem sich auch Proteus auseinandersetzen musste. Durch die Sensor-Technologie werden sehr sensible Daten erhoben. Mit den entsprechenden Freigaben hatten Proteus und behandelnde Ärzte Zugriff auf die Informationen zur Einnahme der Arzneimittel, aber auch auf weitere Daten, wie z. B. zu Aktivitäts- und Ruhephasen. Nicht verwunderlich, dass in den Medien häufig der Bogen zu Big Brother geschlagen wurde (Belluck, 2017). In einer kostengetriebenen Branche können diese Informationen im schlimmsten Fall missbraucht werden, sodass der Patient am Ende der Leidtragende ist: Kosten der Behandlung könnten beispielsweise nur bei korrekter Medikamenteneinnahme durch die Versicherung übernommen werden. Start-ups wie Proteus müssen in Zukunft den positiven Effekt einer Behandlung mit digitalen Arzneimitteln wissenschaftlich belegen und die Einhaltung der Datensicherheit – Zugriff nur durch die relevanten Parteien – unterstreichen. Der Fokus muss auf der Zusammenarbeit mit dem Patienten liegen und nicht auf der datengetriebenen Auswertung seines Verhaltens. Auch die extrem hohen Kosten für die Technologie stellten für Proteus am Ende eine unüberwindbare Hürde dar.

6.15.4 Marktpositionierung

Proteus positionierte sich (Abbildung 6-13) vor allem über technologische Innovation und schaffte es, eine ganz neue Kategorie von digitaler Medizin zu definieren. Damit verfügte das Start-up auch über eine hohe Nachhaltigkeit aufgrund der hohen Eintrittsbarrieren – technologischer und regulatorischer Natur. Diese sind allerdings nicht unantastbar und so gibt es in den USA bereits ein paar Nachahmer (z.B. etectRx). Die User Experience beruhte vor allem auf dem direkten Zugang zu den ermittelten Daten in Echtzeit via App und Online-Portal, auf dessen Basis ganzheitliche personalisierte Behandlung unterstützt werden kann. Allerdings muss der Sensor für jedes neue Arzneimittel wissenschaftlich erprobt sein, was nur eine sehr langsame Skalierung möglich macht und die Angebotsvielfalt einschränkt. Auch entwickelte Proteus aktuell selbst keine wirkliche Personalisierung, da die Daten einfach dargestellt werden und die personalisierte Auswertung dann der behandelnde Arzt vornimmt. Preislich war Proteus noch sehr kostenintensiv positioniert mit einer Lösung, die die ihre Daseinsberechtigung mit solch hohen Preisen am Ende nicht belegen und quantifizieren konnte.

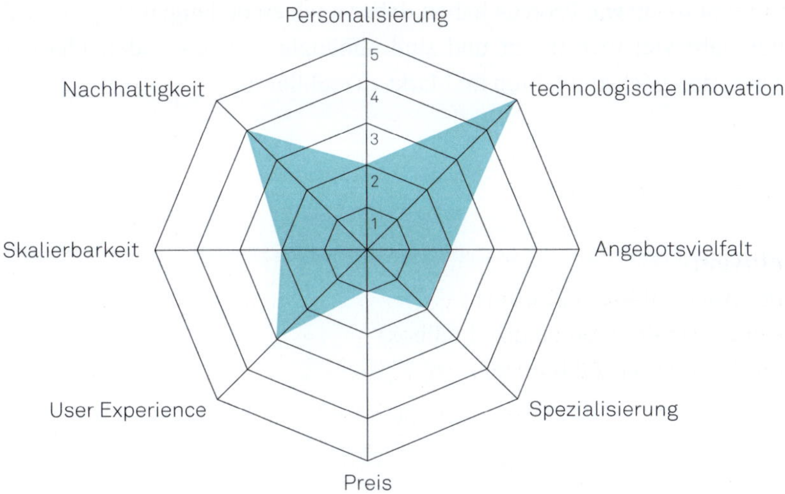

Abbildung 6-13: Marktpositionierung von Proteus Digital Health.

Fazit der Autoren

Proteus ist ein super spannender Fall und hat es trotz seiner Pleite in unsere Liste geschafft. Das Unternehmen ist mutig gleich mehrere große Themen angegangen (Digitalisierung von Medikamenten, Datenschutz, Mikro-Technologie, ...) und hat sich an einem Produkt versucht, dass man sich sonst eher in einem Science-Fiction Film erwartet. Nach 20 Jahren Innovation und Investment in die Idee konnte das Unternehmen keinen Product-Market-Fit erreichen und endete in der Insolvenz. Aus Sicht der Autoren ist Proteus trotzdem eine so spannende Geschichte, weil hier echte Innovation, medizinischer Nutzen und die großen Fragen rund um Patientenvertrauen und Datenschutz zusammenkommen. An sich ist das Wertversprechen der Technologie überzeugend: Mit ihr soll verhindert werden, dass Patienten unter Fehlmedikation leiden, indem die Medikation kontrolliert und überwacht wird. Das kann bei bestimmten Zielgruppen (Kinder, Senioren, an Schizophrenie Erkrankte, etc.) oder bei chronischen Erkrankungen wichtig sein. Der nächste Schritt wäre die individuelle Dosierung und persönlich abgestimmte Medikationspläne. Aber dafür müsste sich ein solches Produkt erst einmal durchsetzen. Wir haben gesehen, dass der Markt hierfür nicht bereit ist und der extrem hohe Preis nicht durchsetzbar war. So ist das Produkt am Ende eben „nur" ein Zusatznutzen zur Medikation.

Proteus war aus unserer Sicht noch zu sehr Zukunftsprodukt, d.h. die Technologie ist heute noch nicht ausgereift genug und der Markt bzw. die Kunden nicht

„ready“. Andere Start-up wie Proteus haben daher noch einen langen Weg vor sich und benötigen sehr viel Investment und sind abhängig von passenden Pharma-Deals, um sich in den nächsten Jahren im Markt zu etablieren.

Nennenswerte Wettbewerber

- **Top 3 weltweit:**
  - etectRx (Ingestable Pill Tracker)
  - TowerView Health (Personalized Pillbox)
  - Adhere Tech (Smart Pillbottles)

Start-up	ambulante Versorger	individuelle Versorgung	—

6.16 Theranos – die Neun-Milliarden-Dollar-Lüge

6.16.1 Kurzprofil

2003, Palo Alto, Kalifornien; 2013: Launch; 2018: Liquidierung	ca. 800 (2015)	n. a.	$ 1,4 Mrd., 2018 Liquidierung	Bluttest mit mikroskopischem Blutvolumen

Theranos war zunächst als Technologieunternehmen bekannt, das den Bluttest revolutionieren wollte, entpuppte sich jedoch als Riesenbetrug und wirft heute noch einen Schatten auf technologische Innovationen aus dem Gesundheitsbereich.

6.16.2 Story

Vor über 15 Jahren lechzte der amerikanische Gesundheitsmarkt nach Innovationen, um die Versorgung für Patienten zugänglicher, erschwinglicher und zeitgerechter zu machen. Und genau dort konnte Theranos mit seinem Versprechen, den Bluttest revolutioniert zu haben, ansetzen. Bereits 2003 von der damals 19-jährigen Elizabeth Holmes gegründet, lag der Fokus von Theranos zunächst auf Fundraising und auf der Entwicklung der Bluttests. Da der jungen Gründerin nach jahrelanger Forschung das Geld ausging, kam es 2013 zur frühen Kommerzialisierung und zum Verkauf der ersten Tests über Walgreens, die größte US-amerikanische Apothekenkette. Aufbauend auf dem Launch des Produkts erregte die Stanford-Abgängerin immer mehr mediale Aufmerksamkeit, unter anderem von Magazinen wie Forbes, und sprach 2014 auf der Innovationskonferenz TED. Kurze Zeit später konnte Pennsylvanias größte Krankenversicherung mit 700 000 Versicherten als Kunde für ihre

Blutuntersuchungen gewonnen werden, sodass die Unternehmensbewertung zu diesem Höhepunkt auf ein Maximum von $ 9 Mrd. anstieg (Khan, 2017).

Zu dieser Zeit kamen aber auch die ersten Stimmen auf, die öffentliche Studien zur Qualität der Tests vermissten, und ehemalige Mitarbeiter warfen dem Management Inkompetenz und Übertreibung der Leistungsfähigkeit der entwickelten Technologien vor. Nach internen Informationen eines Whistleblowers stellte sich heraus, dass die Kerntechnologie, der *Edison*, nur schwankende und häufig falsche Ergebnisse lieferte, sodass nach Überprüfungen der Food and Drug Administration (FDA) 1,5 Millionen Testergebnisse aus den Jahren 2015/2016 zurückgenommen werden mussten (Fiedler, 2019). In vielen Fällen wurden die Tests sogar an konventionellen Maschinen untersucht, für welche die verdünnten Proben nicht geeignet waren. Es folgte eine Sperre der Geschäftsaktivität von Theranos und 2018 eine Anklage gegen Holmes und Balwani, Theranos ehemaliger COO, wegen des Betrugs gegenüber Investoren, Ärzten und Patienten. Im Rahmen der Ermittlungen konnte bewiesen werden, dass den Geschädigten falsche Unternehmenszahlen und unrichtige Behauptungen zur Leistung der Technologie kommuniziert wurden. Während der Prozess noch andauert, stellte Theranos 2018 sein Geschäft vollends ein.

Der Fall von Theranos zeigt wie kein anderer, welche Ausmaße die ausgeprägte Nachfrage eines konservativen Markts in Kombination mit einer jungen Gründerpersönlichkeit mit Vision wie Elizabeth Holmes haben kann. Die Silicon Valley-Mentalität und der Zuspruch von Medien und Prominenz führten dazu, dass die Technologie viel zu spät hinterfragt wurde. Zurück bleibt die Verunsicherung einer Milliardenindustrie und ihrer Investoren, die seitdem einen Schatten auf technologische Innovationen und deren Glaubwürdigkeit wirft.

6.16.3 Geschäftsmodell

Was war der USP für den Kunden?

Theranos bot seinen Kunden schmerzlose und kostengünstige Bluttests an, die nur bis zu 1/1000 der für herkömmliche Tests benötigten Blutmenge brauchten und deren Ergebnisse, anstatt nach vier Tagen, innerhalb von vier Stunden vorlagen. Zusätzlich waren alle Preise vollständig transparent online abgebildet, mit der Garantie, im Vergleich zu anderen Tests nur halb so viel zu kosten (Worth, 2014). Mit einem funktionierenden Produkt hätte Theranos die Preisführerschaft übernommen.

Wie verdiente das Unternehmen/Start-up Geld?

Theranos verkaufte die Bluttests über die Apotheken des Partners Walgreens sowie über Theranos' Wellness-Center im Geschäft direkt an den Endkunden (Business Wire, 2013) und kooperierte bereits mit Krankenhäusern (Brino, 2015). Hinzu kam, dass die Versicherungen Capital BlueCross, mit damals 700 000 Kunden Pennsylvanias größte Krankenversicherung, und AmeriHealth Theranos als ihren Blutuntersuchungsanbieter auswählten (Wikipedia, n.d.b). Im Oktober 2014 gab Holmes Theranos' geschätzten jährlichen Umsatz mit $ 100 Mio. an, wobei $ 40 Mio. auf pharmazeutische Dienstleistungen und $ 55 Mio. auf den Verkauf von Labordienstleistungen an Krankenhäuser und Arztpraxen entfielen. Im Nachhinein stellte sich heraus, dass in diesem Jahr lediglich ein Umsatz von $ 100 000 erwirtschaftet werden konnte (Securities and Exchange Commission, 2018).

Wo stand das Unternehmen auf dem Weg zur kritischen Masse?

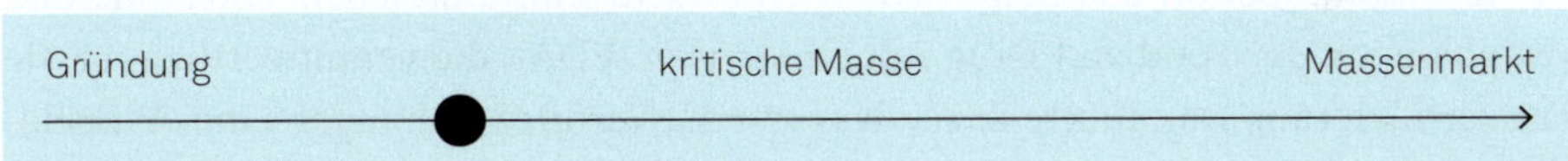

Theranos war in der Form von großen Kooperationen mit Apotheken, Krankenhäusern und Versicherungen auf einem guten Weg, mit seinem Produkt den Massenmarkt zu erreichen. In einem hypothetischen Szenario, in dem die Tests fehlerfrei geblieben wären und Theranos notwendige Lizenzen erhalten hätte, hätte das Unternehmen in einem sehr hohen Tempo skalieren können. Große Konzerne wären innerhalb von kurzer Zeit gezwungen gewesen, aufgrund der erheblichen Kosteneinsparungen durch die innovativen Tests, mit Theranos zu kooperieren, um wettbewerbsfähig bleiben zu können. Begünstigt durch das preissensitive Gesundheitssystem der USA wäre es Theranos möglich gewesen, in kurzer Zeit einen erheblichen Anteil aller Bluttests zu verantworten. Dieses enorme Potenzial war sicher ein Grund, warum sich viele Investoren und Medien von Theranos blenden ließen.

Welche traditionellen Player wurden disrupted?

Etablierte klinische Laborunternehmen wie Quest Diagnostics und LabCorp hatten 2016 einen Marktanteil von 20 % in einem sehr konservativen Markt, der insgesamt $ 75 Mrd. schwer war (Imran, 2016). Der Rest verteilte sich auf Krankenhäuser und unabhängige Arztpraxen. Eine erfolgreiche Umsetzung der Technologie und Zertifizierung der Tests von Theranos hätten den gesamten Markt erschüttert und auf Dauer den sehr zerstreuten Markt auf Theranos konzentriert. Durch die Vision, den *Edison* in jedem Haushalt in Amerika stehen zu haben, und die Ausweitung des Selbsttest-Marktes hatte Theranos sogar das Potenzial, nicht nur die Labore, sondern auch den normalen Besuch beim Arzt oder im Krankenhaus zu ersetzen.

Was hätte passieren müssen, damit sich das Unternehmen durchsetzt?

Hürden aus Marktsicht
„Fake it till you make it", dachte sich Elizabeth Holmes wohl bis zur vollständigen Liquidierung ihres Unternehmens. Denn letztlich ist Theranos „nur" an der Entwicklung ihres Produkts gescheitert. Die Partnerschaften, die Theranos bereits aufbauen konnte, waren vielversprechend, jedoch ist es verwunderlich, wie sich Theranos in dieser Form im Markt etablieren konnte, ohne dass die viel gelobte Technologie überhaupt funktionierte.

Eine Kombination aus dem Wirken eines sehr einflussreichen Vorstands und Verfehlungen der Food and Drug Administration (FDA), die verantwortlich für die Testzertifizierung war, führte dazu, dass erst die Veröffentlichungen eines Whistleblowers dazu führten, Theranos' Technologie öffentlich zu hinterfragen und die Schwächen des unregulierten Markts aufzuzeigen.

6.16.4 Marktpositionierung

Achtung – die Positionierung von Theranos ist hier natürlich hypothetisch bzw. rückblickend und spiegelt nur die **versprochene** Technologie des Unternehmens dar, **nicht die tatsächliche**. Daher gehen wir hier nur ganz kurz darauf ein: Vor der Aufdeckung des Skandals war Theranos vor allem durch drei Faktoren positioniert: technologische Innovation, Nachhaltigkeit und Preis.

- Innovation: Theranos' Technologie hätte den Bluttest-Markt komplett auf den Kopf gestellt und revolutionäre Möglichkeiten der schnellen, arztunabhängigen Diagnostik eröffnet.
- Nachhaltigkeit: Die Technologie wäre schwer kopierbar und durch eine Vielzahl an Patenten geschützt.
- Preis: sehr geringe Preise im Vergleich zu herkömmlichen Labortests (nach Angaben von Theranos um 50 % günstiger).

Einschätzung der Autoren

Theranos ist eines der faszinierendsten Start-ups in der Geschichte des Silicon Valleys und eines der größten Verlustgeschäfte seit der Etablierung von Venture Capital Funds. Wir haben uns trotz des Betrugsskandals rund um die Gründerin Elizabeth Holmes dafür entschieden, den Use Case in das Buch mit aufzunehmen, denn er zeigt in einem sehr spannenden Start-up-Krimi auf der einen Seite die Verantwortung von Digital-Health-Start-ups (es geht immerhin mitunter um Menschenleben) und auf der anderen Seite das Potenzial, durch Technologie den Gesundheitsmarkt extrem auf den Kopf zu stellen (mit dem richtigen Produkt!).

Anstatt diesen Krimi aber unter den Teppich zu kehren, sollten wir uns vielmehr fragen, was der Markt aus dem Theranos-Fiasko lernen kann und warum es im Digital Health möglich war, so lange ohne funktionierendes Produkt zu bestehen, zu wachsen und Unmengen von Kapital und Medienaufmerksamkeit zu erlangen. Zunächst dazu, warum es passieren konnte: Ein Teil der Antwort ist ganz einfach – es war schlichtweg ein Betrug und die junge charismatische Gründerin hat es geschafft, mächtige Persönlichkeiten und Medien von ihrer Vision so zu überzeugen, dass diese beim Produkt nicht genau hingeschaut haben. Der Rest der Antwort ist etwas komplexer und zeigt uns, dass der Markt auf eine Revolution im verstaubten Gesundheitssystem wartet und dass diese Revolution so relevant gewesen wäre, dass ein Unternehmen ohne signifikante Umsätze auf saftige 9 Mrd. Dollar bewertet wurde.

Und was wir daraus lernen können? Sicher, dass wir im Digital Health die richtigen Gründer mit den richtigen Ideen und den richtigen Investoren brauchen. Aber auch, dass der Markt innovative Lösungen durch innovative Technologie sehen will. So bleibt die Vision von Theranos, Produkte und Services zu entwickeln, die das Patientenerlebnis revolutionieren und die Selbstverständlichkeit des mündigen Patienten unterstützen, für uns ein erstrebenswertes Ziel. Schade, dass der Skandal so eine Unsicherheit in den Markt gebracht hat, denn wir wollen Start-ups sehen, die hier weiterentwickeln und große Themen angehen und revolutionieren.

Nennenswerte Wettbewerber (heute)

- **Top 3 in Deutschland:**
  - Anvajo
  - Lykon
- **Top 3 in USA:**
  - Quest Diagnostics
  - LabCorp
  - Genalyte

Start-up	ambulante Versorger	individuelle Versorgung	12345

6.17 23andMe – DNA-Analyse für 99 Euro

6.17.1 Kurzprofil

2006, Mountain View (USA)	ca. 700	10. Mio. Kunden (global)	Series F, $ 786,1 Mio.	At-home-Testing, DNA-Test

23andMe ist das Genomik-Start-up mit dem höchsten Finanzierungsbetrag und der größten Reichweite.

6.17.2 Story

Der Unternehmensname 23andMe bezieht sich dabei auf die 23 Chromosomenpaare des Menschen und das Ziel, Kunden Aufschluss zu Abstammung, vererbten Eigenschaften und gewissen Gesundheitsfaktoren zu geben. Das Genomik-Start-up wurde 2006 von Linda Avey, Paul Cusenza und Anne Wojcicki, der ehemaligen Frau des Google-Gründers Sergey Brin, gegründet. Bereits ein Jahr nach der Gründung investierte Google $ 3,9 Mio. (BBC News, 2007) und ebnete den Weg zu einer Gesamtfinanzierung von bis dato $ 781,1 Mio. (Crunchbase, n.d.n). Seit 2007 verkauft 23andMe als erstes Unternehmen Selbsttests für autosomale DNA direkt an den Endkunden, der ganz einfach von zu Hause eine Speichelprobe an ein zuständiges Labor versendet. Die Untersuchungsergebnisse sind anschließend in einem individuellen Reporting online einsehbar. Mit über zehn Millionen verkauften Tests in über 50 Ländern weltweit und einem geschätzten Jahresumsatz von $ 475 Mio. (Carson & Chaikowski, 2019) gehört 23andMe zu den großen Gewinnern des Trends der personalisierten Versorgung (Kap. 3.5).

6.17.3 Geschäftsmodell

Was ist der USP für den Kunden?

Als einer der Marktführer von DNA-Tests zur Herkunftsbestimmung besitzt 23andMe eine der größten DNA-Datenbanken der Welt. Dies hat erheblichen Einfluss auf die Genauigkeit der Tests, die vor allem auf den bisher erhobenen Daten, dem Vergleich von unterschiedlichen DNA-Profilen und deren Herkunftsinformationen basieren. Hinzu kommt, dass 23andMe sich von direkten Wettbewerbern wie AncestryDNA hervorhebt, indem das Unternehmen früh das Produktportfolio um die Analyse weiterer gesundheitlicher Merkmale erweiterte.

Wie verdient das Unternehmen/Start-up Geld?

23andMe verkauft die Tests in drei verschiedenen Ausführungen. In der günstigsten Version für $ 99 sind im Reporting alle Informationen zur genetischen Abstammung und zu erblichen Veranlagungen enthalten. Für $ 199 erhält der Nutzer zusätzliche Daten zu gesundheitlichen Risiken und für $ 499 die schnellere Verarbeitung und ein personalisiertes Durchgehen des Reportings mit dem Premium-Kundendienst. Die Kosten der Tests werden nicht durch Krankenversicherungen gedeckt.

Wo steht das Unternehmen auf dem Weg zur kritischen Masse?

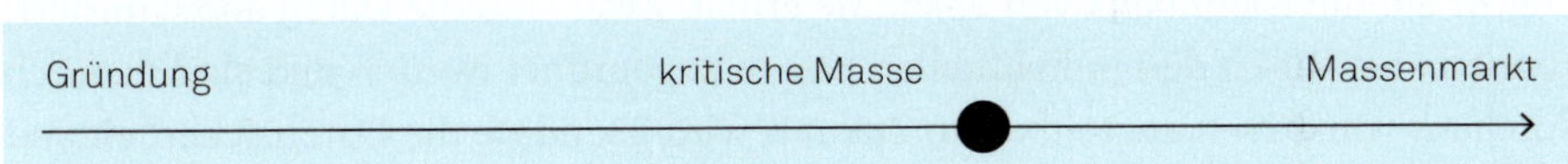

Mit über 10 Millionen Kunden und Versand der Tests in über 50 Länder weltweit gehört 23andMe neben AncestryDNA zu den Marktführern unter den Ahnenforschungs-Unternehmen (23andMe, Inc., n.d.a). Anfang des Jahres 2019 erreichte 23andMe einen 34 %igen Marktanteil und teilte sich mit AncestryDNA beachtliche 87 % des Markts (Regalado, 2019). Durch die aufgebauten DNA-Datenbanken werden die Ergebnisse, die sich größtenteils auf ähnliche DNA-Profile und Herkunftsregionen beziehen, immer genauer, sodass das Einsteigen für neue Marktteilnehmer erheblich erschwert wird.

Welche traditionellen Player werden disrupted?

Der Fokus der Selbsttests liegt – im Gegensatz zum Gentest beim Hausarzt – auf der genetischen und regionalen Abstammung, auf die durch Ähnlichkeiten zu anderen DNA-Profilen aus der Datenbank geschlossen wird. Das zusätzliche Angebot zu den gesundheitlichen Aspekten ähnelt einem prognostischen Gentest beim Hausarzt und kann Risiken – Veranlagungen zu genetisch vererbten Krankheiten – zum großen Teil erkennen. Das Testergebnis dient allerdings nur als erstes Indiz und sollte bei ernsthaften Befunden durch einen Arzt weiterführend überprüft werden.

Was muss passieren, damit sich das Unternehmen durchsetzt?

Hürden aus Marktsicht
Eine Hürde weiteren Wachstums ist die aufwendige Zertifizierung durch die Food and Drug Administration (FDA). Hieran arbeitet das Unternehmen seit 2008 in puncto Risikoeinschätzung des Vorliegens vererblicher Krankheiten. Die Vergangenheit zeigt, dass dieser Prozess einige Zeit in Anspruch nehmen kann und noch nicht für jeden Test abgeschlossen wurde. Durch die zukünftige Vergrößerung des Portfolios um Tests auf weitere Erbkrankheiten steigen auch die benötigten Ressourcen, die für diese Prozesse aufgewendet werden müssen.

Neben den Regulationen bestehen auch öffentliche Bedenken zu Aspekten der Datensicherheit. Erst Mitte 2018 beteiligte sich mit $ 300 Mio. das Pharmaunternehmen GlaxoSmithKline (Crunchbase, n.d.n), das durch den Einkauf der Anteile Zugriff auf die Datenbank von 23andMe erhält. Zwar sind die Daten anonymisiert, können aber durch den individuellen Log-in zugeordnet werden und sind dadurch durchaus von außen angreifbar. In Zukunft wird 23andMe die Datensicherheit und die Garantie der Anonymität seiner Kunden in der Umsetzung sicherstellen und in der Kommunikation weiter in den Vordergrund stellen müssen.

6.17.4 Marktpositionierung

23andMe positioniert sich erfolgreich über mehrere Faktoren hinweg (Abbildung 6-14) – unter anderem hat das Grown-up die User Experience über die Jahre hervorragend entwickelt und optimiert. Kunden haben minimalen Aufwand und werden digital und ansprechend durch den Prozess begleitet. Auch Skalierbarkeit und Nachhaltigkeit hat 23andMe in hohem Maße erreichen können. Eher weniger ausgeprägt sind Angebotsvielfalt und Spezialisierung, wobei die Angebotsvielfalt in Zukunft wohl durch immer mehr Spezialtests erweitert werden wird.

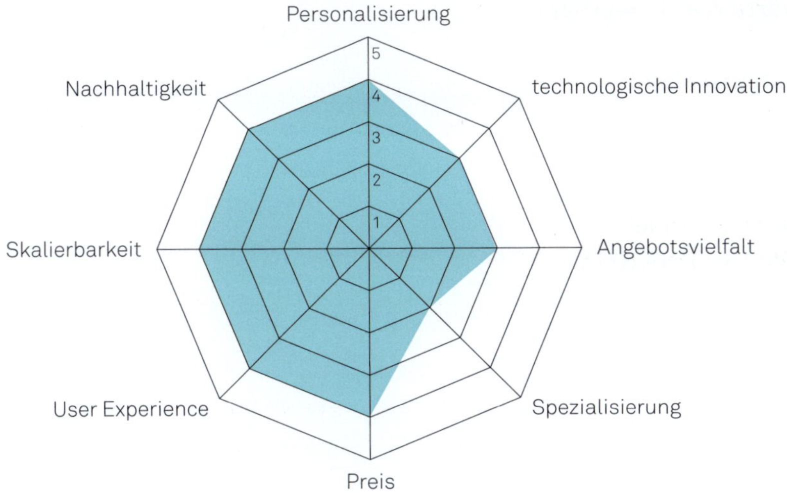

Abbildung 6-14: Marktpositionierung von 23andMe.

Einschätzung der Autoren

23andMe ist für uns einer der eindeutigen Gewinner der frühen Stunde. Das Vorzeige-Unternehmen aus den USA zeigt, dass es durchaus einen Markt für individuelle medizinische Dienstleistungen im Selbstzahlerbereich gibt. Sicher war und ist die Herkunfts-DNA-Analyse der perfekte Türöffner, um den Massenmarkt zu erreichen, aber wir schauen ebenfalls gespannt auf die Produkterweiterungen, die 23andMe in Zukunft hinzufügen wird. Aus unserer Sicht gibt es hier noch enormes Wachstums- und Innovationspotenzial; dies kann die aktuellen Möglichkeiten des mündigen, informierten Gesundheitskunden nochmal auf ein ganz neues Level bringen. Riesige Chancen sehen wir auch im weiteren internationalen Wachstum, denn außerhalb der USA sind die Marktchancen sicher noch nicht ausgeschöpft. Allerdings wird hier der Kampf rund um gesetzliche Regulierungen, entsprechende Zertifikate und Datenschutzdebatten für jedes Land erneut geführt werden müssen. In Deutschland stehen viele, darunter auch viele Experten, den Entwicklungen ausgiebiger genetischer Selbsttests sehr kritisch gegenüber, vor allem aufgrund von Bedenken rund um Falschdiagnosen, Zweifel an der Seriosität der Ergebnisse und Angst vor Falschberatung fern vom Haus- und Facharzt. Selbstverständlich ist die Glaubhaftigkeit der Ergebnisse unbedingte Grundvoraussetzung. Wir teilen aber diese Ängste nicht, sondern begrüßen die Entwicklung und eine offene Debatte darüber, wie diese Leistungen sicher und im richtigen Rahmen erlaubt werden sollten.

Nennenswerte Wettbewerber

- **Top 1 in Deutschland:**
  - Lykon
- **Top 3 weltweit:**
  - AncestryDNA (USA)
  - MyHeritage (Israel)
  - Family Tree DNA (USA)

Traditional	stationäre Versorger	—	1**2**345

6.18 Helios Kliniken – wie die Zukunft der Krankenhäuser aussehen kann

6.18.1 Kurzprofil

1994, Berlin (D)	69 000	19 Mio. Patienten jährlich	Akquisition durch Fresenius AG für € 1,5 Mrd. (2005)	diverse

Die Helios-Kliniken gelten als digitaler Vorreiter im Krankenhaussektor und heben sich durch hohe Investitionen in die Digitalisierung vom Wettbewerb ab.

6.18.2 Story

Lutz Helmig, Chirurg und Unternehmer, gehörte bereits 1984 zu den Gründern der Asklepios-Kliniken, aus denen im Zuge der Abspaltung seiner Anteile 1994 die Helios-Kliniken entstanden sind. Helios betreibt in Deutschland 86 Kliniken, 126 Medizinische Versorgungszentren und 10 Präventionszentren (Helios Kliniken GmbH, n.d.a). Mit knapp 69 000 Mitarbeitern erwirtschaftete der Klinikbetreiber 2018 einen Jahresumsatz von rund € 6 Mrd. (Helios Kliniken GmbH, n.d.a) und ist das größte deutsche private Klinikunternehmen (praktischArzt, 2017). 2005 übernahm die Fresenius AG die Helios-Kliniken zu einem Kaufpreis von € 1,5 Mrd. und verantwortet seit der Übernahme des spanischen Klinikbetreibers Quirónsalud die Behandlung von jährlich rund 19 Millionen Patienten (Helios Kliniken GmbH, n.d.a). Die Helios-Kliniken kooperieren durch ihren Accelerator bereits mit mehreren innovativen Start-ups und gelten unter den Klinikbetreibern in Deutschland in der Digitalisierung als am weitesten fortgeschritten.

6.18.3 Geschäftsmodell

Was ist der USP für den Kunden?

Die Helios-Kliniken bietet ihren Patienten ein Online-Portal, das sie vor, während und nach der Behandlung begleiten soll. Dort können Dokumente hochgeladen, abgerufen und Termine verwaltet werden (Helios Kliniken GmbH, n.d.c.) Punktuell werden bereits weitere digitale Services als Pilotprojekte in einzelnen Kliniken angeboten, beispielsweise das Gesundheitsterminal in der Klinik Schkeuditz, das bei der Arztsuche unterstützen kann, und die seit 2018 eingeführte elektronische Patientenakte in der Klinik Erfurt (Helios Kliniken GmbH, n.d.d) oder der digitale Wartezeiten-Monitor in der Helios-Klinik Buch (Abbildung 4-32).

Wie verdient das Unternehmen/Start-up Geld?

Die Klinikgruppe verzeichnete im Geschäftsjahr 2018 in Deutschland einen Jahresumsatz von rund € 6 Mrd. und generierte mit dem spanischen Markt zusammen einen Gesamtumsatz von knapp € 9 Mrd. (Helios Kliniken GmbH, n.d.a). Sie setzt sich dadurch deutlich vom nächstgrößeren Klinikbetreiber, den Asklepios-Kliniken, mit € 3,41 Mrd. ab.

Wo steht das Unternehmen auf dem Weg zur Digitalisierung?

Helios gilt als Vorreiter unter den Klinikbetreibern. Im Zuge seiner Digitalisierungsstrategie verfolgt das Unternehmen den Ausbau der IT-Infrastruktur, die Anbindung von neuen Marktteilnehmern und innovativen Apps und die Vernetzung von Ärzten und Patienten über sein Online-Patientenportal (Helios Kliniken GmbH, n.d.e). Allerdings ist Helios erst noch in der Anfangsphase der digitalen Transformation. Der Ausbau der IT-Infrastruktur wird durch die vielen unabhängigen Krankenhäuser erheblich erschwert und vor allem viel Geduld und Ressourcen erfordern. Die Einbindung von innovativen Start-ups soll über Helios' Accelerator erfolgen, der sich seit 2015 auf digitale Lösungen rund um das Krankenhaus fokussiert. Im Zuge dessen kooperiert Helios beispielsweise mit Ada Health, dem Health-Start-up, das intelligente Algorithmen zur diagnostischen Interpretation von Symptomen nutzt. Die Herausforderung wird jedoch die sinnvolle Integration der Lösungen in die alltäglichen Prozesse der Krankenhäuser sein. Das Patientenportal zur Vernetzung von Ärzten und Patienten kann perspektivisch den Nutzer über den gesamten Patientenpfad begleiten. Bisher sind die Services durch die spärliche Anbindung der Ärzte und

Krankenhäuser jedoch nur sehr eingeschränkt nutzbar. An dem Patientenpfad setzt auch die geplante App „Helios Dialogue“ an, die durch ein Joint Venture mit dem kanadischen Telemedizin-Start-up Dialogue entwickelt wird (Deutsches Ärzteblatt, 2019b). Die App soll den Patienten bei Symptomen bereits durch erste Fragen bei der Diagnose unterstützen und ggfs. an eine Notaufnahme oder über Videosprechstunde an einen Arzt vermitteln (Albert, 2019).

Welche Innovationen/Start-ups bedrohen das Kerngeschäft?

Die Notfallversorgung und auch weite Teile der stationären Versorgung werden nicht durch Start-ups bedroht. Eher sind digital ausgerichtete ambulante Zentren (MVZ) eine Bedrohung für den Krankenhausbetrieb, da viele Eingriffe heute auch ambulant durchgeführt werden können. Online-Terminbuchungs-Start-ups wie Doctolib oder Jameda können allerdings in Zukunft einen erheblichen Einfluss auf den Patienten-Funnel eines Krankenhauses haben. Hier stellt sich die Frage, ob sich Helios von solchen Plattformen abhängig machen möchte oder eigene Lösungen erarbeitet.

Welche Schwächen könnten in Zukunft kritisch werden?

Der Digitalisierungsgrad der Kliniken in Deutschland ist noch sehr ernüchternd. Als größter Klinikbetreiber gelingt es Helios noch am besten, Ressourcen zu mobilisieren. Dennoch wird die weitere Finanzierung der Digitalisierungsstrategie eine Herausforderung darstellen, die nur durch das Herausarbeiten des Mehrwerts überwunden werden kann. Hier sollte der Fokus vor allem auf die Digitalisierung der jetzigen Prozesse gesetzt werden. Diese wird durch die Struktur der Klinikbetreiber, die keine einheitlichen IT-Systeme und standardisierten Prozesse besitzen, erheblich erschwert. Erst wenn die alltäglichen Prozesse standardisiert und digitalisiert werden, können neue Lösungen wie das Patientenportal erfolgreich integriert werden. Durch Kooperationen kann die Digitalisierung beschleunigt werden, allerdings muss vorsichtig verhandelt werden, um Abhängigkeiten zu vermeiden.

6.18.4 Marktpositionierung

Die Helios Kliniken stechen unter den Klinikbetreibern durch eine konkrete Digitalisierungsstrategie deutlich hervor. Durch ihren Accelerator und die Kooperation mit erfolgversprechenden Start-ups sind sie für die Zukunft noch am besten aufgestellt.

Allerdings müssen zunächst alltägliche Prozesse digitalisiert werden, um technische Innovationen erfolgreich integrieren zu können.

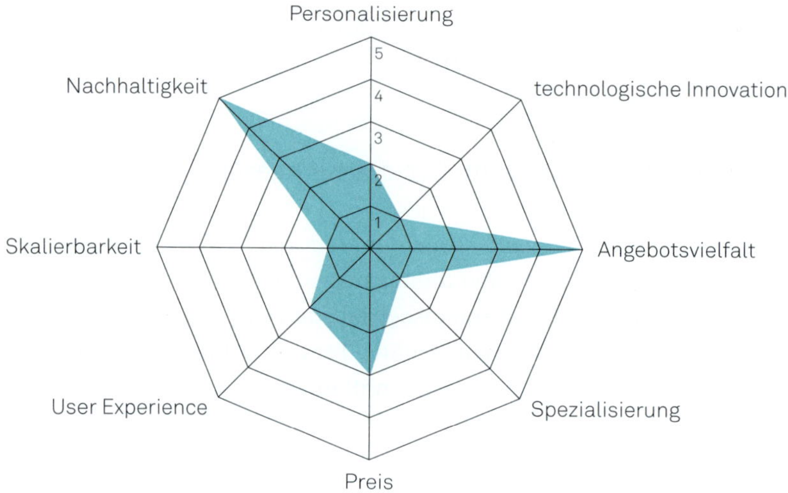

Abbildung 6-15: Marktpositionierung der Helios Kliniken.

Einschätzung der Autoren

Die Digitalisierung ist eine riesige Chance für Krankenhäuser und gleichzeitig wohl die teuerste und größte Herausforderung. Die Lücke zwischen technologischen Möglichkeiten und digitaler Realität ist auch bei Helios groß. Zwar wird sich große Mühe gegeben, aber am Ende ist Helios immer noch der Einäugige unter den Blinden. Nur 1% der deutschen Krankenhäuser gelten als gut digitalisiert. Auch hier wird der Zugang zu kostenlosem WLAN wie ein Meilenstein gefeiert - in anderen Industrien undenkbar. Da muss noch viel mehr passieren, aber es zeigt, dass es den Markt und das Bemühen auch aufseiten der sehr schwerfälligen Krankenhäuser gibt. Helios gilt als „First Mover" beim Patientenportal. Auch gibt es kaum Wettbewerber, die so publik an einer Patienten-App (Helios Dialogue) arbeiten wie Helios und Dialogue. Doch noch sind beide Anwendungen stark ausbaufähig durch Ausdehnung auf das „Reservoir" bisher noch schlecht vernetzter Ärzte und Krankenhäuser. Die stark fragmentierte Softwarelandschaft innerhalb eines Krankenhauses, aber auch die fehlende IT-Vereinheitlichung über die Häuser hinweg lähmen die Umsetzung. Die digitalen Initiativen bleiben auch bei Helios Insellösungen und es fehlt an innovativer Durchschlagskraft.

Nennenswerte Wettbewerber

- **Top 3 in Deutschland:**
  - Asklepios-Kliniken
  - Sana-Kliniken
  - Rhön-Kliniken
- **Top 2 weltweit:**
  - HCA Healthcare (USA)
  - Ascension Health (USA)

Start-up	ambulante Versorger	—	12**3**45

6.19 One Medical – der moderne Gesundheits-Concierge

6.19.1 Kurzprofil

2007, San Francisco (USA)	ca. 1400	455 000 Mitglieder	Series F, $ 532 Mio.	Service-Plattform

Mit seinem starken Patientenfokus bringt One Medical User Experience in die ambulante Versorgung.

6.19.2 Story

One Medical wurde 2007 in San Francisco als High-End ambulanter Versorger gegründet. Für eine jährliche Mitgliedsgebühr von $ 199 erhalten die Kunden Zugang zu über 70 OneMedical-Praxen, verteilt über neun Ballungsgebiete in den USA (1Life Healthcare, Inc., n.d.). Für die im Angebot erhaltenen Services wird die App verwendet. Diese hilft bei der Arzt- und Spezialistensuche, der Terminvereinbarung und ermöglicht die Kommunikation via E-Mail und Video. Außerdem enthält sie die Krankenhistorie, auf welche die Ärzte ebenfalls zugreifen können. Neben den digitalen Diensten erhalten die Kunden Zugriff auf One Medicals Online-Community, inklusive Blogs, Gesundheitstipps und News. One Medical setzt bei den Schwächen des Gesundheitssystems an und hebt sich durch den Kundenfokus von anderen Arztpraxen ab. Das Unternehmen garantiert dabei Same- oder Next-Day-Termine ohne Wartezeit, einen rund um die Uhr erreichbaren virtuellen Kundendienst und Laboruntersuchungen vor Ort.

Das Konzept ist auf Erfolgskurs. Erst 2018 investierte die Carlyle Group $ 350 Mio. in den ambulanten Versorger, der mit diesem Geld die Anzahl seiner Praxen verdoppeln möchte (Buhr, 2018). Die gesamte Investitionssumme beläuft sich mit dem letzten Funding nun auf einen Betrag von $ 532 Mio. Laut eigenen Angaben arbeitet One Medical bereits mit über 6000 Unternehmen zusammen, die ihren Mitarbeitern One Medicals Angebot zur Verfügung stellen.

6.19.3 Geschäftsmodell

Was ist der USP für den Kunden?

One Medicals Alleinstellungsmerkmal setzt dort an, wo das amerikanische Gesundheitssystem bis dato noch erhebliche Schwierigkeiten hat: bei der Convenience. Durch Same- und Next-Day-Termine, digitale Terminvereinbarungen und geringere Wartezeiten versucht One Medical den Arztbesuch so bequem wie möglich zu machen. Hinzu kommen digitale Services, wie die Telemedizin und integrierte Kommunikation mit dem Facharzt, und direkte Medikamentenlieferung innerhalb kürzester Zeit, die den Aufwand für den Patienten minimieren sollen.

Wie verdient das Unternehmen/Start-up Geld?

Die Haupteinnahmequelle sind die jährlichen Mitgliedsgebühren in der Höhe von $ 199. Neben dem Angebot für Privatpersonen kooperiert One Medical bereits mit Großunternehmen und einigen Tech-Start-ups, die ihren Mitarbeitern One Medicals Services in der Form ihrer betrieblichen Gesundheitsförderung anbieten (Farr, 2014). Die Behandlungen werden dabei standardmäßig den Krankenversicherungen in Rechnung gestellt, wenn deren Versicherungsplan von One Medical akzeptiert wird.

Wo steht das Unternehmen auf dem Weg zur kritischen Masse?

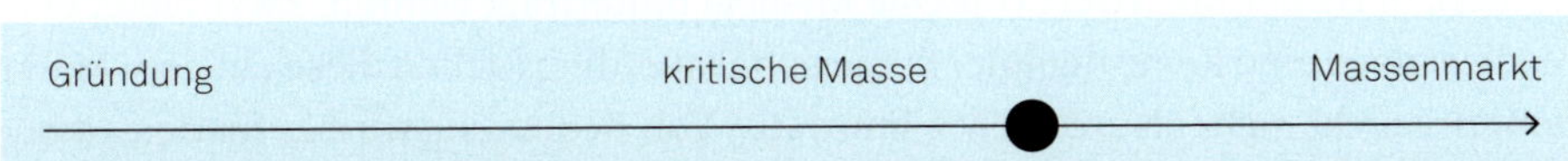

Damit One Medical den Massenmarkt erreicht, gibt es zwei kritische Faktoren: Eine One-Medical-Klinik muss in unmittelbarer Nähe sein und die Krankenversicherung muss von One Medical akzeptiert werden. Sind diese beiden Faktoren gegeben, spricht nichts gegen die Massentauglichkeit des Geschäftsmodells. Durch ihre bisherige Konzentration auf Ballungsgebiete und die Akzeptanz der größten Versicherungsanbieter ist One Medical auf einem guten Weg, einen großen Teil des Markts bereits heute erreichen zu können. Allerdings wird in Zukunft mit wachsender Kundenzahl die Einhaltung ihres USPs, d.h. der Same- und Next-Day-Termine und der geringen Wartezeiten, eine mögliche Herausforderung.

Welche traditionellen Player werden disrupted?

One Medical ersetzt durch ihre eigenen Praxen und eigene Ärzte den klassischen Besuch beim Hausarzt. Neben der Übernahme des vollständigen Prozesses bieten sie drumherum umfangreiche Services an, die vor allem die Convenience des Patienten in den Mittelpunkt stellen. Durch Services, wie die Online-Terminvereinbarung, aber auch Verkürzungen der Wartezeiten und Sprechstunden ohne Hetze lösen sie die alltäglichen Probleme des üblichen Arztbesuchs.

Was muss passieren, damit sich das Unternehmen durchsetzt?

Hürden aus Marktsicht

Für One Medical ist es von besonderer Bedeutung, dass zur Expansion genug Kapital vorhanden ist. One Medical bietet seinen Kunden eine massenmarkttaugliche Lösung an, die allerdings für jeden potenziellen Kunden erreichbar sein muss und dessen Krankenversicherung akzeptiert werden muss. Durch die letzte Finanzrunde durch die Carlyle Group kann One Medical nach eigenen Angaben die Anzahl an Praxen verdoppeln (Buhr, 2018). Dennoch wird weiteres Geld benötigt, um tatsächlich eine Lösung für jedermann zu sein.

One Medical löst zahlreiche Probleme des derzeitigen Gesundheitssystems der USA. Das Geschäftsmodell funktioniert überhaupt nur durch dessen Verfehlungen: geringe Verfügbarkeit der Ärzte, lange Wartezeiten trotz Termins und gehetzte Sprechstunden. Sollten diese Pain Points durch alte oder innovative Player gelöst werden, muss der Mehrwert von One Medical hinterfragt werden. Zwar bietet One Medical noch eine Reihe digitaler Services an, allerdings gelten diese auf dem Markt teilweise nicht mehr als sonderlich innovativ. Von Bedeutung wird es für den ambulanten Versorger, der alltäglichen Konkurrenz immer einen Schritt voraus zu bleiben und somit seinen Mitgliedern einen deutlichen Mehrwert bieten zu können, der den jährlichen Beitrag rechtfertigt.

6.19.4 Marktpositionierung

One Medical (Abbildung 6-16) positioniert sich stark über die User Experience, mit sehr hohem Kundenfokus und einer Vielzahl userfreundlicher Features: 24/7-Kundendienst, direkte Kommunikation via App und Video mit Ärzten und Spezialisten, keine/kurze Wartezeiten, Same-Day- und Next-Day-Terminvereinbarungen und Lieferung von Medikamenten in wenigen Stunden. Weniger ausgeprägt sind Angebotsvielfalt (es gibt nur einen "One fits all"-Preis, keine Staffelung) und Skalierbarkeit, denn das Wachstum des Modells ist durch den Aufbau eigener Praxen stark an verfügbares Kapital gebunden. Auch die Nachhaltigkeit ist nicht stark ausgeprägt, da One Medical zwar einen treuen, zufriedenen Kundenstamm genießt, aber das Modell an sich mit entsprechendem Kapital leicht kopierbar ist und eher logistische als technologische Entwicklung nötig sind, um das Modell zu etablieren.

Fazit der Autoren

Aus Sicht der Autoren ist One Medical zwar nicht das technologisch innovativste Digital-Health-Start-up, aber eines, von dem jedes Start-up im Gesundheitswesen viel lernen kann. Durch den starken Patientenfokus hat One Medical es geschafft, den gesamten Patientenpfad nicht nur digital abzubilden, sondern auch revolutionär einfach und kundenfreundlich zu gestalten (vor allem im Vergleich zum standardmäßigen System in den USA). Was One Medical mit Telemedizin, Medikamenten-

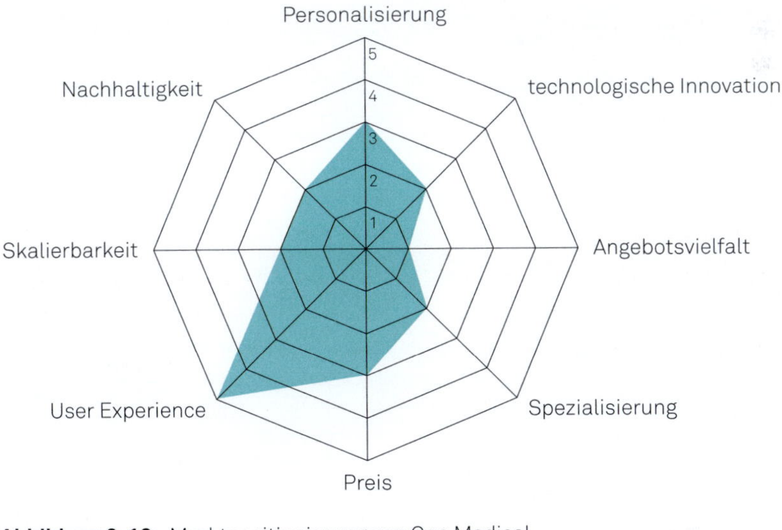

Abbildung 6-16: Marktpositionierung von One Medical.

versand und Same-Day-Terminen ohne Wartezeiten in seinen Praxen standardmäßig 2011 schon umgesetzt hat, haben wir 2020 immer noch nicht in Deutschland. Damit ist One Medical aus unserer Sicht auch ein Paradebeispiel für Patientenzugang und Aufbau einer Plattform entlang des Patientenpfades. Das Unternehmen hat quasi mit dem $ 199 Beitrag das Amazon-Prime-Modell auf das Gesundheitssystem angepasst und ist somit der komplette Gesundheitsversorger oder Vermittler seiner Kunden.

Allerdings hat das auch einen hohen Preis, denn der Aufbau dieser exklusiven Praxen ist kapitalintensiv und nur bedingt skalierbar. Eigene Praxen haben One Medical lange die Freiheit gegeben, sich auszuprobieren, stetig weiterzuentwickeln und neue Services schnell auszurollen – doch eigene Praxen sind teuer und hemmen nun das Wachstum. Wir haben hier lange keine neuen Innovationen beobachtet, und so stellt sich den Autoren die Frage, ob One Medical es schaffen wird, langfristig ausreichend zu wachsen und relevant zu bleiben.

Nennenswerte Wettbewerber

- **Top 3 weltweit:**
  - Paladina Health
  - Iora Health
  - Qliance Medical Management

Start-up	ambulante und stationäre Pflege	digitale Versorgung	12**3**45

6.20 Lindera – intelligente Algorithmen in der Pflege

6.20.1 Kurzprofil

2017, Berlin (D)	11–50 (Ermisch, 2019)	n.a.	Series A	intelligente Algorithmen

Lindera ist das einzige deutsche innovative Pflege-Start-up im KI-Bereich.

6.20.2 Story

Lindera hat sich den vielversprechenden, aber auch komplexen Pflegemarkt vorgenommen. Das Start-up nutzt künstliche Intelligenz, um Risikoanalysen zur Sturzprävention durchzuführen. Anhand eines Videos wird die Gangart des Kunden analysiert, mögliche Risiken werden erkannt und Präventivmaßnahmen vorgeschlagen. Das junge Unternehmen erhält großen medialen Zuspruch und hat bereits diverse Preise wie den Demografie Exzellenz Award (Demografie Exzellenz, 2017) und den Digital-Health-Wettbewerb der Barmer gewonnen (Barmer, 2018). Neben der Ausweitung der Dienste über Krankenkassen und Leistungserbringer in Deutschland, wird auch die internationale Expansion vorangetrieben. Aufgrund ähnlicher regulatorischer Rahmenbedingungen ist Brasilien das erste Land, indem Lindera außerhalb Deutschlands Fuß fassen möchte (Ermisch, 2019). Langfristig hat die Gründerin bereits China und die USA ins Visier genommen.

6.20.3 Geschäftsmodell

Was ist der USP für den Kunden?

Linderas Mobilitätstest ermöglicht die Eruierung individueller Handlungsempfehlungen in den eigenen vier Wänden. Dadurch haben pflegebedürftige Personen die Möglichkeit, ihr Sturzrisiko selbst oder mit Verwandten und Freunden zu identifizieren, und sind somit weniger auf Pfleger oder sturzbedingte Arzttermine angewiesen. Der Service ist für sie kostenlos. Für die Betreuer wird die Pflege systematisch dokumentiert und langfristig das Gesundheitssystem entlastet.

Wie verdient das Unternehmen/Start-up Geld?

Das Kostenmodell richtet sich an die Leistungserbringer und Krankenkassen, die für jeden Nutzer 6 Euro pro Monat zahlen müssen (Healthcare Start-ups, n.d.). Für die Versicherten ist Lindera kostenlos. Seit dem Gewinn der AOK Nordost als Kunden ist das Start-up bereits profitabel (Schnor, 2019a).

Wo steht das Unternehmen auf dem Weg zur kritischen Masse?

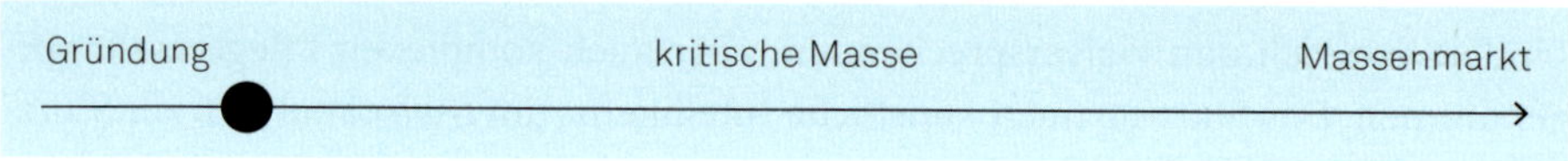

In Deutschland leben rund 18 Millionen Menschen im Alter von 65 Jahren oder älter (Statistisches Bundesamt, n.d.). Lindera arbeitet mit vielen Kooperationspartnern (beispielsweise AOK Nordost, Audi BKK, Barmer) zusammen, um diese Zielgruppe zu erreichen. Damit sich die Lösung im Markt etablieren kann, ist allerdings ein hoher B2B2C-Marketingaufwand notwendig. Dieser sollte an Angehörige, aber auch an Ärzte und Pfleger gerichtet sein, da die Senioren durch die Anwendung überfordert sein könnten. Deswegen ist eine Bewerbung durch die Partner sinnvoll, die mit diesen Gruppen direkt zusammenarbeiten. Durch weitere Kooperationen und proaktives Marketing der Partner hat Lindera das Potenzial, in naher Zukunft eine kritische Masse erreichen zu können.

Welche traditionellen Player werden disrupted?

In erster Linie entlastet Linderas Lösung nicht nur Pflegedienste und Ärzte, sondern finanziell auch das Gesundheitssystem. Die Analyse ermöglicht es auch weniger geschulten Fachkräften, eine Diagnose zu stellen und Handlungsempfehlungen abzuleiten. So stellt Lindera keine Bedrohung dar, sondern einen Lösungsansatz für eine immer älter werdende Gesellschaft und für den Fachkräftemangel in der Pflegebranche.

Was muss passieren, damit sich das Unternehmen durchsetzt?

Hürden aus Marktsicht
Die Ganganalyse ist aktuell eine Insellösung mit einfacher Anwendung und bedarf weiterer Funktionen oder Partner, um ein holistisches Angebot bereitzustellen. Dieses Angebot muss in der Form aufgebaut sein, dass die Senioren bei der Anwendung durch Angehörige, Pfleger und Ärzte unterstützt werden können. Eine große Herausforderung wird für Lindera als Technologieunternehmen sein, in Zukunft die Usability zu garantieren und ein Augenmerk darauf zu werfen, die App so zu konstruieren, dass auch älteren Personen die Bedienung gelingen kann.

6.20.4 Marktpositionierung

Lindera positioniert sich vor allem über Spezialisierung, Preis und Personalisierung (Abbildung 6-17):

- Spezialisierung: Der Service des Unternehmens richtet sich nur an Personen im Alter von 65 Jahren und älter, die allein oder in Teilpflege leben, und ist damit stark spezialisiert.
- Preis: Der Service ist für den Endnutzer kostenfrei.
- Personalisierung: Die App zielt darauf ab, auf Basis der Video- und Fragebogenanalyse individuelle Handlungsempfehlungen zu geben.

Weniger ausgeprägt ist vor allem die Angebotsvielfalt, denn Lindera bietet nur eine sehr spezielle Dienstleistung.

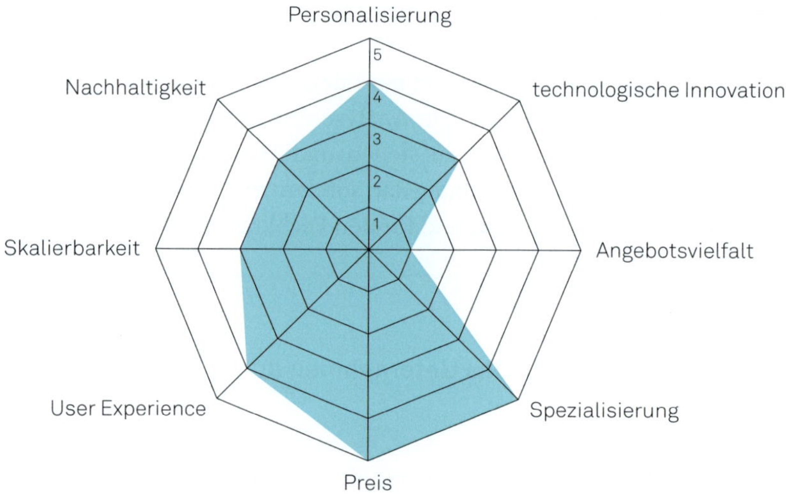

Abbildung 6-17: Marktpositionierung von Lindera.

Fazit der Autoren

Bei Lindera kommen vielversprechende Potenziale zusammen – so ist das Start-up nicht nur eine deutsche Technologie mit klarem internationalem Potenzial (Lindera hat gerade ein Investment eingesammelt, um nach Brasilien zu expandieren), sondern es löst das Unternehmen ein klares Problem, ohne zur Old Economy im Wettbewerb zu stehen, diese vielmehr positiv ergänzend. In Bezug auf den demografischen Wandel widmet sich Lindera mit der Sturzprävention einem eindeutig relevanten Thema, unterstützt Senioren dabei, bis ins hohe Alter in der eigenen Wohnung leben zu können. Der präventive Ansatz erweitert auch den Nutzerkreis über denjenigen mit akutem Handlungsbedarf hinaus. Das Erfolgsrezept bisher ist vor allem in Deutschland die direkte Entlastung einer eh schon überforderten Branche; Lindera nimmt damit als Start-up eine ganz spannende Rolle ein: als Problemlöser statt als disruptive Konkurrenz. Das finden wir gut gelöst.

Dennoch ist die Disruptiveness und Erfolgswahrscheinlichkeit des Start-ups kritisch zu hinterfragen. Die Insellösung hat einen sehr eingeschränkten einmaligen Anwendungsfall und benötigt einen hohen Marketingaufwand zur Bekanntmachung der Lösung. Hinzu kommt die Hürde, dass die Zielgruppe mit der digitalen Lösung oftmals nicht umgehen kann, teils die pflegenden Angehörigen ebenfalls nicht. Wenn Lindera diese Hürden überwinden kann, hat das Unternehmen eine sehr spannende Zukunft vor sich.

Nennenswerte Wettbewerber

- **Top 2 in Deutschland:**
  - MOIO.care (D)
  - Cogvis (A)
- **Top 3 weltweit:**
  - SafelyYou (USA)
  - CherryHome (USA)
  - Aladin (USA)

Start-up	Handel: Apotheken	—	12345

6.21 DocMorris – Deutschlands erste Online-Apotheke wird erwachsen

6.21.1 Kurzprofil

2000, (NL); 2004: Firmensitz in Heerlen (NL)	ca. 600	>4 Mio. Kunden	Akquisition durch Zur Rose Group (2012)	E-Commerce-Plattform

DocMorris ist eine der erfolgreichsten Versandapotheken auf dem deutschen Markt und entwickelt sich mit Hilfe des Mutterkonzerns stetig weiter.

6.21.2 Story

Mit der Vision, den deutschen Arzneimittelmarkt zu transformieren, gründeten der niederländische Apotheker Jacques Waterval und der deutsche Informatiker Ralf Däinghaus bereits im Jahr 2000 die Versandapotheke in den Niederlanden. Grund für den Firmensitz in den Niederlanden, wo DocMorris noch heute im Gewerbepark Avantis sitzt, waren die strengen Regulierungen, die in Deutschland zu dem Zeitpunkt galten. Durch bewusst herbeigeführte Konflikte mit dem deutschen Gesetz übernahm DocMorris die Pionierrolle für den Online-Versand von Arzneimitteln. Nach mehreren gewonnenen Verhandlungen verschickt die E-Commerce-Apotheke heutzutage rezeptfreie und verschreibungspflichtige Medikamente an über vier Millionen Kunden bundesweit und verzeichnete als deutscher Marktführer 2018 einen Umsatz von € 457 Mio (Radtke, 2019c).

DocMorris bietet neben dem Arzneimittelversand ein breites Portfolio an Beratungen und Services an. Dazu gehören die Live-Beratung per Video, aber auch eigene Apps, wie die Apotheken-App zur Anlage eigener Medikamentenlisten und Überprüfung von Wechselwirkungen zwischen Arzneimitteln. Mit dem stetig wachsenden Zusatzangebot versucht DocMorris, die Vor-Ort-Beratung einer stationären Apotheke langfristig ersetzen zu können. Seit 2012 gehört DocMorris zur Zur Rose Group, die im Zuge ihrer Digitalstrategie langfristig den Aufbau eines Gesundheits-Ökosystems plant, das über eine Plattform Ärzte, Pharmaindustrie, Krankenversicherungen und Patienten verbinden soll (Zur Rose Group AG, n.d.).

6.21.3 Geschäftsmodell

Was ist der USP für den Kunden?

DocMorris erfüllt nahezu alle Anforderungen eines userfreundlichen Online-Shops. Die Arzneimittel können häufig am nächsten Tag ausgeliefert werden und der Versand ist mit Rezept oder ab 19 Euro Einkaufspreis kostenlos. Zwar ist die postalische Einsendung des Rezepts immer noch notwendig, soll aber durch die Einführung des elektronischen Rezepts 2020 verzichtbar werden. Von ihrer unmittelbaren Konkurrenz unter den Versandapotheken hebt sich DocMorris durch ihr breites Beratungsangebot ab, und versucht damit, ihren Kunden die persönliche Beratung – der USP der stationären Apotheke – ebenfalls anzubieten. Von den stationären Apotheken hebt sich DocMorris auch über hohe Rabatte auf rezeptfreie Medikamente ab.

Wie verdient das Unternehmen/Start-up Geld?

DocMorris bezieht die Medikamente direkt vom Hersteller. Eine Herausforderung war dabei, als ausländische Apotheke den für deutsche Apotheken geltenden Herstellerrabatt in Anspruch nehmen zu können. In ihrer Vorreiterrolle konnte sich DocMorris auch in diesem Fall gerichtlich durchsetzen. Durch ihre ambitionierten Expansionspläne wird die Versandapotheke auch in naher Zukunft noch auf die ersten Gewinne verzichten müssen.

Wo steht das Unternehmen auf dem Weg zur kritischen Masse?

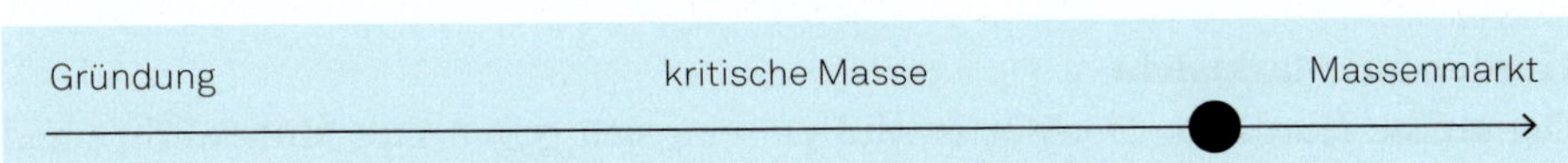

Als Marktführer in Deutschland, mit einem Marktanteil von 37 % (Dittli, 2019), und durch den Zukauf von Versandapotheken wie Eurapon und apo-rot hat DocMorris mit über vier Millionen Kunden den deutschen Massenmarkt bereits erreicht. Mit einer Markenbekanntheit von über 65 % ist DocMorris Deutschlands bekannteste Apothekenmarke (DocMorris, n.d.c). Allerdings sind große Expansionen unter anderem nach Frankreich und Italien geplant, um sich gegen Konkurrenten wie die Shop Apotheke – bereits in acht europäischen Ländern aktiv – durchzusetzen (Salz, 2018). Mit dem geplanten Einstieg von Amazon bleibt es abzuwarten, ob sich DocMorris europaweit als Marktführer behaupten kann. Aufgrund der doch begrenzten Skalierbarkeit einer Versandapotheke, folgt die Integration der Marktteilnehmer über ein Plattform-Modell, das durch die Digitalstrategie der Zur Rose Group bereits in Planung ist.

Welche traditionellen Player werden disrupted?

Durch das Geschäftsmodell von DocMorris werden vor allem die stationären Apotheken disruptiert und dabei insbesondere der Verkauf von rezeptfreien Medikamenten. Der Online-Versand von Arzneimitteln ist für den Endkunden vor allem günstiger und komfortabler. Mit einem umfangreichen Beratungsangebot versucht DocMorris, die fehlende persönliche Ebene einer Internetbestellung wettzumachen, um langfristig die stationäre Apotheke ersetzen zu können. Laut der Bundesvereinigung Deutscher Apothekerverbände e. V. (ABDA) beträgt der Marktanteil des Versandhandels für rezeptfreie Medikamente bereits 17,7 %. Der Marktanteil der verschreibungspflichtigen Arzneimittel liegt allerdings nur bei 1,1 % (Bundesvereinigung Deutscher Apothekerverbände e. V., 2019), aufgrund des umständlichen Rezepteinreichungsprozesses (per Post). Mit dem kommenden E-Rezept, für das sich DocMorris schon lange eingesetzt hat, könnte sich dies allerdings grundlegend ändern. Bis 2022 rechnet der Zur Rose Group CEO Walter Oberhänsli sogar mit einer Umsatzverdopplung (Dittli, 2019).

Was muss passieren, damit sich das Unternehmen durchsetzt?

Hürden aus Marktsicht
Die größte Hürde für DocMorris wird es sein, sich gegen ihre Mitbewerber und potenzielle Markteinsteiger, wie Amazon, durchzusetzen. Um sich auf dem stark umkämpften Markt behaupten zu können, muss DocMorris ihre aggressive Preispolitik fortführen, weiterhin investieren und vor allem expandieren. Da auch die Zur Rose-Gruppe verstanden hat, dass Amazon den Versandapotheken-Markt früher

oder später dominieren wird, versucht sie nun über den bestehenden Kundenzugang ein Plattform-Modell entlang des Patientenpfades aufzubauen. Die Kooperation mit KRY ist ein erster Schritt in diese Richtung (Zur Rose Group AG, n.d.).

Im Zuge der bevorstehenden Internationalisierung gilt es ebenfalls, die unterschiedlichen Regulierungen für den Online-Versand von Medikamenten in den europäischen Ländern zu überwinden. Dabei ist es von Bedeutung, sich ein großes Netzwerk aus Krankenversicherungen, Pharmaherstellern und Drittanbietern aufzubauen, die in ein Plattform-Modell ebenfalls integriert werden könnten. Ein Einstieg in Europa würde Amazon folglich nur durch eine Akquisition möglich sein, die Zur Rose-Chef Oberhänsli selbst aber nicht ausschließen möchte (Schüller, 2018).

6.21.4 Marktpositionierung

DocMorris positioniert sich wie ein klassischer Category Leader im E-Commerce und zeichnet sich vor allem durch Angebotsvielfalt, Preis und User Experience (in diesem Fall vor allem Services) aus (Abbildung 6-18):

- Angebotsvielfalt: DocMorris führt über 180 000 Produkte und hat es geschafft, ein userfreundliches Serviceportfolio aufzubauen und Beratungsleistungen, wie Videoberatung, anzubieten.
- Preis: DocMorris fährt eine aggressive Preispolitik, die für den Kunden deutliche Preisvorteile gegenüber den stationären Apotheken bringt. Allerdings sind die Preise im Vergleich zur Online-Konkurrenz vergleichbar.
- User Experience: Hier erfüllt DocMorris alle Anforderungen eines modernen Online-Shops und hakt die typische Checkliste aus bequemen Zahlungsweisen, kostenlosen Retouren und Next-Day Lieferung ab.

Skalierbarkeit und Nachhaltigkeit sind auf der einen Seite stark, da DocMorris als größte Versandapotheke Europas die besten Voraussetzungen hat, mit Einführung des E-Rezeptes stark zu skalieren und sich durch hohe Eintrittskosten und Konsolidierung im Markt als Marktführer zu positionieren, jedoch droht der Markteinstieg von Amazon zunehmend, das Geschäftsmodell von DocMorris stark infrage zu stellen.

Fazit der Autoren

Die Vorreiterrolle von DocMorris im digitalen Apothekenmarkt ist unangefochten, und so hat sich das Unternehmen in den letzten 20 Jahren immer wieder in den Ring begeben und Präzedenzfälle geschaffen, die den Markt vorantreiben, aber auch viele Kontroversen schufen. DocMorris hat „Aufs und Abs“ mitgemacht und steht

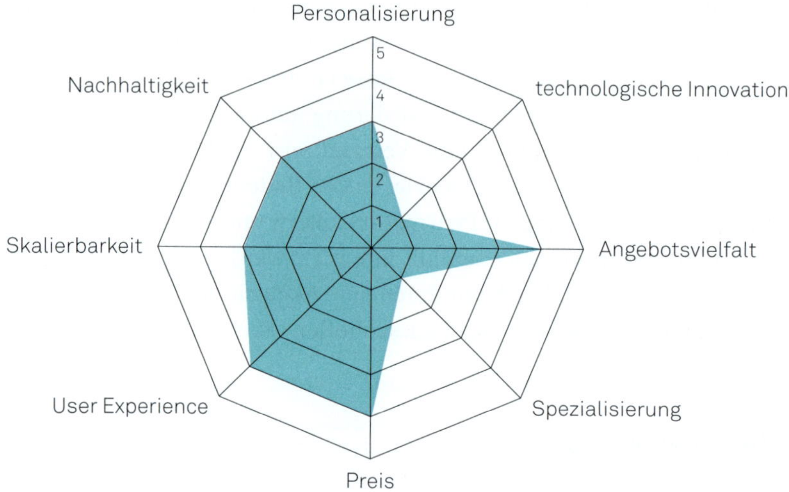

Abbildung 6-18: Marktpositionierung von DocMorris.

auch heute noch vor ungewisser Zukunft als Teil der Digitalstrategie der Zur Rose-Gruppe. Doch finden wir beeindruckend, was DocMorris geschafft hat und dass sie den sich konsolidierenden Markt der Online-Apotheken weiterhin dominiert. Seit einigen Jahren ist das Unternehmen wieder auf Wachstumskurs – und den prognostizieren wir auch weiter in die Zukunft. Nur wissen wir auch, dass Amazon den Markt immer stärker fokussiert, und im Kampf gegen Amazon zieht DocMorris ganz sicher den Kürzeren. Das ist DocMorris auch sehr bewusst und so investiert das Unternehmen aktiv in die Entwicklung einer Gesundheitsplattform, um sich vom E-Commerce Geschäft unabhängiger zu machen. Ein Teil davon ist die Kooperation mit Telemedizin-Anbieter KRY, der seit 2019 stark in den deutschen Markteintritt investiert. Die Kooperation sehen wir als sehr positiv und vielversprechend, allerdings scheint DocMorris nur der erste Schritt zu sein für KRY, das Ambitionen zeigt, mit Tausenden lokaler Apotheken zu kooperieren.

Generell versuchen heute gefühlt alle halbwegs digital denkenden Player der Gesundheitsbranche, die nächste Gesundheitsplattform zu werden, und so wird es DocMorris nicht leicht haben. Als Konnektor zwischen Arzt, Tele-Arzt oder Eigendiagnose und den benötigten Medikamenten ist die Rolle des digitalen Apothekers und Beraters sicher kein schlechter Ausgangspunkt. Es gehören aber vor allem langfristiges Denken, Kapital und Aufbau guter Kundenbindungsmechanismen dazu. Kapital und eine strategische Vision hin zur Gesundheitsplattform bietet die Mutterfirma Zur Rose. Ein Marktvorteil, welcher DocMorris im deutschen Markt zum überlegenen Player macht.

Nennenswerte Wettbewerber

- **Top 3 in Deutschland:**
  - Shop Apotheke
  - Europa Apotheek
  - Medpex
- **Top 3 weltweit:**
  - PillPack (Amazon)
  - Yiyao (China)
  - Pharmacy2u (UK)

Start-up | Handel: Apotheken | individuelle Versorgung | 1**2**345

6.22 PillPack by Amazon Pharmacy – Online-Apotheke mit Raketenantrieb

6.22.1 Kurzprofil

2013, Manchester (USA)	101–250	n.a.	Akquisition durch Amazon für $ 753 Mio.	E-Commerce-Plattform

PilPack hat durch die Übernahme von Amazon einen Raketenschub im Gesundheitsmarkt bekommen und weist unter den Full-Service-Apotheken das größte Potenzial auf.

6.22.2 Story

Nahezu ein Viertel der amerikanischen Bevölkerung nimmt jeden Monat drei oder mehr verschreibungspflichtige Arzneimittel ein. Das sind etwa 70 Millionen Menschen, die für den regelmäßigen Einkauf ihrer Medikamente auf ihre örtliche Apotheke angewiesen sind (Langreth, 2019a). Seit 2013 hat sich PillPack dieser Problemstellung angenommen. Als Full-Service-Apotheke übernimmt sie die Organisation der Medikamente ihrer Kunden. PillPack sortiert und etikettiert die Arzneimittel mit Datum und Uhrzeit und versendet sie in personalisierten Paketen monatlich mit jeglichen Apothekenprodukten, die darüber hinaus benötigt werden. Der Service ist dabei kostenlos.

Mit einer Finanzierung von über $ 100 Mio. und einem jährlichen Umsatz von $ 299 Mio., weckte das innovative Geschäftsmodell das erste Interesse von potenziellen Erwerbern, u.a. von Walmart, die bereits auf dem $ 333 Mrd. großen Markt der verschreibungspflichtigen Arzneimittel aktiv sind (Langreth, 2019a). 2018 kaufte allerdings Amazon, lange schon den Eintritt in den Gesundheitsmarkt suchend, für $ 753 Mio. das Start-up. Seitdem versucht Amazon über Marketingkampagnen den großen Kundenpool zu nutzen, um das Geschäftsmodell landesweit zu skalieren.

6.22.3 Geschäftsmodell

Was ist der USP für den Kunden?

Als klassische Versandapotheke bietet PillPack ihren Kunden vor allem Komfort. Dabei geht das Unternehmen den nächsten logischen Schritt hin zur individuellen Versorgung, den viele (Online-)Apotheken noch nicht geschafft haben: die personalisierte Verpackung und Versendung der Medikamente auf Monatsbasis. Dies ist vor allem für ältere oder chronisch kranke Patienten mit mehreren Medikamenten eine sichere und bequeme Art, ihre Medikamente zu erhalten. Dabei kennzeichnet PillPack sogar das genaue Datum und die Uhrzeit auf der Etikettierung.

Wie verdient das Unternehmen/Start-up Geld?

Über jedes verkaufte Arzneimittel generiert PillPack eine Marge. Diese ist in einer kostengetriebenen Branche von überschaubarer Größe, sodass das Start-up stark von der Skalierbarkeit seines Geschäftsmodells abhängig ist. Eine Akquisition durch Amazon ermöglicht ihnen eine proaktive Vermarktung an die zahlreichen Kunden des Prime-Programms. Für Amazon besitzt PillPack ein signifikantes Umsatzpotenzial. Der durchschnittliche PillPack-Nutzer generiert jährliche Erlöse von $ 5000, ein Vielfaches des durchschnittlichen Prime-Mitglieds, das $ 1300 einbringt (American Hospital Association, n.d.).

Wo steht das Unternehmen auf dem Weg zur kritischen Masse?

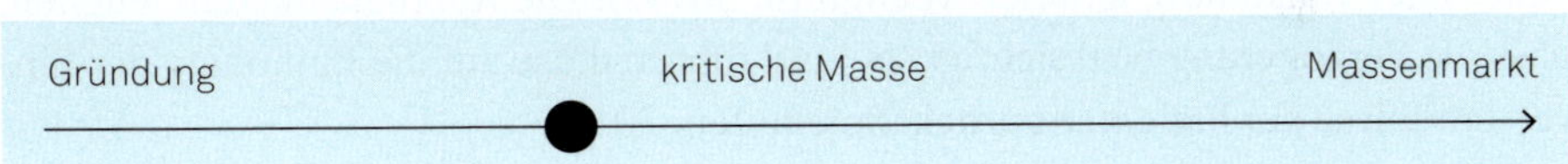

Anhand der Umsatzzahlen und der Angaben zu den jährlichen Ausgaben eines PillPack-Nutzers lässt sich auf eine noch sehr überschaubare Kundenzahl schließen. Jedoch war der kürzliche Verkauf an Amazon ein Meilenstein, der grundlegend sein wird für die Entscheidung, ob sich PillPack in Zukunft in dem umkämpften Markt durchsetzen kann. Die Logistik und der Kundenpool der über 100 Millionen Prime-Nutzer des Versandhandelsgiganten öffnen der Versandapotheke den Zugang zu einer Vielzahl an potenziellen Kunden. Gelingt es Amazon, diese zu konvertieren und Kooperationen einzugehen, ist der Massenmarkt schnell erreicht und eine internationale Expansion in naher Zukunft vorstellbar. Eine derartige Kooperation kündigt sich bereits mit dem Versicherungsverbund Blue Cross an, bei dem insgesamt 100 Millionen US-Amerikaner versichert sind (Lau, 2019a).

Welche traditionellen Player werden disrupted?

Die stationären Apotheken sind die Marktteilnehmer, die am meisten durch PillPacks Geschäftsmodell disrupted werden. Der größte Teil der Apothekenumsätze entsteht durch Patienten, die regelmäßig unterschiedliche Arzneimittel einnehmen müssen. Auf genau diese Zielgruppe hat es PillPack abgesehen. Der Endkunde spart sich nicht nur den Weg zur Apotheke, sondern wird zusätzlich noch bei der Arzneimitteleinnahme mit Datum- und Zeit-Etikettierung unterstützt. Für akute Probleme und Beschwerden ist ein Kundendienst 24/7 erreichbar. Wenn PillPack bei seinem Wachstum eine hohe Servicequalität beibehalten kann, werden es die Apotheken sein, die als Erste um ihre Existenz kämpfen müssen.

Was muss passieren, damit sich das Unternehmen durchsetzt?

Hürden aus Marktsicht
Durch den Erwerb durch Amazon hat PillPack viele potenzielle Verbündete verloren. Große Konzerne, wie CVS, Walgreens und Rite Aid, die zusammen über 20000 Drogerien und Apotheken unterhalten, wehren sich gegen Amazons Eintritt in den Markt. Um seinen Kunden die Arzneimittel ausliefern zu können, muss PillPack bei der zuständigen Apotheke oder beim zuständigen Arzt die sogenannten Refill-Rezepte anfragen. Seit der Übernahme werden diese Anfragen nur langsam bearbeitet oder vollständig ignoriert (Langreth, 2019a). Die Apothekenketten leugnen, dass die Verzögerung beabsichtigt sei, und führen diese auf die Einholung der Einverständnisse der Patienten zurück (Spielhofen, 2019).

PillPack ist nicht das einzige Unternehmen, welches das Potenzial des Markts erkannt hat. Alto Pharmacy und Capsule sind US-amerikanische Start-ups, die ihre Kunden mit verschreibungspflichtigen Arzneimitteln am selben Tag beliefern können. Capsule ist zwar erst in New York City aktiv, allerdings erhielt das Unternehmen kürzlich ein großes Funding von über $ 200 Mio., mit dem eine Expansion in weitere Ballungsgebiete geplant ist. Hier bleibt abzuwarten, ob aus dem jungen Unternehmen ein ernstzunehmender Wettbewerber werden könnte (Langreth, 2019b).

6.22.4 Marktpositionierung

PillPacks Positionierung (Abbildung 6-19) dreht sich stark um die Personalisierung der Medikation, indem für jeden Patienten die richtigen Arzneimittel mit Zeit- und Datum-Etikettierung versehen werden. Dieser Zusatznutzen ist simpel und dennoch überzeugend, denn der Kunde hat nun eine Sorge weniger und Tabletten werden seltener vergessen, verwechselt oder zum falschen Zeitpunkt eingenommen. Diese Positionierung ist sehr spezialisiert – auf Menschen, die eine Vielzahl von Medikamenten regelmäßig einnehmen. Dies ist zwar eine klare Spezialisierung, allerdings auf eine wachsende Zielgruppe in einer alternden Bevölkerung und bei einer Zunahme chronischer Krankheiten. Die höchste Positionierungsbewertung ist allerdings in puncto Preis, denn der Service der Organisation und Beschriftung der Medikamente wird ohne Aufpreis übernommen.

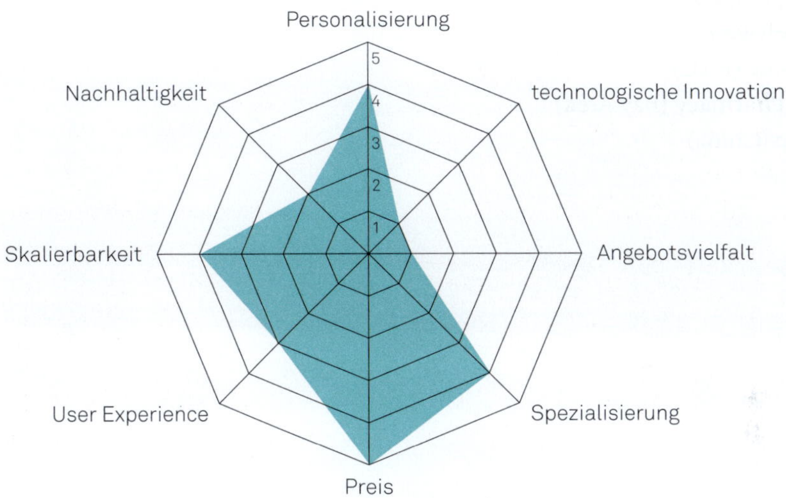

Abbildung 6-19: Marktpositionierung von PillPack.

Fazit der Autoren

PillPack steht zwar als Exit an Amazon am Ende seiner Start-up-Geschichte, allerdings andererseits mit neuem Namenszusatz „Amazon Pharmacy" nun erst ganz am Anfang seines Potenzials. Die Akquisition war absolut sinnvoll aus Amazons Sicht und ist eine superspannende Entwicklung, denn sie legt einen der Grundsteine für Amazon, immer tiefer in den Apothekenmarkt einzusteigen. Und auch für PillPack ist Amazon ein großer Zugewinn. Denn als Start-up war PillPack ganz „okay", mit deutlichem Wachstum, aber auch hart erkämpften minimalen Marktanteilen. Mit Amazon als Rückenwind und mit Zugang zu Amazons Kundenbasis hat PillPack nun Potenzial für gigantisches Wachstum.

Die Autoren erwarten sich in den nächsten Jahren erhebliche Weiterentwicklungen des Angebotes und eine enge Verknüpfung der Services mit Prime-Angeboten und den Angeboten der Amazon-Care-Plattform. Amazon meint es ernst mit dem Medikamentenversand und wird hier aggressiv investieren.

Nennenswerte Wettbewerber

- **Top 3 in Deutschland:**
  - DocMorris
  - Shop Apotheke
  - Europa Apotheek
- **Top 3 weltweit:**
  - Capsule (NYC)
  - Alto Pharmacy (Bay Area)
  - Yiyao (China)

Start-up	Handel: Apotheken	digitaler Zugang	12**3**45

6.23 Zava – für alle Themen, die Du nicht mit deinem Arzt besprechen willst

6.23.1 Kurzprofil

2010, London (UK)	ca. 160	>4,2 Mio. Behandlungen	Series A, $ 34 Mio.	regelbasierter Chatbot

Bei Zava können bloß über das Ausfüllen eines Online-Fragebogens verschreibungspflichtige Medikamente online bestellt werden.

6.23.2 Story

Unter dem Namen „DrEd" 2010 in London gegründet, ist Zava eine Online-Arztpraxis, die Patienten aus der DACH-Region, England, Frankreich und Irland ausschließlich aus der Ferne berät und behandelt. Bis heute haben über drei Millionen Patienten europaweit von 20 approbierten Ärzten in den Bereichen Männer- und Frauengesundheit, Innere Medizin, Allgemein- und Reisemedizin über Zava verschreibungspflichtige Medikamente erhalten. Im ersten Schritt muss der Patient dazu einen medikamentspezifischen Fragebogen ausfüllen, der anschließend ärztlich ausgewertet wird. Bei erfolgreicher Eignungsprüfung erfolgt der Versand der verschreibungspflichtigen Medikamente über eine europäische Versandapotheke innerhalb von ein bis drei Werktagen (Zava, n.d.e). Als Alternative zum Fragebogen bietet Zava Online-Sprechstunden über Video und Telefon an, die allerdings nicht immer verfügbar sind. Erst kürzlich gelang es dem Gründerteam, eine Finanzierung von $ 32 Mio. durch den niederländischen Investor HPE Growth einzusammeln (Crunchbase, n.d.m). Mit dem Geld ist eine europaweite Expansion und die Eröffnung neuer Standorte in Deutschland geplant.

6.23.3 Geschäftsmodell

Was ist der USP für den Kunden?

Zavas Service ist praktisch und diskret. Nur durch das Ausfüllen eines Fragebogens kann der Patient innerhalb von ein bis drei Werktagen an verschreibungspflichtige Arzneimittel gelangen. Zava hat sich zum großen Teil auf Krankheiten aus medizinischen Bereichen spezialisiert, deren ärztliche Untersuchung vielen Patienten häufig unangenehm ist (wie z. B. Verhütung, Erektionsstörungen und Haarausfall). Durch Zavas Service kann der Patient eine direkte Behandlung beim Arzt vermeiden und die benötigten Arzneimittel dennoch schnell und einfach erhalten.

Wie verdient das Unternehmen/Start-up Geld?

In Abhängigkeit vom benötigten Medikament unterscheiden sich die Kosten der Sprechstunde. Diese liegen zwischen € 9 und € 29 für Arzneimittel und bei € 29 bis € 89 für die Testkits (Zava, n.d.f). Die Kosten der Arzneimittel können standardmäßig von den Krankenversicherungen übernommen werden.

Wo steht das Unternehmen auf dem Weg zur kritischen Masse?

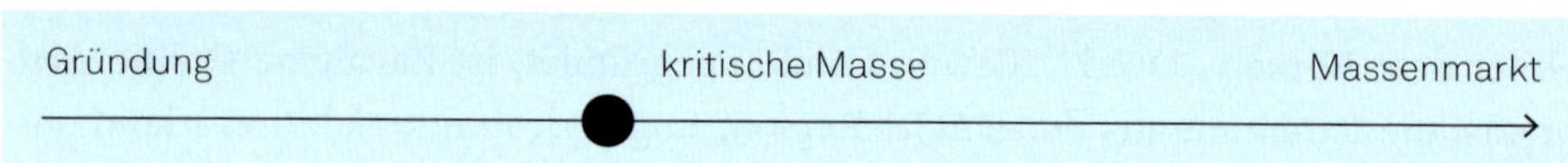

Im Zuge der Liberalisierung der Telemedizin kann Zava zu diesem Zeitpunkt viel Momentum aufnehmen. Mit über drei Millionen behandelten Patienten ist das Unternehmen derzeit Marktführer unter den Online-Arztpraxen in Europa. Bisher bedient Zava hauptsächlich eine Nische an Krankheiten und Störungen, die als gesellschaftliche Tabuthemen klassifiziert werden können. In Zukunft wird Zava auf ein breiteres Portfolio an Arzneimitteln zurückgreifen und ihr telemedizinisches Angebot ausbauen müssen, um den Besuch beim Hausarzt ersetzen und den Massenmarkt erreichen zu können.

Welche traditionellen Player werden disrupted?

Zava disrupted den klassischen Besuch beim Hausarzt. Durch den Einsatz der medikamentspezifischen Fragebögen kann eine Konsultation durch einen Arzt zum großen Teil vollständig vermieden werden. Dies setzt jedoch häufig eine Diagnose und ein gewisses Vorwissen des Patienten voraus. Bei Unklarheit muss auf die Video- oder Telefonsprechstunde mit einem der Zava-Ärzte zurückgegriffen werden. Das derzeitige Geschäftsmodell ist jedoch nicht auf alle Arzneimittel anwendbar. Für einige Diagnosen ist eine direkte Sprechstunde mit einem Arzt unvermeidbar, so dass Zava ihre telemedizinischen Dienste ausbauen muss, um den Besuch beim Hausarzt vollständig ersetzen zu können.

Was muss passieren, damit sich das Unternehmen durchsetzt?

Hürden aus Marktsicht
Für ein Start-up, das in mehreren Ländern in Europa aktiv ist, sind die jeweiligen gesetzlichen Regelungen das größte Hindernis. In Deutschland sind die ersten Hürden mit den Gesetzen zur Aufhebung des Fernbehandlungs- und Fernverordnungsverbots allerdings gefallen. Dennoch gibt es immer wieder kritische Stimmen in Bezug auf Behandlungs- und Anwendungshinweise, wie z.B. Nebenwirkungen und Wechselwirkungen zwischen Arzneimitteln: Durch Zavas Service wird auf diese nicht umfangreich genug hingewiesen, da kein Arzt im Dialog aufkommende Fragen beantworten kann.

Entscheidend wird auch die zukünftige Positionierung von Zava sein. Der momentane Fokus liegt noch auf der schnellen und einfachen Verschreibung rezeptpflichtiger Arzneimittel für Krankheiten und Störungen, die noch als gesellschaftliche Tabuthemen gelten. Um den Besuch beim Hausarzt wirklich ersetzen zu können, müssen das Produktportfolio und die telemedizinischen Dienste stark erweitert werden. Diesbezüglich tritt Zava in den direkten Wettbewerb mit großen Telemedizin-Anbietern und geplanten Plattform-Lösungen.

6.23.4 Marktpositionierung

Zava ist bis dato ein recht spezialisiertes Geschäftsmodell (Abbildung 6-20), deckt nur gewisse medizinische Bereiche ab und spezialisiert sich auf verschreibungspflichtige Arzneimittel aus Frauen- und Männergesundheit, Innere Medizin, Allgemein- und Reisemedizin. Damit ist die Angebotsvielfalt nicht im Ansatz so umfangreich wie bei einer klassischen (Online-)Apotheke. Zava positioniert sich ebenfalls über die User

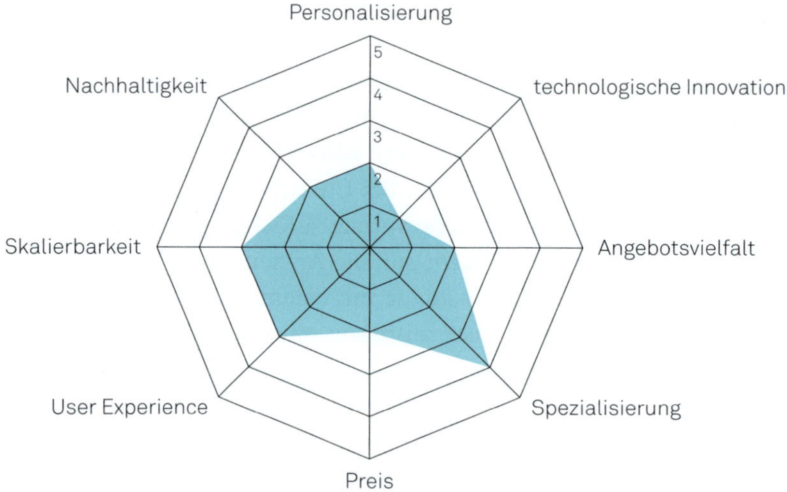

Abbildung 6-20: Marktpositionierung von Zava.

Experience und einen hohen Fokus auf Diskretion, Einfachheit und schnelle Lieferung. Skalierbarkeit ist ein weiteres Merkmal des Modells. Durch die Hürden abbauenden gesetzlichen Regulierungen scheint der Weg geebnet für eine nationale und internationale Skalierung. Jedoch steigt hierdurch auch die Anzahl der Wettbewerber, gegen die Zava sich in Zukunft wird durchsetzen müssen.

Fazit der Autoren

Zava ist aus Sicht der Autoren ein typisches Opportunitätsmodell. Das Modell war lange in einer Grauzone unterwegs und hat internationale Gesetzeslücken ausgenutzt, allerdings mit Erfolg, wie wir anerkennen müssen. Doch im Prinzip ist das Modell nur ein kurzfristig valides Geschäftsmodell gewesen, solange die Gesetze weder Telemedizin noch E-Rezept zuließen.

Allerdings ändert sich das aktuell stark und die Telemedizin etabliert sich nun in großen Schritten. Das Werteversprechen der Diskretion von Zava wird dabei größtenteils von anderen Telemedizin-Anbietern übernommen und so verliert Zava einen wichtigen USP. Wenn Zava relevant bleiben möchte, muss das Unternehmen sich neu erfinden. Und hier kann die Nische auch ein großer Vorteil sein, denn die Themen, die Zava bedient, sind ein ganz spezieller Bereich der Medizin, und so kann Zava hier als Experte, diskreter Berater und Begleiter auftreten für all die Themen, die man lieber nicht mit seinem regulärem Hausarzt bespricht.

Nennenswerte Wettbewerber

- **Top 3 in Deutschland:**
  - TeleClinic
  - minxli
  - arztkonsultation
- **Top 3 weltweit:**
  - Fernarzt.com (UK)
  - KRY (Schweden)
  - Teladoc (USA)

Traditional	Pharma	—	1**2**345

6.24 Bayer Grants 4 Apps (G4A) – Pharma erfindet sich neu

6.24.1 Kurzprofil

2013, Berlin (D)	11–50	n.a.	n.a.	diverse

Bayers G4A hat es geschafft, in einem sehr trägen Unternehmensumfeld ein international erfolgreiches Acceleratoren-Programm aufzubauen, welches zahlreiche eigene Pilotprojekte hervorgebracht hat.

6.24.2 Story

Die Pharmaindustrie ist eher nicht für besonders innovative, digitale Start-up-Programme bekannt – doch die Bayer AG hat es geschafft, sich hier einen Namen zu machen. Die Bayer G4A, früher bekannt als Grants4Apps, ist seit 2013 Bayers Vorzeigeprojekt. Ursprünglich gegründet, um innovative mobile Apps im Gesundheitsmarkt zu finanzieren, kollaboriert G4A heutzutage in 35 Ländern mit Health-Tech Start-ups, die ihre innovativen Lösungen entwickeln und skalieren wollen.

Das Portfolio enthält bereits über 140 Start-ups, mit denen Bayer G4A in verschiedenem Ausmaß zusammengearbeitet hat. Im Oktober 2019 kündigte Bayer die Kooperation mit elf weiteren Start-ups an, die im Growth bzw. im Advance Track unterstützt werden. Im Growth Track stellt Bayer den Start-ups in der Seed-Phase eine Geldbetrag zwischen € 50 000 und € 100 000, Industrie-Know-how und einen Arbeitsplatz im Co-Working Space zur Verfügung. Im Advance Track handelt es sich um eine kommerzielle Partnerschaft mit reiferen Start-ups, die – basierend auf Meilensteinen – finanzielle Mittel erhalten. Zu den Teilnehmern im letztgenannten Programm gehört bspw. die aus Amsterdam stammende Payment-Plattform CarePay International (Bayer G4A, n.d.c), eine mobile Gesundheitsdaten- und Zahlungsplattform aus Amsterdam mit einem Funding von über € 45 Mio.

6.24.3 Geschäftsmodell

Was ist der USP für den Kunden?

Bei der Bayer G4A handelt es sich um ein spezialisiertes Accelerator-Programm. Durch die enge Zusammenarbeit mit der Bayer AG haben die Start-ups Zugriff auf die internen Ressourcen und das Netzwerk eines Pharmakonzerns, der bereits seit über 150 Jahren besteht und seitdem stetig wächst. Für Health-Start-ups sind die richtigen Kontakte und potenzielle Skalierungsmöglichkeiten häufig wichtiger als ein bloßes Investment.

Wie verdient das Unternehmen Geld?

Der Pharmakonzern hat schon seit einigen Jahren mit sinkender Profitabilität zu kämpfen. Als strategischer Accelerator geht es ihm bei G4A nicht unbedingt um unmittelbare Gewinnmaximierung, sondern um langfristige Partnerschaften mit jungen Unternehmen. Die innovativen Technologien und Produkte werden dabei genutzt, um Kundenbedürfnisse besser zu verstehen und neue Geschäftsfelder zu erschließen. Für einen traditionellen Pharmakonzern ist die Integration von Innovationen unabdingbar, um wettbewerbsfähig bleiben zu können.

Wo steht das Unternehmen auf dem Weg zur Digitalisierung?

In Anbetracht einer sehr konservative Chemie- und Pharmabranche, in der die Digitalisierung noch nicht unbedingt als Megatrend identifiziert wurde, ist es nicht überraschend, dass auch die Bayer AG diesbezüglich noch etliche Schwächen aufweist. Die Erschließung neuer Geschäftsfelder und Entwicklung neuer Lösungen ist für Pharmakonzerne ein entscheidender Faktor, um in Zukunft wettbewerbsfähig bleiben zu können. Im Vergleich zu ihren Mitbewerbern ist die Bayer AG durch ihren Accelerator und das Portfolio mit über 140 Start-up-Partnerschaften breiter aufgestellt.

Welche Schwächen könnten in Zukunft kritisch werden?

Auch in Zukunft – wie bereits in den vergangenen Jahren – wird die Bayer AG mit den sinkenden Umsätzen der Consumer-Health-Sparte zu kämpfen haben.

6.24.4 Marktpositionierung

Durch G4A beweist die Bayer AG, dass sie einen hohen Kundenfokus hat und stetig daran arbeitet, die User Experience über die Integration von neuen Technologien und die Erschließung neuer Geschäftsfelder zu optimieren. G4A punktet vor allem mit einem breit aufgestellten Programm für jegliche innovativen Themen innerhalb der Pharmabranche und kann den Start-ups eine große Plattform als „Spielwiese" bieten (Abbildung 6-21).

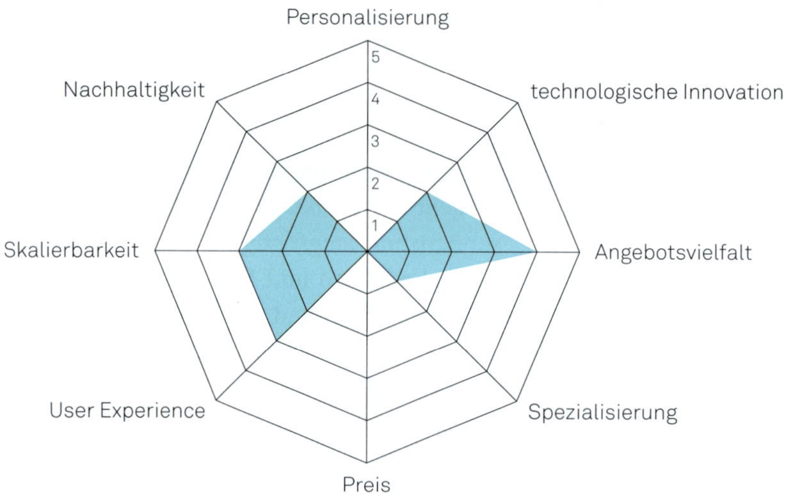

Abbildung 6-21: Marktpositionierung von Bayer G4A.

Einschätzung der Autoren

Bayer überrascht uns mit einem hochprofessionellen international anerkannten Acceleratoren-Programm – 140 Start-ups im Portfolio, über 35 Länder? Hut ab. Wir haben viele solcher Corporate-Programme in anderen Industrien scheitern sehen und sind beeindruckt, wie lange Bayer dieses Programm schon erfolgreich vorantreibt. Das impliziert die Erfolgsrate der Kooperationen – auch wenn man von außen das Involvement von Bayer in den Start-ups nicht gänzlich nachvollziehen kann. Wir wünschen uns mehr solcher Programme in der Pharmabranche, aber noch warten wir auf den großen Exit eines G4A-Start-ups.

Nennenswerte Wettbewerber

- **Top 3 in Deutschland:**
  - Making More Health (MMH; Boehringer Ingelheim)
  - Merck Accelerator
  - Start-up-Bootcamp Digital Health Berlin
- **Top 3 weltweit:**
  - Start-up Health (USA)
  - Blueprint Health (USA)
  - DigitalHealth.London (UK)

Expertenliste (Auszug)

In der Vorbereitung dieses Buches haben wir verschiedene Experten aus der Digital-Health-Szene interviewt und möchten uns herzlich für die Zeit, die guten Gespräche, die Zusammenarbeit und die wertvollen Insights bedanken!

1. Christian Rebernik, Venture Partner bei Founders Lane (ehem. Gründer und Geschäftsführer von Vivy) (Kapitel: Digitale Infrastruktur)
2. Christoph Massner, Associate bei Earlybird Venture Capital (Kapitel: Investoren)
3. Daniel Nathrath, Gründer und Geschäftsführer von Ada Health (Kapitel: Digitale Versorgung)
4. David Schröder, Senior Manager bei Etribes (Ehem. Investment Manager/Business Development Manager bei AXA) (Kapitel: Kostenträger)
5. Dr. Elmar Waldschmitt, Vorstandsbeauftragter für Strategie und digitales Innovationsmanagement bei der BIG direkt gesund, Geschäftsführer des Healthy Hubs (Kapitel: Kostenträger)
6. Eugene Borukhovich, Chairmann und COO bei YourCoach.Health (ehem. Head of Digital Health der Bayer Group) (Kapitel: Pharma)
7. Fabian Pritzel, Geschäftsführer Innovation und Digital (CTO) bei den Paracelsus-Kliniken (Kapitel: Stationäre Versorger)
8. Frank Birzle, Ehem. Geschäftsführer Global Side (Ex Ottonova Co-Founder & Geschätfsführer) (Kapitel: Kostenträger)
9. Manuel Mandler, Gründer und Geschäftsführer bei alley (ehem. Chief Digital Officer, Head of Health Services and Claims bei der Gothaer Versicherung) (Kapitel: Kostenträger)
10. Marcel Baltes, Gründer und Geschäftsführer bei Talea (Kapitel: Ambulante und stationäre Pflege)
11. Matthias Lau, Gründer und Geschäftsführer bei Heureka Labs (Ehem. Gründer und CTO LifeTime) (Kapitel: Digitale Infrastruktur)
12. Maximilian Achenbach, Head of Digital Commerce bei Phoenix Group (Ehem. Head of E-Health & New Business bei DocMorris) (Kapitel: Apotheken)
13. Min-Sung Sean Kim, Investment Director bei Samsung Catalyst Fund (ehem. Venture Capital Fund Advisor) (Kapitel: Investoren)
14. Roman Rittweger, Gründer und Geschäftsführer der Ottonova AG (Kapitel: Kostenträger und Plattform)
15. Ulrike Nowak, Head of Operations and Consultant Patient Engagement bei admedicum Business for Patients (Kapitel: Pharma)

Glossar

A

Add-on Ergänzung, Erweiterung

B

B2B B2B kommt aus dem Bereich des E-Business. Der Begriff beschreibt die Beziehungen zwischen zwei oder mehreren Unternehmen untereinander.

B2B2C Business to Business to Consumer ist ein Konzept, bei dem es sich um eine Kombination von B2B (Beziehung zwischen zwei Unternehmen) und B2C (Beziehung zwischen Unternehmen und Konsumenten) handelt.

B2C Beziehung zwischen Unternehmen und Konsumenten.

Blockbuster ein in Massen produziertes Medikament, das mehr als 1 Milliarde Euro Umsatz im Jahr generiert

Buyers-Market Käufermarkt; Angebot ist größer als Nachfrage; daher haben Verkäufer weniger Verhandlungsmacht und der Käufer entscheidet sich für das beste Preis-Leistungs-Verhältnis

C

Customer Journey Customer Journey beschreibt die „Reise" (engl. journey), die ein potenzieller Kunde über mehrere, verschiedene Kontaktpunkte (engl. touchpoints) mit einem Produkt, einer Marke oder einem Unternehmen macht, bis er eine gewünschte Zielhandlung vollzieht. Diese Zielhandlung kann beispielsweise ein Kauf, eine Bestellung oder eine Anfrage sein. Eine Customer Journey kann mehrere Stunden oder auch Tage dauern.

Conversion Conversion (Konversion, Umwandlung) ist ein Begriff aus dem Kontext des Online-Marketings. Meist beschreibt er die Umwandlung eines Besuchers einer Website zu einem Kunden oder zumindest zu einem registrierten Nutzer. Er kann allerdings auch einfach nur eine bestimmte digitale Aktion (z. B. der Klick auf eine Werbung) beschreiben. Was genau Conversion beschreibt, hängt von der Beschaffenheit und der Ziele der jeweiligen Website ab.

D

Digital Therapeutics Unter dem Begriff des Digital Therapeutic versteht man Interventionen, die auf Grundlage von Softwareprogrammen durchgeführt werden. Diese Interventionen haben einen direkten Einfluss auf die vorhandene Krankheit, was den Begriff von der größeren Terminologie der „Digital Health" abgrenzt.

Digital Medicine Digital Medicine beschreibt einen Bereich, der sich mit dem Verwenden von Technologien und Tools, die zum Messen und zur Intervention angewendet werden, wenn es um die Gesundheit von Menschen geht, auseinandersetzt.

Digital Pill Bei einer sogenannten „Digital Pill" handelt es sich um eine Tablette, in der sich ein Sensor befindet, der Gesundheitsdaten an eine App sendet, sobald die Tablette eingenommen wurde. Die Daten können dann von dem User, aber auch von Externen, eingesehen und verarbeitet werden.

E

E2E End-2-End-Prozesse beschreiben funktions- und bereichsübergreifende Geschäftsvorfälle. Diese verlaufen durchgängig vom Kunden zum Kunden durch das Unternehmen. Sie sind verbunden mit eindeutigen Definitionen und haben zum Ziel, eine effektive und effiziente Wertschätzungskette zu gestalten.

F

F2F Face to Face ist ein persönliches Gespräch, in dem keine zwischengeschalteten Medien verwendet werden.

G

gematik Gesellschaft für Telematikanwendungen der Gesundheitskarte. 2005 von den Spitzenorganisationen des deutschen Gesundheitswesens gegründet, um die Einführung der eGK und deren Infrastruktur voranzutreiben. Sie unterstützt das BMG maßgeblich bei der Umsetzung aller Digitalisierungspläne.

L

Leistungserbringer Leistungserbringer ist ein Sammelbegriff für Personengruppen, mit denen die Krankenkassen zusammenarbeiten, um die Versorgung der Versicherten sicherstellen zu können. Zu diesen Personengruppen zählen beispielsweise Krankenhäuser, Apotheken, Hebammen, Hersteller von Arzneimitteln uvm.

M

m-Health Mobile Health

MVP Minimal Viable Product, minimal überlebensfähiges Produkt, minimal funktionsfähige Konfiguration eines Produkts

O

OTC-Produkte (Over-the-Counter-products) rezeptfreie Präparate

P

Patient Journey siehe Patientenpfad

Patientenpfad Beschreibt den Verlauf einer Krankheit, wie ihn der Patient selbst erlebt. Dieser Verlauf beginnt bei dem Verspüren von ersten Symptomen, setzt sich fort mit dem ersten Kontakt zu einem Arzt, der dann gestellten Diagnose bis hin zu Folgebehandlungen. Der Prozess umfasst also den kompletten Prozess einer Krankheit bei einem Menschen und kann dem Gesundheitsmarketing wichtige Hinweise liefern, wie eine erfolgreiche Markenstrategie zu entwickeln ist.

Primärversorgung Unter dem Begriff Primärversorgung wird die gesundheitliche Grundversorgung und Beratung zusammengefasst, in der auch über weitere Behandlungsschritte in der ambulanten und stationären medizinischen Behandlung befunden wird. In Deutschland obliegt dies der hausärztlichen Versorgung.

Q

Quantified Self Eine Gemeinschaft von Anwendern und Anbietern mit dem Ziel, einen Austausch von Wissen über die Nutzung von Self-Tracking-Lösungen zu ermöglichen. Beinhaltet sind Mittel und Methoden zur Erfassung von Daten in allen Lebensbereichen. Hauptziel ist allerdings, persönliche Erkenntnisse, die aus den persönlichen Daten abgeleitet werden, nachvollziehen zu können und infolgedessen Veränderungen zu erkennen.

S

Sekundärversorgung Versorgung durch niedergelassene Spezialisten oder Ambulanz/Poliklinik in einer größeren Klinik.

Sellers-Market Verkäufermarkt. Nachfrage ist größer als das Angebot, daher haben Verkäufer eine hohe Verhandlungsmacht.

T

Telematik Der Begriff der Telematik setzt sich aus den Wörtern „Telekommunikation“ und „Informatik“ zusammen. Er beschreibt die Vernetzung verschiedener IT-Systeme und die Möglichkeit, Informationen aus verschiedenen Quellen miteinander zu verknüpfen.

Telematikanwendungen Telematikanwendungen sind Teil der Telematikinfrastruktur. Digitale Anwendungen machen es möglich, dass medizinische Informationen schneller und lückenloser zugänglich sind, wenn diese für die Behandlung von Patienten benötigt werden. Sie helfen, die Arbeitsabläufe in Praxen und auch die Kommunikation zwischen medizinischen Einrichtungen zu verbessern.

Telematikinfrastruktur Die Telematikinfrastruktur (TI) ermöglicht einen sektoren- und systemübergreifenden Austausch von Informationen. Dafür vernetzt sie alle Akteure im Gesundheitswesen des Bereichs der Gesetzlichen Krankenversicherung. Alle Akteure müssen allerdings registrierte Nutzer mit einem elektronischen Heilberuf- und Praxisausweis sein, um für das geschlossene Netz der Telematikinfrastruktur Zugang zu erhalten.

Telemedizin Durch Telemedizin ist es trotz räumlicher Trennung möglich, beispielsweise Diagnostik, Konsultation und medizinische Notfalldienste anzubieten. Dies wird durch den Einsatz von audiovisuellen Kommunikationstechnologien ermöglicht.

U

Unicorn (Einhorn) Start-up, das mindestens eine Milliarde Dollar wert ist.

V

Vertragsarzt Vertragsärzte sind jene Ärzte, die eine Zulassung zur Teilnahme an der ambulanten ärztlichen Versorgung der gesetzlich Krankenversicherten haben. Um eine solche Zulassung zu bekommen, muss der/die Betreffende einige Voraussetzungen erfüllen, darunter unter anderem eine Approbation, eine Eintragung in das Arztregister und eine Verpflichtung auf die vertraglichen und gesetzlichen Grundlagen der GKV.

Abkürzungsverzeichnis

A

AAL	Ambient-assisted Living
ABDA	Bundesvereinigung Deutscher Apothekerverbände
AI	Artificial Intelligence, Künstliche Intelligenz (KI)
API	Application-Programming-Interface

B

B2B	Business-to-Business
B2B2C	Business-to-Business-to-Consumer
B2C	Business-to-Consumer
B2G	Business-to-Government
BAp	Bundes-Apothekerordnung
BAuA	Bundesanstalt für Arbeitsschutz und Arbeitsmedizin
BGW	Bundesgenossenschaft für Gesundheitsdienst und Wohlfahrtspflege
BIG	Bundesinnungskrankenkasse Gesundheit
BMG	Bundesministerium für Gesundheit
BMI	Body-Mass-Index

C

ca.	ungefähr
CAC	Customer Acquisition Cost
CE	Conformité Européenne (Produkt genügt den geltenden Anforderungen)
CeBIT	IT-Messe (Centrum für Büroautomation, Informationstechnologie und Telekommunikation)
CLV	Customer Lifetime Value

D

DH-Start-up	Digital-Health-Start-up
DiGA	digitale Gesundheitsanwendung
DiGAV	Digitale-Gesundheitsanwendungen-Verordnung
DRG	Diagnosis Related Groups
DSGV	Datenschutz-Grundverordnung
DTx	Digital Therapeutics (Digitale Therapeutika)
DVG	Digitale-Versorgung-Gesetz

E

E2E	End-to-End (Ende-zu-Ende)
eGK	elektronische Gesundheitskarte (Chipkarte)
EKG	Elektrokardiogramm
ePA	elektronische Patientenakte
ER	Emergency Room (Notaufnahme)
ERP	Enterprise Resource Planning

F

F2F	Face-to-Face, von Angesicht zu Angesicht
F&E	Forschung und Entwicklung
FAQ	Frequently asked Question; häufig gestellte Frage
FDA	Food and Drug Administration
FFF	Family, Friends and Fools (Business Angels)

G

GK	Gesundheitskunde
GKV	Gesetzliche Krankenversicherung
GOÄ	Gebührenordnung für Ärzte
GPS	Global Positioning System
GroK	Große Koalition
GSAV	Gesetz für mehr Sicherheit in der Arzneimittelversorgung

I

i.d.R.	in der Regel
i.H.v.	in Höhe von
IP	Intellectual Property

K

KBV	Kassenärztlichen Bundesvereinigung
KHZG	Krankenhauszukunftsgesetz
KI	Künstliche Intelligenz
KIS	Krankenhausinformationssystem
KPI	Key Performance Indicator
KV	Krankenversicherung

M

MIT	Massachusetts Institute of Technology
MS&C	Mücke, Sturm & Company
MVP	Minimal Viable Product
MVZ	medizinisches Versorgungszentrum

N

n.a.	not applicable, nicht anwendbar
n.d.	nicht datiert (ggf. Publikation a, b, c, ...)
NPS	Net Promotor Score
NHS	National Health Service
NIEHS	National Institute of Environmental Health Sciences
NRW	Nordrhein-Westfalen

O

OCD	Obsessive-compulsive Disorder (Zwangsstörung)
OCR	Optical Character Recognition (optische Zeichenerkennung)
OP	Operation
OTC	Over-the-Counter (rezeptfrei)

P

PDSG	Patientendaten-Schutz-Gesetz
PKV	Private Krankenversicherung
PSP	Patient Support Program (Patienten-Engagement-Programm)

R

R&D	Research and Development (F&E, Forschung und Entwicklung)
Rx	verschreibungspflichtig (von lat. recipe)

S

SaaS	Software-as-a-Service (Software als Dienstleistung)
SIM	Subscriber Identity Module (Teilnehmer-Identitätsmodul)

T

TI	Telematikinfrastruktur
TK	Techniker Krankenkasse
TSVG	Terminservice- und Versorgungsgesetz

U

u.a.	unter anderem
UI	User Interface
USP	Unique Selling Proposition, Unique Selling Point (Alleinstellungsmerkmal)
UX	User Experience

V

VC	Venture Capital

W

WHO	World Health Organization (Weltgesundheitsorganisation)

Z

z.B.	zum Beispiel
ZPP	Zentrale Prüfstelle für Prävention
zw.	zwischen

Literatur

1Life Healthcare, Inc. (n.d.). *Transforming primary care.* Available from https://www.onemedical.com/about-us/

2b AHEAD. (2018, Januar). *Trendstudie: Die Zukunft der Krankenversicherungen.* Leipzig: 2b AHEAD ThinkTank GmbH. Verfügbar unter https://www.zukunft.business/foresight/trendstudien/trendstudie/trendstudie-die-zukunft-der-krankenversicherungen/

23andMe, Inc. (n.d.a). *23andMe for Healthcare Professionals.* Available from https://medical.23andme.com/

23andMe, Inc. (n.d.b). *About us.* Available from https://mediacenter.23andme.com/company/about-us/

ABDA – Bundesvereinigung Deutscher Apothekerverbände e.V. (2020, Juni). Die Apotheke - Zahlen, Daten, Fakten 2020; Verfügbart unter https://www.abda.de/fileadmin/user_upload/assets/Pressetermine/2020/TdA_2020/ABDA_ZDF_2020_Brosch.pdf

Ada. (n.d.a). *Über uns.* München: Ada Health GmbH. Verfügbar unter https://ada.com/de/about/

Ada. (n.d.b). *Unsere Meilensteine.* München: Ada Health GmbH. Verfügbar unter https://ada.com/de/milestones/

Albert, F. (2019, August). *Was Helios in der Telemedizin plant.* Verfügbar unter https://www.bibliomedmanager.de/news-des-tages/detailansicht/38705-was-helios-in-der-telemedizin-plant/

American Hospital Association (AHA). (n.d.). *Why did Amazon really acquire PillPack?* Verfügbar unter https://www.aha.org/aha-center-health-innovation-market-scan/2019-05-21-why-did-amazon-really-acquire-pillpack

Anastasijevic, D. (2019, September). *Mayo Clinic selects Google as strategic partner for health care innovation, cloud computing.* Mayo Clinic News Network. Available from https://newsnetwork.mayoclinic.org/discussion/mayo-clinic-selects-google-as-strategic-partner-for-health-care-innovation-cloud-computing/

Apotheke Adhoc. (2019a, April). *Studie: eRezept killt 7000 Apotheken.* Berlin: Apotheke adhoc. Verfügbar unter https://www.apotheke-adhoc.de/index.php?id=65&L=0%253Ftx_ttnews%255Bttnews%255D%253D23806&tx_aponews_newsdetail%5BnewsItem%5D=52091&tx_aponews_newsdetail%5Bnewscategory%5D=14&tx_aponews_newsdetail%5Baction%5D=show&tx_aponews_newsdetail%5Bcontroller%5D=News&cHash=38c8b3f8339c5fd218399ff9db863c62

Apotheke Adhoc. (2019b). *Apotheken-Chef für Amazon.* Berlin: Apotheke Adhoc. Verfügbar unter https://m.apotheke-adhoc.de/nachrichten/detail/internationales/apotheken-chef-fuer-amazoninternetkonzerne/

ÄrzteZeitung online. (2019, Juli). *Ottonova erhält Werbeverbot für Fernbehandlung.* Landgericht München Az.: 33 O 4026/18. Berlin: Springer Medizin. Verfügbar unter https://www.aerztezeitung.de/Wirtschaft/Ottonova-erhaelt-Werbeverbot-fuer-Fernbehandlung-139225.html

Au-Yeung, A. (2019, April). *Take your medicine: This $1.5 Billion health startup's smart pills keep patients from forgetting.* Verfügbar unter https://www.forbes.com/sites/angelauyeung/2019/04/01/take-your-medicine-this-15-billion-health-startups-smart-pills-keep-patients-from-forgetting/

AXA. (n.d.a). *Meine Gesundheit rundum online managen.* Köln: AXA Krankenversicherung AG. Verfügbar unter https://www.axa.de/meine-gesundheit

AXA. (n.d.b.). *Die Krankenversicherung, die Ihren aktiven Lebensstil belohnt.* Köln: AXA Krankenversicherung AG. Verfügbar unter https://www.axa.de/private-krankenversicherung/activeme

AXA. (n.d.c). *Der AXA Konzern: Lernen Sie uns kennen.* Köln: AXA Konzern AG. Verfügbar unter https://www.axa.de/wir-ueber-uns

AXA. (n.d.d). *About us.* Available from https://www.axa.com/en/about-us

AXA. (n.d.e). *2018 Geschäftsbericht der AXA Krankenversicherung AG.* Köln: AXA Krankenversicherung AG. Verfügbar unter https://www.axa.de/site/axa-de/get/documents_E1628969965/axade/medien/ueber%20axa/daten-publikationen/geschaeftsbericht-axa-krankenversicherung-2018.pdf

AXA. (2018a, Juli). *Ausgedruckte Befunde und Röntgenbilder ab sofort überflüssig: AXA launcht elektronische Gesundheitsakte in App.* Köln: AXA Krankenversicherung AG. Verfügbar unter https://www.axa.de/presse/befunde-roentgenbilder-in-elektronischer-gesundheitsakte-app

AXA. (2018b, April). *AXA Deutschland bleibt 2017 auf Wachstumskurs – Höhere Einnahmen und deutlicher Ergebnisanstieg.* Köln: AXA Konzern AG. Verfügbar unter https://www.axa.de/presse/axa-deutschland-bleibt-2017-auf-wachstumskurs

Bain & Company, Inc. (2017, August). *Bain-Studie zur Loyalität von gesetzlich Krankenversicherten: Deutsche Krankenkassen können mit Interaktionen überzeugen.* München: Bain & Company Germany, Inc. Verfügbar unter https://www.bain.com/de/ueber-uns/presse/pressemitteilungen/germany/2017/kundenloyalitaet_-bei_krankenkassen/

Bakir, D. (2018, Juli). *Ottonova: Was kann die digitale Krankenversicherung, für die Frank Thelen wirbt?* Verfügbar unter https://www.stern.de/wirtschaft/versicherung/ottonova--was-kann-die-krankenversicherung--fuer-die-frank-thelen-wirbt--8176564.html

Barmer. (n.d.a). *Die BARMER-App: Alles Wichtige mobil erledigen und viele Services ganz einfach unterwegs verwenden.* Berlin: BARMER. Verfügbar unter https://www.barmer.de/unsere-leistungen/apps-services/apps-skills/barmer-app

Barmer. (2018, März). *Gewinner des „Digital Health Wettbewerb": BARMER kürt die besten Ideen.* Berlin: BARMER. Zugriff am 20. März 2020 unter https://www.barmer.de/presse/presseinformationen/pressearchiv/gewinner-wettbewerb-147512

Barmer. (2019, November). *BARMER setzt bei der elektronischen Patientenakte auf Pflicht und Kür.* Berlin: BARMER. Verfügbar unter https://www.barmer.de/presse/bundeslaender-aktuell/sachsen-anhalt/standortinfo/digital-patientenakte-gesundheitswesen-190576

Bauer, V. (2015, September). *SLEEPsense: Samsungs Bettsensor steuert das Smart Home im Schlaf.* Taipei: New Media Publishing. Zugriff am 20. März 2020 unter https://www.mobilegeeks.de/news/sleepsense-samsungs-bettsensor-steuert-das-smart-home-im-schlaf/

Bayer AG (2020, Februar). Bayer- Geschäftsbericht 2019. Verfügbar unter https://www.investor.bayer.de/de/berichte/geschaeftsberichte/uebersicht/

Bayer G4A. (n.d.a). *What we do.* Berlin: Bayer G4A Health. Available from https://www.g4a.health/about/what-we-do

Bayer G4A. (n.d.b). *Bayer G4A works with extraordinary people to develop new health solutions in the digital world.* Berlin: Bayer G4A Health. Available from https://www.g4a.health/

Bayer G4A. (n.d.c). *Partnerships.* Berlin: Bayer G4A Health. Available from https://www.g4a.health/partnerships

BBC News. (2007, May). *Google invests in genetics firm.* Available from http://news.bbc.co.uk/2/hi/business/6682451.stm

BBC News. (2020, January). *Artificial intelligence-created medicine to be used on humans for first time.* Available from https://www.bbc.com/news/technology-51315462

Becker, K. B. (2015, August). *Deutsche möchten vom Roboter gepflegt werden.* Verfügbar unter https://www.sueddeutsche.de/gesundheit/pflege-roboter-unermuedlich-1.2620602

Beckmann, L. (2018). *Digitale Pflegedokumentation auf dem Prüfstand. Erster vergleichender Produkttest für die Altenpflege* (BGWtest). Hamburg: Berufsgenossenschaft für Gesundheitsdienstund Wohlfahrtspflege (BGW). Verfügbar unter https://www.bgw-online.de/SharedDocs/Downloads/DE/Medien_und_Service/BGW-test/BGW09-14-110-Digitale-Pflegedokumentation_Download.pdf?__blob=publicationFile

Behme, H. (2006, September). *Google in Deutschland über 90 Prozent.* Hannover: heise online. Verfügbar unter https://www.heise.de/ix/meldung/Google-in-Deutschland-ueber-90-Prozent-163587.html

Belluck, P. (2017, November). *First digital pill approved to worries about biomedical ‚BigBrother'.* Verfügbar unter https://www.nytimes.com/2017/11/13/health/digital-pill-fda.html

Berg, S., Gründinger, W., Heinrichs, D., Lührs, I., Shamsrizi, M. & Stjepanovic, J. (2017, März). *Digitale Pflege: Digitalisierung als Schlüssel für ein gutes Leben in einer älter werdenden Gesellschaft.* Düsseldorf: Bundesverband Digitale Wirtschaft (BVDW) e. V. Verfügbar unter https://www.bvdw.org/fileadmin/bvdw/upload/publikationen/digitale_transformation/ES_BVDW_LF_Digitale_Pflege_2017.pdf

Bergfeld, B. (2019, Januar). *Ottonova will über Joint Venture zum Dienstleister werden.* Verfügbar unter https://www.versicherungsbote.de/id/4875276/Ottonova-will-uber-Joint-Venture-zum-Dienstleister-werden/

Bertelsmann Stiftung. (n.d.a). *Deutschland hinkt hinterher.* Verfügbar unter https://www.bertelsmann-stiftung.de/de/unsere-projekte/der-digitale-patient/projektthemen/smarthealthsystems/deutschland/

Bertelsmann Stiftung. (n.d.b). *Estland: Spitzenreiter für Digital Health.* Gütersloh: Bertelsmann Stiftung. Verfügbar unter https://www.bertelsmann-stiftung.de/de/unsere-projekte/der-digitale-patient/projektthemen/smarthealthsystems/estland/

Bitkom. (2018, August). *Jeder Dritte kauft Medikamente regelmäßig online.* Berlin: Bitkom Servicegesellschaft mbH. Verfügbar unter https://www.health-conference.de/news/jeder-dritte-kauft-medikamente-regelmäßig-online

BioSpectrum Asia. (2019, August). *Ping an good doctor's revenue up by 102%YoY.* Available from https://www.biospectrumasia.com/news/46/14181/ping-an-good-doctors-revenue-up-by-102yoy-.html

Bittner, A. (2016). Informierte Patienten und unzureichend vorbereitete Ärzte? *gesundheitsmonitor Newsletter, 02*,1–10. Verfügbar unter https://www.bertelsmann-stiftung.de/fileadmin/files/BSt/Publikationen/GrauePublikationen/GeMo-NL_2016-2_VV.pdf

Bluttest-Online. (Stand: 2020, Januar). *Lykon Erfahrungen und Testbericht.* Zugriff am 06. Januar 2020 unter https://www.bluttest-online.de/lykon-erfahrungsbericht/

Boehrnger Ingelheim (2020). Boehrnger Ingelheim Unternehmensbericht 2019. Verfügbar unter https://unternehmensbericht.boehringer-ingelheim.de/fileadmin/PDF/DE/BI_Finanzbericht_2019_de.pdf

Borchers, D. (2011, August). *Elektronische Gesundheitskarte: Es begann vor 10 Jahren.* Hannover: heise online. Verfügbar unter https://www.heise.de/newsticker/meldung/Elektronische-Gesundheitskarte-Es-begann-vor-zehn-Jahren-1318512.html

Borsch, J. (2017, November). *FDA lässt Big-Brother-Tablette zu.* Stuttgart: DAZ.online. Verfügbar unter https://www.deutsche-apotheker-zeitung.de/news/artikel/2017/11/17/fda-laesst-big-brother-tablette-zu

Borsch, J. (2018, Februar). *Amazon bringt stillschweigend OTC-Eigenmarke auf den Markt.* Stuttgart: DAZ.online. Verfügbar unter https://www.deutsche-apotheker-zeitung.de/news/artikel/2018/02/23/amazon-bringt-stillschweigend-otc-eigenmarke-auf-den-markt

Börse Stuttgart. (2012, September). *Zwei Millionen Vorbestellungen: iPhone-Hype beflügelt Apple-Aktie* [Video]. Verfügbar unter https://www.youtube.com/watch?v=yriVuPQ6Qbo

BR24. (2019, Februar). *Caritas testet Pflegeroboter „Pepper"* [Video]. Verfügbar unter https://www.youtube.com/watch?v=UMWkSQz3aOo

Brandt, M. (2016, Mai). *Die Amazon Erfolgsformel.* Hamburg: Statista GmbH. Verfügbar unter https://de.statista.com/infografik/4810/die-amazon-erfolgsformel/

Braun, C. (2019, Juni). *Warum es bei der Telemedizin hakt.* Hamburg: Norddeutscher Rundfunk. Verfügbar unter https://www.tagesschau.de/inland/telemedizin-103.html

Brino, A. (2015, March). *Cleveland Clinic taps Theranos, bets on cheaper diagnostics.* Verfügbar unter https://www.healthcarefinancenews.com/news/cleveland-clinic-taps-theranos-bets-cheaper-diagnostics

Brücken, T. (2018, April). *Lykon verkauft 40 Prozent seiner Anteile an ein Medizinunternehmen.* Berlin: Vertical Media GmbH. Verfügbar unter https://www.gruenderszene.de/health/lykon-amedes-strategisches-investment?interstitial

Bückmann, B. (2018, Dezember). *Pflege-Roboter „Pepper" wird in Senioreneinrichtung getestet.* Verfügbar unter https://www.gesundheitsstadt-berlin.de/pflege-roboter-pepper-wird-in-senioreneinrichtung-getestet-12922/

Buhr, S. (2018, August). *One Medical raises $350 million from Carlyle Group to help double up offices and offerings.* Available from https://techcrunch.com/2018/08/22/one-medical-raises-350-million-from-carlyle-group-to-help-double-up-offices-and-offerings/

Bundesärztekammer (Hrsg.). (n.d.). *Prozessverbesserung in der Patientenversorgung durch Kooperation und Koordination zwischen den Gesundheitsberufen.* Berlin: Bundesärztekammer (Arbeitsgemeinschaft der Deutschen Ärztekammern). Verfügbar unter https://www.bundesaerztekammer.de/fileadmin/user_upload/downloads/FachberufeProzessverbesserung.pdf

Bundesministerium für Gesundheit (BMG). (2019a). *Referentenentwurf des Bundesministeriums für Gesundheit: Entwurf eines Gesetzes für eine bessere Versorgung durch Digitalisierung und Innovation (Digitale Versorgung-Gesetz – DVG).* Verfügbar unter https://www.bundesgesundheitsministerium.de/fileadmin/Dateien/3_Downloads/Gesetze_und_Verordnungen/GuV/D/Digitale_Versorgung_Gesetz_-_RefEntwurf.pdf

Bundesministerium für Gesundheit (BMG). (2019b). *Was sind Medizinprodukte?* Verfügbar unter https://www.bundesgesundheitsministerium.de/themen/gesundheitswesen/medizinprodukte/definition-und-wirtschaftliche-bedeutung.html

Bundesministerium für Gesundheit (BMG). (2019c). *Gesetzliche Krankenversicherung: Mitglieder, mitversicherte Angehörige und Krankenstand. Monatswerte Januar–April 2019.* Verfügbar unter https://www.bundesgesundheitsministerium.de/fileadmin/Dateien/3_Downloads/Statistiken/GKV/Mitglieder_Versicherte/KM1_Januar_bis_April_2019.pdf

Bundesministerium für Gesundheit (BMG). (2019d, Mai). *Schnellere Termine, mehr Sprechstunden, bessere Angebote für gesetzlich Versicherte. Terminservice- und Versorgungsgesetz (TSVG).* Verfügbar unter https://www.bundesgesundheitsministerium.de/terminservice-und-versorgungsgesetz.html

Bundesministerium für Gesundheit (BMG). (2019e, September). *Das E-Rezept kommt!* Verfügbar unter https://www.bundesgesundheitsministerium.de/e-rezept.html

Bundesministerium für Gesundheit (BMG). (2019f, Juni). *Gesetzliche Krankenversicherung. Endgültige Rechnungsergebnisse 2018.* Verfügbar unter https://www.bundesgesundheitsministerium.de/fileadmin/Dateien/3_Downloads/Statistiken/GKV/Finanzergebnisse/KJ1_2018_Internet.pdf

Bundesministerium für Gesundheit (BMG). (2019g, Oktober). *Gesundheitswirtschaft im Überblick.* Verfügbar unter https://www.bundesgesundheitsministerium.de/themen/gesundheitswesen/gesundheitswirtschaft/gesundheitswirtschaft-im-ueberblick.html

Bundesministerium für Gesundheit (BMG). (2019h, April). *Glossar: Leistungserbringer.* Verfügbar unter https://www.bundesgesundheitsministerium.de/service/begriffe-von-a-z/l/leistungserbringer.html

Bundesministerium für Gesundheit (BMG). (2019i, August). Gesetzes für mehr Sicherheit in der Arzneimittelversorgung (GSAV). Verfügbar unter https://www.bundesgesundheitsministerium.de/gsav.html

Bundesministerium für Gesundheit (BMG). (2020a, April). *Ärzte sollen Apps verschreiben können.* Verfügbar unter https://www.bundesgesundheitsministerium.de/digitale-versorgung-gesetz.html#c16548

Bundesministerium für Gesundheit (BMG). (2020b, Juli). Patientendaten-Schutz-Gesetz. Verfügbar unter https://www.bundesgesundheitsministerium.de/patientendaten-schutz-gesetz.html

Bundesministerium für Gesundheit (BMG). (2020c, Juli). Patientendaten-Schutz-Gesetz. Verfügbar unter https://www.bundesgesundheitsministerium.de/patientendaten-schutz-gesetz.html

Bundesministerium für Gesundheit (BMG). (2020d, April). Gesetzliche Krankenversicherung: Mitglieder, mitversicherte Angehörige und Krankenstand Jahresdurchschnitt 2019. Verfügbar unter https://www.bundesgesundheitsministerium.de/fileadmin/Dateien/3_Downloads/Statistiken/GKV/Mitglieder_Versicherte/KM1_JD_2019_bf.pdf

Bundesministerium für Gesundheit. (2020e, September). Gesetzliche Krankenversicherung: Mitglieder, mitversicherte Angehörige und Krankenstand. Monatswerte Januar - August 2020. Verfügbar unter https://www.bundesgesundheitsministerium.de/fileadmin/Dateien/3_Downloads/Statistiken/GKV/Mitglieder_Versicherte/KM1_Januar_bis_August_2020.pdf

Bundesministerium für Soziales, Gesundheit, Pflege und Konsumentenschutz (BMSGPK) (Hrsg.). (2017, November). *Ambient Assisted Living – wie Hightech im Alltag hilft.* Wien: Gesundheit – Öffentliches Gesundheitsportal Österreichs. Verfügbar unter https://www.gesundheit.gv.at/leben/altern/wohnen-im-alter/ambient-assisted-living

Bundesministerium für Wirtschaft und Energie (BMWi). (n.d.). *Pflegewirtschaft.* Zugriff am 20. März 2020 unter https://www.bmwi.de/Redaktion/DE/Artikel/Branchenfokus/Wirtschaft/branchenfokus-pflegewirtschaft.html

Bundesvereinigung Deutscher Apothekerverbände e.V. (ABDA). (2019, Juni). *Versandhandel. Die Apotheke – Zahlen, Daten, Fakten 2019.* Verfügbar unter https://www.abda.de/fileadmin/user_upload/assets/ZDF/ZDF_2019/ZDF_19_15_Versandhandel.pdf

Business Insider. (2017, November). *US-Milliardär investiert Multi-Millionen in deutsches Start-up – es soll die Gesundheitsbranche für immer verändern.* Berlin: Business Insider Deutschland. Verfügbar unter https://www.businessinsider.de/tech/die-arzt-app-ada-health-aus-berlin-bekommt-47-millionen-dollar-2017-11/

Business Wire. (2013, September). *Theranos selects Walgreens as a long-term partner through which to offer its new clinical laboratory service.* Palo Alto, CA, & Deerfield, IL: Business Wire. Available from https://www.businesswire.com/news/home/20130909005578/en/Theranos-Selects-Walgreens-Long-Term-Partner-Offer-Clinical

Carson, B. & Chaykowski, K. (2019, June). *Live long and prosper: how Anne Wojcicki's 23andMe will mine its giant DNA database for health and wealth.* Available from https://www.forbes.com/sites/bizcarson/2019/06/06/23andme-dna-test-anne-wojcicki-prevention-plans-drug-development/

CB Insights. (n.d.). *Alphabet in AI: How Google went from a search engine to an $800B global AI powerhouse.* New York: CB Insights Research. Available from https://app.cbinsights.com/research/report/alphabet-google-artificial-intelligence/

CB Insights. (2019a, Oktober). *Where tech giants are betting on digital health.* Available from https://interactives.cbinsights.com/tech-giants-digital-healthcare-investments/

CB Insights. (2019b, Januar). Apple Is Going After The Healthcare Industry, Starting With Personal Health Data. Available from https://www.cbinsights.com/research/apple-healthcare-strategy-apps/

CBGnetwork. (n.d.). *Der Lipobay-Skandal.* Verfügbar unter http://www.cbgnetwork.org/4812.html

Chiu, N., Kramer, A., Shah, A., (n.d.). *2020 Midyear Digital Health Market Update: Unprecedented funding in an unprecedented time.* San Francisco: Rock Health. Available from https://rockhealth.com/reports/2020-midyear-digital-health-market-update-unprecedented-funding-in-an-unprecedented-time/

Clement, J. (2020, März). Number of U.S. Amazon Prime subscribers 2013–2019. Hamburg: Statista GmbH. Verfügbar unter https://www.statista.com/statistics/546894/number-of-amazon-prime-paying-members/

Comparably. (n.d.). *One Medical. Mission, vision & values.* Santa Monica, CA: Comparably, Inc. Available from https://www.comparably.com/companies/one-medical-group/mission

Copeland, R. (2019, November). *Google's ‚Project Nightingale' gathers personal health data on millions of Americans.* New York: Wall Street Journal. Available from https://www.wsj.com/articles/google-s-secret-project-nightingale-gathers-personal-health-data-on-millions-of-americans-11573496790

Craft. (n.d.a). *Proteus Digital Health.* San Francicso, CA: Craft. Available from https://craft.co/proteus-digital-health

Craft. (n.d.b). *One Medical.* San Francicso, CA: Craft. Available from https://craft.co/one-medical-group

Crunchbase. (n.d.a). *List of ottonova's 4 funding rounds totaling € 85M.* Available from https://www.crunchbase.com/search/funding_rounds/field/organizations/funding_total/ottonova-holding-ag

Crunchbase. (n.d.b). *Vivy.* Available from https://www.crunchbase.com/organization/vivy

Crunchbase. (n.d.c). *KRY.* Available from https://www.crunchbase.com/organization/kry

Crunchbase. (n.d.d). *Proteus Digital Health.* Available from https://www.crunchbase.com/organization/proteus-biomedical

Crunchbase. (n.d.e). *Teleclinic.* Available from https://www.crunchbase.com/organization/teleclinic

Crunchbase. (n.d.f). *One Medical.* Available from https://www.crunchbase.com/organization/one-medical-group

Crunchbase. (n.d.g). *One Medical: Funding Rounds.* Available from https://www.crunchbase.com/organization/one-medical-group/funding_rounds/funding_round s_list

Crunchbase. (n.d.h). *mySugr.* Available from https://www.crunchbase.com/organization/mysugr

Crunchbase. (n.d.i). *mySugr acquired by Roche.* Available from https://www.crunchbase.com/acquisition/roche-acquires-mysugr

Crunchbase. (n.d.j). *Theranos.* Available from https://www.crunchbase.com/organization/theranos

Crunchbase. (n.d.k). *PillPack.* Available from https://www.crunchbase.com/organization/pillpack

Crunchbase. (n.d.l). *PillPack acquired by Amazon.* Available from https://www.crunchbase.com/acquisition/amazon-acquires-pillpack--169895fb

Crunchbase. (n.d.m). *Series A – Zava.* Available from https://www.crunchbase.com/funding_round/dred-online-doctor-series-a--9cc59196

Crunchbase. (n.d.n). *23andMe – Funding Rounds.* Available from https://www.crunchbase.com/organization/23andme/funding_rounds/funding_rounds_list

Crunchbase. (n.d.o). *Doctolib.* Available from https://www.crunchbase.com/organization/doctolib

Curendo. (n.d.). *Online-Pflegekurse für die Pflege Angehöriger.* Berlin: Töchter & Söhne Gesellschaft für digitale Helfer mbH. Verfügbar unter https://pflege.curendo.de/

Das Erste.de. (n.d.). *FAQ. Die Story im Ersten: Krankenhäuser schließen – Leben retten?* München: Bayerischer Rundfunk, Anstalt des öffentlichen Rechts. Verfügbar unter https://www.daserste.de/information/reportage-dokumentation/dokus/sendung/krankenhaeuser-schliessen-faq-100.html

dbb vorsorgewerk. (2019, Januar). *DBV startet digitales Gesundheitsportal „Meine Gesundheit".* Verfügbar unter https://www.dbb-vorteilswelt.de/dbv-startet-digitales-gesundheitsportal-meine-gesundheit/

Demografie Exzellenz. (2017, September). *Die Preisträger 2017.* Verfügbar unter https://www.demografie-exzellenz.de/2017/09/05/preistraeger-2017/

Densen, P. (2011). Challenges and opportunities facing medical education. *Transactions of the American Clinical and Climatological Association, 122*, 48–58. Available from https://www.ncbi.nlm.nih.gov/pmc/articles/PMC3116346/

Deloitte LLP. (2019). Measuring the return from pharmaceutical innovation 2019. Verfügbar unter https://www2.deloitte.com/us/en/pages/life-sciences-and-health-care/articles/measuring-return-from-pharmaceutical-innovation.html

Deter, G. & Schanze, J. (2009, Oktober). *Aktueller Begriff: Die elektronische Gesundheitskarte.* Deutscher Bundestag, Wissenschaftliche Dienste. Verfügbar unter https://www.bundestag.de/resource/blob/494716/449d8e4cbe2885fb9bf12a9c74b28de2/Dieelektronische-Gesundheitskarte-data.pdf

Deutsche Apotheker Zeitung (DAZ). (2000, Juli). Gesundheitsinfos von NetDoktor.de. *Deutsche Apotheker Zeitung DAZ, 28, 19.* Verfügbar unter https://www.deutsche-apotheker-zeitung.de/daz-az/2000/daz-28-2000/uid-6928

Deutsche Apotheker Zeitung (DAZ). (2003, Juni). Gesundheitsinformationen im Internet: Mehr Sicherheit durch mehr Qualität. *Deutsche Apotheker Zeitung DAZ, 27, 31.* Verfügbar unter https://www.deutsche-apotheker-zeitung.de/daz-az/2003/daz-27-2003/uid-10043

Deutsche Diabetes-Hilfe. (n.d.) *Diabetes in Zahlen.* Berlin: diabetesDE – Deutsche Diabetes-Hilfe e.V. Verfügbar unter https://www.diabetesde.org/ueber_diabetes/was_ist_diabetes_/diabetes_in_zahlen

Deutsches Ärzteblatt. (2017, Februar). *WHO: Millionen leiden an Depressionen.* Berlin: Deutsches Ärzteblatt. Verfügbar unter https://www.aerzteblatt.de/nachrichten/73297/WHO-Millionen-leiden-an-Depressionen

Deutsches Ärzteblatt. (2019a, Februar). *Immer mehr Patienten mit Herzerkrankungen in Deutschland.* Berlin: Deutsches Ärzteblatt. Verfügbar unter https://www.aerzteblatt.de/nachrichten/100980/Immer-mehr-Patienten-mit-Herzerkrankungen -in-Deutschland

Deutsches Ärzteblatt. (2019b, November). *Digitalisierung im Krankenhaus: Kein Fortschritt ohne Plattformen.* Berlin: Deutsches Ärzteblatt. Verfügbar unter https://www.aerzteblatt.de/nachrichten/107402/Digitalisierung-im-Krankenhaus-Kein-Fortschritt-ohne-Plattformen

Deutsches Rotes Kreuz (DRK). (n.d.). *Automatische Herdabschaltung.* Verfügbar unter https://www.drk-karlsruhe.de/angebote/drk-notrufsysteme/hausnotruf-karlsruhe-und-umgebung/herdueberwachung.html

Deutscher Bundestag. (2007, März). Gesetz zur Stärkung des Wettbewerbs in der gesetzlichen Krankenversicherung (GKV-Wettbewerbsstärkungsgesetz-GKV-WSG). Vom 26. März 2007. *Bundesgesetzblatt, Teil I*(Nr. 11), 378–473. Verfügbar unter https://www.bgbl.de/xaver/bgbl/start.xav?startbk=Bundesanzeiger_BGBl&start=//*%255B@attr_id=%2527bgbl107s0378.pdf%2527%255D#__bgbl__%2F%2F*%5B%40attr_id%3D%27bgbl107s0378.pdf%27%5D_1589793513788

Deutscher Bundestag. (2018, Februar). *Antwort der Bundesregierung auf die Kleine Anfrage der Abgeordneten Harald Weinberg, Sabine Zimmermann (Zwickau), Matthias W. Birkwald, weiterer Abgeordneter und der Fraktion DIE LINKE – Drucksache 19/423 – Daten zur Situation der privaten*

Krankenversicherung und Geheimhaltung. Verfügbar unter http://dip21.bundestag.de/dip21/btd/19/007/1900746.pdf

Deutscher Bundestag. (2019, Dezember). Gesetz für eine bessere Versorgung durch Digitalisierung und Innovation (Digitale-Versorgungs-Gesetz - DVG). Vom 18. Dezember 2019. *Bundesgesetzblatt, Teil I*(Nr. 49), 2562–2584.

Diefenbach, K. (2018, Mai). *Arzneimittelentwicklung „Vom Molekül zum Medikament“.* Leverkusen: Bayer Vital GmbH. Verfügbar unter https://www.gesundheit.bayer.de/html/pdf/ChartsKonstanzeDiefenbach_Arzneimittelentwicklung.pdf

Dietzel, G.T. W. (2001). E-Health und Gesundheitstelematik: Herausforderungen und Chancen. *Deutsches Ärzteblatt, 98*(4), A-158/B-132/C-128. Verfügbar unter https://www.aerzteblatt.de/archiv/25758/E-Health-und-Gesundheitstelematik-Herausforderungen-und-Chancen

DiMasi, J.A., Grabowski, H.G. & Hansen, R.W. (2016). Innovation in the pharmaceutical industry: New estimates of R&D costs. *Journal of Health Economics, 47*, 20–33. https://doi.org/10.1016/j.jhealeco.2016.01.012

Diskurs – Das Magazin der Weberbank. (n.d.). *Pflege neu denken: Vier innovationsstarke Pflege Start-ups.* Verfügbar unter https://weberbank-diskurs.de/pflege-neu-denken-vier-innovationsstarke-pflege-start-ups

Dittli, M. (2019, November). *Das Interview.* Zürich: Market Media AG. Verfügbar unter https://themarket.ch/interview/es-wird-auch-fuer-eine-amazon-schwierig-an-uns-vorbeizukommen-ld.1095?reduced=true

DocMorris. (n.d.a). *Historie: Wie schreibt man Erfolgsgeschichte?* Verfügbar unter https://www.docmorris.de/service/unternehmen/ueber-uns/historie

DocMorris. (n.d.b). *Telemedizin: per App zum Arzt – mit KRY!* Verfügbar unter https://www.docmorris.de/telemedizin

DocMorris. (n.d.c). *Die Apotheke DocMorris auf einen Blick.* Verfügbar unter https://www.docmorris.de/medias/Unternehmensportrait-die-Apotheke-DocMorris2018.pdf?context=bWFzdGVyfHJvb3R8MTUwNjYxMXxhcHBsaWNhdGlvbi9wZGZ8aDQ5L2gyNy84ODg3MjEwNzcwNDYyLnBkZnxjMzU0NTJiNDQzMzdjMDUzZWE2ZWM0Yjk1Yzk5NDUwMmQwNzliMDIzNjgxYzVhNWU4MGQyZjMyOTc3OTY2NGIw

DocMorris. (2002, Januar). *Gründungsphase abgeschlossen: 0800DocMorris auf Erfolgskurs.* Landgraaf/Berlin: DocMorris. Verfügbar unter https://www.docmorris.de/service/unternehmen/presse/pressemitteilungen/2002/docmorris-auf-erfolgskurs

DocMorris. (2004, März). *2003 – für DocMorris ein weiteres gutes Jahr: Umsatz mehr als verdoppelt.* Landgraaf/Berlin: DocMorris. Verfügbar unter https://www.docmorris.de/service/unternehmen/presse/pressemitteilungen/2004/umsatz-mehr-als-verdoppelt

DocMorris. (2005, Juni). *Fünf Jahre Versandhandel mit Arzneimitteln: Europas erste und größte Internetapotheke DocMorris zieht Bilanz.* Heerlen/Aachen: DocMorris. Verfügbar unter https://www.docmorris.de/service/unternehmen/presse/pressemitteilungen/2005/docmorris-zieht-bilanz

Doctolib. (n.d.). *Mit unserem innovativen Ansatz verfolgen wir die Mission, das Gesundheitswesen zu transformieren.* Berlin: Doctolib GmbH. Verfügbar unter https://about.doctolib.de/mission.html

Dostal, A.W.T. & Dostal, G. (2016). *Deutscher Gesundheitsmarkt bis 2020: Innovationen, Herausforderungen, Trends und Potentiale für die Akteure. Ergebnisse einer Online-Umfrage vor dem Hintergrund der wachsenden Bedeutung des Zweiten Gesundheitsmarktes.* Vilsbiburg: dostal-beratung. Verfügbar unter https://www.dostal-partner.de/wp-content/uploads/2018/01/Leseprobe-Gesundheitsmarkt-bis-2020.pdf

Ermisch, S. (2019, Februar). *Lindera: Finanzspritze für die digitale Sturzprävention.* Düsseldorf: WirtschaftsWoche Online, Handelsblatt GmbH. Verfügbar unter https://gruender.wiwo.de/lindera-finanzspritze-fuer-die-digitale-sturzpraevention/

Ernert, M. (2017, März). *Roboter in der Pflege. Experte fordert „breite gesellschaftliche Diskussion".* Verfügbar unter http://www.altenpflege-online.net/Infopool/Nachrichten/Experte-fordert-breite-gesellschaftliche-Diskussion

Evangelische Kirche in Hessen und Nassau. (2017, März). *Robo-Robbe hilft im Seniorenheim bei der Pflege (mit Video).* Verfügbar unter https://www.ekhn.de/aktuell/detailmagazin/news/robo-robbe-hilft-im-seniorenheim-bei-der-pflege.html

Farr, C. (2014, February). *One Medical health care is the hot new perk for tech startups (exclusive).* Available from https://venturebeat.com/2014/02/10/one-medical-healthcare-is-the-hot-new-perk-for-tech-startups-exclusive/

Farr, C. (2019, May). *The inside story of why Amazon bought PillPack in its effort to crack the $500 billion prescription market.* Available from https://www.cnbc.com/2019/05/10/why-amazon-bought-pillpack-for-753-million-and-what-happens-next.html

Fiedler, H. (2019, Juli). *Elizabeth Holmes und die Geschichte von Theranos.* Verfügbar unter https://www.mta-dialog.de/artikel/elizabeth-holmes-und-die-geschichte-von-theranos.html

Fierce, (2014, Januar). Ikea looks to brick-and-mortar to accelerate growth. Verfügbar unter https://www.fierceretail.com/operations/ikea-looks-to-brick-and-mortar-to-accelerate-growth

Finanzwelt. (2019, Juli). *Die Vision hinter Ping Ans Erfolg.* Verfügbar unter https://finanzwelt.de/die-vision-hinter-ping-ans-erfolg/

Food and Drug Administration (FDA). (2018, April). *The Drug Development Process.* Silver Spring: Food and Drug Administration (FDA). Available from https://www.fda.gov/patients/learn-about-drug-and-device-approvals/drug-development-process

Forbes. (n.d.). *The world's largest public companies.* Available from https://www.forbes.com/global 2000/list/#tab:overall

Forbes. (2019, May). *#7 Ping An insurance group.* Available from https://www.forbes.com/compa nies/ping-an-insurance/

Fresenius SE & Co. KGaA. (2020, März). Fresenius- Geschäftsbericht 2019. Verfügbar unter https://geschaeftsbericht.fresenius.de/wp-content/uploads/sites/3/2020/03/Fresenius_Geschaefts-bericht_2019.pdf

Fuchs, J. G. (2019, Juli). *Analyse: Das bedeuten 17 Millionen deutsche Amazon-Prime-Kunden für den Handel.* Verfügbar unter https://t3n.de/news/bedeuten-17-millionen-deutsche-1175372/

Franziskus-Krankenhaus. (2001, Juli). *Radiologische Abteilung.* Berlin: Franziskus-Krankenhaus. Verfügbar unter https://web.archive.org/web/20010728125837fw_/http://www.franziskus-berlin.de/roentgen.htm

Fraunhofer-Institut für Produktionstechnik und Automatisierung (IPA). (n.d.a). *Care-O-bot®3. Produktvision eines interaktiven interaktiven Haushaltsassistenten.* Verfügbar unter https://www.ipa.fraunhofer.de/content/dam/ipa/de/documents/Kompetenzen/Roboter--und-Assistenzsys teme/Produktblatt_Care_O_bot.pdf

Fraunhofer-Institut für Produktionstechnik und Automatisierung (IPA). (n.d.b). *Elevon: Teilautonomer Lifter für die Aufnahme und den Transport von Personen.* Verfügbar unter https://www.ipa.fraunhofer.de/de/referenzprojekte/Elevon.html

Frölich, J. U. & Schnurrer, J. C. (2003). Zur Häufigkeit und Vermeidbarkeit von tödlichen unerwünschten Arzneimittelwirkungen. *Internist, 44,* 889–895). https://doi.org/10.1007/s00108-003-0988-3

G DATA. (n.d.). *So hat sich Online-Banking bis heute entwickelt.* Bochum: G DATA Campus. Verfügbar unter https://www.gdata.de/tipps-tricks/geschichte-des-online-banking

Gassmann, M. (2018, Juli). *Die Angst deutscher Apotheker vor der Amazon-Pille.* Verfügbar unter https://www.welt.de/wirtschaft/article178583158/Deutsche-Apotheker-fuerchten-den-Markt einstieg-von-Amazon.html

Gaydoul, R. & Daxböck, C. (2011). Prozessmanagement von End-to-End Prozessen. *Controlling & Management Review, 55*(Suppl. 2). Verfügbar unter https://www.springerprofessional.de/prozessmanagement-von-end-to-end-prozessen/6403860

Gdanietz, I. (2017, Mai). *1 Million User – monstermäßig lieben Dank!* Verfügbar unter https://mysugr.com/de-de/blog/1-million-user-monstermasig-lieben-dank

GDV Technology. (n.d.). *(Careturner®. Durch GDV Technology A/S Menschen mit Sorgfalt umdrehen.* Albertslund: GDV Technology A/S. Zugriff am 20. März 2020 unter http://careturner.com/start/

gematik. (n.d.a). *Gesetzliche Grundlagen.* Verfügbar unter https://www.gematik.de/ueber-uns/gesetzliche-grundlagen/

gematik. (n.d.b). *Die ganze Gesundheit auf einen Blick.* Verfügbar unter https://www.gematik.de/anwendungen/e-patientenakte/

GKV-Spitzenverband. (n.d.). *Zahlen und Grafiken.* Verfügbar unter https://www.gkv-spitzenverband.de/presse/zahlen_und_grafiken/zahlen_und_grafiken.jsp

Google Trends. (2004). *Jahresrückblick 2004.* Verfügbar unter https://trends.google.de/trends/yis/2004/GLOBAL/

Google Trends. (2008). *Jahresrückblick 2008.* Verfügbar unter https://trends.google.de/trends/yis/2008/GLOBAL/

Guttmann, K. (2018, Februar). *Amazon untergräbt mit Eigenmarke US-Medikamentenmarkt.* Düsseldorf: Handelsblatt. Verfügbar unter https://www.handelsblatt.com/unternehmen/handel-konsumgueter/arzneimittel-handelamazon-untergraebt-mit-eigenmarke-us-medikamentenmarkt/21007158.html?ticket=ST2933879-V6ANxyUQNsT3EABUh7ML-ap1

Handelsblatt. (2013, November). *Telemedizin gegen Ärztemangel. Kann die Telemedizin den Arztbesuch ersetzen?* Berlin, Düsseldorf: Handelsblatt GmbH. Verfügbar unter https://www.handelsblatt.com/technik/das-technologie-update/healthcare/telemedizin-gegenaerztemangel-kann-die-telemedizin-den-arztbesuch-ersetzen/9059448-all.html?ticket=ST-6456716-RTPmdcgqrBPbbds33gTP-ap5

Hannovermesse. (n.d.). *Branchennews: Fraunhofer IPA Ulrich Reiser* [Foto]. Verfügbar unter https://www.hannovermesse.de/files/001-fs5/media/bilder/1-news-bilder/branchennews/fraunhoferipa-ulrich-reiser.jpg

Hägele, M. (2010). Gesundheitsportale: Das Geschäft mit Empfehlungen. *Deutsches Ärzteblatt, 107*(22), A-1119/B-987/C-975. Verfügbar unter https://www.aerzteblatt.de/archiv/76354/Gesundheitsportale-Das-Geschaeft-mit-Empfehlungen

Healthcare Startups. (n.d.). *Lindera.* Verfügbar unter https://healthcare-startups.de/location/lindera/

HealthOn e. V. (2013, August). *38 Gesundheits-Apps von 137 Krankenkassen. Markttest 08/13.* Freiburg: HealthOn e. V., Verein zur Digitalen Gesundheitsförderung. Verfügbar unter https://www.healthon.de/blogs/2013/08/30/38-gesundheits-apps-von-137-krankenkassen-markttest-0813

Heaven, D. (2019, March). *Elizabeth Holmes: The hypnotic tale of the rise and fall of Theranos.* Available from https://www.newscientist.com/article/2197299-elizabeth-holmes-the-hypnotic-tale-of-the-riseand-fall-of-theranos/

Hedtstück, M. (2016, September). *Bayer räumt Fehleinschätzungen bei Merck & Co-Deal ein.* Verfügbar unter https://www.finance-magazin.de/deals/ma/bayer-raeumt-fehleinschaetzungen-bei-merck-codeal-ein-1388821/

Heinrichs, D. (2019, März). *Integration statt Insellösung: Innovation in der Pflege gelingt nur digital, vernetzt und intelligent.* Berlin: Lindera GmbH. Verfügbar unter https://www.lindera.de/2019/03/25/integration-statt-inselloesung-innovation-in-der-pflege-gelingt-nur-digital-vernetzt-und-intelligent/

Helios Kliniken GmbH. (n.d.a). *Helios auf einen Blick.* Verfügbar unter https://www.helios-gesundheit.de/unternehmen/wer-wir-sind/helios-auf-einen-blick/portrait/

Helios Kliniken GmbH. (n.d.b). *Unser Ziel: Ihre Gesundheit.* Verfügbar unter https://www.helios-gesundheit.de/

Helios Kliniken GmbH. (n.d.c). *Helios Patientenportal.* Verfügbar unter https://patienten.helios-gesundheit.de/

Helios Kliniken GmbH. (n.d.d). *Die Digitale Patientenakte im Helios Klinikum Erfurt.* Verfügbar unter https://www.helios-gesundheit.de/kliniken/erfurt/unser-angebot/zusaetzliche-angebote/dpa/

Helios Kliniken GmbH. (n.d.e). *Mit dem digitalen Krankenhaus die Versorgung verbessern.* Verfügbar unter https://www.helios-gesundheit.de/unternehmen/was-wir-tun/innovationen/digitalisierung/

Helios Klinikum Berlin-Buch. (n.d.). *Notfall-Informationen unserer Klinik.* Berlin: Helios Klinikum Berlin-Buch. Verfügbar unter https://www.helios-gesundheit.de/kliniken/berlin-buch/notfall-informationen/

Henn, V. (Hrsg.). (2019, Februar). *Luxturna – Gentherapie gegen frühkindliche Erblindung.* Berlin: wissensschau.de. Verfügbar unter https://www.wissensschau.de/genom/gentherapie_luxturna_erblindung_rpe65.php

Henn, V. (Hrsg.). (2020, April). *Kymriah: CAR-T-Zellen bekämpfen Leukämien und Lymphome.* Berlin: wissensschau.de. Verfügbar unter https://www.wissensschau.de/krebs_tumor/car-t-zellen_kymriah_leukaemie.php

Huxhold, O. & Otte, K. (2019, Dezember). Internetzugang und Internetnutzung in der zweiten Lebenshälfte. Berlin: Deutsches Zentrum für Altersfragen. Verfügbar unter https://www.heise.de/downloads/18/2/8/5/6/1/9/4/dza.pdf

Hofer, J. (2019, Juli). *Burda baut Ärzteplattform Jameda aus.* München: Handelsblatt. Verfügbar unter https://www.handelsblatt.com/unternehmen/it-medien/gesundheitsportal-burda-baut-aerzteplattform-jameda-aus/24667276.html?ticket=ST-40911476-IMmFLv2LLktFlOmf5d47-ap6

Hölper, S. (2016, September). *Start-up des Tages. Veyo Care.* Verfügbar unter https://www.tagesspiegel.de/themen/Startup-des-tages/Startup-des-tages-veyo-care/14498216.html

Hombrecher, M. (2018, April). *Homo Digivitalis. TK-Studie zur Digitalen Gesundheitskompetenz 2018.* Hamburg: Techniker Krankenkasse – Geschäftsbereich Politik und Kommunikation, Unternehmenskommunikation. Verfügbar unter https://www.tk.de/resource/blob/2040318/a5b86c402575d49f9b26d10458d47a60/studienband-tk-studie-homo-digivitalis-2018-data.pdf

Hommel, T. (2019, November). Elektronisches Rezept soll stufenweise ausgebaut werden. Berlin: ÄrzteZeitung online, Springer Medizin. Verfügbar unter https://www.aerztezeitung.de/Wirtschaft/Elektronisches-Rezept-soll-stufenweise-ausgebaut-werden-403322.html

Houser, K. (2018, März). *Amazon is really serious about making healthcare a part of its future.* Available from https://futurism.com/neoscope/amazons-healthcare-plans

Hübner, M. (2016, Oktober). *Web-Foren. Jeder siebte Patient sucht Rat von Leidensgenossen.* Berlin: Ärzte Zeitung. Verfügbar unter https://www.aerztezeitung.de/Wirtschaft/Jeder-siebte-Patient-sucht-Rat-von-Leidensgenosse n-304210.html

Hurtz, S. (2019, November). *50 Millionen Patientendaten landen auf Googles Servern.* München: SZ.de. Verfügbar unter https://www.sueddeutsche.de/digital/google-project-nightingalegesundheitsdaten-ascension-1.4681463

Imran, T. (2016, January). *Theranos makes no sense ... at a $9B valuation.* Verfügbar unter https://www.venturehealth.com/media/id_146/title_Theranos-makes-no-senseat-a-9B-valuation/

Institut für betriebliche Gesundheitsförderung (BGF). (2016, November). *Branchenbericht Pflege: Auswertung von Arbeitsunfähigkeitsdaten der AOK-versicherten Beschäftigten im Rheinland.* Verfügbar unter https://www.bgf-institut.de/fileadmin/redaktion/downloads/gesundheitsberichte/aktuelle_Gesundheitsberichte/Branchenbericht_Pflege_2017.pdf

IPA320. (2011, Juli). *Serviceroboter im Altenheim: Care-O-bot 3 und CASERO* [Video]. Verfügbar unter https://www.youtube.com/watch?v=nJj8wJg6jNM

IQVIA Commercial. (2019). *IQVIA Marktbericht. Entwicklung des deutschen Pharmamarktes im ersten Halbjahr 2019.* Frankfurt/Main: IQVIA Commercial GmbH & Co. OHG. Verfügbar unter https://www.iqvia.com/-/media/iqvia/pdfs/cese/germany/publikationen/marktbericht/pharma-marktbericht-halbjahr-2019-0819.pdf?la=de-de&hash=84CBC26B3FF74DA7265B36D17645906C&_=1573659264900

IQVIA Commercial GmbH & Co. OHG. (2019). Führende Hersteller im Apothekenmarkt der Generika und Biosimilars im Jahr 2018. Verfügbar unter https://www.iqvia.com/-/media/iqvia/pdfs/cese/germany/publikationen/infografik/fuehrende-generikahersteller-2018-iqvia-042019.pdf?la=de-de&hash=6AB1BC2F485F6E9EF3F3BA833AB46FC5

IQVIA Commercial GmbH & Co. OHG. (2020). IQVIA Marktbericht. Entwicklung des deutschen Pharmamarktes

im Jahr 2019. Verfügbar unter https://www.iqvia.com/-/media/iqvia/pdfs/cese/germany/publikationen/marktbericht/pharma-marktbericht-jahr-2019-iqvia-0220.pdf

Jameda (n.d.). *Jameda Factsheet.* Verfügbar unter https://www.jameda.de/jameda/jameda/jameda-Factsheet.pdf

Jordan, F. (2017, Januar). *Amazon verdoppelt Sortiment seit 2014 auf 229 Mio. Produkte!* Verfügbar unter https://sellics.com/de/blog-amazon-verdoppelt-sortiment-seit-2014-auf-229-mio-produkte/

Justocat. (n.d.). *JustoCat® – die interaktive Katze zur Aktivierung und Erinnerungsarbeit.* Verfügbar unter https://www.justocat.de/

Karberg, S. (2018, Juni). *Hauptstadtkongress Medizin und Gesundheit: „Der Roboter ist der Rollator von morgen".* Verfügbar unter https://www.tagesspiegel.de/wissen/hauptstadtkongress-medizin-und-gesundheit-der-roboter-ist-der-rollator-von-morgen/22646058.html

Kassenärztliche Bundesvereinigunng (KBV). (2017). Kennzahlen der ambulanten Versorgung auf einen Blick. Verfügbar unter https://www.kbv.de/html/zahlen.php

Khan, R. (2017, February). *Theranos' $9 Billion evaporated: Stanford expert whose questions ignited the unicorn's trouble.* Available from https://www.forbes.com/sites/roomykhan/2017/02/17/theranos-9-billion-evaporatedstanford-expert-whose-questions-ignited-the-unicorn-trouble

Kinder, C., Steingröver, K. & Vossen, C. (2019). *Die Erfolgsformel für Krankenkassen: interagieren, intensivieren, differenzieren.* München/Zürich: Bain & Company, Inc. Verfügbar unter https://www.bain.com/contentassets/6e040d951c464874a65bf364c68e2f75/bain-studie_erfolgsformel-fur-krankenkassen_vf.pdf

King, E., Perman, M., Tecco, H. & Wang, T. (n.d.). *Digital health funding: 2015 year in review.* San Francisco: Rock Health. Available from https://rockhealth.com/reports/digital-health-funding-2015-year-in-review/

Koh, D. (2019, February). *Ping An Good Doctor expands reach to 265 million registered users in 2018.* Available from https://www.mobihealthnews.com/content/ping-good-doctor-expands-reach-265-million-registered-users-2018

Kolb, F. (2019, Juli). *Amazon schafft Tausende neuer Arbeitsplätze in Deutschland. Düsseldorf: Handelsblatt.* Verfügbar unter https://www.handelsblatt.com/unternehmen/handel-konsumgueter/onlinehandel-amazon-schafft-tausende-neuer-arbeitsplaetze-in-deutschland/24587724.html?ticket=ST-38546314-ssG TbYDtNLuDXPpcr2xK-ap6

Kolbe-Weber, C. (2014, September). *Die Roboter kommen – Hilfe in der Pflege und im Alltag.* Verfügbar unter https://www.helmholtz.de/gesundheit/die-roboter-kommen-hilfe-in-der-pflege-und-im-alltag/

Korf, C. & Bauer, E. (2019, Mai). *Apothekenwirtschaftsbericht 2019.* Berlin: 56. Wirtschaftsforum des Deutschen Apothekerverbandes (DAV). Verfügbar unter https://www.abda.de/fileadmin/user_

upload/assets/Pressetermine/2019/WiFo_2019/Apothekenwirtschaftsbericht_2019_DAV_Wifo_2019-05-08.pdf

Krankenkassen Deutschland. (n.d.). *Zusatzbeitrag: Liste der Krankenkassen nach Beitragssatz.* Verfügbar unter https://www.krankenkassen.de/gesetzliche-krankenkassen/krankenkasse-beitrag/zusatzbeitrag/

Krankenkassen-Zentrale. (n.d.). *Private Krankenversicherung Voraussetzungen 2020.* Berlin: Krankenkassen-Zentrale. Verfügbar unter https://www.krankenkassenzentrale.de/wiki/private-krankenversicherung-voraussetzungen

Krankenkassen.Deutschland. (2020). Die größten Krankenkassen: Versicherte 2020

Der aktuelle Stand der Versichertenzahlen der gesetzlichen Krankenkassen. Berlin: Euro-Informationen. Verfügbar unter https://www.krankenkassen.de/krankenkassen-vergleich/statistik/versicherte/aktuell/

Kristensen, U. (2019, Dezember). *VC funding for AI in drug development & clinical trials hits $5.2B.* Cranfield: Signify Research, Cranfield Innovation Centre. Verfügbar unter https://www.signifyresearch.net/healthcare-it/vc-funding-ai-drug-development-clinical-trials-hits-5-2b/

Krux, J. (2018, Februar). *Exoskelette: Turbo auf dem Rücken.* Verfügbar unter https://edison.media/ertraeumen/exoskelette-turbo-auf-dem-ruecken/21027372.html

KRY. (n.d.a). *Über KRY.* Stockholm: KRY International AB. Verfügbar unter https://www.kry.de/ueber-uns/

KRY. (n.d.b). *How can we help you?* Stockholm: KRY International AB. Available from https://support.kry.se/hc/en-us

Kunst, A. (2019, Dezember). Umfrage in Deutschland zum Grund des letzten Arztbesuchs 2019. Hamburg: Statista GmbH. Verfügbar unter https://de.statista.com/prognosen/981720/umfrage-in-deutschland-zum-grund-des-letzten-arztbesuchs

Kunz, A. (2019, Februar). *Der riskante Vollgas-Umbau der Axa.* Verfügbar unter https://www.welt.de/wirtschaft/article188211177/New-Work-Der-riskante-Vollgas-Umbau-derAxa.html

Kyriasoglou, C. (2016, Januar). *Was der Vimeda-Gründer mit eurem Blut vorhat.* Verfügbar unter https://www.gruenderszene.de/allgemein/vimeda-teuber-serie-a

LaMattina, J. (2019, July). *‚Smart Pill' schizophrenia drug unlikely to move payers.* Available from https://www.forbes.com/sites/johnlamattina/2019/07/22/smart-pill-schizophrenia-drug-unlikely-to-move-payers/?utm_source=Triggermail&utm_medium=email&utm_campaign=Post%20Blast%20bii-digital-health:%20Smart%20pills%20don%27t%20live%20up%20to%20the%20hype,%20yet%20%7C%20Google%20unveils%20novel%20diagnostic%20AI%20%7C%20Anthem%20narrows%20in%20on%20young%20consumers%20with%20new%20tool&utm_term=BII%20List%20Digital%20Health%20ALL#9b232c465d00

Langreth, R. (2019a, September). *Amazon's battle for corner pharmacy is fought over phone and fax.* Verfügbar unter https://www.beaconjournal.com/news/20190917/amazons-battle-for-corner-pharmacy-is-fought-over-phone-and-fax

Langreth, R. (2019b, September). *Pharmacy startup Capsule raises $200 Million to grow beyond NYC.* Available from https://www.bloomberg.com/news/articles/2019-09-13/pharmacy-startup-capsule-raises-200million-to-grow-beyond-nyc

Lau, T. (2019a). *Gerichtsakte: Amazon verhandelt mit Krankenversicherern.* Berlin: Apotheke Adhoc. Verfügbar unter https://www.apotheke-adhoc.de/nachrichten/detail/internationales/gerichtsakte-amazon-verhandelt-mit-krankenversicherern/

Lau, T. (2019b). *Doctolib bringt eigenes eRezept.* Verfügbar unter https://www.apotheke-adhoc.de/nachrichten/detail/markt/doctolib-bringt-eigenes-erezept/?tx_aponews_newsdetail%5B%40widget_4%5D%5BcurrentPage%5D=2&tx_aponews_newsdetail%5B%40widget_4%5D%5BitemsPerPage%5D=1&cHash=c3ce594daec5acdfa4fa318e38 b67149

Lau, T. (2019c). *eRezept: „Wir wollen alle Apotheken“.* Verfügbar unter https://www.apotheke-adhoc.de/nachrichten/detail/apothekenpraxis/erezept-anbieter-wir-wollen-alle-apotheken/

Lauerer, M. (2013, August). *Erinnerungshelfer für Medikamente: morgens, mittags, abends.* Verfügbar unter https://www.spiegel.de/gesundheit/diagnose/erinnerungshelfer-fuer-medikamente-nie-mehrpille-vergessen-a-910290.html

LaVito, A. (2018, February). *Amazon has quietly launched an exclusive line of over-the-counter health products.* Available from https://www.cnbc.com/2018/02/20/amazon-has-quietly-launched-an-exclusive-line-of-over-the-counter-health-products.html

Li, J. (2016, November). *Ping An adds 10,000 China clinics to its health care business.* Available from https://www.scmp.com/business/money/investment-products/article/2043685/ping-adds-10000-china-clinics-its-health-care

Lindera. (n.d.). *Für Senioren: Wir brechen das Tabuthema Stürze im Alter mit künstlicher Intelligenz.* Berlin: Lindera GmbH. Verfügbar unter https://www.lindera.de/fur-senioren/

Lomas, N. (2018, June). *Kry bags $66M to launch its video-call-a-doctor service in more European markets.* Verfügbar unter https://techcrunch.com/2018/06/12/kry-bags-66m-to-launch-its-video-call-a-doctor-service-inmore-european-markets/

Lovett, L. & Muoio, D. (2019, November). *It's official: Google acquires wearable giant Fitbit.* Available from https://www.mobihealthnews.com/news/north-america/its-official-google-acquires-wearable-giant-fitbit

Lovett, L. (2020, January). *Study: Google's AI tech shows promise in detecting breast cancer.* Available from https://www.mobihealthnews.com/news/study-googles-ai-tech-shows-promise-detecting-breast-cancer

Lykon. (n.d.). *myDNA Slim: Dein Ergebnisbericht zur genetischen Analyse deines persönlichen Stoffwechsels.* Verfügbar unter https://cdn.shopify.com/s/files/1/1493/6694/files/20190805_Sandra_1234567890.pdf

Lynkova, D. (2019, October). *Apple Watch statistics you'll love in 2020.* Available from https://leftronic.com/apple-watch-statistics/

Magana, G. (2019, March). *Amazon rules the product search process.* Available from https://www.businessinsider.com/online-shoppers-rely-heavily-on-amazon-2019-3?IR=T

Malteser Hilfsdienst. (n.d.). *Malteser Hausnotruf.* Köln: Malteser Hilfsdienst gGmbH. Verfügbar unter https://www.malteser.de/hausnotruf.html

Martani, A., Geneviève, L. D., Poppe, C. et al. (2020). Digital pills: a scoping review of the empirical literature and analysis of the ethical aspects. *BMC Med Ethics, 21*, 3. https://doi.org/10.1186/s12910-019-0443-1

Martin Elektrotechnik. (n.d.). *Raphael-Dual: GPS-Lösung für Bewohner mit Lauftendenz.* Verfügbar unter https://www.martin.care/raphael-aktiv-pflegeheim

MDR/Bobe, G. (n.d.). *Pflegeroboter Pepper* [Foto]. Verfügbar unter https://www.mdr.de/sachsen/leipzig/leipzig-leipzig-land/pflegeroboter-pepper-120.html

MDR Wissen. (n.d.). *Sprechstunde im Netz.* Verfügbar unter https://www.mdr.de/wissen/mensch-alltag/sprechstunde_im_netz-100_page-0_zc-6615e895.html

Menn, A. (2018, Oktober). *ADA-Gründer Nathrath „Wir geben Millionen Menschen medizinischen Rat“.* Verfügbar unter https://www.wiwo.de/technologie/digitale-welt/ada-gruender-nathrath-wir-geben-millionen-menschen-medizinischen-rat/23167536.html

Merck Group. (2020, Mai). Merck Geschäftsbericht 2019. Verfügbar unter https://www.merckgroup.com/de/geschaeftsbericht/2019/downloads/merck_geschaeftsbericht_2019.pdf

Mercom Capital Group. (2020). *1H and Q2 2020 Digital Health (Healthcare IT) Funding and M&A Report.* Available from https://mercomcapital.com/product/1h-q2-2020-digital-health-healthcare-it-funding-ma-report/

Merda, M., Schmidt, K. & Kähler, B. (2017, August). *Pflege 4.0 – Einsatz moderner Technologien aus der Sicht professionell Pflegender. Forschungsbericht.* Hamburg: Berufsgenossenschaft für Gesundheitsdienst und Wohlfahrtspflege (BGW). Verfügbar unter https://www.bgw-online.de/SharedDocs/Downloads/DE/Medientypen/BGW%20Broschueren/BGW09-14-002-Pflege-4-0-Einsatz-moderner-Technologien_Download.pdf?__blob=publicationFile

Möckel, Dr. M., Reiter, S., Lindner, T. & Slagman, A. (2019, Juni). „Triagierung" – Ersteinschätzung von Patienten in der zentralen Notaufnahme. *Medizinische Klinik – Intensivmedizin und Notfallmedizin, 2019.* https://doi.org/10.1007/s00063-019-0589-0

Mojin Robotics. (n.d.). *Healthcare.* Verfügbar unter https://mojin-robotics.de/branchen/

Molor-Erdene, B. (2019, November). *Project Nightingale: Google geht auf Patientenjagd.* Hannover: Heise Medien. Verfügbar unter https://www.heise.de/tp/features/Project-Nightingale-Google-geht-auf-Patientenjagd-4584792.html?seite=all

Morse, S. (2019, October). *CVS partners with UPS on drone delivery of drugs and retail products.* Available from https://www.healthcarefinancenews.com/news/cvs-partners-ups-drove-delivery-drugs-and-retail-products?mkt_tok=eyJpIjoiWVRZeE16QmlObUl6TXprMiIsInQiOiJZVjFjN3B3QlNrbGNxemhlbEhOY2NmYU9jZDhGdnI4ZE9QRE9vanJVbnNET0JrZXNWK3NZTVZacU1aRmVTazJYd2xxVXRCMW1JOUVzdWlyeWtzRXFxc3N5Q3E5MHFUeVFVNGVsK1lZRHZONDMrMG5cL3VxWldGM1MwQTkyZ2laQVMifQ%3D%3D

Moorstedt, M. (2020, September). Alexa, wie geht es mir? München: Süddeutsche Zeitung online. Verfügbar unter https://www.sueddeutsche.de/digital/amazon-halo-gadget-tracker-1.5014899

Mücke Sturm & Company. (2018a, Mai). *Angebot digitaler Services privater Krankenversicherungen in Deutschland.* München: Mücke, Sturm & Company. Verfügbar unter https://www.muecke-sturm.de/angebot-digitaler-services-privater-krankenversicherungen-in-deutschland/

Mücke, Sturm & Company. (2018b, Juni). *Der Wandel der Krankenversicherungen vom Kostenerstatter zum ganzheitlichen Gesundheitsdienstleister.* Verfügbar unter https://www.muecke-sturm.de/wp-content/uploads/Praesentation-Studienergebnisse-20180630-Final.pdf

Mücke Sturm & Company. (2019, Mai). *Der Wandel der privaten Krankenversicherungen vom Kostenerstatter zum ganzheitlichen Gesundheitsdienstleister.* München: Mücke, Sturm & Company. Verfügbar unter https://www.muecke-sturm.de/wp-content/uploads/Final_PKV_Studie_20190522.pdf

mySugr. (n.d.a). *mySugr hat eine Mission.* Verfügbar unter https://mysugr.com/de-de/uber-uns

mySugr. (n.d.b). *Vereinfache deinen Alltag mit Diabetes ...* Verfügbar unter https://mysugr.com/de-de

mySugr. (2019, November). *2 Millionen Leben beeinflusst. Wir feiern einen großen Meilenstein mit euch.* Verfügbar unter https://mysugr.com/de-de/blog/2-millionen-leben-beeinflusst-wir-feiern-einen-grossen-meilenstein-mit-euch

nebenan.de. (2020, August). Zahlen und Fakten zu nebenan.de. Verfübar unter https://presse.nebenan.de/pm/zahlen-und-fakten-zu-nebenan-de#:~:text=nebenan.de%20ist%20mit%201,%C3%BCber%20nebenan.de%20kostenlos%20m%C3%B6glich

Neuhaus, E. (2017). *Digitaler Krankenversicherer Ottonova erhält weitere 10 Millionen Euro.* Verfügbar unter https://www.gruenderszene.de/allgemein/digitaler-krankenversicherer-ottonova-erhaelt-weitere-10-millionen-euro

Nuremberg Institute for Market Decisions (NIM). (2014, November). *Das optimierte Selbst.* Nürnberg: Nürnberg Institut für Marktentscheidungen e. V. Verfügbar unter https://www.nim.org/compact/fokusthemen/das-optimierte-selbst

Ondrejicka, D. A. & Goldstein L. J. (2015). The use of ultrasonic energy in mastectomy and lumpec tomy procedures: a budget impact analysis. *Value in Health, 18*, A40. Verfügbar unter https://www.valueinhealthjournal.com/article/S1098-3015(15)00295-8/pdf

Onnasch, L., Maier, X. & Jürgensohn, T. (2016). *Mensch-Roboter-Interaktion – Eine Taxonomie für alle Anwendungsfälle.* Dortmund: Bundesanstalt für Arbeitsschutz und Arbeitsmedizin (BAUA). Verfügbar unter https://www.baua.de/DE/Angebote/Publikationen/Fokus/Mensch-Roboter-Interaktion.pdf?__blob=publicationFile&v=6

Online Monitor. (2019) HDE Online Monitor 2019. Berlin: Handelsverband Deutschland (HDE). Verfügbar unter https://einzelhandel.de/images/publikationen/Online_Monitor_2019_HDE.pdf

Ottolini, M. (2015, Juli). *Why did Google Health fail?* Westborough, MA: Channel Company. Available from https://www.crn.com/news/mobility/video/300077425/why-did-google-health-fail.htm

Ottonova. (n.d.). *Wer steckt hinter ottonova?* Verfügbar unter https://www.ottonova.de/unternehmen

Ottonova. (2019, März). *Telemedizin – Ärztlicher Rat ohne Grenzen.* Verfügbar unter https://www.ottonova.de/gesundheit-4-0/telemedizin

Paul S.M. et al. (2010). *Forschung & Entwicklung von Arzneimitteln. Zielgerichtet – individualisiert – personalisiert als Synonym für die moderne Onkologie.* Verfügbar unter https://www.roche.de/pharma/onkologie/wert/rahmenbedingungen-des-marktes.html

Phelan, D. (2020, Juli). Apple Watch Could Spot You're Sick With Covid-19 Before You Do. Available from https://www.forbes.com/sites/davidphelan/2020/07/18/apple-watch-could-spot-youre-sick-with-covid-19-before-you-do/#65da8a01430b

Peitz, D. (2018, Oktober). *Krankenkassen-App Vivy hatte womöglich erhebliche Sicherheitslücken.* Verfügbar unter https://www.zeit.de/digital/datenschutz/2018-10/gesundheitsdaten-sicherheit-medizin-app-vivy-datenschutz

Pfizer. (2020, Januar). *Wie Künstliche Intelligenz bei der Medikamentenentwicklung hilft* (Get Science Blog). Wien: Pfizer Corporation Austria Gesellschaft m.b.H. Verfügbar unter https://www.pfizer.at/get-science/wie-kuenstliche-intelligenz-bei-der-medikamentenentwicklung-hilft/

Pflegetiger. (n.d.). *Unsere Leistungen für Pflegebedürftige.* Berlin: Caretiger GmbH. Verfügbar unter https://pflegetiger.de/

Ping An Healthcare and Technology Company Ltd. (n.d.a). *Annual Report 2018.* Available from http://www.pingan.com/app_upload/images/info/upload/31d203a3-cf6d-4335-8d52-146a0f2a4235.pdf

Ping An Healthcare and Technology Company Ltd. (n.d.b). *Company overview.* Available from http://www.pagd.net/allPage/aboutUs/47?lang=EN_US

Verband der Privaten Krankenversicherung (PKV). (n.d.). *Zahlen und Fakten.* Köln: Verband der Privaten Krankenversicherung e.V. Verfügbar unter https://www.pkv.de/service/zahlen-und-fakten/

Plewinksi, T. (2018, Juli). *Kommentar: Amazon kauft Online-Apotheke PillPack – Warum das genau in das Konzept von Amazon passt.* Verfügbar unter https://www.amazon-watchblog.de/unternehmen/1409-kommentar-amazon-kauft-online-apotheke-pillpack-genau-konzept-passt.html

Potts, N. (2019, May). *Amazon poised to upheave healthcare – an industry at the ready.* Available from https://medium.com/swlh/amazon-poised-to-upheave-healthcare-an-industry-at-the-ready-90950c24545

Poleshova, A. (2020a, Juli). Abonnenten von Netflix weltweit bis zum 2. Quartal 2020. Hamburg: Statista GmbH. Verfügbar unter https://de.statista.com/statistik/daten/studie/196642/umfrage/abonnenten-von-netflix-quartalszahlen/

Poleshova, A. (2020b, Juli). Anzahl der monatlich aktiven Nutzer von Spotify weltweit bis zum 2. Quartal 2020. Hamburg: Statista GmbH. Verfügbar unter https://de.statista.com/statistik/daten/studie/812290/umfrage/monatlich-aktive-nutzer-von-spotify-weltweit/

Poleshova, A. (2020c, Juli). Anzahl der gelisteten Produkte bei Amazon.de nach Hauptkategorien im Jahr 2016. Hamburg: Statista GmbH. Verfügbar unter https://de.statista.com/statistik/daten/studie/666152/umfrage/anzahl-der-gelisteten-produkte-bei-amazon-de-nach-kategorien/

PR Newswire. (2019, September). *Ping An Good Doctor has become the first online healthcare platform with more than 300 Million registered users.* Available from https://www.prnewswire.com/news-releases/ping-an-good-doctor-has-become-the-first-online-healthcare-platform-with-more-than-300-million-registered-users-300923026.html

praktischArzt. (2017, Juli). *Privatkliniken Deutschland Ranking: das sind die größten Klinikverbünde.* Mannheim: pA Medien GmbH. Verfügbar unter https://www.praktischarzt.de/blog/ranking-groesste-klinikverbuende/

Presse- und Informationsamt der Bundesregierung (Hrsg.). (2019, Oktober). *Aufbau und Betrieb der Telematik-Infrastruktur.* Verfügbar unter https://www.bundesregierung.de/breg-de/themen/digital-made-in-de/aufbau-und-betrieb-dertelematik-infrastruktur-1546644

Proteus Digital Health, Inc. (n.d.a). *How does Proteus Discover work?* Available from https://www.proteus.com/how-it-works/

Proteus Digital Health, Inc. (n.d.b). *Better insights. Better treatment. Better care.* Available from https://www.proteus.com/

Proteus Digital Health, Inc. (n.d.c). *Transforming care with Digital Medicine.* Available from https://www.proteus.com/evidence/

Proteus Digital Health, Inc. (n.d.d). *Cardiovascular Diseases.* Available from https://www.proteus.com/evidence-cardiovascular-diseases/

Proteus Digital Health, Inc. (2017, November). *Otsuka and Proteus® announce the first U.S. FDA approval of a digital medicine system: Abilify MyCite® (aripiprazole tablets with sensor).* Tokyo, Redwood City, CA: Proteus Digital Health, Inc. Available from https://www.proteus.com/press-releases/otsuka-and-proteus-announce-the-first-us-fda-approval-of-a-digital-medicine-sys tem-abilify-mycite/

QS Deutschland. (n.d.). *Herzlich Willkommen.* München: Schumacher. Verfügbar unter http://qsdeutschland.de/info/

Radtke, R. (2019a). *Umsatz der größten Online-Shops im Segment Medikamente und Gesundheitsartikel in Deutschland im Jahr 2018 (in Millionen Euro).* Hamburg: Statista GmbH. Verfügbar unter https://de.statista.com/statistik/daten/studie/313328/umfrage/fuehrende-versandapotheken-nach-umsatz-in-deutschland/

Radtke, R. (2019b). *Top 10 Pharmaunternehmen nach Umsatz in Deutschland im Jahr 2017 (in Millionen Euro).* Hamburg: Statista GmbH. Verfügbar unter https://de.statista.com/statistik/daten/studie/1005572/umfrage/fuehrende-pharmaunternehmen-nach-umsatz-in-deutschland/

Radtke, R. (2019c, Dezember). Umsatz der größten Versandapotheken in Deutschland 2018. Hamburg: Statista GmbH. Verfügbar unter https://de.statista.com/statistik/daten/studie/313328/umfrage/fuehrende-versandapotheken-nach-umsatz-in-deutschland/

Radtke, R. (2020a). Umsatz der Bayer AG im Segment Pharmaceuticals in den Jahren von 2015 bis Q2 2020. Hamburg: Statista GmbH. Verfügbar unter https://de.statista.com/statistik/daten/studie/677771/umfrage/umsatz-der-bayer-ag-im-segment-pharmaceuticals/

Radtke, R. (2020b). Umsatz der Top 15 Pharma-Produkte der Bayer AG in den Jahren von 2017 bis Q2 2020. Hamburg: Statista GmbH. Verfügbar unter https://de.statista.com/statistik/daten/studie/20066/umfrage/umsatz-der-top-pharma-produkte-der-bayer-ag/

Radtke, R. (2020c). Umsatzerlöse der Top Humanpharmazeutika von Boehringer Ingelheim in den Jahren 2015 bis 2019. Hamburg: Statista GmbH. Verfügbar unter https://de.statista.com/statis tik/daten/studie/223312/umfrage/umsatz-der-top-verschreibungspflichtigen-praeparate-von-boehringer-ingelheim/

Radtke, R. (2020d). Gesetzliche Krankenkassen in Deutschland mit dem höchsten Zuwachs an Versicherten im Zeitraum von 2016 bis 2020. Hamburg: Statista GmbH. Verfübgar unter https://de.statista.com/statistik/daten/studie/239628/umfrage/gesetzliche-krankenkassen-mit-dem-hoechsten-mitgliederzuwachs/

Radtke, R. (2020e, Februar). Marktanteile führender Generikahersteller in Deutschland nach Packungsabsatz in den Jahren 2016 bis 2018. Hamburg: Statista GmbH. Verfügbar unter https://de.statista.com/statistik/daten/studie/511291/umfrage/marktanteile-fuehrender-generikahersteller-in-deutschland-nach-packungsabsatz/

Recare. (n.d.). *Wie Recare funktioniert.* Berlin: Recare Deutschland GmbH. Verfügbar unter https://www.recaresolutions.com/

Ramsey, L. (2019, November). *Tech giants like Google and Amazon are beefing up their healthcare strategies. Here's how 7 tech titans plan to tackle the $3.5 trillion industry.* Available from https://www.businessinsider.com/health-strategies-of-google-amazon-apple-and-microsoft-2019-11?utm_campaign=sfbi&utm_medium=social&utm_source=linkedin.com&IR=T

Regalado, A. (2019, February). *More than 26 million people have taken an at-home ancestry test: the genetic genie is out of the bottle. And it's not going back.* Available from https://www.technologyreview.com/s/612880/more-than-26-million-people-have-taken-an-athome-ancestry-test/

Reim, M. (2018, November). *Trotz Star-Investor Frank Thelen: digitaler Krankenversicherer Ottonova verharrt bei weniger als 1000 Vollzahlern.* Verfügbar unter https://www.boerse-online.de/nachrichten/geld-und-vorsorge/trotz-star-investor-frank-thelendigitaler-krankenversicherer-ottonova-verharrt-bei-weniger-als-1000-vollzahlern-1027749076

Riken. (n.d.). *Roboter-Forschungsplattform „Robear".* Verfügbar unter http://rtc.nagoya.riken.jp/ROBEAR/media/

Rohrer, B. (2018, Februar). *Große Koalition will Rx-Versandverbot durchsetzen.* Berlin: Deutsche Apotheken Zeitung. Verfügbar unter https://www.deutsche-apotheker-zeitung.de/news/artikel/2018/02/07/grosse-koalition-will-rx-versandverbot-durchsetzen

Rohrer, B. (2019, Januar). *WDR: DocMorris – effizient, aber unpersönlich.* Berlin: Deutsche Apotheker Zeitung. Verfügbar unter https://www.deutsche-apotheker-zeitung.de/news/artikel/2019/01/08/wdr-docmorris-effizient-aber-unpersoenlich

Rong, O., Magunia, P., Drescher F. & Bähner, V. (2017, November). *Der deutsche Pflegemarkt.* München: Roland Berger GmbH. Verfügbar unter https://www.rolandberger.com/de/Publications/Pflegemarkt-in-Deutschland.html

Rösler, U., Schmidt, K., Merda, M. & Melzer, M. (2018). *Digitalisierung in der Pflege. Wie intelligente Technologien die Arbeit professioneller Pflegender verändern.* Berlin: Geschäftsstelle der Initiative Neue Qualität der Arbeit. Bundesanstalt für Arbeitsschutz und Arbeitsmedizin.Verfügbar unter https://www.inqa.de/SharedDocs/PDFs/DE/Publikationen/pflege-4.0.pdf?__blob=publicationFile&v=2

Rößer, M. (2019, September). *Versicherer Ottonova launcht Markenkampagne.* Verfügbar unter https://www.wuv.de/marketing/versicherer_ottonova_launcht_markenkampagne

Salz, J. (2018, Oktober). *„2018 und 2019 geben wir vor allem Geld aus".* Verfügbar unter https://www.wiwo.de/unternehmen/industrie/globalisierung/docmorris-chef-heinrich-2018-und-2019-geben-wir-vor-allem-geld-aus/23151650.html

Schlenk, C. T. (2017, Dezember). *Einmal Exit und zurück – wie ein Berliner Startup den Neustart wagt.* Verfügbar unter https://www.gruenderszene.de/allgemein/vimeda-lykon-exit?interstitial_click

Schlingensiepen, I. (2018, Oktober). *Wie eine App Patienten steuert.* Verfügbar unter https://www.aerztezeitung.de/Wirtschaft/Wie-eine-App-Patienten-steuert-226669.html

Schmid-Petersen, F. (2019, Juli). *Jameda verliert gegen klagende Zahnärzte.* Verfügbar unter https://www.zm-online.de/archiv/2019/14/politik/jameda-verliert-gegen-klagende-zahnaerzte/

Schnor, P. (2019a). *„Tech-Unternehmen in Deutschland lösen viel zu selten die wirklichen Probleme".* Verfügbar unter https://www.gruenderszene.de/health/lindera-ki-senioren-medizin?interstitial_click

Schnor, P. (2019b). *Online-Krankenversicherung Ottonova wächst – aber schraubt Ziele herunter.* Verfügbar unter https://www.gruenderszene.de/business/ottonova-krankenversicherung-zahlen-2018?interstitial

Schnurrer, J.U. & Frölich, J.C. (2003). Zur Häufigkeit und Vermeidbarkeit von tödlichen unerwünschten Arzneimittelwirkungen. *Internist, 44*, 889–895. https://doi.org/10.1007/s00108-003-0988-3

Schuhmann, W., Brucker, L. (1934). *Sozialpolitik im neuen Staat.* Berlin: Verlag für Sozialpolitik.

Schüller, T. (2018, September). *Interview Zur-Rose-Chef Walter Oberhänsli: Was ist, wenn Amazon Zur Rose/DocMorris übernehmen will?* München: DAZ.online. Verfügbar unter https://www.deutsche-apotheker-zeitung.de/news/artikel/2018/09/20/was-ist-wenn-amazon-zur-rose-docmorris-uebernehmen-will

Securities and Exchange Commission (SEC), San Francisco, CA. (2018, March). *United States District Court Northern District of California San Jose Division. Complaint SEC v. Elizabeth Holmes and Theranos, Inc. Case 5:18-cv-01602, Document 1.* Available from https://www.sec.gov/litigation/complaints/2018/comp-pr2018-41-theranos-holmes.pdf

Sievers, U. (2017, September). *Apple Health und Google Fit – Gesundheit und Fitness mit Apple und Google.* Berlin: mobilsicher – iRights e.V. Verfügbar unter https://mobilsicher.de/ratgeber/apple-health-und-google-fit-gesundheit-und-fitness-mit-apple-und-google

Sito, P. (2018, August). *Ping An Good Doctor to expand medical services platform in Southeast Asia this year.* Available from https://www.scmp.com/business/companies/article/2160487/ping-good-doctor-expand-medical-services-platform-southeast-asia

Smith, S. (2020, Juni). 230 Startups Using Artificial Intelligence in Drug. Verfügbar unter https://blog.benchsci.com/startups-using-artificial-intelligence-in-drug-discovery

Spielhofen, M. (2019, Oktober). *US-Ketten legen Amazons Versandapotheke Steine in den Weg.* München: DAZ.online. Verfügbar unter https://www.deutsche-apotheker-zeitung.de/news/artikel/2019/10/15-10-2019/us-ketten-legen-amazons-versandapotheke-steine-in-den-weg

Stada Arzneimittel AG. (2020, März). Stada Geschäftsbericht 2019. Verfügbar unter https://www.stada.com/media/5545/gj2019-geschaeftsbericht-stada.pdf

Statista. (2019, March). *Number of employees at Ping An Insurance from 2010 to 2018.* Available from https://www.statista.com/statistics/284350/china-number-of-employees-at-ping-an-insurance/

Statistische Ämter des Bundes und der Länder (Hrsg.). (n.d.a). *Krankenhausatlas 2016.* Verfügbar unter https://krankenhausatlas.statistikportal.de

Statistisches Bundesamt (Destatis). (2018a, Dezember). *Pflegestatistik: Pflege im Rahmen der Pflegeversicherung. Deutschlandergebnisse 2017.* Wiesbaden: Statistisches Bundesamt. Verfügbar unter https://www.destatis.de/DE/Themen/Gesellschaft-Umwelt/Gesundheit/Pflege/Publikationen/Downloads-Pflege/pflege-deutschlandergebnisse-5224001179004.pdf?__blob=publicationFile&v=5

Statistisches Bundesamt (Destatis). (2018b). *Krankenhäuser – Einrichtungen, Betten und Patientenbewegung.* Wiesbaden: Statistisches Bundesamt. Verfügbar unter https://www.destatis.de/DE/Themen/Gesellschaft-Umwelt/Gesundheit/Krankenhaeuser/Tabellen/gd-krankenhaeuser-jahre.html

Statistisches Bundesamt (Destatis). (2019). *Bevölkerung Deutschlands bis 2060. Ergebnisse der 14. Koordinierten Bevölkerungsvorausberechnung – Modellrechnungen M1 bis M9.* Verfügbar unter https://www.destatis.de/DE/Themen/Gesellschaft-Umwelt/Bevoelkerung/Bevoelkerungsvorausberechnung/Publikationen/Downloads-Vorausberechnung/bevoelkerung-deutschland-2060-5124202199004.pdf?__blob=publicationFile

Statistisches Bundesamt (Destatis). (n.d.). Ältere Menschen - Die Bevölkerungsgruppe der älteren Menschen ab 65 Jahren. Verfügbar unter https://www.destatis.de/DE/Themen/Querschnitt/

Demografischer-Wandel/Aeltere-Menschen/bevoelkerung-ab-65-j.html#:~:text=Ergeb nisse%20der%20Bev%C3%B6lkerungsfortschreibung%20zeigen%2C%20dass,Jahr%20 2018%20deutlich%20gestiegen%20ist.

Statistisches Bundesamt (Destatis). (2019b, April). Pflegebedürftige nach Versorgungsart, Geschlecht und Pflegegrade 2017. Verfügbar unter https://www.destatis.de/DE/Themen/Gesellschaft-Umwelt/Gesundheit/Pflege/Tabellen/pflegebeduerftige-pflegestufe.html

Statistisches Bundesamt (Destatis). (2019c, April). Personal in Pflegeheimen und ambulanten Pflegediensten. Verfügbar unter https://www.destatis.de/DE/Themen/Gesellschaft-Umwelt/Gesund heit/Pflege/Tabellen/personal-pflegeeinrichtungen.html

Stein, B. (2017, März). *Robbe Paro zu Gast bei Rangar Yogeshwar.* Verfügbar unter https://blog.wir pflegen.de/robbe-paro-zu-gast-bei-rangar-yogeshwar/

Stein, R. (2001, Mai). Telemedizin: Zwischen Zukunftsvision und Realität. *Deutsches Ärzteblatt, 98*(18), A-1161/B-989/C-928. Verfügbar unter https://www.aerzteblatt.de/archiv/27045

Stone, B. (2014). *The Everything Store: Jeff Bezos and the Age of Amazon.* New York/Boston/London: Little, Brown and Company

Stüber, J. (2019, Oktober). *Erste Künstliche Intelligenz für Brustkrebsvorsorge erhält Zulassung.* Verfügbar unter https://www.gruenderszene.de/health/merantix-healthcare-zulassung-ki

Stüber, J. (2020, Mai). Die Corona-Krise verhilft der Telemedizin zum Durchbruch. Verfügbar unter https://www.gruenderszene.de/health/coronakrise-telemedizin-durchbruch

Süddeutsche Zeitung. (2019, 22. Februar). *Axa: Gewinneinbruch.* Verfügbar unter https://www.sued deutsche.de/wirtschaft/axa-gewinneinbruch-1.4340222

Sullivan, T. (2017, April). *Merck, Amazon challenge developers to build Alexa apps for diabetes.* Available from https://www.mobihealthnews.com/content/merck-amazon-challenge-developers-build-alexa-apps-diabetes

SWR Aktuell. (2019, Oktober). *„Gerda" soll E-Rezept für ganz Baden-Württemberg bringen.* Verfügbar unter https://www.swr.de/swraktuell/baden-wuerttemberg/e-rezept-in-baden-wuerttemberg-100.html

Talea Pflege GmbH. (n.d.). *Die Herausforderungen im Pflegemarkt.* Verfügbar unter https://talea.de/partner/

Techcrunch. (2019, November). *Google is acquiring Fitbit for $ 2.1 billion.* Available from https://tech crunch.com/2019/11/01/google-is-aquiring-fitbit/

Techniker Krankenkasse (TK). (n.d.a). *Was ist Meine TK?* Verfügbar unter https://www.tk.de/tech niker/leistungen-und-mitgliedschaft/alle-prozesse-anwendungen-services/ihr-meine-tk-bereich/alles-zu-meine-tk-2045290

Techniker Krankenkasse. (n.d.b). *TK-Safe – die elektronische Gesundheitsakte (eGA).* Verfügbar unter https://www.tk.de/techniker/unternehmensseiten/elektronische-gesundheitsakte-2028798

Techniker Krankenkasse. (n.d.c). *Warum muss ich über die TK-App in meine Gesundheitsakte gehen?* Verfügbar unter https://www.tk.de/techniker/unternehmensseiten/elektronische-gesundheits akte/nutzung-gesundheitsakte-ueber-tk-app-2028920

Techniker Krankenkasse. (n.d.d). *Geschäftsbericht 2018. Vorwort.* Verfügbar unter https://gb2018.tk.de/

Techniker Krankenkasse. (n.d.g). *Gesundheit.* Verfügbar unter https://www.tk.de/techniker/gesund heit-und-medizin-2003562

Techniker Krankenkasse. (2019a, Dezember). *Die TK in Zahlen: Eine Übersicht über die ersten drei Quartale.* Verfügbar unter https://www.tk.de/resource/blob/2053672/0ee4b90dd3e09f60685 348f49574bda2/tk-in-zahlen-pdf-data.pdf

Techniker Krankenkasse. (2019b, April). *Einheitliche Schnittstelle zwischen Gesundheitsakten und Klinikkonzern ist fertig.* Verfügbar unter https://www.tk.de/presse/themen/digitale-gesundheit/digitale-gesundheitsakte/schnittstelle-zwischen-gesundheitsakten-und-kliniken-2061804

Techniker Krankenkasse. (2019c, Juli). *Geschäftsbericht 2018.* Verfügbar unter https://gb2018.tk.de/app/uploads/TK-Gesch%C3%A4ftsbericht-barrierefrei.pdf

Techniker Krankenkasse. (2019d, Oktober). *TK Smart Relax sorgt für Entspannung – rund um die Uhr.* Verfügbar unter https://www.tk.de/techniker/magazin/digitale-gesundheit/apps/alexa-tk-smart-relax-2009254

Techniker Krankenkasse. (2019e, Juni). *Focus-Money.* Verfügbar unter https://www.tk.de/vertriebspartner/service/downloads/deutschlands-beste-krankenkasse-2019-2066030

Techniker Krankenkasse. (2019f, Juni). *Gesundheitsakte TK-Safe startet für mehr als 10 Millionen Nutzer.* Verfügbar unter https://www.tk.de/presse/themen/digitale-gesundheit/digitale-gesundheitsakte/gesundheitsakte-tk-safe-startet-heute-2063860

Techniker Krankenkasse. (2019g, Oktober). *TK startet Pilotprojekt zur Fernbehandlung per Videotelefonie.* Verfügbar unter https://www.tk.de/presse/themen/digitale-gesundheit/telemedizin/pilotprojekt-fernbehandlung-videotelefonie-2073570

Techniker Krankenkasse. (2019h, Mai). Die elektronische Gesundheitsakte TK-Safe. Verfügbar unter https://www.tk.de/presse/themen/digitale-gesundheit/digitale-gesundheitsakte/die-elektronische-gesundheitsakte-tk-safe-2064998

TeleClinic GmbH. (n.d.a). *Über uns.* Verfügbar unter https://www.teleclinic.com/uber-uns/

TeleClinic GmbH. (n.d.b). *Einfach & schnell zum Arzt online.* Verfügbar unter https://www.teleclinic.com/lp/online-arzt/?utm_campaign=1006-brand&utm_source=google&utm_medium=cpc&gclid=EAIaIQobChMI5_2wsrz75QIViOh3Ch2soAxDEAAYASAAEgJ9CPD_BwE

Theweleit, D. (2019, Juli). *Krise der Bayer AG: Sport als Imageretter?* Verfügbar unter https://www.deutschlandfunk.de/krise-der-bayer-ag-sport-als-imageretter.1346.de.html?dram:article_id=452020

Till, U. (2019, Mai). *Medikamenten-Lotterie. Zwei-Millionen-Dollar-Therapie gegen Muskelschwund wird verlost.* Verfügbar unter https://www.swr.de/wissen/zwei-millionen-dollar-therapie,article-swr-19982.html

Van der Gulik, J. (2018). *Serving the customer of the customer. Relationships in the B2B2C business concept* (Thesis). Rotterdam School of Management (RSM), Erasmus University, Rotterdam. Available from https://thesis.eur.nl/pub/45555/Joep.Gulik.thesis.pdf

Verband der Ersatzkassen e.V. (VDEK). (2019, Dezember). *Daten zum Gesundheitswesen: Versorgung.* Verfügbar unter https://www.vdek.com/presse/daten/d_ausgaben.html

Verband der Privaten Krankenversicherung (PKV). (n.d.). *Zahlen und Fakten.* Verfügbar unter https://www.pkv.de/service/zahlen-und-fakten/

Verband der Privaten Krankenversicherung (PKV). (2018, Dezember). *Zahlenbericht der Privaten Krankenversicherung 2017.* Verfügbar unter https://www.pkv.de/service/broschueren/daten-und-zahlen/zahlenbericht-2017.pdb.pdf

VersicherungsJournal. (2019, Juli). *Ottonova verabschiedet sich vom reinen Direktvertrieb.* Verfügbar unter https://www.versicherungsjournal.de/unternehmen-und-personen/ottonova-verabschiedet-sich-vom-reinen-direktvertrieb-136237.php

Versicherungswirtschaft heute (VW) Redaktion. (2019, Januar). *Die Folgen des Ping An-Engagements auf den deutschen Versicherungsmarkt.* Karlsruhe: VVW GmbH. Verfügbar unter https://be.invalue.de/d/publikationen/vwheute/2019/01/23/die-folgen-des-ping-an-engagements-auf-den-deutschen-versicherungsmarkt.html

Vitaconnect. (n.d.). *Sturzprophylaxe. Sturz & Statistik.* Verfügbar unter https://www.vitaconnect.net/thema/sturzprophylaxe/einfuehrung/sturz-statistik-19

Vivy. (n.d.a). *Eine digitale Gesundheitsakte für alle.* Berlin: Vivy GmbH. Verfügbar unter https://www.vivy.com/fileadmin/user_upload/007_presse/180914_Vivy_-_Backgrounder.docx.pdf
Vivy. (n.d.b). *Unsere Versicherungspartner.* Berlin: Vivy GmbH. Verfügbar unter https://www.vivy.com/versicherungspartner/
Vivy. (2019, Februar). *Schon 17,7 Millionen können Vivy kostenlos nutzen.* Berlin: Vivy GmbH. Verfügbar unter https://www.vivy.com/blog/schon-177-millionen-koennen-vivy-kostenlos-nutzen/
vwheutetv. (2018, Oktober). *Interview mit Allianz Vorstand Daniel Bahr zur Vivy Gesundheitsakte* [Video]. Verfügbar unter https://www.youtube.com/watch?v=0vPRKboCi74
Wagner, E. (2015, April). *LiveBerater bei DocMorris: So nah, als wär' man da.* Bonn: digitaler-mittelstand.de, Telekom Deutschland GmbH. Verfügbar unter https://digitaler-mittelstand.de/business/advertorial/liveberater-bei-docmorris-so-nah-als-waer-man-da-2179
Wallenfels, M. (2016, August). *Werden wir bald von Robotern versorgt?* Verfügbar unter https://www.aerztezeitung.de/Politik/Werden-wir-bald-von-Robotern-versorgt-304203.html
Waltz, M. (2018, Juli). *Elektronische Gesundheitskarte. Von der Realität überholt.* Köln: Deutschlandradio, Dlf-Magazin. Verfügbar unter https://www.deutschlandfunk.de/elektronische-gesundheitskarte-von-der-realitaet-ueberholt.862.de.html?dram:article_id=420395
Weber, M. (2016, Mai). *Roboter in der Pflege. Draht zum Patienten.* Verfügbar unter https://www.tagesspiegel.de/berlin/roboter-in-der-pflege-draht-zum-patienten/13527908.html
Welt. (2005, 10. Oktober). *Fresenius kauft Helios Kliniken.* Verfügbar unter https://www.welt.de/print-welt/article171241/Fresenius-kauft-Helios-Kliniken.html
Welt. (2019, 10. Dezember). *Amazon Prime überträgt die Champions League.* Verfügbar unter https://www.welt.de/sport/fussball/article204182136/Fussball-Rechte-gesichert-Amazon-uebertraegt-die-Champions-League.html
Wenig, M. (2015, April). *AOK nutzt App zum Sammeln von Fitness-Daten.* Leipzig: Versicherungsbote Verlag UG. Verfügbar unter https://www.versicherungsbote.de/id/4817636/Krankenkasse-AOK-Gesundheits-App-Tracker-Datenschutz/
Wenig, M. (2018, April). *Debeka, DKV und Allianz Private sind größte PKV-Versicherer.* Verfügbar unter https://www.versicherungsbote.de/id/4865842/Debeka-DKV-und-Allianz-sind-grosste-PKV-Versicherer/
Wessinger, C. (2017, Mai). *Amazon startet Arzneimittelversand mit Münchener Apotheke.* Stuttgart: Deutsche Apotheker Zeitung. Verfügbar unter https://www.deutsche-apotheker-zeitung.de/news/artikel/2017/05/10/amazon-startet-arzneimittelversand-mit-muenchener-apotheke
Wetzstein, M., Rommel, A. & Lange, C. (2015, September). *Pflegende Angehörige – Deutschlands größter Pflegedienst* (GBE kompakt, 3). Berlin: Robert Koch-Institut. Verfügbar unter http://www.gbe-bund.de/gbe10/abrechnung.prc_abr_test_logon?p_uid=gast&p_aid=0&p_knoten=FID&p_sprache=D&p_suchstring=21301
Wikipedia. (n.d.a). *Liste deutscher Krankenkassen.* Zugriff am 23. Dezember 2019 unter https://de.wikipedia.org/wiki/Liste_deutscher_Krankenkassen
Wikipedia. (n.d.b). *Theranos.* Retrieved January 07, 2020 from https://en.wikipedia.org/wiki/Theranos
Wikipedia. (n.d.c). *23andMe.* Retrieved January 07, 2020 from https://en.wikipedia.org/wiki/23andMe
Willow. (n.d.). *Willow Wearable Breast Pump Generation 3.* Mountain View, CA: Willow. Available from https://shop.willowpump.com/pages/buy
Wissenschaftliches Institut der AOK (WIdO). (2019, März). *Digitalisierungs-Rückstand in deutschen Krankenhäusern.* Berlin: Wissenschaftliches Institut der AOK (WIdO). Verfügbar unter https://www.wido.de/news-events/aktuelles/2019/krankenhaus-report-2019/

Withings. (n.d.). *Die Nachtruhe steuern. Den Tag meistern.* Issy-les-Moulineaux: Withings France SA. Verfügbar unter https://www.withings.com/de/de/sleep

World Bank Group. (n.d.). *Population, total – China.* Available from https://data.worldbank.org/indicator/SP.POP.TOTL?locations=CN&view=chart

World Health Organization (WHO). (2019, September). *WHO calls for urgent action to reduce patient harm in healthcare.* Geneva: World Health Organization. Available from https://www.who.int/news-room/detail/13-09-2019-who-calls-for-urgent-action-to-reduce-patient-harm-in-healthcare

Worth, T. (2014, August). *Quiet company poised to shake up legacy healthcare companies.* Available from https://www.healthcarefinancenews.com/news/quiet-company-poised-shake-legacy-health-care-companies

Zava. (n.d.a). *So funktioniert Zava.* London: Health Bridge Ltd. (t/a Zava). Verfügbar unter https://www.zavamed.com/de/wie-funktioniert-zava.html

Zava. (n.d.b). *Häufig gestellte Fragen.* London: Health Bridge Ltd. (t/a Zava). Verfügbar unter https://www.zavamed.com/de/fragen.html

Zava. (n.d.c). *DrEd heißt jetzt Zava.* London: Health Bridge Ltd. (t/a Zava). Verfügbar unter https://www.zavamed.com/de/ueber-zava.html

Zava. (n.d.d). *Doctor-prescribed treatment, delivered to your door.* London: Health Bridge Ltd. (t/a Zava). Available from https://www.zavamed.com/uk/

Zava. (n.d.e). *Ihr Online-Arzt. Erfahren, sicher und kompetent.* London: Health Bridge Ltd. (t/a Zava). Verfügbar unter https://www.zavamed.com/de/?gclid=EAIaIQobChMIvZTJy-6M5gIVF4fVCh21AgPQEAAYASAAEgIXFfD_BwE&gclsrc=aw.ds

Zava. (n.d.f). *Kosten einer Sprechstunde bei Zava.* London: Health Bridge Ltd. (t/a Zava). Verfügbar unter https://www.zavamed.com/de/kosten.html

Zmudzinski, A. (2019, Dezember). *Fintech-Tochter von chinesischem Versicherer plant 500 Mio. Dollar-Börsengang in den USA.* Verfügbar unter https://de.cointelegraph.com/news/fintech-arm-of-chinese-insurance-giant-shoots-for-500m-ipo-in-us

Zur Rose Group AG. (2019). *Geschäftsbericht 2018.* Verfügbar unter https://gb.zurrosegroup.com/de/gb2018/home.html

Zur Rose Group AG. (n.d.). *The Start.* Verfügbar unter https://gb.zurrosegroup.com/gb2018/oekosystem-zur-rose.html

Autorenvita

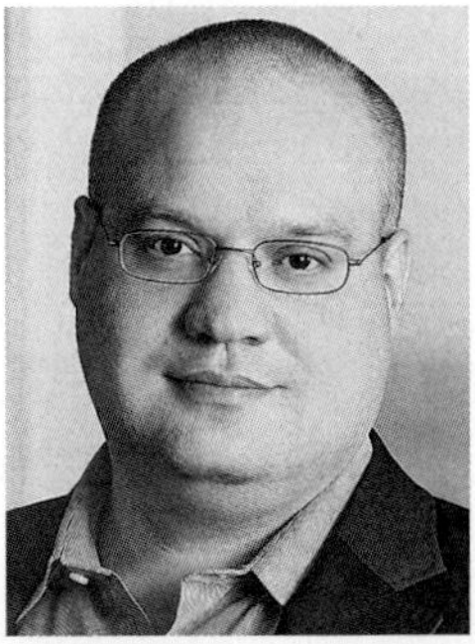

Nils Seebach beschäftigt sich seit Jahren intensiv mit der betriebswirtschaftlichen Analyse und der Einschätzung von digitalen Geschäftsmodellen. Seit 2011 hat er mehr als ein Dutzend Unternehmen in den Segmenten Commerce und Technologie gegründet, finanziert und initiiert. Im Rahmen seiner Tätigkeit als CFO des Beratungsunternehmen Etribes berät und unterstützt er insbesondere Familienunternehmen. Darüber hinaus teilt er sein Wissen auf seinem Blog „Digitalkaufmann.de". Hier stellt er interessante Unternehmen in seinem Entrepreneur Radar vor, gibt sein Investment- und Finanz-Know-how weiter und bietet mit seiner „Amazon Toolbox" Insights über die Geschäfte des E-Commerce-Riesen.

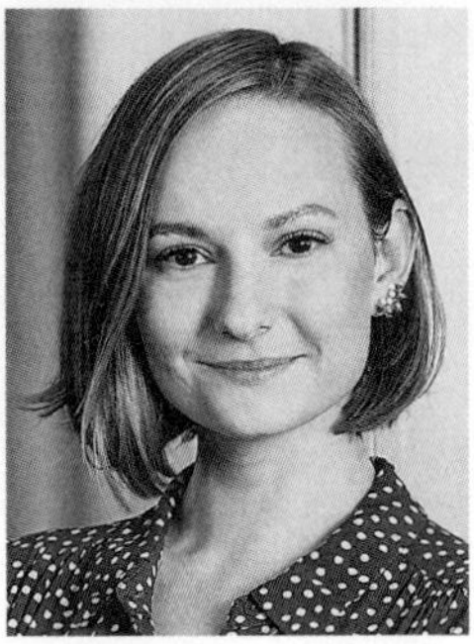

Luisa Wasilewski hat sich als Expertin im Digital Health Bereich etabliert und bringt Einblicke sowohl in die Investorenseite als auch die Unternehmerseite digitaler Lösungen im Gesundheitswesen mit. Aktuell begleitet sie eine Klinikgruppe auf dem Weg zur digitalen, patientenorientierten Transformation und evaluiert Investments in Digital Health Startups. Zuvor hat Luisa bei Heartbeat Labs selbst innovative Geschäftsmodelle aufgebaut und bei der Capgemini Consulting Unternehmen in ihrer digitalen Transformation unterstützt.

Weitere Details zu den Autoren und zum Inhalt des Buches finden Sie hier:

Sachwortverzeichnis

E

H

I

J

L

M

U

Linkverzeichnis

[1] https://web.archive.org/web/20011029201940/http://franziskus-berlin.de/frame.htm (zuletzt abgerufen am 6.10.2020).

[2] https://web.archive.org/web/20011029201940/http://franziskus-berlin.de/frame.htm (zuletzt abgerufen am 6.10.2020).

[3] https://www.vivy.com/versicherungspartner (zuletzt abgerufen am 6.10.2020).

[4] https://www.axa.de/private-krankenversicherung/activeme zuletzt abgerufen am 6.10.2020).

[5] https://apps.apple.com/de/app/gothaer-gesundheit/id1513897632 (zuletzt abgerufen am 6.10.2020).

[6] https://apps.apple.com/de/app/humanoo-kids/id1452833511 (zuletzt abgerufen am 6.10.2020).

[7] https://www.axaactiveplus.co.uk/breaks-and-experiences (zuletzt abgerufen am 6.10.2020).

[8] https://www.axaactiveplus.co.uk/health-technology2 (zuletzt abgerufen am 6.10.2020).

[9] https://www.vitality.co.uk/health-insurance (zuletzt abgerufen am 6.10.2020).

[10] https://www.vitality.co.uk/rewards/ (zuletzt abgerufen am 6.10.2020).

[11] https://www.vitality.co.uk/rewards/partners/activity-tracking/ (zuletzt abgerufen am 6.10.2020).

[12] https://www.vitality.co.uk/rewards/partners/ (zuletzt abgerufen am 6.10.2020).

[13] https://www.helios-gesundheit.de/kliniken/berlin-buch/notfallinformationen/ (zuletzt abgerufen am 6.10.2020).

[14] https://pflege.curendo.de/ (zuletzt abgerufen am 6.10.2020).

[15] https://www.amazon.com/stores/page/5C6C0A16-CE60-4998-B799-A746AE18E19B.

[16] https://amazon.care/about (zuletzt abgerufen am 6.10.2020).

[17] https://www.apple.com/newsroom/2019/02/apple-announces-health-records-feature-coming-to-veterans/ (zuletzt abgerufen am 6.10.2020).

[18] https://www.apple.com/newsroom/2019/11/apple-launches-three-innovative-studies-today-in-the-new-research-app/ (zuletzt abgerufen am 6.10.2020).

Anzeigen